# DAS BRONCHUSCARCINOM

VON

DOZ. DR. G. SALZER, DOZ. DR. M. WENZL, DR. R. H. JENNY
ASSISTENTEN
UND
DR. A. STANGL
LEITERIN DES RÖNTGENINSTITUTES
DER
II. CHIRURGISCHEN UNIVERSITÄTSKLINIK IN WIEN

MIT EINEM BEITRAG VON

DR. O. MAYRHOFER
ANÄSTHESIST DER KLINIK

MIT 143 ABBILDUNGEN (367 EINZELBILDERN)

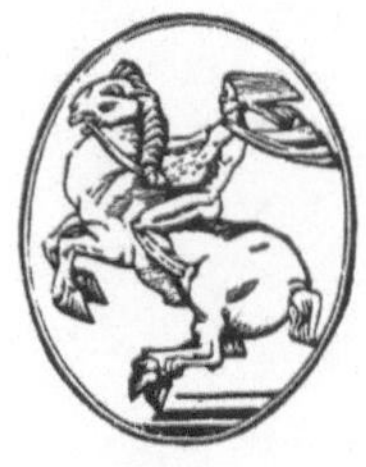

SPRINGER-VERLAG WIEN GMBH 1952

ISBN 978-3-7091-3853-3 ISBN 978-3-7091-3852-6 (eBook)
DOI 10.1007/978-3-7091-3852-6


URSPRUNGLICH ERSCHIENEN BEI SPRINGER-VERLAG IN VIENNA 1952
SOFTCOVER REPRINT OF THE HARDCOVER 1ST EDITION 1952

UNSEREM VEREHRTEN LEHRER

HERRN PROF. DR. **WOLFGANG DENK**

ZUM 70. GEBURTSTAG

# Vorwort.

Zum 70. Geburtstag unseres verehrten Lehrers freuen wir uns, über einen Teil seines Lebenswerkes berichten zu können, und wollen damit unserem Dank für alles, was wir in langjähriger Arbeit an seiner Klinik lernen durften, Ausdruck geben.

Schon während seiner Assistentenzeit an der Klinik Eiselsberg wandte Denk sein Interesse der Thoraxchirurgie in besonderem Maße zu, die er seither in Österreich zum Erfolg führte. Zahlreiche seiner Schüler, die er im Laufe seiner jahrzehntelangen Tätigkeit als klinischer Lehrer herangebildet hat, sind heute als Thoraxchirurgen in leitender Stellung tätig.

Seit Jahren beschäftigte sich Denk besonders mit den Problemen der Lungenresektion und konnte schon 1938 die erste einzeitige Lobektomie wegen Bronchiektasien erfolgreich ausführen. Durch die enorm erschwerten Arbeitsbedingungen in den folgenden Kriegsjahren waren die Fortschritte auf dem Gebiete der Lungenresektionen weitgehend gehemmt, so daß nur vereinzelte derartige Operationen durchgeführt werden konnten. Als nach Kriegsende die großen Erfolge des Westens auf thoraxchirurgischem Gebiet bekannt wurden, war es Denk, der durch Einsatz seiner ganzen Persönlichkeit diesen Vorsprung wieder einholte. Es ist daher nicht verwunderlich, daß sich in den letzten Jahren ein sehr großes thoraxchirurgisches Krankengut an seiner Klinik konzentrierte. Schon Anfang 1947 konnte Denk, noch mit unzulänglichen technischen Hilfsmitteln, die erste erfolgreiche Pneumonektomie wegen Bronchuscarcinom durchführen. In den folgenden Jahren nahm der Zustrom an Bronchuscarcinomkranken immer weiter zu, so daß wir derzeit über mehr als 1200 derartige Fälle verfügen. Unsere an diesem Krankengut gewonnenen persönlichen Erfahrungen wurden in dem vorliegenden Buche niedergelegt.

Dem Vorstand des Pathologisch-anatomischen Universitätsinstitutes, Herrn Prof. H. Chiari, danken wir für die Durchsicht des pathologisch-anatomischen Teiles, ebenso Herrn Dozenten Gisel vom Anatomischen Institut für die besonders schönen topographisch-anatomischen Zeichnungen, die an Hand zahlreicher, eigens zu diesem Zweck hergestellter Präparate entstanden sind. Weiters danken wir Herrn Dozenten W. Auerswald vom Physiologischen Institut für die statistische Auswertung einiger unserer Tabellen. Herrn Dr. E. Deutsch danken wir für die freundliche Durchsicht unseres Manuskriptes und die daran geknüpften Diskussionen.

Zum Gelingen des Buches trugen ferner bei: Herr cand. med. Kaupeny, der uns bei der Sichtung der Krankengeschichten eine unentbehrliche Hilfe war, sowie Herr

Dr. St. Zoszczuk, der die zahlreichen Operationspräparate photographierte. Herr Dr. E. Strahberger zeichnete das Schema des Bronchialbaumes in Anlehnung an jenes von R. C. Brock und die Firma Howorka stellte die Kopien unseres Filmmaterials in ausgezeichneter Weise her.

Schließlich half die Österreichische Gesellschaft zur Erforschung und Bekämpfung der Krebskrankheit durch Übernahme eines Großteiles der während der Arbeit aufgelaufenen Kosten am Zustandekommen des Buches mit.

In besonderem Maße gebührt unser Dank dem Springer-Verlag, Wien, insbesondere Herrn Otto Lange, für sein großes Entgegenkommen und Verständnis bei der Ausstattung des Buches.

Wien, 21. März 1952. Die Verfasser.

# Inhaltsverzeichnis.

## Bildteil.

# I. Einleitung.

Überblickt man im Weltschrifttum der letzten zwei Dezennien die Fülle der Veröffentlichungen über das Bronchuscarcinom, so könnte es fast überflüssig erscheinen, diese noch um eine weitere zu vermehren. Prüft man jedoch näher, so erweist es sich, daß die allermeisten Publikationen aus dem fremdsprachigen Ausland, besonders aus den angloamerikanischen Ländern stammen und daher für den mitteleuropäischen Leser nur schwer oder gar nicht erreichbar sind. Dagegen sind die Mitteilungen im deutschsprachigen Schrifttum spärlich und vor allem fehlt eine zusammenfassende Darstellung der mit dem Bronchuscarcinom zusammenhängenden Fragen und Probleme in der deutschen Literatur noch vollkommen.

Aber noch aus einem anderen Grund erscheint eine zusammenfassende Darstellung des Lungenkrebses hinsichtlich Pathologie, Symptomatologie, Diagnostik, Therapie und Schicksal nötig und wünschenswert. Handelt es sich doch beim Bronchuscarcinom um eine ausgesprochen „neue" Krankheit; nicht, als ob nicht jeder Arzt während seines Studiums darüber gelernt und vielleicht gelegentlich einmal einen Fall in der Internen Klinik gesehen hätte, sondern das Bronchuscarcinom als *therapeutisches Problem* ist für die große Mehrzahl — seien es nun praktische Ärzte, Internisten, Röntgenologen, Laryngologen oder Chirurgen — sicherlich neu.

Da eine wirkungsvolle interne Krebsbehandlung bisher noch vollkommen fehlt und auch die Strahlentherapie vielfach nur vorübergehende Erfolge zeitigt, gibt die möglichst radikale chirurgische Entfernung des Tumors heute noch die einzige Hoffnung auf Dauerheilung. Für das Bronchuscarcinom wurde, nachdem Sauerbruch und seine Schule dazu die Voraussetzungen erarbeitet hatten, diese chirurgische Ära durch Graham eröffnet, welcher am 5. April 1933 die erste einzeitige Pneumonektomie [1] wegen eines Carcinoms des linken Oberlappens mit Erfolg ausführen konnte. In den Jahren bis zum zweiten Weltkrieg wurde dann die Technik, besonders in Amerika und England, immer weiter ausgebaut und vervollkommnet. In Mitteleuropa wurde diese Entwicklung von den Thoraxchirurgen wohl mit größtem Interesse verfolgt, doch kam es über gelegentliche partielle Lungenresektionen wegen Carcinom, die nie zur Dauerheilung führten, sowie über vereinzelte mißglückte Versuche einer Totalentfernung der Lunge nicht hinaus. Aber auch im Westen kam die Chirurgie des Bronchuscarcinoms zunächst nicht über das Pionierstadium hinaus, so daß Semb im Jahre 1939 aus dem Weltschrifttum erst 108 Fälle von Pneumonektomie wegen Carcinom mit einer Operationsmortalität von 46,3% zusammenstellen konnte. Erst als während des Krieges durch den Ausbau der Narkose und durch die Entdeckung der Antibiotica das Operationsrisiko beträchtlich herabgesetzt wurde, konnte sich die Pneumonektomie als Routineoperation

[1] Der im deutschen Schrifttum häufig gebrauchte Ausdruck Pneumektomie ist sprachlich falsch, da er wörtlich übersetzt Entfernung der Luft (Pneuma) bedeuten würde. Das griechische Wort für Lunge heißt Pneumon, so daß der einzig richtige Ausdruck für die Entfernung der Lunge Pneumonektomie lauten muß.

durchsetzen. Im Februar 1947 hat Denk als erster in Österreich eine einzeitige Pneumonektomie wegen Carcinom erfolgreich durchgeführt. Damit war auch in Wien die Ära der Chirurgie des Bronchuscarcinoms angebrochen.

Aus diesem kurzen Überblick über die Entwicklung der Chirurgie des Bronchuscarcinoms geht hervor, daß noch vor fünf Jahren bei uns außer einigen Thoraxchirurgen niemand an die Möglichkeit einer Radikaloperation des Lungenkrebses dachte, d. h. damals bedeutete die Diagnose Bronchuscarcinom für den Patienten ein sicheres Todesurteil. Es ist daher psychologisch verständlich, daß eine solche Diagnose erst dann gestellt wurde, wenn der Prozeß soweit vorgeschritten war, daß eine andere Deutung der Erscheinungen nicht mehr möglich war. Dies ist aber gerade beim Bronchuscarcinom gewöhnlich erst dann der Fall, wenn der Tumor durch Setzen von Metastasen oder durch Übergreifen auf die Umgebung bereits inoperabel geworden ist.

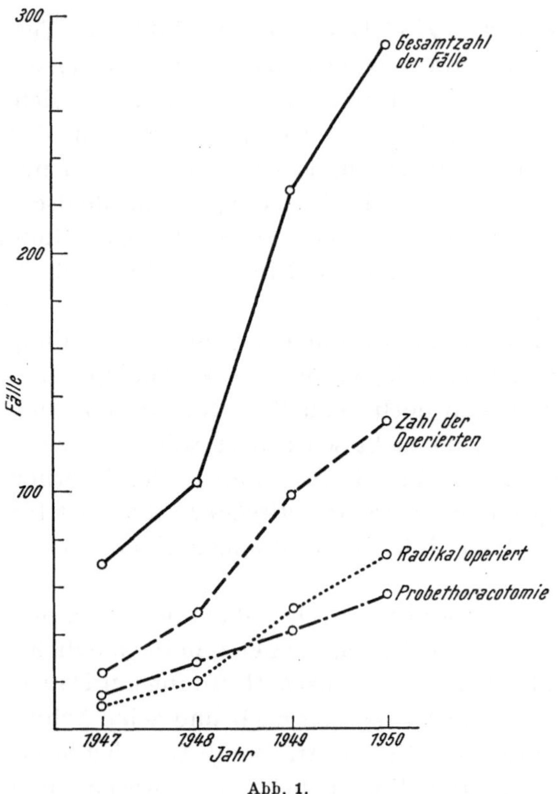

Abb. 1.

Diese fatalistische Einstellung ist seit der Möglichkeit einer Radikaloperation des Bronchuscarcinoms nicht mehr berechtigt; es bedarf daher von seiten des Arztes einer völligen psychischen Umstellung der Krankheit gegenüber, denn nun kommt es darauf an, das Carcinom so früh als möglich zu diagnostizieren, weil nur dann eine Aussicht auf Operabilität des Tumors besteht. Betrachten wir von diesem Gesichtspunkt das Material unserer Klinik in den Jahren 1947 bis 1950 (Abb. 1), so sehen wir, daß die Zuweisungen sprunghaft von 71 im Jahre 1947 auf 287 im Jahre 1950 anstiegen. Dabei ist jedoch die Zahl der Fälle, die, sei es wegen manifester Metastasen oder wegen zu schlechtem Allgemeinzustand, nicht mehr zur Operation kamen, eine erschreckend hohe, wenn auch ihr Prozentsatz langsam von zirka 66% im Jahre 1947 auf zirka 54% im Jahre 1950 zurückgegangen ist. Dieser Rückgang ist aber deshalb zum Teil nur ein scheinbarer, weil in den letzten Jahren die ganz hoffnungslosen Fälle gar nicht mehr an die Klinik aufgenommen wurden und daher in dieser Statistik, die nur die stationär behandelten Fälle beinhaltet, nicht aufscheinen. Die gleiche Einschränkung gilt auch für das langsame Ansteigen der radikal operierten Fälle von 14% im Jahre 1947 auf 25% im Jahre 1950. Daß innerhalb dieses Zeitraumes die Zahl der Probethorakotomien von der der Resektionen überflügelt wurde, ist auf die wachsende operative Erfahrung und auf Verbesserungen der Operationstechnik zurückzuführen.

Trotz der langsamen Besserung der Operationsquote bleibt aber die erschütternde Tatsache bestehen, daß auch heute noch zirka 75% aller zur Operation eingewiesenen, an Lungenkrebs leidenden Patienten entweder schon bei der klinischen Untersuchung oder aber bei der Thorakotomie sich als inoperabel erweisen. Diesem Übelstand kann nur durch eine möglichst frühzeitige Stellung der Diagnose abgeholfen werden und es wird eine Hauptaufgabe dieses Buches sein, dem Praktiker eines jeden Faches, der mit dem Bronchuscarcinom, sei es diagnostisch oder therapeutisch, in Berührung kommt, die verschiedenen Möglichkeiten einer Frühdiagnose zu vermitteln. Dabei stützen sich unsere Erfahrungen auf ein Krankengut von zirka 1200 Fällen, welche zwischen dem 1. Jänner 1933 und dem 30. Juni 1951 an der Klinik untersucht und von denen 930 stationär behandelt wurden.

## Häufigkeit und Ätiologie.

Das Bronchuscarcinom ist vorwiegend eine Erkrankung des mittleren und höheren Mannesalters. Der Altersaufbau der Patienten wird in allen Statistiken ziemlich übereinstimmend mit einem Maximum im sechsten Lebensjahrzehnt angegeben. Die Aufschlüsselung unseres Materials in dieser Hinsicht ist aus Tab. 1 zu ersehen.

Tabelle 1. *Altersaufbau.*

| | | 30—39 | 40—49 | 50—59 | 60—69 | 70—79 | 80—∞ | Summe |
|---|---|---|---|---|---|---|---|---|
| Nicht operiert | ♂ | 2 | 66 | 190 | 184 | 34 | 1 | 477 |
| | ♀ | 1 | 6 | 11 | 15 | 3 | | 36 |
| Thorakotomie | ♂ | 2 | 53 | 88 | 52 | 1 | | 196 |
| | ♀ | 2 | 4 | 6 | 1 | — | | 13 |
| Resektion | ♂ | | 38 | 108 | 49 | — | | 195 |
| | ♀ | 1 | 1 | 7 | 4 | — | | 13 |
| Zusammen | ♂ | 4 | 157 | 386 | 285 | 35 | 1 | 868 |
| | ♀ | 4 | 11 | 24 | 20 | 3 | | 62 |
| | | 8 | 168 | 410 | 305 | 38 | 1 | 930 |

Eine der auffallendsten Tatsachen, die das Bronchuscarcinom als Sonderfall von allen übrigen malignen Tumoren des Menschen unterscheidet, ist seine seit der Jahrhundertwende ständig zunehmende Häufigkeit. Nach pathologisch-anatomischen Statistiken, die von W. Fischer für das Handbuch der speziellen pathologischen Anatomie von Henke-Lubarsch 1931 gesammelt wurden, betrug diese im ersten Jahrzehnt dieses Jahrhunderts nur 1 bis 5% aller obduzierten Carcinomfälle, während die Frequenz im dritten Jahrzehnt bereits auf 5 bis 10, ja in manchen Statistiken sogar auf 15% angestiegen war. Die Todesursachenstatistik der Wiener Wohnbevölkerung ergibt in den Jahren 1933 bis 1950 einen Anstieg von 9% auf 17,4% aller an Carcinom Verstorbenen (Abb. 2). Seitdem sich dieses Ansteigen der Frequenz des Bronchuscarcinoms bemerkbar machte, wurde über die Gründe dafür häufig diskutiert. Besonders spielt dabei die Frage eine Rolle, ob es sich um eine reelle Zunahme oder nur um eine scheinbare, durch die bessere Diagnostik bedingte, handelt. Sicher ist, daß früher zahlreiche Fälle von Bronchuscarcinom unter der Diagnose Lymphogranulom, Lymphosarkom, Mediastinaltumor usw. registriert oder, daß kleine Tumoren bei der Autopsie übersehen wurden. Doch erklärt dies nicht die allgemeine, bis in die unmittelbare Gegenwart anhaltende Vermehrung. Es hat sich daher die Annahme allgemein durchgesetzt, die durch zahlreiche statistische Arbeiten (Hamperl u. v. a.) belegt wurde, daß die Frequenzsteigerung des Bronchuscarcinoms auf einer reellen Zunahme beruht. Außerdem fiel allgemein auf und wurde ebenfalls statistisch nachgewiesen, daß sich die Vermehrung des Bronchuscarcinoms vorwiegend auf Kosten der Männer vollzog, während seine Frequenz bei den Frauen annähernd gleichgeblieben ist. Frauen waren wohl immer wesentlich seltener vom Bronchuscarcinom befallen, doch betrug das Verhältnis zwischen Männern und Frauen im vorigen Jahrhundert noch zirka 70 : 30, während in den neueren Statistiken der Anteil der Frauen zumeist unter 10% liegt. Im eigenen Krankengut kommen auf 868 Männer nur 62 Frauen, das sind 6,6% der Gesamtzahl.

Gleichzeitig mit diesen Feststellungen drängte sich die Frage nach den Ursachen für dieses auffallende Verhalten auf. Besonders seit durch Schmorl das gehäufte Vorkommen von Bronchuscarcinom bei den Schneeberger Bergarbeitern mit der jahrelang dauernden Radiumbestrahlung in den Uranbergwerken erklärt wurde, wurden auch für die allgemein beobachtete Vermehrung dieser Tumoren die verschiedensten äußeren Einwirkungen verantwortlich gemacht. Besonders häufig wurden dabei die verschiedenen Teerprodukte, die industriellen Abgase und die Auspuffgase der Verbrennungsmotoren als Ursachen angeschuldigt. Gegen alle derartigen Argumente lassen sich aber wieder Gegenargumente vorbringen, so z. B., daß das Bronchuscarcinom auf der ganzen Welt auch in nichtindustrialisierten Gegenden an Frequenz zunimmt (Boyd). Um in dieser Frage vielleicht einen kleinen Schritt weiter zu kommen, wurde unser Krankengut nach den Berufen in zwei Gruppen geteilt, wobei die manuellen Arbeiter, die mit allen vorerwähnten, durch die Industrialisierung bedingten Schädigungen besonders in dauernde Berührung kommen, den übrigen Berufsgruppen (Beamten, Angestellten, selbständig Berufstätigen usw.) gegenübergestellt wurden. Ausgeschieden für die Betrachtung wurden die Frauen sowie die Fälle, bei denen in der Krankengeschichte als Beruf arbeitslos und Rentner angegeben waren. Von einer genaueren Unterteilung der Berufe wurde abgesehen, da dadurch die Zahlen zu klein und daher statistisch nicht verwertbar würden. In dem so ausgewählten Material stehen 411 manuellen Arbeitern 326 andere Berufe gegenüber. Vergleicht man nun diese Zahlen mit der Berufsverteilung der Wiener Wohnbevölkerung, wie sie bei der Volkszählung des Jahres 1939 gewonnen wurde, so ergibt sich folgendes: Damals gab es unter der allein berücksichtigten männlichen Wohnbevölkerung 375.315 manuelle Arbeiter und 312.614 übrige Berufe neben 167.646 Arbeitslosen, die in der Berechnung unberücksichtigt blieben. Drückt man die Verhältnisse in Prozentzahlen aus, so ergibt sich:

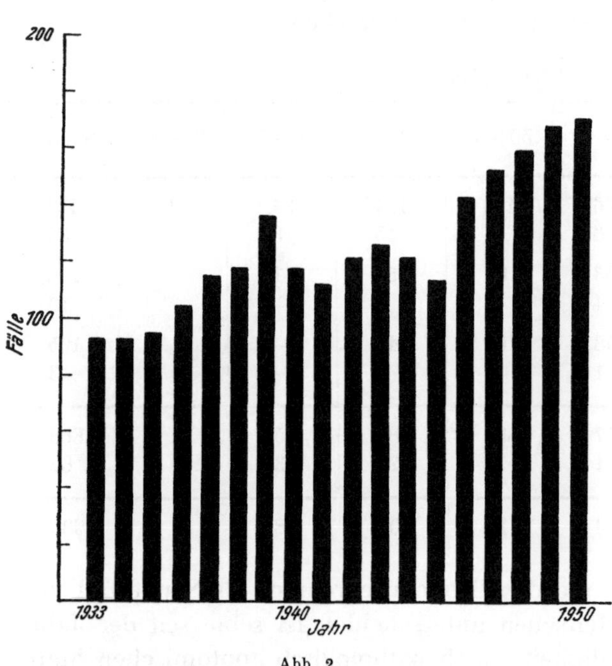

Abb. 2.

| | Gesamtbevölkerung | Bronchuscarcinomkranke |
|---|---|---|
| Manuelle Arbeiter | 54,6% | 55,8% |
| Übrige Berufe | 45,4% | 44,2% |

Es scheint also der Beruf auf das Zustandekommen des Bronchuscarcinoms bei der Wiener Bevölkerung keinen nennenswerten Einfluß zu haben.

Auch der Tabak und insbesondere das Zigarettenrauchen, bei dem ja der Rauch inhaliert wird, wird vielfach in ursächlichen Zusammenhang mit der Zunahme des Bronchuscarcinoms gebracht. So hat unter anderen Gsell in einer eingehenden statistischen Arbeit gezeigt, daß der Frequenzanstieg des Bronchuscarcinoms der schweizer Bevölkerung gewisse Parallelen mit dem steigenden Tabakkonsum der Schweiz aufweist. Dabei hat Gsell besonders darauf hingewiesen, daß alle für die Krebsentstehung bekannten exogenen Noxen (Schornsteinfegerkrebs, Schneeberger Lungenkrebs, Lippen- und Zungenkrebs der Pfeifenraucher, Sarkombildung nach Thorotrastinjektionen usw.) sehr lange Zeit vor dem Auftreten der Geschwulst chronisch eingewirkt haben müssen. Er nimmt für das Bronchuscarcinom z. B. eine ,,Inkubationszeit" von zwei bis drei Jahrzehnten zwischen chronischem Nikotinabusus und Ausbruch der Erkrankung an.

Um auch der Frage über die Rolle des Nikotins für die Ätiologie des Bronchuscarcinoms näherzutreten, wurde das Krankengut in dieser Hinsicht ausgewertet: 757 Fälle, in deren Krankengeschichten anamnestische Angaben über den Tabakgenuß registriert sind, wurden in vier Klassen eingeteilt:

1. Nichtraucher.
2. Schwache Raucher (bis 10 Zigaretten täglich).
3. Mittelstarke Raucher (bis 20 Zigaretten täglich).
4. Starke Raucher (über 20 Zigaretten täglich).

Es ergaben sich dabei folgende Resultate:

| Gesamt | Nichtraucher | Schwach | Mittelstark | Stark |
|---|---|---|---|---|
| 757 | 84 (10,8%) | 230 (30,0%) | 226 (30,8%) | 217 (28,4%) |

In dieser Zusammenstellung fällt auf, daß die Nichtraucher mit 10,8% auffallend schwach vertreten, die Raucher in allen drei Kategorien ziemlich gleichmäßig verteilt sind. Ausschlaggebend für die Beurteilung, ob ein ursächlicher Zusammenhang des Zigarettenrauchens mit dem Auftreten des Bronchuscarcinoms besteht, wäre allerdings nur eine Erfassung der Gesamtbevölkerung in dieser Hinsicht, was durch eine Untersuchung nach Art des Gallup-Tests möglich wäre [1]. Immerhin scheint aber der Zigarettenkonsum bei den Bronchuscarcinomkranken höher zu liegen als bei der Gesamtbevölkerung, da wohl bei letzterer der Anteil der Nichtraucher größer als 10% und der Anteil der starken Raucher kleiner als 28% sein dürfte. Aus dieser Zusammenstellung könnte also zumindest ein gewisser Einfluß des Zigarettenrauchens auf das Zustandekommen des Bronchuscarcinoms abgeleitet werden.

Unterteilt man jedoch das Material in Männer und Frauen, so zeigt sich ein überraschendes Resultat.

| | Gesamt | Nichtraucher | schwach | mittel | stark |
|---|---|---|---|---|---|
| Männer | 715 | 52 (7,2%) | 224 (31,3%) | 229 (32%) | 210 (29,3%) |
| Frauen | 42 | 30 | 3 | 4 | 5 |

Von den 42 Frauen, in deren Krankengeschichte Angaben über den Tabakgenuß vorhanden sind, waren also 30 Nichtraucherinnen. Daraus geht hervor, daß dem Tabak, zumindest für das Bronchuscarcinom der Frau, kein integrierender ätiologischer Einfluß

[1] Das statistische Institut der Universität Wien hätte eine derartige Befragung in kürzester Zeit durchführen können, doch war es uns leider nicht möglich, die dafür notwendigen finanziellen Mittel aufzubringen.

zukommen kann. Denn wäre dies der Fall, dann müßte man annehmen, daß gerade die an Bronchuscarcinom erkrankten Frauen überwiegend starke Raucherinnen sein müßten. Es müssen also, wie auch Hamperl betont, neben exogenen Ursachen noch endogene dispositionelle Faktoren eine Rolle spielen, die nach unseren Beobachtungen vielleicht irgendwie geschlechtsgebunden sind.

Zusammenfassend müssen wir feststellen, daß für die Ursachen der unheimlichen Zunahme des Bronchuscarcinoms bisher noch keine wirklich befriedigende Erklärung gefunden wurde. Wir müssen uns daher mit der Tatsache abfinden, daß wir in Unkenntnis der Ursachen keinerlei prophylaktische Maßnahmen ergreifen können und daher unser ganzes Augenmerk auf die Erkennung und Behandlung des manifest gewordenen Tumors richten müssen.

# II. Pathologie des Bronchuscarcinoms.

## 1. Histogenese und Histologie.

Für die Histogenese des Bronchuscarcinoms kommen theoretisch drei Möglichkeiten in Betracht: 1. Die Schleimhaut der Bronchien, vom Hauptbronchus bis zu den kleinsten Bronchiolen, 2. die Bronchialschleimhautdrüsen der größeren Bronchien und 3. das Alveolarepithel.

Es herrscht unter den Autoren Einigkeit darüber, daß die überwiegende Mehrzahl der Bronchuscarcinome von der Bronchialschleimhaut ihren Ausgang nimmt, nur die relativ seltenen Adenocarcinome und besonders die ganz seltenen, schleimbildenden und Gallertcarcinome dürften aus den Schleimdrüsen der Bronchien entstehen. Umstritten ist noch die Rolle des Alveolarepithels für die Krebsgenese; sie kommt theoretisch nur für die seltenen diffusen und primär multiplen Formen in Betracht. Von verschiedenen Autoren (Fried, Lindberg, Westermann u. a.) wird jedoch dem Alveolarepithel die Fähigkeit der Tumorbildung vollkommen abgesprochen; diese Forscher leiten auch die diffusen, makroskopisch keinen Zusammenhang mit den Bronchien zeigenden Formen von den kleinsten Bronchiolen ab.

Viel wichtiger als die Frage nach dem Ursprung des Bronchuscarcinoms ist aber besonders für den Kliniker die Frage nach dem histologischen Aufbau desselben und danach, ob zwischen mikroskopischem Bild und dem Malignitätsgrad des einzelnen Tumors gesetzmäßige Beziehungen bestehen. Mit anderen Worten: Ist es beim Bronchuscarcinom ähnlich wie bei anderen Krebsarten möglich, ein sogenanntes histologisches Malignogramm aufzustellen?

Eine Einteilung der Bronchuscarcinome nach ihrem histologischen Aufbau stößt auf die größten Schwierigkeiten, da in ein und demselben Tumor an verschiedenen Stellen das histologische Bild außerordentlich verschieden sein kann, so daß die Klassifizierung weitgehend von der subjektiven Einstellung des Untersuchers abhängt (W. Fischer). Es wurden daher von den verschiedenen Autoren die verschiedensten Einteilungsschemen aufgestellt und in diese die Einzelfälle wieder in der unterschiedlichsten Weise eingereiht, so daß die einzelnen Statistiken miteinander nicht vergleichbar sind. Die Schwierigkeit dieser Frage ergibt sich auch daraus, daß auf dem V. Internationalen Krebskongreß in Paris 1950, auf welchem das Thema der Klassifizierung des Bronchuscarcinoms abgehandelt wurde, keine Übereinstimmung erzielt werden konnte. Uns erscheint daher die relativ einfache Einteilung von Kaufmann als die brauchbarste, weil ehrlichste. Er unterscheidet drei Hauptgruppen. 1. Vorwiegend kleinzellige

Krebse (lange Zeit als Lymphosarkome angesehen), die sich durch ihr rasches Wachstum und frühzeitiges Setzen von Metastasen auszeichnen, 2. polymorphzellige Krebse, 3. Carcinome mit stärkerer Differenzierung, a) drüsige Formen, b) Plattenepithelcarcinome mit Verhornung. Im Prinzip wird dieses Kaufmannsche Schema auch im Pathologisch-anatomischen Institut der Universität Wien, Prof. Chiari, angewendet, nur werden die polymorphzelligen Krebse in Anlehnung an die Nomenklatur von Albertini als undifferenzierte, groß- bis mittelzellige Carcinome bezeichnet und die Tumoren mit stärkerer Differenzierung in Plattenepithelcarcinome mit und ohne Verhornung, sowie die drüsigen Formen in einfache, papilläre und schleimbildende Adenocarcinome unterteilt.

Das histologisch untersuchte Material der Klinik, aufgeteilt in operable und nicht operable Fälle, ergibt folgendes Bild (Tab. 2)[1]. In dieser wurden die Fälle bis zum

Tabelle 2. *Verhältnis der Radikaloperierten zu den Nicht-Radikaloperierten aus dem gesamten, histologisch verifizierten Material der Klinik von 1947 bis 31. Dezember 1950.*

| Histologischer Befund | Gesamtzahl | Zahl der Radikal-operierten | | Zahl der Nicht-Radikal-operierten |
|---|---|---|---|---|
| 1. Plattenepithel-Carcinome verhornend | 36 | 29 | > | 7 (19%) |
| 2. Plattenepithel-Carcinome nicht verhornend | 39 | 27 | > | 12 (31%) |
| 3. Undifferenzierte, groß-mittelzellige Carcinome | 112 | 78 | > | 34 (30%) |
| 4. Kleinzellige Carcinome | 37 | 18 | < | 19 (51%) |
| 5. Adeno-Carcinome, papillär | 6 | 4 | > | 2 (33%) |
| 6. Adeno-Carcinome, schleimb. | 3 | 2 | > | 1 (33%) |
| 7. Adeno-Carcinome | 2 | 1 | = | 1 (50%) |
| Zusammen | 235 | 159 | | 76 (32%) |

*Statistische Beurteilung der Tabelle 2:*

Die morphologischen Untergruppen 5 bis 7 scheiden bei der statistischen Auswertung wegen ihres minimalen Umfanges aus. Bei den übrigen Gruppen ist es lediglich möglich, durch Anwendung der $\chi^2$-Methode auf je ein Gruppenpaar zu prüfen, inwiefern sich ein Unterschied zwischen dem Anteil der operablen und der inoperablen Fälle in den geprüften Gruppen innerhalb oder außerhalb der Zufallsgrenzen hält. Dabei ist aber von vornherein einzuwenden, daß das Kriterium der Operabilität (das einzige in der Tabelle verwendete Kriterium) wenig präzis ist; insbesondere bleibt hiebei der Zeitfaktor unberücksichtigt, da es sich bei hohem Anteil inoperabler Fälle um zufälligerweise spät behandelte Erkrankungen und bei geringem Anteil inoperabler Fälle auch um zufälligerweise früh erkannte Carcinome handeln kann. Dieser Einwand wiegt aber vielleicht weniger schwer, wenn man die angeführten Stichproben als für die *praktischen* Verhältnisse repräsentativ ansieht und annimmt, daß das Kriterium der Operabilität alle in der bisherigen Krankengeschichte enthaltenen Zufälligkeiten umgreift.

Die operablen Fälle überwiegen beim Plattenepithelcarcinom (verhornend) gegenüber dem kleinzelligen Carcinom mit einer Wahrscheinlichkeit $P < 0{,}001$ ($\chi^2 = 74$, Tabellenwert 10,827 zu $P = 0{,}001$).

Beim undifferenzierten groß-mittelzelligen Carcinom überwiegen die inoperablen Fälle gegenüber dem Plattenepithelcarcinom (verhornend) mit einer Wahrscheinlichkeit $P < 0{,}01$ ($\chi^2 = 9{,}7$, Tabellenwert 6,635 zu $P = 0{,}01$).

Etwa mit der gleichen Wahrscheinlichkeit unterscheidet sich die Operabilität des undifferenzierten großmittelzelligen Carcinoms gegenüber dem kleinzelligen Carcinom.

Zwischen der Operabilität der Gruppen 2 und 3 besteht mit einer Wahrscheinlichkeit $P > 0{,}99$ kein Unterschied.

[1] Tab. 2 und 3 sind der Arbeit von Obiditsch und Strahberger entnommen.

31. Dezember 1950 bearbeitet. Die Zahl der nichtoperablen Fälle ist in dieser Tabelle deshalb so klein, weil längst nicht von allen Material zur histologischen Untersuchung gewonnen werden konnte. Es sind daher die Zahlen der radikal und der nicht radikal Operierten nicht unmittelbar miteinander zu vergleichen. Die statistische Auswertung der Tabelle hat jedoch gezeigt, daß bei den nichtoperablen Fällen die kleinzelligen Carcinome deutlich gegenüber allen anderen Formen überwiegen.

Tab. 3 zeigt die Überlebenszeit über ein Jahr nach der Radikaloperation, bezogen auf den histologischen Charakter der Geschwulst. Wegen der Kleinheit der Zahlen ist hier von einer statistischen Auswertung derselben abgesehen worden.

Tabelle 3. *Histologische Befunde von 115 radikaloperierten Patienten von 1947 bis September 1950.*

| Befund | Anzahl | Zahl der zur Zeit Überlebenden | Zahl der Gestorbenen |
|---|---|---|---|
| 1. Plattenepithel-Carcinome verhornend | 19 | 6 | 13 |
| 2. Plattenepithel-Carcinome nicht verhornend | 22 | 5 | 17 |
| 3. Undifferenzierte, groß-mittelzellige Carcinome | 53 | 14 | 39 |
| 4. Kleinzellige Carcinome | 14 | 3 | 11 |
| 5. Adeno-Carcinome, papillär | 4 | — | 4 |
| 6. Adeno-Carcinome, schleimb. | 2 | 1 | 1 |
| 7. Adeno-Carcinome | 1 | — | 1 |

Nach diesem eigenen Material, sowie aus zahlreichen Angaben in der Literatur, lassen sich aus dem histologischen Bild des Bronchuscarcinoms vielleicht folgende Schlüsse bezüglich der Malignität ableiten.

Die kleinzelligen Tumoren sind außerordentlich maligen, wachsen rasch und setzen frühzeitig Metastasen. Dagegen reagieren sie zunächst gut auf Röntgenbestrahlung (s. S. 121). Daher stehen manche Autoren (Brunner u. a.) auf dem Standpunkt, kleinzellige Carcinome, soweit sie durch bronchoskopische Probeexzision sichergestellt sind, nicht zu operieren, sondern primär zu bestrahlen.

Die verhornenden Plattenepithelcarcinome wachsen oft recht langsam und setzen erst später Metastasen, so daß sie eine relativ günstige Operationsprognose geben.

Zwischen diesen beiden Grenzfällen liegt die große Gruppe der nicht differenzierten Carcinome, deren Malignitätsgrad sehr verschieden ist und dem jeweiligen histologischen Bild nicht angesehen werden kann. Es ist daher die Aufstellung eines histologischen Malignogramms aus bronchoskopischen Probeexzisionen nur in den soeben besprochenen, relativ engen Grenzen möglich.

## 2. Makroskopisches Verhalten.

Dieselben Einteilungsschwierigkeiten wie beim histologischen Aufbau bestanden lange Zeit auch für die makroskopischen Erscheinungsformen des Bronchuscarcinoms. Besonders solange die pathologische Anatomie für das Studium dieser Tumoren nur auf Obduktionsmaterial angewiesen war und man daher immer nur die Endstadien der Erkrankung zu Gesicht bekam, war bei der außerordentlichen Vielgestalt dieser Endstadien die Aufstellung verschiedener Wachstumstypen sehr erschwert. Es würde zu weit führen, auch nur einen Teil dieser Einteilungen (Letulle, Huguenin, Maxwell und Nicholson, W. Fischer usw.) hier näher anzuführen. Nur auf eine aus der vorchirurgischen Zeit müssen wir näher eingehen, nämlich die Einteilung, die E. Kaufmann in der 10. Auflage seines Lehrbuches der speziellen pathologischen Anatomie 1931 gibt. Sie erfaßt — nur an Leichenmaterial gewonnen — mit genialer Intuition alle die Entwicklungstypen des Bronchuscarcinoms, wie sie sich später an dem durch Operation gewonnenen Material herausgestellt haben. Kaufmann unterscheidet drei Formen des Bronchuscarcinoms:

„1. Bronchialwandtumor nahe dem Hilus, der sich entweder als

a) weicher, höckeriger, polypöser, zuweilen papillärer Tumor, der das Lumen mehr oder weniger obturiert, oder als circumscriptes stenosierendes Infiltrat auf ein Stück, fast nie des Hauptbronchus, sondern eines Bronchus 1. oder 2. Ordnung beschränkt, oder sich

b) kontinuierlich ringsum ausbreitet, daß ein größerer, üppiger eigentlicher Geschwulstknoten mit krebsigem Bronchus in der Mitte entsteht ...“,

c) lymphogene retrograde massive Ausbreitung,

d) Lymphangiosis carcinomatosa der Lunge.

2. Diffus infiltrierende Form: oft multizentrisch auftretend (selten).

3. Circumscripter Tumor mitten in einem Lungenlappen, Ausgangspunkt: die Lunge selbst oder häufiger ein kleiner Bronchus.

Drei Jahre später, 1934, haben dann Rabin und Neuhof, wahrscheinlich unabhängig von Kaufmann, an Hand von Leichenmaterial und einigen chirurgisch gewonnenen Präparaten in einer ausgezeichneten Arbeit die seither klassisch gewordene Einteilung des Bronchuscarcinoms in zentrale und periphere Tumoren aufgestellt, wobei sie die zentralen gleichsetzen den „nicht umschriebenen Formen“, die sie mit wenigen Ausnahmen für primär inoperabel halten, während die peripheren „umschriebenen Formen“ die einzigen operablen seien. Im Material von Rabin und Neuhof verhalten sich die umschriebenen zu den nicht umschriebenen Formen wie ein Viertel zu drei Vierteln des Gesamtmaterials. Nach Boyd, der in der 6. Auflage seiner chirurgischen Pathologie 1947 die Einteilung von Rabin und Neuhof beibehält, ist der Anteil der umschriebenen Formen weitaus geringer.

Rabin und Neuhof meinen einen prinzipiellen Unterschied zwischen den umschriebenen peripheren und den infiltrierenden zentralen Formen des Bronchuscarcinoms machen zu können, und zwar so, daß die peripheren gar nicht oder nur ganz ausnahmsweise Lymphdrüsenmetastasen setzen, während bei den zentralen regelmäßig die Hilusdrüsen schon ganz früh carcinomatös durchsetzt seien. Eine solche prinzipielle Unterscheidung dieser beiden Gruppen läßt sich heute nicht mehr aufrechterhalten, besonders da sich häufig Übergangsformen finden, so daß z. B. Björk drei Formen des Bronchuscarcinoms unterscheidet, wobei er die Fälle, die von den kleineren Segmentbronchien ihren Ausgangspunkt nehmen, als eigene Gruppe den beiden anderen gegenüberstellt.

Der Unterschied im Verhalten der peripheren und zentralen Tumoren scheint demnach weniger im Tumor selbst, als in seinem Muttergewebe gelegen zu sein. Es ist in dieser Frage Wiklund beizupflichten, daß das expansive Wachstum der peripheren Geschwülste in dem geringeren Widerstand des Lungengewebes gegen das Tumorwachstum seine Ursache hat, während die zentralen Geschwülste durch die straffe Bronchialwand und die großen Gefäße, die zumindest anfangs dem Tumorwachstum einen Widerstand entgegensetzen, zu einem infiltrierenden Fortschreiten gezwungen werden. Auch das frühe Setzen von Lymphdrüsenmetastasen durch die zentralen Tumoren läßt sich ungezwungen dadurch erklären, daß eben die großen Lymphbahnen und die Hilusdrüsen in naher Nachbarschaft des entstehenden Tumors liegen und so früher ergriffen werden als bei den peripheren Tumoren.

Zunächst seien nun die peripheren Tumoren bezüglich ihres anatomischen Verhaltens näher beschrieben.

Wie schon Kaufmann erwähnt, handelt es sich dabei um relativ scharf begrenzte, im wesentlichen kugelige Tumoren, die gewöhnlich bis knapp an die Pleura heranreichen und an ihrer Oberfläche zumeist größere und kleinere buckelige Vorwölbungen zeigen oder auch einen oberflächlich leicht lappigen Bau aufweisen. In einem kleineren Teil der Fälle gelingt es, einen Bronchus bis in den Tumor zu verfolgen (Bildteil, Abb. 70 c), während andere Fälle einen direkten Zusammenhang mit dem Bronchialbaum makroskopisch vermissen lassen. Rabin und Neuhof glauben zwischen diesen beiden Formen auch bezüglich ihres Wachstums unterscheiden zu können, und zwar so, daß die letzteren, auch bei Erreichen stattlicher Größe, die bis zur Infiltration eines ganzen Lappens gehen kann, auf die Lunge begrenzt bleiben, während die ersteren frühzeitig die Pleura durchwuchern und auf die Brustwand oder das Zwerchfell übergreifen. Dagegen sollen beide Formen bezüglich des Fehlens von Lymphdrüsenmetastasen das gleiche Verhalten zeigen. Unseres Erachtens hat jedoch das verschiedene Verhalten der peripheren Tumoren bezüglich der Respektierung der Lungengrenzen eine andere Ursache. Bei zahlreichen Operationen wegen peripherer Bronchuscarcinome konnte nämlich folgende Beobachtung gemacht werden: Bei Tumoren, die auf die Lunge beschränkt waren, fand sich fast immer eine vollkommen freie Pleura, d. h. auch fernab vom Tumor, der *zumeist* bis an die Lungenoberfläche heranreichte, fanden sich keine pleuralen Adhäsionen, während bei Tumoren, die auf die Brustwand übergegriffen hatten, fast immer auch an anderen Stellen alte Pleuraadhäsionen vorhanden waren. Wir glauben daher, daß ein freier Pleuraspalt eine beträchtliche Barriere für das Tumorwachstum darstellt, daß jedoch in Fällen, bei denen nach einer abgelaufenen Pleuritis Adhäsionen vorhanden sind, diese vom Tumor als Brücke zur Invasion der Brustwand benützt werden. Daß die in der Lungenspitze lokalisierten peripheren Tumoren frühzeitig zur Infiltration der Umgebung und dadurch zu dem bekannten „Pancoastsyndrom“ führen, erklärt sich ungezwungen aus der Häufigkeit von Spitzenadhäsionen. Sind aber solche nicht vorhanden, so wird hier der Pleuraspalt durch die über der Lungenspitze viel geringeren respiratorischen Verschiebungen dem Tumorwachstum ein geringeres Hindernis entgegensetzen als über den übrigen Lungenabschnitten, über denen die Atembewegungen wesentlich ausgiebiger sind.

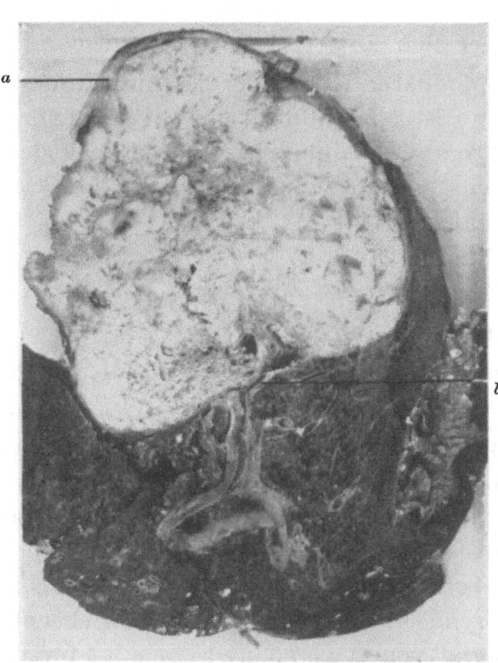


Abb. 3. 49jähriger Mann, Pneumonektomie am 4. September 1949. Großes peripheres Carcinom, fast den ganzen linken Operlappen einnehmend, mit der verdickten Pleura parietalis verwachsen *a*, der apikale Bronchus *b* nach lateral verdrängt.

Die peripheren Tumoren erreichen häufig beträchtliche Größe und kommen dann meist nahe an den Hilus heran. Dadurch kommt es zur Verdrängung der großen

Bronchien (Abb. 3) oder es kann der Tumor sogar in einen solchen einbrechen (Bildteil, Abb. 54 d). Schließlich kann es zur Infiltration eines ganzen Lappens kommen, wobei dann die Abgrenzung der Geschwulst zentralwärts unschärfer wird, während sie peripher meist mit der Lappenoberfläche zusammenfällt (Bildteil, Abbildung 73 c).

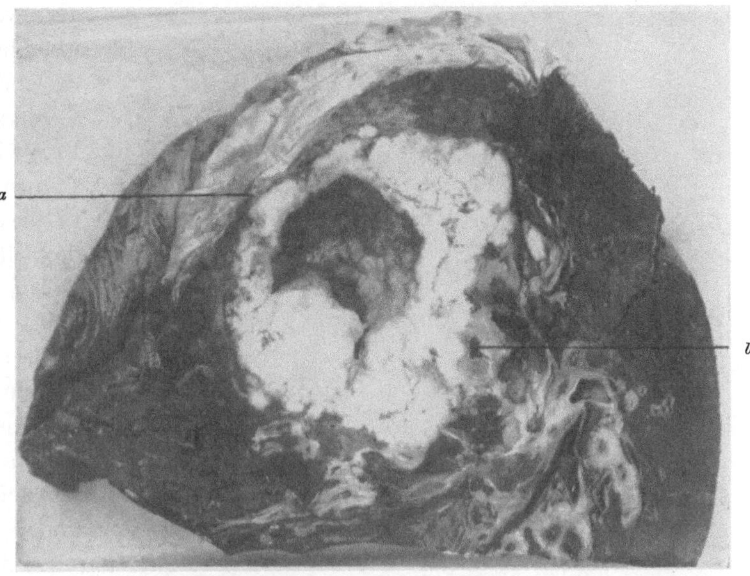


Abb. 4. 58jähriger Mann, Pneumonektomie am 20. August 1949. Befund: Peripheres Carcinom des rechten Oberlappens mit der verdickten mitresezierten Pleura parietalis verwachsen *a*, die Wand des apikalen Bronchus von außen infiltrierend *b*. Große zentrale Zerfallshöhle, sogenannte Tumorkaverne.

Eine weitere Eigentümlichkeit der peripheren Carcinome, welche besonders differentialdiagnostisch sehr wichtig ist, besteht in der nicht selten auftretenden zentralen Nekrose mit folgender abszeßähnlicher Höhlenbildung (Abb. 4). Es kann dann die klinische Unterscheidung von einem unspezifischen Lungenabszeß oder seltener auch einem zerfallenden spezifischen Infiltrat auf große Schwierigkeiten stoßen (s. S. 47).

Wesentlich komplizierter als bei den peripheren Tumoren liegen die anatomischen Verhältnisse bei den zentralen Carcinomen, sowohl was das Verhalten des Tumors selbst als was die durch die Geschwulst hervorgerufenen sekundären Veränderungen in der Lunge anlangt. Bezüglich der Tumoren selbst können wir alle vier Untergruppen der von Kaufmann beschriebenen Hauptform des „Bronchialwandtumors nahe dem Hilus" finden. Dabei sind die Gruppe a, kleiner umschriebener, intrabronchial oder peribronchial stenosierender Tumor (Abbildung 5), und Gruppe b, größerer üppigerer Geschwulstknoten mit krebsigem Bronchus in der Mitte (Abb. 6 und 7), als zwei primäre Erscheinungsformen anzusehen, während die Gruppe c, massive, lymphogene Ausbreitung (Bildteil, Abb. 4 f), und Gruppe d, Lymphangiosis der Lunge, Weiterentwicklungen der beiden ersten Gruppen, besonders aber der Gruppe b darstellen. Man könnte die Gruppe a in Analogie zu der Einteilung des Carcinoma colli uteri von Schottländer und Kermauner auch als exophytische Tumoren denen der Gruppe b, welche weit in das Lungenparenchym vordringen,

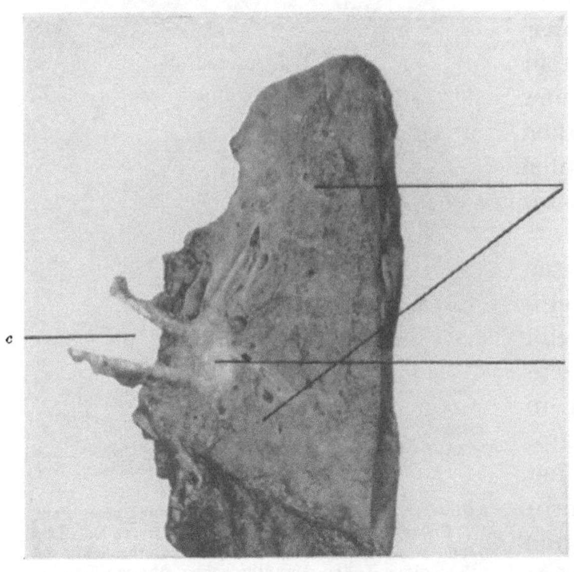


Abb. 5. 62jähriger Mann, Pneumonektomie am 15. Juni 1951. Kleiner, den linken Oberlappenbronchus vollkommen verschließender Tumor *a*, chronische Indurativpneumonie des ganzen linken Oberlappens *b*, linker Hauptbronchus *c*.

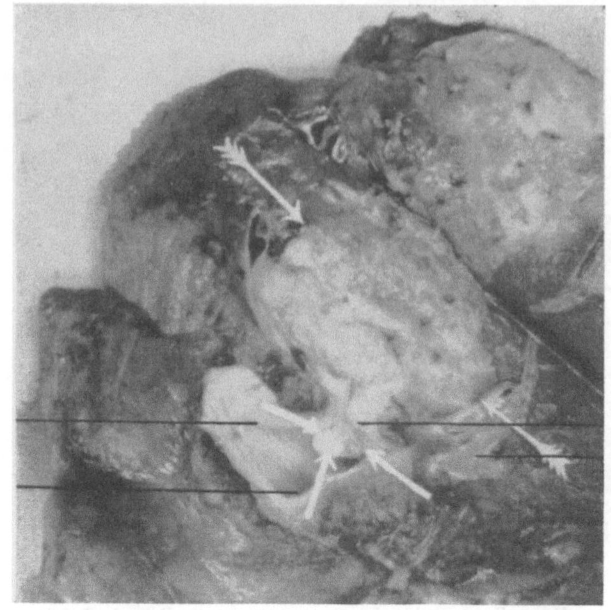


Abb. 6. 68jähriger Mann, Pneumonektomie am 18. Jänner 1951. Befund: Vom vorderen Segmentbronchus *a* des linken Oberlappens ausgehendes Carcinom, einerseits in den Oberlappenstammbronchus hineinragend (glatte Pfeile), anderseits als „üppiger“ Geschwulstknoten im Parenchym entwickelt (gefiederte Pfeile). Linker Hauptbronchus *b*, Abgang des Unterlappenbronchus *c*, Lingulabronchus *d*.

als endophytische Geschwülste gegenüberstellen.

Eine für den Kliniker und besonders für den Chirurgen brennende Frage ist die nach dem genauen Entstehungsort der zentralen Carcinome. In dieser Hinsicht hilft das Studium der Literatur nicht viel weiter, da in vielen, zumeist statistischen Arbeiten, wohl die Verteilung der einzelnen Fälle auf die verschiedenen Lungenlappen, aber nicht deren genauere Lokalisation angegeben ist. Wir müssen daher das eigene Material in dieser Hinsicht auszuwerten suchen (Tab. 4 und 5).

Aus Tab. 4 geht folgendes hervor: Die Zahl der peripheren Carcinome verhält sich in unserem Krankengut zu der der zentralen fast genau wie 1 : 3, es sind also die peripheren Carcinome bei uns wesentlich häufiger, als es Rabin und Neuhof und die meisten anderen Autoren angeben. Auch scheint bei uns das Überwiegen der rechten Lunge mit 531 Fällen gegenüber nur 390 Fällen links größer zu sein, als es durchschnittlich in der Literatur angegeben wird. Außerdem zeigt Tab. 4, wie dies ja auch allgemein bekannt ist, daß die Oberlappen, besonders beim zentralen Carcinom, wesentlich häufiger befallen sind als die Unterlappen, während dieser Unterschied bei den peripheren Tumoren nicht so sehr in die Augen springt. Auffallend ist, daß unter 921 Fällen die Hauptbronchien nur in 47 Fällen ergriffen waren, was also etwa 5% des gesamten Materials entspricht. Über diesen Umstand wird später noch einiges zu sagen sein.

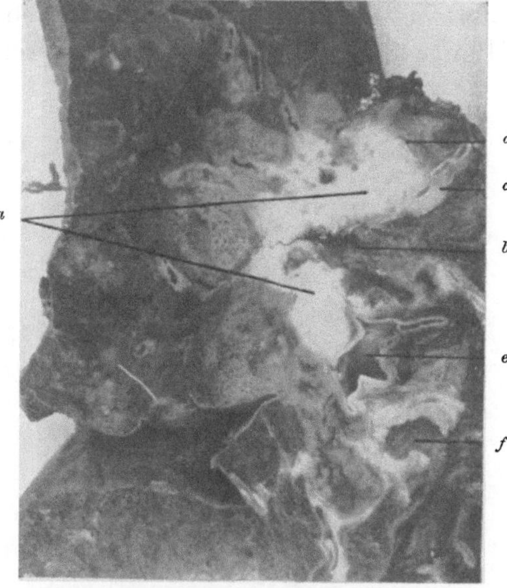


Abb. 7. 54jähriger Mann, Pneumonektomie am 17. August 1949. Exulzeriertes infiltrierendes Carcinom *a* des rechten Oberlappenstammbronchus *b*, submukös auf den Hauptbronchus übergreifend *c*. Der Tumor ist in das Mediastinum eingewachsen und hat hier den Bogen der Vena azygos eingescheidet *d*, die mitreseziert werden mußte. *e* Querschnitt der Arteria pulmonalis. *f* Unterlappenbronchus.

Tab. 5 gibt eine Übersicht über die zentralen Carcinome, wobei die Lokalisation in den einzelnen Lappen genauer präzisiert ist. Es ergibt sich daraus, daß bei 120 Resektionen wegen zentralem Carcinom der Sitz desselben 81mal in einem Segmentbronchus und nur 39mal im Lappenstammbronchus gefunden wurde. Dagegen hat sich das Verhältnis bei 141 Thorakotomien insofern geändert, als hier 58 Fällen von Lokalisation des Tumors in einem Segmentbronchus 83 Fälle mit Sitz der Erkrankung im Lappenstammbronchus gegenüberstehen. Dazu kommen noch

21 Fälle, bei denen die Tumorlokalisation im Lappen weder röntgenologisch noch bei der Thorakotomie sicher differenziert werden konnte. Es ist verständlich, daß die absolut sichere segmentale Lokalisation nur bei den resezierten Fällen möglich ist. Daher überwiegen bei den Nichtoperierten die undifferenzierten Fälle bei weitem, besonders auch deshalb, weil die röntgenologische Segmentlokalisation erst in den letzten drei Jahren intensiv ausgebaut wurde.

Tabelle 4. *Lokalisation.*

| | Peripher | | | | | Zentral | | | | | | | Summe |
|---|---|---|---|---|---|---|---|---|---|---|---|---|---|
| | OL | | UL | | ML | OL | | UL | | ML | Haupt Br. | | |
| | re. | li. | re. | li. | | re. | li. | re. | li. | | re. | li. | |
| Lobektomie | 6 | 2 | 7 | 5 | 1 | 3 | 1 | 2 | 1 | — | — | — | 28 |
| Pneumonektomie | 22 | 15 | 17 | 11 | 1 | 22 | 51 | 20 | 14 | 2 | — | 2 | 177 |
| Thorakotomie | 16 | 10 | 12 | 8 | 5 | 51 | 42 | 33 | 14 | 12 | 3 | 3 | 209 |
| nicht operiert | 24 | 24 | 23 | 16 | 1 | 136 | 105 | 76 | 49 | 14 | 22 | 17 | 507 |
| | 68 | 51 | 59 | 40 | 8 | 212 | 199 | 131 | 78 | 28 | 25 | 22 | 921 |
| | 226 | | | | | 695 | | | | | | | |

Rechte Lunge: Gesamt 531
Linke Lunge: Gesamt 390

9 Fälle nicht lokalisiert

Tab. 5 zeigt somit, daß bei den operablen Fällen die Lokalisation in einem Segmentbronchus weitaus überwiegt. Die Schlußfolgerung daraus liegt nun nahe, anzunehmen, daß nur das verhältnismäßig seltenere Segmentbronchuscarcinom im allgemeinen operabel sei und darauf die große Zahl der inoperablen Tumoren (75% des Gesamtmaterials) zurückzuführen wäre. Wir glauben jedoch, daß diese Argumentation nicht stichhaltig ist und können dafür folgende Gründe anführen: Wir haben bei den

Tabelle 5. *Differenzierte Lokalisation der zentralen Carcinome.*

| | re. OL | | | | | li. OL | | | | | | ML | re. UL | | | | li. UL | | | | H Br | |
|---|---|---|---|---|---|---|---|---|---|---|---|---|---|---|---|---|---|---|---|---|---|---|
| | Stamm | Apic. Segm. | Ant. Segm. | Post. Segm. | Undifferenz. | Stamm | Apic. Segm. | Ant. Segm. | Post. Segm. | Lingula | Undifferenz. | | Stamm | Apic. Segm. | Basal. Segm. | Undifferenz. | Stamm | Apic. Segm. | Basal. Segm. | Undifferenz. | re. | li. |
| Lobektomie | 1 | 1 | 1 | -- | — | — | — | 1 | — | — | — | — | — | 1 | — | — | — | 1 | 1 | | — | -- |
| Pneumonektomie | 9 | 5 | 5 | 3 | — | 14 | 16 | 10 | 3 | 8 | — | 2 | 4 | 5 | 11 | — | 7 | 4 | 3 | — | — | 2 |
| Thorakotomie | 26 | 6 | 6 | 4 | 8 | 20 | 7 | 3 | 1 | 3 | 8 | 12 | 19 | 4 | 10 | — | 12 | — | 2 | 1 | 3 | 3 |
| nicht operiert | 7 | 9 | 12 | 2 | 106 | 4 | 4 | 2 | 1 | 4 | 89 | 14 | 2 | 1 | — | 73 | 4 | — | — | 46 | 22 | 17 |
| | 43 | 21 | 24 | 9 | 114 | 38 | 27 | 16 | 5 | 15 | 97 | 28 | 25 | 11 | 21 | 73 | 23 | 5 | 6 | 47 | 25 | 22 |

periodischen Untersuchungen von solchen Patienten, die die vorgeschlagene Operation abgelehnt hatten oder bei denen bei der ersten Untersuchung die Diagnose noch nicht klar war, den Verlauf der Erkrankung verfolgen können und haben dabei immer wieder die Beobachtung gemacht, daß ein zunächst nur auf ein Lappensegment beschränkter Tumor im Laufe der Zeit auf den Lappenstammbronchus, ja in einzelnen Fällen bis auf den Hauptbronchus übergegriffen hat. Daraus kann man schließen, daß zumindest bei einem Teil der Fälle, die bereits mit Lokalisation des Tumors im Lappenstammbronchus oder im Hauptbronchus zur ersten Beobachtung kommen, es sich um ein fortgeschritteneres Stadium von Tumoren handelt, die ursprünglich in einem Segmentbronchus entstanden waren. Man kann in derartigen Fällen gar nicht selten bei der Obduktion die Beobachtung machen, daß die Geschwulst aus der Lunge von außen her in den Hauptbronchus eingewuchert ist.

Für die Annahme, daß der Ursprungsort eines Großteiles der zentralen Carcinome nicht im Haupt- oder einem Lappenstammbronchus gelegen ist, spricht auch folgende Beobachtung: Bei Fällen mit einer Beschwerdedauer von 0 bis 6 Monaten konnte der Tumor bronchoskopisch in 46,7% gesehen und histologisch verifiziert werden, während dies bei einer Beschwerdedauer von 6 bis 12 Monaten in 49,2% der Fälle und bei einer solchen über ein Jahr in 86,1% der Fälle möglich war (s. S. 59).

Aus diesen Beobachtungen glauben wir den Schluß ableiten zu dürfen, daß das zentrale Bronchuscarcinom zumeist in einem Segmentbronchus, wahrscheinlich nahe seinem Ursprung aus dem Lappenstammbronchus entsteht [1]. Diese Erkenntnis ist aber besonders für die röntgenologische Frühdiagnose von ausschlaggebender Bedeutung, da es nur durch sie möglich ist, in die Fülle der Bilder des beginnenden Bronchuscarcinoms System und Ordnung zu bringen, um so auch schon im Frühstadium zu einer gesicherten Diagnose zu kommen. Es wird die Hauptaufgabe des röntgenologischen Teiles dieses Buches sein, den Beweis für diese Behauptung zu liefern.

Die Entwicklung des zentralen Bronchuscarcinoms kann man sich also etwa folgendermaßen vorstellen: Die Tumorbildung nimmt in einem Segmentbronchus ihren Anfang. Durch Verdickung der Schleimhaut kommt es zunächst zur Stenose und dann durch endobronchiales Wachstum der Geschwulst oder durch submuköse Wucherung zu einem vollkommenen Verschluß des Segmentbronchus. Bei einem Tumor der ersten Untergruppe nach Kaufmann kommt es dann relativ langsam zu einem Übergreifen des Tumors, sei es intra-, sei es peribronchial, auf den Lappenstammbronchus und so zu einer Stenose und schließlich zu einem vollständigen Verschluß desselben. Eine Geschwulst der zweiten Untergruppe wird bald und gewöhnlich in rascherem Tempo in die Umgebung des Ursprungsbronchus durchbrechen und hier den charakteristischen üppigen Geschwulstknoten bilden. Gleichzeitig kann das Tumorwachstum auch zentralwärts, und zwar sowohl peribronchial als auch submukös oder intrabronchial erfolgen und so über den Lappenstammbronchus auf den Hauptbronchus (Abb. 7), ja bis auf die Trachea übergreifen. Damit Hand in Hand geht dann meist der Einbruch in die Lymphbahnen und die massive Infiltration der benachbarten Hiluslymphknoten. Schließlich kann die Geschwulst — wobei oft nicht mehr zwischen Primärtumor und Lymphdrüsenmetastasen, die zu einer Masse verschmolzen sind, unterschieden werden kann — in das Mediastinum einwuchern und hier einesteils durch Schädigung der Nerven zu Phrenicus- und Recurrenslähmungen, andernteils durch Kompression oder Einbruch in die obere Hohlvene zu schweren Einflußstauungen führen. Wenn Tumoren, die vom apikalen Segmentbronchus des Oberlappens ausgehen, besonders frühzeitig in das Mediastinum einbrechen, ohne zu größeren Geschwulstbildungen in der Lunge selbst zu führen, so daß das beschriebene Erscheinungsbild als Erstsymptom zur Beobachtung kommt, sprechen wir vom sogenannten *mediastinalen Typ* des Bronchuscarcinoms. Es sind dies die Fälle, die in früherer Zeit unter der Fehldiagnose Mediastinaltumor registriert wurden. Endlich kann es, wenn Unterlappencarcinome in das hintere Mediastinum durchbrechen

[1] Anmerkung bei der Korrektur: In seinem Referat auf dem 57. Kongreß der deutschen Gesellschaft für innere Medizin, Wiesbaden, April 1951, gibt Koch, O., Wuppertal, als Ursprungsort des Bronchuscarcinoms die Teilungsstellen der Bronchien an.

und zur Verdrängung und Stenose des Ösophagus führen, zu Schluckstörungen kommen, die manchmal als erstes subjektives Krankheitssymptom auftreten. Wir sprechen dann von der *Ösophagusform* des Bronchuscarcinoms.

Aus diesen Ausführungen geht hervor, daß die Tumoren der ersten Untergruppe nach Kaufmann (die kleinen, langsam wachsenden Geschwülste) hinsichtlich ihrer Operabilität eine weitaus bessere Prognose haben, als die der zweiten Untergruppe (die rascher wachsenden „üppigen" Geschwülste), daß aber auch diese rein anatomisch gesehen operabel sind, sofern sie nur früh genug diagnostiziert werden.

Zwischen diesen zentralen, vorwiegend infiltrierend wachsenden Tumoren und den früher beschriebenen peripheren Carcinomen findet man nicht selten Übergangsformen. Diese sind dadurch charakterisiert, daß sie wohl von einem großen Segmentbronchus ihren Ausgangspunkt nehmen, jedoch nicht, wie die typischen zentralen Carcinome, ein infiltrativ-zentripetales Wachstum zeigen, sondern sich peripherwärts mehr expansiv im Lungenparenchym ausbreiten und so dem Hilus anliegende, scharf begrenzte kugelige Tumoren bilden (Bildteil, Abb. 6 d, 26 d, 30 c und 37 d). Wir haben diese Tumoren *zentrale Carcinome von peripherem Typus* benannt; sie dürften mit der von Björk beschriebenen Übergangsgruppe identisch sein.

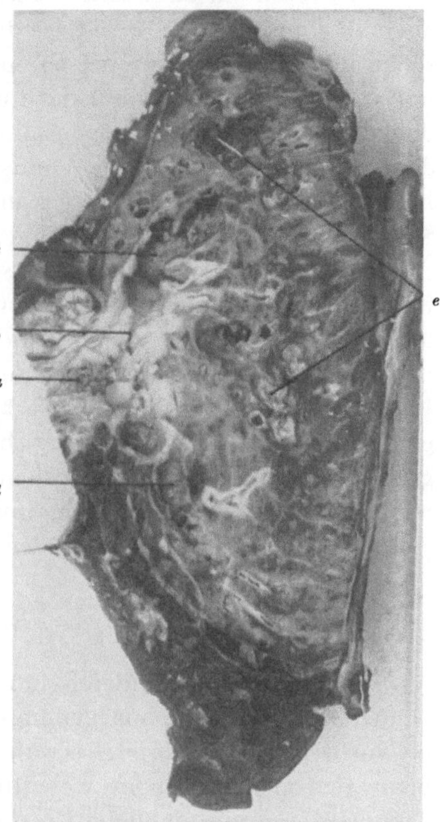

Abb. 8. 53jähriger Mann, Pneumonektomie am 20. Oktober 1949. Befund: Obturierendes Carcinom des linken Oberlappenstammbronchus *a*. Da der Tumor am Abgang des apikalen Segmentbronchus *b* am mächtigsten entwickelt ist und die bronchiektatische Erweiterung peripher davon *c* stärker ist als die des Lingulabronchus *d*, ist anzunehmen, daß der Tumor im apikalen Segmentbronchus entstanden und von dort in den Stammbronchus vorgewachsen ist. *e* chronisch abszedierende Pneumonie hinter der Stenose, ein Teil der Abszesse noch von eingedicktem Eiter erfüllt.

Wenden wir uns nun den durch das zentrale Bronchuscarcinom verursachten sekundären Veränderungen der Lunge zu. Diese sind alle durch die Stenose bzw. den vollständigen Verschluß des carcinomatös erkrankten Bronchus bedingt und ihre oft sehr mannigfaltigen Erscheinungsformen sind teils durch das verschieden rasche Fortschreiten der Bronchialverengung, teils durch die bezüglich Art und Intensität unterschiedliche sekundäre Infektion verursacht. Im folgenden seien die wichtigsten sekundären Veränderungen angeführt.

Anfänglich, wenn die Bronchusstenose noch nicht hochgradig ist, kann es an der verengten Stelle zu vorübergehenden Sekretstauungen mit Ausbildung oft nur flüchtiger pneumonischer Infiltrationen kommen. Wird die Stenose stärker, so daß der Sekretabfluß bereits wesentlich behindert ist, bildet sich eine chronische, meist scharf segmentär abgegrenzte, karnifizierende Pneumonie aus, die mikroskopisch oft das Bild der sogenannten Schaumzellenpneumonie bietet. In ausgesprochenen derartigen Fällen kann man schon makroskopisch auf der Schnittfläche kleine gelbliche Stippchen erkennen.

Durch die Sekretretention kommt es dann zu bronchiektatischen Erweiterungen hinter der Stenose (Abb. 8), die um so höhere Grade erreichen, je langsamer das Tumorwachstum ist, d. h. je längere Zeit Bronchialstenose schon bestanden hat. Es sind daher die Größe und das Ausmaß der Bronchiektasien ein recht brauchbarer Indikator für das Wachstumstempo der Geschwulst und damit bei den resezierten Fällen vielleicht für die Prognose hinsichtlich Dauerheilung. Diese Bronchiektasien sind fast immer von einem zähen schleimigen oder eitrigen Sekret vollständig erfüllt, so daß sie meist weder klinisch noch röntgenologisch Symptome machen und daher erst bei der Sektion des Operationspräparates festgestellt werden können.

Bei rasch einsetzendem Verschluß eines Bronchus und fehlender Infektion kann es auch zu einer blanden Atelektase des zugehörigen Lungenabschnittes kommen. Diese ist selten und wird fast nur bei polypös (exopthytisch) im Bronchus wachsenden Tumoren mit ventilartigem Verschluß des Lumens angetroffen. Manchmal kann man bei vollständigem Verschluß eines Lappenstammbronchus die Beobachtung machen, daß ein Segment des Lappens chronisch-pneumonisch infiltriert ist, während der übrige Lappen eine blande Atelektase zeigt. Daraus kann dann der Schluß gezogen werden, daß die einzelnen Segmentbronchien zu verschiedenen Zeiten verschlossen wurden.

Die bisher beschriebenen sekundären Lungenveränderungen kommen alle bei fehlender oder nur milder Infektion zustande, besteht dagegen von Anfang an eine virulentere Infektion oder tritt eine solche im Laufe der Erkrankung auf, so kommt es hinter der Stenose zu putriden Erscheinungen mit eitriger Einschmelzung und Abszeßbildung. Im weiteren Verlauf dieser Fälle kann es dann zunächst durch Reizung der Pleura zu einer trockenen fibrinösen oder häufiger serösen Pleuritis kommen, welche bei Übergreifen der Infektion auf die Pleura in ein Empyem übergehen kann. Man muß daher bei Empyemen älterer Patienten immer auch an diesen Zusammenhang denken und nach einem, möglicherweise hinter der Entzündung versteckten Bronchuscarcinom suchen.

## 3. Metastasierung.

Wie bei jedem anderen Carcinom kommen auch für das Bronchuscarcinom die beiden Arten der lymphogenen und hämatogenen Metastasierung in Betracht. Wie schon im vorhergehenden Kapitel erwähnt, erfolgt die Metastasenbildung auf dem Lymphwege beim zentralen Carcinom wesentlich früher und ausgiebiger als bei den peripheren Tumoren. Die mutmaßliche Ursache dafür wurde dort auch schon besprochen. Trotzdem findet man auch bei peripheren Geschwülsten, ja manchmal schon bei ganz kleinen, die regionären Lymphdrüsen nicht selten krebsig durchsetzt.

Für den Chirurgen sind der Weg und die verschiedenen Stationen der lymphogenen Ausbreitung des Carcinoms von allergrößter Wichtigkeit. Diese erfolgt bei freier Pleura, dem physiologischen Lymphstrom entsprechend, zunächst stets zentripetal hiluswärts, kann aber bei verwachsener Pleura und peripher gelegenem Primärtumor auch über die Lymphbahnen der Thoraxwand erfolgen. Die relativ selten zur Beobachtung kommende Lymphangiosis carcinomatosa, welche sich diffus über die ganze Lunge auch peripher vom Primärtumor ausbreitet, kommt wohl immer erst zustande, wenn die Hiluslymphknoten schon krebsig durchsetzt sind. Schließlich kann es, zumeist ebenfalls lymphogen, zur diffusen Carcinose der Pleura kommen, welche zur Ausbildung hämorrhagischer Ergüsse führt.

Die erste Station der lymphogenen Metastasierung sind besonders beim peripheren Carcinom die in den Gabelungen der Segment- und Lappenbronchien gelegenen bronchopulmonalen Lymphknoten. Dann erfolgt die Infiltration der äußeren Hiluslymphdrüsen, die zu den tracheobronchialen überleiten. Von diesen gibt es drei Gruppen. Die unteren tracheobronchialen Drüsen, die unter der Bifurkation der Trachea zwischen den beiden Hauptbronchien liegen, und die rechten und linken oberen tracheobronchialen Drüsen, die jeweils lateral im Tracheobronchialwinkel sich finden. Die Metastasenbildung erfolgt nun so, daß entsprechend den topographischen Verhältnissen bei Sitz des Primärtumors in einem Unterlappen zuerst und vorwiegend die unteren tracheobronchialen Lymphknoten befallen werden, während beim Oberlappencarcinom die entsprechende linke oder rechte obere Drüsengruppe ergriffen wird. Von den tracheobronchialen Drüsen geht dann der Lymphstrom und die Metastasierung einerseits entlang der paratrachealen Drüsen zu den supraklavikulären, anderseits nach unten zu längs der um den Ösophagus gelegenen Drüsengruppen zu den im Retroperitoneum und paraortal gelegenen Drüsen.

Viel unangenehmer für den Chirurgen als die lymphogene Metastasierung, die wenigstens in ihren ersten Stadien noch operativ beherrscht werden kann, sind die hämatogenen Fernmetastasen. Diese entstehen völlig unberechenbar oft schon bei kleinen Primärtumoren ohne Lymphdrüsenmetastasen und können sich in sämtlichen Organen finden. Lieblingslokalisationen sind jedoch das Knochensystem und hier wieder besonders die Wirbelsäule, sowie die Leber, die Nebenniere und das Gehirn. Dabei gelingt der Nachweis solcher Metastasen meist erst recht spät (s. S. 67), so daß ein nicht unbeträchtlicher Prozentsatz von Patienten mit erfolgreich reseziertem Primärtumor später an Fernmetastasen zugrunde geht.

## 4. Stadieneinteilung des Bronchuscarcinoms.

Aus den vorausgehenden Ausführungen ergibt sich die außerordentliche Mannigfaltigkeit im Erscheinungsbild des Bronchuscarcinoms und seiner verschiedenen Entwicklungsstadien. Es hat sich nun in der Praxis bei anderen häufigen Carcinomformen das Bedürfnis eingestellt, den Einzelfall durch Einreihen in ein Schema kurz und prägnant und ohne langwierige Beschreibung charakterisieren zu können, um so eine Beurteilung hinsichtlich Operabilität und Prognose zu ermöglichen. Auch ist es erst nach allgemeiner Anwendung eines solchen Einteilungsschemas möglich, die Resultate der operativen oder Strahlenbehandlung verschiedener Autoren miteinander zu vergleichen und statistisch auszuwerten. In dieser Art hat sich die Steinthalsche Stadieneinteilung des Mammacarcinoms, die Dukessche Klassifizierung des Rectumcarcinoms und die Einteilung des Carcinoma colli uteri in vier Stadien auf das beste bewährt. Da eine derartige Einteilung für das Bronchuscarcinom noch nicht besteht, wurde von Salzer eine Klassifizierung desselben, ähnlich der schon bestehenden Einteilungen bei anderen Carcinomen, vorgeschlagen.

Beim Bronchuscarcinom interessieren den Chirurgen hinsichtlich Operabilität und Prognose erstens der Sitz des Primärtumors und seine Beziehungen zu den Nachbarorganen und zweitens die Art und Ausdehnung der Metastasierung. In dem Salzerschen Einteilungsschema wird das Verhalten des Primärtumors (gleichgültig ob es sich um einen zentralen oder peripheren handelt) mit den Buchstaben A, B und C und die Metastasierung mit den Zahlen 1 bis 4 bezeichnet.

A-Fall: Der Tumor ist auf die Lunge beschränkt.

B-Fall: Der Tumor hat an einer Stelle die Pleura erreicht, wobei an dieser Stelle eine Verwachsung der Pleurablätter besteht, ohne daß jedoch das Geschwulstgewebe bereits die Pleura durchwachsen hat. Es ist notwendig, dieses Stadium gesondert zu erfassen, da die Möglichkeit einer Infektion der Lymphgefäße der Thoraxwand über die Pleuraverwachsung gegeben ist.

C-Fall: Der Tumor hat von der Lunge kontinuierlich auf die Nachbarschaft (Brustwand, Pericard, Mediastinum usw.) übergegriffen.

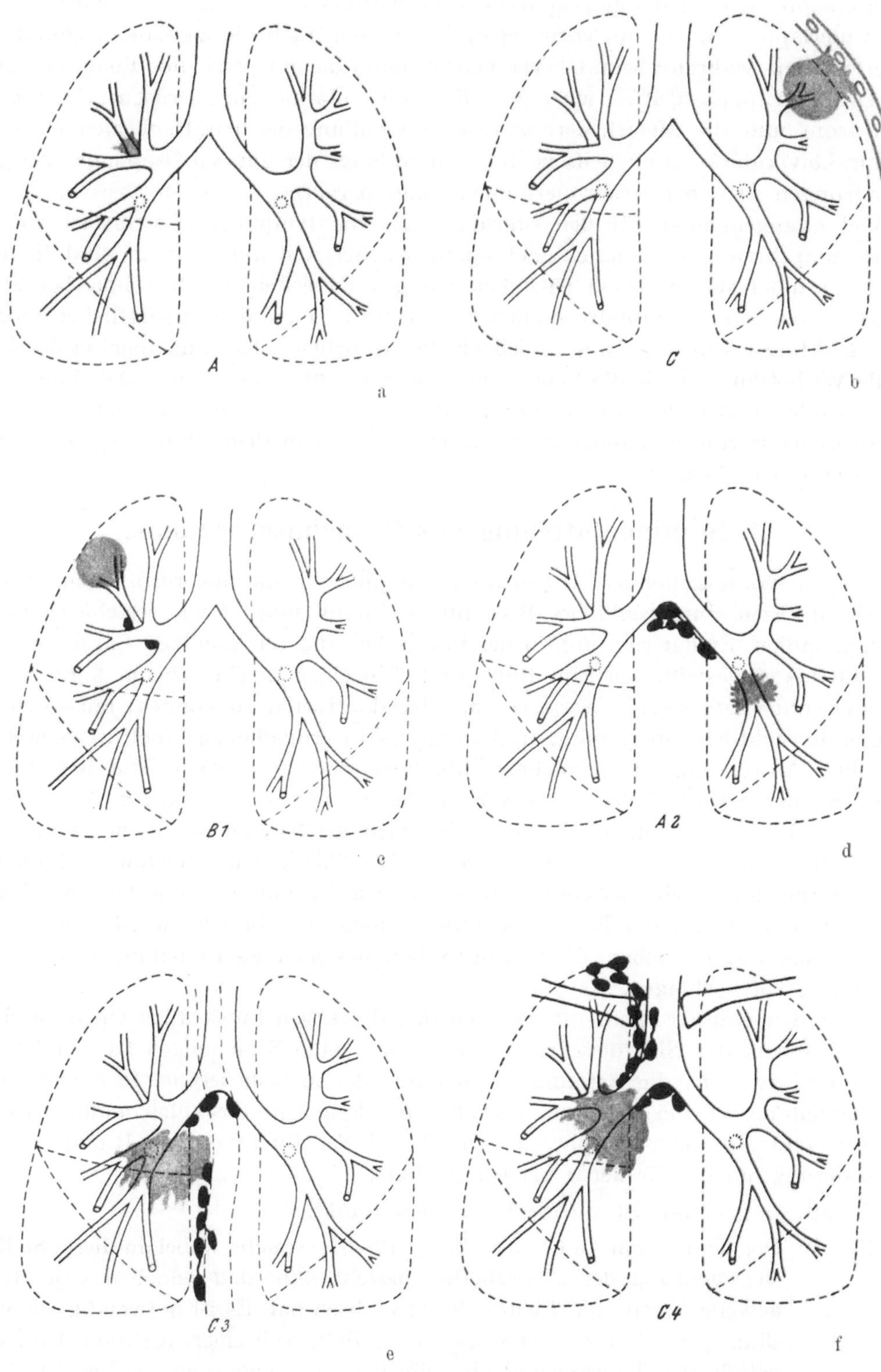


**Abb. 9a bis 9f. Schematische Darstellung der Stadieneinteilung.**

Die Metastasierung: 1. Die bronchopulmonalen Lymphknoten sind ergriffen (gleichgültig ob makroskopisch oder erst mikroskopisch nachweisbar).

2. Krebsige Infiltration der äußeren Hiluslymphknoten und der tracheobronchialen Drüsen.

3. Metastasen in den paratrachealen und den übrigen mediastinalen Drüsen.

4. Lymphogene und hämatogene Fernmetastasen (supraklavikuläre Drüsen, retroperitoneale Drüsen, Knochenmetastasen usw.).

Beispiele (s. auch Skizzen, Abb. 9).

Kleines zentrales Carcinom des rechten Oberlappens ohne Lymphdrüsenmetastasen: A (Abb. 9 a).

Großer peripherer Tumor des linken Oberlappens, auf die Brustwand übergreifend mit Zerstörung zweier Rippen, ohne Lymphdrüsenmetastasen: C (Abb. 9 b).

Peripheres Carcinom des rechten Oberlappens, mit der Pleura parietalis verwachsen, zwei bronchopulmonale Drüsen neoplastisch infiltriert, die äußeren Hiluslymphdrüsen und die tracheobronchialen Drüsen frei: $B_1$ (Abb. 9 c).

Zentrales Carcinom des linken Unterlappens, auf die Lunge beschränkt, die unteren tracheobronchialen Lymphknoten krebsig durchsetzt: $A_2$ (Abb. 9 d).

Zentrales Carcinom des rechten Unterlappens, auf Pericard und Mediastinum übergreifend, zahlreiche carcinomatöse Drüsen im hinteren unteren Mediastinum: $C_3$ (Abb. 9 e).

Zentrales Carcinom im rechten Oberlappen, auf das Mediastinum übergreifend, neben zahlreichen Drüsen im Mediastinum, die rechten supraklavikulären Drüsen neoplastisch infiltriert: $C_4$ (Abb. 9 f).

Die Brauchbarkeit dieser Einteilung für statistische und Vergleichszwecke dürfte ohneweiters einleuchten. A- und B-Fälle ohne Drüsenmetastasen sowie $A_1$- und $B_1$-Fälle sind sicher operabel, wobei die Prognose bezüglich Dauerheilung bei reinen A-Fällen besser sein wird als bei B-, $A_1$- und $B_1$-Fällen. Die Stadien 3 und 4 der Metastasierung sind a priori inoperabel, wobei die Fälle des Stadiums 4 (Fernmetastasen) überhaupt nicht zur Operation kommen, soweit die Metastasen zur Zeit der Einweisung bereits manifest sind. Stadium 3 wird häufig erst bei der Operation entdeckt und dadurch die Inoperabilität des Falles festgestellt.

Chirurgisch-technisch und prognostisch am interessantesten sind die Gruppe C und die Gruppe $A_2$ und $B_2$, bei denen jeweils im Einzelfall bei der Thorakotomie die Möglichkeit einer Radikaloperation erwogen werden muß. Sicher ist, daß sehr viel C-Fälle sich als inoperabel herausstellen werden, jedoch gelingt es mit der sogenannten erweiterten Resektion nicht selten, primär inoperabel scheinende Fälle doch noch zu resezieren. Auch ist es häufig möglich, die carcinomatös erkrankten zweiten Lymphdrüsenstationen zumindest makroskopisch radikal zu exstirpieren. Es wird im klinischen Teil dieses Buches über unsere Erfahrungen mit der erweiterten Resektion berichtet und die Frage der Berechtigung solcher forcierter Operationen diskutiert werden.

## 5. Anhang: Die Bronchialadenome oder Carcinoide.

1931 hat G e i p e l von den übrigen Bronchuscarcinomen eine Gruppe von Tumoren abgegrenzt, die ausschließlich in den großen Bronchien vorkommen, sich durch ihre kugelige Form, ihr vorwiegend endobronchiales, außerordentlich langsames Wachstum auszeichnen und überdies von intakter Mukosa überzogen erscheinen. An ihrem Fußpunkt jedoch infiltrieren sie die Bronchialwand und können sich auch eine Strecke weit peribronchial ausbreiten. Geipel hat sie als Basalzellkrebse beschrieben. 1937 konnte Hamperl an einem größeren Material den histologischen Nachweis führen, „daß diese Tumoren ein grundsätzlich gleiches Verhalten zeigen wie die Carcinoide im Bereiche des Magen-Darmtraktes, die ebenfalls langsam aber infiltrierend wachsende epitheliale Tumoren darstellen". Hamperl schlug deshalb vor, den Begriff Carcinoid auch auf diese von der Schleimhaut der großen Bronchien ausgehenden Geschwülste auszudehnen, welchem Vorschlag im deutschen Sprachgebiet fast allgemein entsprochen wurde.

1938 haben Womack und Graham, unabhängig von Hamperl, die gleichen Geschwülste beschrieben, kamen im wesentlichen zu den gleichen Schlüssen wie dieser, gaben ihnen jedoch den Namen „Bronchialadenome", der sich im amerikanischen und amerikanisch beeinflußten Schrifttum seither eingebürgert hat. Von Albertini teilt diese Tumoren in drei Gruppen ein.

1. Das typische solide Adenom, das auch als Carcinoid bezeichnet werden kann und als gutartige Geschwulst aufgefaßt wird, das aber nach unserer Meinung die potentielle Malignität schon in sich trägt.

2. Das Cylindrom, das das typische Adenom der Schleimdrüsen darstellt und wesentlich seltener vorkommt.

3. Das atypische metastasierende Adenom.

Unseres Erachtens scheint die Bezeichnung Carcinoid die beste zu sein, da in ihr die potentielle Malignität dieser Tumoren zum Ausdruck kommt. Tatsächlich beobachtet man bei den Bronchialcarcinoiden, ebenso wie bei den Darmcarcinoiden, gar nicht so selten nach jahrelangem gutartigem Verlauf ein plötzliches Wildwerden des Tumors mit schrankenlosem infiltrierendem Wachstum und Metastasierung. So finden sich auch im eigenen Material unter 16 derartigen Fällen zwei mit sicherer maligner Degeneration [1]. Dies ist auch der Grund, weshalb diese Geschwülste, die sich klinisch durch ihre Bevorzugung des zweiten bis vierten Lebensjahrzehntes, die ziemlich gleichmäßige Verteilung auf die beiden Geschlechter und die jahrelange Dauer ihrer Symptome von den eigentlichen Krebsen wohl unterscheiden, in einer Publikation über das Bronchuscarcinom Erwähnung finden müssen.

# III. Symptomatologie und Diagnostik.

## 1. Die Anamnese.

Nur eine frühzeitige und exakte Diagnosestellung kann zu einer prozentuellen Steigerung der operablen Fälle führen, wodurch letzten Endes auch eine Verbesserung der Aussichten auf Dauerheilung ermöglicht werden wird. Zur Erreichung dieses Zieles kann der erstmalig konsultierte Arzt einen wesentlichen Beitrag leisten, wenn grundsätzlich zwei Forderungen erfüllt werden:

1. Infolge der Zunahme des Bronchuscarcinoms muß im carcinomgefährdeten Alter, wenn auch nur geringfügige, aber doch irgendwie persistierende Lungenbeschwerden bestehen, in erster Linie an die Möglichkeit eines Bronchuscarcinoms gedacht werden.

2. Wurde einmal der Verdacht geäußert, so muß es für jeden Arzt eine zwingende Notwendigkeit bedeuten, den Patienten *ohne Zeitverlust* entsprechenden Spezialuntersuchungen zuzuführen.

[1] Diese 16 Fälle sind in dem bearbeiteten Krankengut von 930 Bronchuscarcinomen nicht inbegriffen.

Die nach wie vor bedrückend niedrige Quote an operablen Fällen zeigt jedoch, daß die wiederholt in Wort und Schrift gestellte Forderung nach „Frühdiagnose“ in praxi immer wieder auf große Schwierigkeiten stößt.

Als Beweis dafür kann das Zeitintervall gelten, das vom Beginn der subjektiven Beschwerden bis zur Zuweisung des Patienten zur chirurgischen Behandlung verstreicht.

Während Björk, Liavaag und Mason durchschnittlich Werte von zirka 8,5 Monaten errechneten, konnte Burdzik eine durchschnittliche Verzögerung von 10 Monaten und Sellors sogar von einem Jahr feststellen. Aus unserem Gesamtkrankengut konnte ein durchschnittliches Zeitintervall von 6,2 Monaten vom Beginn der Beschwerden bis zur Einweisung errechnet werden. Wenn auch dieses Intervall wesentlich kleiner ist als die in der Literatur angegebenen, so bedarf es wohl keiner besonderen Betonung, daß durch diese Verzögerung ein maligner Prozeß ohneweiters inoperabel werden kann. Weiters war nun die Frage von Interesse, in welchem Maße an dieser Verzögerung Patient und Arzt beteiligt sind. Es hat sich aus den verschiedenen Anamnesen entnehmen lassen, daß durchschnittlich 1,8 Monate vom Beginn der subjektiven Beschwerden verstrichen, bis der Patient sich entschloß, einen Arzt aufzusuchen. *Von der ersten ärztlichen Konsultation bis zur Einweisung an die Klinik verstrichen durchschnittlich 4,6 Monate.* Daraus kann die bedeutsame Feststellung gemacht werden, daß für die Zeit vom Beginn der Beschwerden bis zur Aufnahme an die Klinik zu einem Drittel der Patient und zu *zwei Dritteln der Arzt* verantwortlich zu machen ist.

Im Interesse einer Forcierung der Frühdiagnose des Bronchuscarcinoms erscheint es von wesentlicher Bedeutung, auf die Eigentümlichkeiten der subjektiven Beschwerden und die sich daraus ergebenden diagnostischen Fehlerquellen näher einzugehen.

Das Bronchuscarcinom zeigt eine komplexe und in keiner Weise gegenüber verschiedenen anderen Lungenerkrankungen als pathognomonisch zu wertende Symptomatologie. Abhängig von der Lokalisation und Progredienz des Prozesses kann es infolge gestörter Organphysiologie zu verschiedenartigen sekundären Herd- oder Allgemeinsymptomen kommen.

Tabelle 6. *Häufigkeitsverteilung der einzelnen Symptome.*

*a*) Herdsymptome

| | Husten | Schmerzen | Dyspnoe | Haemoptysen | Sputum |
|---|---|---|---|---|---|
| Erstsymptom | 572 (61%) | 362 (38,8%) | 194 (20,8%) | 129 (13,8%) | 348 (37,4%) |
| Spätsymptom | 138 (14,8%) | 209 (22,4%) | 189 (20,3%) | 247 (26,5%) | 187 (20,1%) |
| Gesamtzahl | 710 (75,8%) | 571 (61,2%) | 383 (41,1%) | 376 (40,3%) | 535 (57,5%) |

*b*) Allgemein- und Fernsymptome

| | Mattigkeit und Gewichtsverl. | Fieber | Rheumatische Beschwerden | Heiserkeit | Magenbeschwerden | Schluckbeschwerden | Cyanose |
|---|---|---|---|---|---|---|---|
| Erstsymptom | 567 (61%) | 242 (26,1%) | — | 26 (2,7%) | 23 (2,4%) | 15 (1,6%) | 1 (0,1%) |
| Spätsymptom | 312 (33,5%) | 138 (14,8%) | — | 36 (3,8%) | 17 (1,8%) | 21 (2,2%) | 14 (1,5%) |
| Gesamtzahl | 879 (94,5%) | 380 (40,9%) | 103 (11%) | 62 (6,5%) | 40 (4,2%) | 36 (3,8%) | 15 (1,6%) |

Eine Häufigkeitsverteilung der einzelnen Herdsymptome zeigt, daß entsprechend allen anderen Autoren der *Husten* dominiert. So konnte Churchill in über 50% seiner Bronchuscarcinomfälle, in fortgeschrittenen Fällen sogar in 90%, Overholt in 80%

und Wiklund in 40,5% dieses Symptom feststellen. Aus dem vorliegenden Krankengut konnte entnommen werden, daß in 61% der Fälle Husten als eines der ersten Symptome auftrat und in weiteren 14% noch im Verlauf der Krankheit hinzutrat. Die Art des Hustens wechselt in den einzelnen Stadien der Krankheit meist den Charakter und hängt vielfach vom Sitz des Tumors und seinen sekundären pathologisch-anatomischen Veränderungen ab. Häufig bemerkt der Patient als erstes Symptom einen lästigen Reizhusten, der anfänglich vielfach als Raucherkatarrh oder als Erkältungskrankheit gewertet oder vielleicht mit einem Staubberuf in Zusammenhang gebracht wird. Die Ursache dieses Hustens ist in einer Irritation der Schleimhaut und ihrer Nervenendigungen durch den Tumor zu sehen. Später kommt es dann schon zur Expektoration von Schleim, bedingt durch weitere Bronchialirritation. Durch Verlegung der Bronchialwege bilden sich distal vom Tumor sekundäre Lungenveränderungen aus, die zur Produktion von schleimig-eitrigem Sputum führen. Dabei erreicht das Sputum in der Regel nicht jene Quantitäten, die bei Lungenabszessen oder Bronchiektasien beobachtet werden können. Bei Abszeßbildungen peripher der Stenose oder Zerfall des Tumors und Durchbruch in den Bronchialbaum kann es jedoch zur Expektoration reichlicher, sogar faulig stinkender Sputummassen kommen. Bei verschiedenen Graden von Zerrung am Tracheal- oder Bronchiallumen, eventuell kombiniert mit Kompression infolge Druck oder Zug des Tumors oder Drüsenmassen, kommt es zu einem keuchenden Husten, der mit Dyspnoe und Cyanose einhergeht. (Diese Art von Husten kann auch bei Kindern beobachtet werden und ist hier durch vergrößerte Hilus- oder Mediastinaldrüsen bedingt.) Kommt es zu einer Irritation des N. recurrens, so ändert sich der Husten in typischer Weise.

Der Husten kann demnach in verschiedenen Formen auftreten, jedoch in keiner Weise als typisch für das Bronchuscarcinom bezeichnet werden. Es wird daher verständlich, daß gerade dieses Symptom, das in der überwiegenden Mehrzahl der Fälle als eines der ersten vom Patienten beobachtet wird, vielfach vom Patienten und Arzt bagatellisiert wird. Hartnäckiger Husten beim Erwachsenen, der keine einfache Erklärung findet, sollte daher unter Zuhilfenahme aller modernen Methoden Anlaß für eine sorgfältige Untersuchung geben.

Weniger häufig, aber symptomatisch bedeutungsvoll, ist das Auftreten von *Hämoptysen.* Churchill fand Hämoptysen in 5% der Fälle als Erstsymptom, jedoch in 40 bis 50% der Fälle im weiteren Verlauf der Krankheit. Ähnliche Zahlen gaben auch Liavaag und Wiklund an. 13,8% unserer Fälle bezeichneten das Auftreten von blutigem Auswurf als Markstein ihrer Anamnese, während in 26,5% dieses Symptom erst nach längerer Krankheitsdauer beobachtet wurde. Hämoptysen sind meist jenes Symptom, das auf den Patienten alarmierend wirkt und ihn veranlaßt, ärztlichen Rat zu suchen. In der Regel beobachtet der Patient eine minimale Beimischung von Blutfasern oder kleinen Blutpartikelchen; die Ursache dafür ist in einer Bronchialschleimhaut-Exulzeration, hervorgerufen durch den Tumor, zu suchen. Das immer wieder als charakteristisch angegebene himbeergeleeartige Sputum kommt in den wenigsten Fällen zur Beobachtung und muß daher als ungewöhnlich bezeichnet werden. In fortgeschrittenen Stadien kann es durch Arrosion größerer Gefäße zur Expektoration verschieden großer Blutquantitäten, ja sogar zur profusen, tödlichen Blutung kommen. Wenn auch die Form der Hämoptysen beim Bronchuscarcinom in keiner Weise als charakteristisch gegenüber Lungenblutungen anderer Genese bezeichnet werden kann, so ist doch auf die hartnäckige Persistenz der Hämoptysen, die nur von kurz dauernden Intervallen unterbrochen werden, hinzuweisen. Vielfach wurde behauptet, daß periphere Carcinome, im Gegensatz zum zentralen Carcinom im allgemeinen keine bzw. nur selten Hämoptysen verursachen. Die

Überprüfung unseres Materials hat gezeigt, daß periphere und zentrale Carcinome bezüglich Husten und Hämoptysen als Erstsymptome keinen wesentlichen Unterschied ergeben.

| | Peripher | Zentral |
|---|---|---|
| Gesamtzahl | 226 | 695 |
| Husten | 130 (57%) | 429 (62%) |
| Hämoptysen | 36 (16%) | 95 (13,7%) |

Hämoptysen sind in der Regel der Anlaß für eine genauere klinische Untersuchung. Kann trotz Lungenröntgen kein pathologischer Befund erhoben werden, so sollte keine Möglichkeit, die zur Klärung der Ätiologie der Blutung beitragen könnte, unversucht gelassen werden. Dies soll kurz an Hand eines Falles illustriert werden, der schon von Kühlmayer anläßlich einer Arbeit aus der Klinik über die sogenannte essentielle Hämoptoe publiziert wurde.

„52jähriger Mann: Seit einigen Monaten blutig tingiertes Sputum, zur Zeit der klinischen Untersuchung richtiger blutiger Auswurf. Druckgefühl in der rechten Brustseite. Lungenröntgen: Mit Ausnahme eines mächtigen Emphysems normaler Befund. Tomographie: Normaler Befund. Bronchoskopie: Blutkoagulum im Bereiche des rechten Hauptbronchus, sonst o. B. Sputum: Hallberg negativ, Tumorzellen negativ. Bronchographie nicht durchgeführt, da der Patient die dringend nahegelegte, stationäre klinische Durchuntersuchung ablehnt. Vorläufige Diagnose: Essentielle Hämoptoe. Auf mehrmalige Einberufung reagiert der Patient nicht. Gelegentlich einer Einberufung ein Jahr nach der ersten ambulatorischen Untersuchung wurde in Erfahrung gebracht, daß der Patient in einem auswärtigen Krankenhaus an einem Bronchuscarcinom gestorben ist."

38,8% unserer Patienten klagten als Erstsymptom über *Schmerzen* von verschiedener Art und Intensität. In der Regel haben die Schmerzen stechenden Charakter, vielfach wird aber auch nur ein gewisses Unbehagen, eventuell ein dumpfes Druckgefühl geäußert. Die Art der Schmerzen ist vielfach mit der Lokalisation und Größe des Tumors in Zusammenhang zu bringen und kann auch bei Lagewechsel in ihrer Intensität variieren. Wenn auch in der Regel die Schmerzlokalisation mit der Tumorlokalisation übereinstimmt, so können doch gelegentlich zum Tumorsitz seitenverkehrte Schmerzsensationen geäußert werden. Verschiedene Ursachen sind für die Schmerzätiologie verantwortlich. Stechende Schmerzen können wohl sicher auf pleurale Reizerscheinungen zurückgeführt werden. Nicht sicher geklärt erscheint dagegen die Genese der dumpfen Druckbeschwerden. Vielleicht spielt dabei ein gewisser Druck und Zug auf die Pleura mediastinalis infolge Volumsänderungen der Lunge eine Rolle. Schwerste Schmerzzustände treten jedoch auf, wenn der Tumor auf große Nervenstränge drückt. Bekannt sind ja die qualvollen Schmerzen, die bei Tumoren der Spitzenkuppe mit Pancoastsyndrom durch Plexusirritation ausgelöst werden. Ebenso lassen sich die Schmerzen bei Übergreifen des Tumors auf die Brustwand durch Einscheidung der Interkostalnerven erklären.

*Temperatursteigerungen* sind auf sekundäre entzündliche Veränderungen zurückzuführen und wurden in 26,1% als Erstsymptom angegeben. Vielfach wirken subfebrile Temperaturen auf den Patienten beunruhigend und führen ihn aus Furcht vor einer tuberkulösen Infektion zum Arzt. Als Ursache der Temperatursteigerungen sind wohl die lokale Infektion sowie sekundäre Herdpneumonien anzusehen. Höheres Fieber kann auf Resorptionsprodukte des Carcinoms oder auf schwere Sekundärinfektion des peripher vom verschlossenen Bronchus gelegenen Lungenareals zurückgeführt werden. Septische Temperaturen deuten auf schwere eitrige Komplikationen, wie Abszeß, Empyem oder Gangrän hin.

Die Angaben über die Häufigkeit der *Dyspnoe* schwanken in der Literatur beträchtlich. Im vorliegenden Krankengut wurde Dyspnoe in 20,8% der Fälle als Erstsymptom angegeben. Mehr oder minder ausgedehnte Atelektasen sowie Einschränkungen des Lungenvolumens infolge komprimierendem Erguß geben häufig Anlaß zu dyspnoischen Zuständen. Auffällig ist dabei, daß der Grad der Dyspnoe vielfach mit den Lungenveränderungen nicht recht in Einklang zu bringen ist. Für das Zustandekommen von Dyspnoe bei ausgedehnter Atelektase spielt eben sicher auch die noch verfügbare cardiorespiratorische Reserve (Wiklund) eine bedeutende Rolle. Ansonst wäre das Fehlen jeglicher Dyspnoe in manchen Fällen trotz relativ beträchtlicher Atelektaseherde nicht begreiflich. Anderseits kann es aber wieder ohne wesentliche Reduktion des Lungenvolumens zu deutlicher Dyspnoe kommen. Wie weit dafür Druck auf das Mediastinum (Dolley-Jones) oder Vagusreiz im Sinne des Hering-Breuerschen Reflexes verantwortlich zu machen ist, kann nicht entschieden werden. Selbstverständlich kann die Dyspnoe auch unabhängig vom Carcinom auf eine chronische Emphysembronchitis zurückzuführen sein. Zeigt die Atmung keuchenden Charakter, so deutet dies auf eine partielle Bronchusstenose hin. Schnaufendes Atmen, das bronchialasthmatischen Zuständen oft recht ähnlich sein kann, verschwindet vielfach schlagartig nach der Operation.

*Heiserkeit,* die plötzlich auftritt, ist in der überwiegenden Mehrzahl der Fälle auf Recurrensparese infolge Tumordruck oder Einscheidung des Nerven zurückzuführen. Dennoch gibt es immer wieder Fälle, wo lediglich eine chronische Laryngitis oder ganz vereinzelt eine chronisch-entzündliche Einscheidung für die Nervenparese verantwortlich gemacht werden kann.

Außer diesen Symptomen, die auf einen intrapulmonalen Prozeß hindeuten, kommt es nicht selten zu *Allgemein-* bzw. *Fernsymptomen,* deren Ursprung nicht pulmonal, sondern vielfach sogar in extrathorakal gelegenen Organen zu suchen ist.

Als allgemeines Zeichen eines konsumierenden Prozesses kommt es sehr häufig zu *Mattigkeit* und *Gewichtsverlust.* Nicht selten führen den Patienten erst diese beiden Symptome zum Arzt. Es ist dabei zu betonen, daß das Ausmaß des Gewichtsverlustes in keiner Weise mit der Progredienz des Prozesses in Zusammenhang zu bringen ist. Die Meinung, daß beträchtlicher Gewichtsverlust als Zeichen allgemeiner Metastasierung anzusehen ist, erscheint wohl durch die Praxis mehr als widerlegt.

Als ein nicht seltener und in diagnostischer Hinsicht bedeutsamer Symptomenkomplex sind die pulmonal bedingten *Osteoarthropathien* (bekannt als Osteoarthropathia hypertrophiante pneumique) und die *Trommelschlegelfinger* zu werten.

Nicht selten (in 11% unseres Krankengutes) klagten die Patienten über oft recht heftige rheumatoide Beschwerden. Vor allem in peripheren Gelenken (wie Finger-, Knie-, Knöchel- und Handgelenken) kann es manchmal — auch in mehreren Gelenken gleichzeitig — zu einer schmerzhaften Schwellung kommen. Außer den subjektiv geäußerten Gelenksschmerzen kann es auch zu objektiv nachweisbaren Symptomen kommen. Neben der schon erwähnten teigigen Gelenksschwellung wird öfters auch ein klinisch nachweisbarer Gelenkserguß beobachtet. Wenn diese Veränderungen stark ausgeprägt sind, kommt es, besonders über der vorderen Schienbeinkante, zu leichten Ödemen und röntgenologisch können auch vielfach periostale Auflagerungen an den zu den eben erwähnten Gelenken gehörigen Knochenschäften nachgewiesen werden. Diese Erscheinungen können von einer fusiformen Verdickung der Endphalangen und einer Krümmung der Fingernägel begleitet sein, die als sogenannte Uhrglasnägel bzw. Trommelschlegelfinger auch von anderen chronischen Lungenerkrankungen und verschiedenen Herzfehlern bekannt sind. Bemerkenswert ist eine Beobachtung, die wiederholt gemacht wurde, daß nach Entfernung der erkrankten Lunge sowohl die subjektiv, als auch objektiv nachweisbaren Symptome vollkommen reversibel sind. Die Genese dieses eigentümlichen Phänomens ist nach wie vor unklar.

Als Zeichen eines schon fortgeschrittenen Prozesses kann es durch Übergreifen des Tumors auf die Nachbargebilde oder Einbruch in die Blut- oder Lymphbahn zu Symptomen verschiedenster Art und Lokalisation kommen. In diesem Sinne können die Schluckbeschwerden gewertet werden, die in 1,6% auch als Erstsymptom auftraten, häufiger allerdings doch erst als Spätsymptom zur Beobachtung kommen. Die Ursache ist entweder auf eine Kompression des Ösophagus von außen oder auf eine Wandinfiltration durch den Tumor selbst oder durch mediastinale Drüsenmetastasen zurückzuführen. Auf ähnliche Art und Weise kann es auch zu Kompression oder Durchwachsung verschiedener anderer mediastinaler Gebilde (wie Nervus recurrens, sympathicus und phrenicus, der großen Gefäße usw.) mit den sich jeweils daraus ergebenden Symptomen kommen. Auch diese Symptome, die ja als Ausdruck eines weit fortgeschrittenen Prozesses zu werten sind, können als Erstbeschwerden vom Patienten angegeben werden.

Verschiedentlich wird in der Literatur auf das Auftreten von Magenbeschwerden hingewiesen, die in unserem Material in 4,2% zur Beobachtung kamen und auch als Erstsymptom in Erscheinung traten. W e n z l unterzog die Magenbeschwerden beim Bronchuscarcinom einer genaueren Analyse und konnte außer einer hartnäckigen Appetitlosigkeit, die ein bei Carcinomträgern häufig zu beobachtendes Ereignis darstellt, auch eine neurogen bedingte Form nachweisen, die ein relativ ausgeprägtes klinisches Bild zeigte. In diesen Fällen konnten die Magenbeschwerden auf mediastinale Drüsenmetastasen zurückgeführt werden, die infolge mechanischer Irritation des N. vagus zu einem Reizzustand desselben führten, der durch vagoton bedingte funktionelle Störungen im dynamischen Gleichgewicht des Magens im Sinne einer Hypermotilität sowie durch ein vagotonisches Blutbild (Lymphozytose und Eosinophilie, nach F a l t a und Mitarbeiter) bestätigt werden konnte.

Nach Aufzählung dieser Einzelsymptome, die alle als Erstsymptome auftreten können, soll im folgenden besonders auf die Tücke der Symptomatologie des Bronchuscarcinoms hingewiesen werden. Trotz der Vielfalt der im Vorausgehenden erwähnten Symptome gibt es kein einziges, das für das Bronchuscarcinom als charakteristisch angesehen werden könnte. Da weiters diese in keiner Weise typischen Einzelsymptome hinsichtlich ihrer Intensität und infolge ihrer Kombinationsmöglichkeit untereinander unzähligen Varianten unterworfen sein können, ist es unmöglich, beim Bronchuscarcinom von einem scharf umrissenen Symptomenbild zu sprechen.

Die Buntheit dieses klinisch oft recht harmlos erscheinenden Symptomenkomplexes verleitet daher den erstmalig untersuchenden Arzt nur allzu oft, eines der geläufigen Krankheitsbilder zu diagnostizieren und nicht weiter nach dem wahren Grund der Symptome zu suchen.

Wir wissen aus eigener Erfahrung nur zu gut, wieviel kostbare Zeit dann oft durch allzu langes Zuwarten oder durch eine völlig sinnlose Antibioticatherapie bzw. Heilstättenbehandlung verlorengeht. Aus der Literatur und dem vorliegenden Krankengut kann entnommen werden, daß besonders durch die sekundären Lungenveränderungen verschiedene Krankheitsbilder verblüffend ähnlich vorgetäuscht werden können.

Entwickeln sich die Symptome mehr schleichend, so wird nur allzu leicht auf Grund der Kombination von chronischem Husten, subfebriler Temperatur und einer gewissen Mattigkeit ein grippöser Infekt oder eine chronische Bronchitis vermutet. Treten zu diesen Symptomen noch Gewichtsverlust, Hämoptysen und Nachtschweiß hinzu, so wird vielfach der Verdacht einer Tuberkulose geäußert, der noch durch den Nachweis älterer tuberkulöser Lungenveränderungen bestärkt werden kann. Eine chronische Affektion der Luftwege wird auch deswegen so leicht diagnostiziert, weil ein Großteil der Patienten oft schon jahrelang an einer chronischen Emphysembronchitis oder einem Raucherkatarrh leidet. Einer Exazerbation des Hustens wird daher sowohl vom Arzt, als auch vom Patienten, meist wenig Beachtung geschenkt.

Kommt es dagegen durch Stenosierung zu schweren sekundären pulmonalen Veränderungen und zu entsprechenden akuten stürmischen Erscheinungen (hohe, eventuell septische Temperaturen, stechende Schmerzen, Atemnot, blutig-rostbraunes oder eitriges Sputum), wird nur allzu leicht die Diagnose Pneumonie oder Lungenabszeß gestellt.

Wenn auch alle diese trügerischen Krankheitsbilder recht uncharakteristisch und vielfach harmlos erscheinen, so bleibt doch als *einziges Charakteristikum,* daß eine vollkommene Beschwerdefreiheit trotz häufig zu beobachtender Remissionen niemals erreicht wird. Außer der recht variablen Kombinationsmöglichkeit der einzelnen pulmonalen Herdsymptome kann es im Verlauf eines Bronchuscarcinoms auch zu verschiedenen allgemeinen Fernsymptomen kommen, die auf einen extrapulmonal oder auch extrathorakal gelegenen Prozeß hindeuten. Auch diese Symptome können, wie schon erwähnt, als Erstsymptome lange Zeit ohne Lungensymptome bestehen, häufig jedoch mit pulmonal bedingten Symptomen kombiniert auftreten, oder auch so im Vordergrund stehen, daß die weniger intensiven Lungensymptome subjektiv in den Hintergrund gedrängt werden. In diesem Zusammenhang sei auf jene Fälle verwiesen, deren Hauptbeschwerden sich lediglich in Schluck- oder Magenbeschwerden bzw. auf Grund von Fernmetastasen verschiedenster Lokalisation äußerten.

Schließlich sollen noch jene Fälle Erwähnung finden, die überhaupt keine Beschwerden boten und vollkommen *zufällig* bei anscheinend gesunden Menschen oder erst am Obduktionstisch erhoben wurden (6,4% unserer Fälle).

*Welche Forderungen müssen nun an den erstmalig untersuchenden Arzt gestellt werden, damit von dieser Seite jede unnötige Verzögerung vermieden wird?*

Nur eine genaue Kenntnis der pathologischen Anatomie des Bronchuscarcinoms und seiner sekundären Veränderungen läßt die tieferen Zusammenhänge mit der recht uncharakteristischen und variablen Symptomatologie verständlich erscheinen. In praxi kann der trügerischen Symptomatologie des Bronchuscarcinoms nur dadurch begegnet werden, daß unter Berücksichtigung der Zunahme des Bronchuscarcinoms grundsätzlich nach dem 45. Lebensjahr jede atypisch verlaufende, d. h. abnorm lang persistierende oder rezidivierende Affektion der Lunge und ihrer Luftwege in dem Untersucher vor allem den Verdacht auf ein Bronchuscarcinom erweckt. Jeder länger dauernde Reizhusten darf nicht bagatellisiert werden, sondern soll in erster Linie den Verdacht auf ein Carcinom lenken. Besonders argwöhnisch müssen sogenannte „verschleppte Erkältungskrankheiten", grippöse Infekte, sowie sogenannte atypische, immer wieder rezidivierende Pneumonien angesehen werden, die außerdem noch mit einer merkbaren Beeinträchtigung des Allgemeinzustandes einhergehen. Mögen die Symptome denen einer Tuberkulose noch so ähnlich sein, so muß trotzdem, wenn auch anamnestisch eine tuberkulöse Infektion bekannt ist, der Carcinomverdacht im Vordergrund stehen, da im carcinomgefährdeten Alter die Kombination dieser beiden Krankheiten keineswegs selten und in zirka 10% der Fälle zu beobachten ist. Das gleiche gilt für Lungenabszesse. Prinzipiell darf im krebsgefährdeten Alter eine auch noch so harmlos anmutende, aber doch persistierende Lungenaffektion nicht leichtfertig mit einer oberflächlichen Diagnose abgetan werden.

Ganz im Gegenteil muß in solchen Fällen ohne Unterlaß nach einem Carcinom geforscht werden, bis mit voller Sicherheit unter Aufbietung aller modernen Untersuchungsmethoden das Gegenteil bewiesen werden kann. Dadurch wird es sicher gelingen, die Zeitspanne vom Beginn der ersten Symptome bis zur endgültigen chirurgischen Behandlung auf ein notwendiges Minimum abzukürzen.

Es erhebt sich nun die Frage, ob diese Maßnahmen einen wesentlichen Schritt zur Frühdiagnose des Bronchuscarcinoms bedeuten und ob dadurch eine Steigerung der operablen Fälle zu erwarten ist. Zu diesem Zwecke erscheint es notwendig, die Quote der operablen Fälle bei kurzer, mittlerer bzw. beträchtlich verzögerter Einweisungszeit an die Klinik einem Vergleich zu unterziehen.

| | Einweisungszeit | | |
|---|---|---|---|
| | 0 bis 1 Monat | 2 bis 6 Monate | 7 und mehr Monate |
| Zahl der Fälle | 106 | 508 | 204 |
| Davon radikal operiert | 28 (26,5%) | 103 (20,2%) | 80 (39,2%) |

Aus dieser Zusammenstellung geht hervor, daß der Prozentsatz an operablen Fällen bei kürzester Einweisungszeit (0 bis 1 Monat) und bei einer Einweisungszeit bis zu 6 Monaten kaum variiert, daß hingegen bei einer Einweisungszeit von 7 und mehr Monaten eher ein Ansteigen der operablen Fälle festzustellen ist.

Für diese vorerst etwas verblüffende Tatsache sind mehrere Gründe maßgebend. Jede Symptomatologie ist weitgehendst von subjektiven Einflüssen abhängig. Ein Umstand, der sich bei den leider vielfach so uncharakteristischen Erstsymptomen des Bronchuscarcinoms besonders bemerkbar machen muß. Dadurch bereitet es oft beträchtliche Schwierigkeiten, den exakten Zeitpunkt der ersten subjektiven Symptome festzustellen. Es muß daher die Möglichkeit in Betracht gezogen werden, daß auch bei den anamnestisch erst kurzfristig Erkrankten die Möglichkeit einer viel längeren Dauer des Leidens besteht. Weiters kann aus dem relativ hohen Prozentsatz an operablen Fällen bei langer Einweisungszeit entnommen werden, daß es sich in diesen Fällen um anscheinend relativ langsam wachsende Tumoren gehandelt hat. Daraus kann weiters geschlossen werden, daß wahrscheinlich jene Fälle mit kurzer Einweisungszeit ein rascheres Wachstum zeigten und dadurch vehementere Symptome an den Tag legten, die in gleicher Weise Patienten und Arzt so beeindruckten, daß eine rasche Zuweisung zur chirurgischen Behandlung erfolgte.

Diese Feststellungen schwächen natürlich in keiner Weise die Forderung nach einer möglichst raschen Zuweisung zur chirurgischen Behandlung ab, da jeder verlorene Monat ein weiterer Schritt zur Inoperabilität wäre. Anderseits läßt sich aber daraus entnehmen, daß wir trotz noch so zeitgerechter Einweisung auf Grund der subjektiven Erstsymptome der Forderung nach Frühdiagnose nicht viel näherkommen.

Es bedarf daher die Frage, in welchem Stadium der Krankheit die subjektiven Erstsymptome auftreten können, einer genaueren Betrachtung. Vorerst einige Worte über den ansonst im Schrifttum nicht gebräuchlichen Terminus des „subjektiven Erstsymptoms“. Dieser Ausdruck wurde gewählt, weil jedes Symptom, das bei einer Krankheit vom Patienten geäußert wird, von der individuellen Empfindlichkeit des Patienten abhängig ist. Auf die Bezeichnung Erstsymptom wurde deswegen besonderer Wert gelegt, weil dadurch besonders charakterisiert werden sollte, daß es sich dabei um Symptome handelt, die nichts mit dem Beginn der Erkrankung als solcher zu tun haben. Dies läßt sich pathologisch-anatomisch begründen, da, wie bei allen Carcinomen, auch die Symptomatologie des Bronchuscarcinoms die seiner Komplikationen ist. Dafür spricht aber außer der Statistik, die, wie schon erwähnt, kein Überwiegen der operablen Fälle bei kurz bestehenden subjektiven Beschwerden zeigte, noch ein weiterer Umstand.

Es ist eine bekannte Tatsache, die sich in jeder größeren Statistik über Symptomatologie widerspiegelt, daß eine gewisse Zahl von Bronchuscarcinomen nicht auf Grund ihrer subjektiven Beschwerden, sondern rein „zufällig" entdeckt wurde. Es ist damit eindeutig bewiesen, daß jedes Bronchuscarcinom eine gewisse Zeit vollkommen „stumm" verläuft. Wie lange eine derart stumme Periode dauern kann, ist natürlich schwer abzuschätzen. Anscheinend besteht aber beim Bronchuscarcinom die Möglichkeit, daß diese Periode sich sogar über einen längeren Zeitabschnitt erstrecken kann. Wir konnten eine Reihe von Fällen feststellen, bei denen das Bronchuscarcinom ebenfalls sozusagen zufällig erst auf Grund von Fernmetastasen oder regionalen Drüsenmetastasen entdeckt wurde. Weiters spricht dafür, und dies soll aus dem röntgenologischen Teil vorweggenommen werden, daß periphere Tumoren bis zu Kindskopfgröße ohne Beschwerden wachsen konnten, bis sie entdeckt wurden. Diese Feststellung deutet schon darauf hin, daß auch die Lokalisation für die Dauer der stummen Periode des Bronchuscarcinoms verantwortlich zu machen ist. Pathologisch-anatomisch wird es ja durchaus verständlich, daß periphere Tumoren wesentlich später Anlaß zu subjektiven Beschwerden geben, als zentrale. Trotzdem finden sich unter den zufällig entdeckten Carcinomen auch einige zentral lokalisierte Tumoren.

Da die verschieden lange „stumme Periode" des Bronchuscarcinoms während seines Wachstums und die vielfach milden und uncharakteristischen Symptome doch immer wieder eine wesentliche Verzögerung für die Frühdiagnose darstellen, wurde in den letzten Jahren vielfach der Wunsch nach einer systematischen „Gesundenuntersuchung" laut. Ein derartiges Beginnen müßte alle Gesunden, spätestens vom 45. Lebensjahr an erfassen. Vielleicht gelänge es durch diese Maßnahme, mehr Bronchuscarcinome in ihrer „stummen Phase" aufzudecken. Dadurch würde uns die Gesundenuntersuchung in die Lage versetzen, die Frühdiagnostik des Bronchuscarcinoms zu forcieren und dadurch die Operabilität und die Chancen auf Dauerheilung zu verbessern.

## 2. Der klinische Befund.

Aus dem vorangegangenen Kapitel ist ersichtlich, wie verschiedenartig und mannigfaltig die durch das Bronchuscarcinom hervorgerufenen ersten Symptome und Beschwerden der Patienten sind. Ebenso uncharakteristisch und vielseitig sind die am Kranken selbst zu erhebenden physikalischen Befunde. Jeder einzelne auskultatorische und perkutorische Befund kann ebensogut durch eine andere spezifische oder unspezifische Erkrankung der Lunge, durch einen gutartigen Tumor oder eine Fernmetastase eines anderen Carcinoms hervorgerufen werden. Der Grund dafür liegt ebenso wie für die uncharakteristischen subjektiven Symptome in der Vielzahl der Möglichkeiten hinsichtlich Lokalisation und Wachstumsrichtung des Tumors und der dadurch bedingten sekundären Veränderungen in der Lunge, worauf ja in den vorhergehenden Kapiteln genau eingegangen wurde.

Von besonderer Wichtigkeit für den erstuntersuchenden Arzt ist die Tatsache, daß in Fällen, in denen noch nicht ein Lappenstammbronchus durch den Tumor in Mitleidenschaft gezogen ist, die klinische Untersuchung zumeist völlig negativ verläuft, auch in Fällen, bei denen röntgenologisch bereits charakteristische Veränderungen nachweisbar sind. Es müssen daher Patienten, bei welchen die im vorhergehenden Kapitel beschriebenen Erstsymptome des Bronchuscarcinoms anamnestisch nachzuweisen sind, *gerade bei völlig negativem* klinischem Untersuchungsbefund unbedingt der Röntgenuntersuchung zugeführt werden.

Erst wenn durch den Tumor ein größerer Bronchus, insbesondere ein Lappenstammbronchus in Mitleidenschaft gezogen wird, treten die ersten, durch die physikalische Untersuchung zu fassenden Symptome auf. Die Stenose eines solchen Bronchus bewirkt an umschriebener Stelle über dem erkrankten Lappen ein verlängertes, leicht pfeifendes Exspirium, wie man es diffus über der ganzen Lunge bei Asthmabronchitis zu hören gewohnt ist. In solchen Fällen kann man manchmal bei rascher Atmung und offenem Mund auch auf einige Entfernung einen Stridor vernehmen. Ist es durch Stauung des Bronchialsekretes zu entzündlichen Veränderungen peripher der Stenose gekommen, so können diese in Form einer Dämpfung und dem Anschoppungsgrad entsprechenden Rasselgeräuschen nachgewiesen werden. Dagegen fehlt gewöhnlich das für die Pneumonie charakteristische hohe laute Bronchialatmen, zu dessen Zustandekommen ja ein frei durchgängiger Bronchus nötig ist.

Führt das weitere Wachstum des Carcinoms durch völligen Verschluß eines großen Lappenbronchus bei fehlender Infektion zur Atelektase und Schrumpfung des zugehörigen Lungenabschnittes, so wird diese vorwiegend durch Überdehnung der benachbarten normalen Lungenabschnitte, in gewissen Fällen jedoch auch durch Höhertreten des Zwerchfells und Verziehung des Mediastinums, kompensiert. In solchen Fällen kann man manchmal — allerdings nur, wenn die Atelektase den ganzen Lappen betrifft — bei genauer Inspektion des Patienten eine geringe Schrumpfung des entsprechenden Thoraxabschnittes mit Verengung der Intercostalräume und ein leichtes Zurückbleiben bei der Atmung feststellen. Dagegen wird der Dämpfungsbezirk zumeist auffallend klein sein oder überhaupt fehlen, da der geschrumpfte Lappen von dem überdehnten Nachbarlappen weitgehend überlagert sein kann. Dementsprechend werden auch die auskultatorischen Befunde, die sich entweder in einem Fehlen des Atemgeräusches oder häufig in einem leisen, von fern her klingenden Bronchialatmen bemerkbar machen, nur an einzelnen umschriebenen Stellen nachweisbar sein.

Die hinter der Stenose auftretenden Bronchiektasien entziehen sich der klinischen Untersuchung fast immer, da das in ihnen angestaute Bronchialsekret keinen Abfluß hat.

Kommt es peripher der Bronchusstenose zu einer virulenten Infektion, dann treten, wie bereits mehrfach ausgeführt, putride Veränderungen, insbesonders Lungenabszesse in Erscheinung. Als weitere Folge der Infektion sind Pleuritiden und Empyeme gar nicht so selten. Dabei stehen dann die toxischen Erscheinungen ganz im Vordergrund und verbergen so das auslösende Carcinom. Häufig ist der Verlauf der Erkrankung jedoch ein mehr blander, d. h. die Erscheinungen sind weniger stürmisch und die Temperaturen oft nur im Anfang hoch. Dadurch erklärt es sich, daß bei diesem Zustandsbild häufig „atypische oder Grippepneumonie" diagnostiziert wird.

Auf das Auftreten der Uhrglasnägel und Trommelschlegelfinger, die klinisch einen wichtigen Hinweis auf das Vorhandensein einer chronischen Lungenaffektion bieten, wurde im vorhergehenden Kapitel genauer eingegangen.

In den bisher beschriebenen Stadien der Erkrankung kann der Allgemeinzustand des Patienten noch völlig ungestört sein. Daher ist das Argument: das gute Aussehen des Patienten spreche gegen die Möglichkeit eines malignen Prozesses, nicht stichhaltig und gefährlich, denn zu warten, bis sich der Allgemeinzustand des Patienten wesentlich verschlechtert hat, heißt wertvollste Zeit für eine radikale Operation zu verlieren. Lauda weist in seinem Lehrbuch mit Nachdruck darauf hin, „daß Frühfälle in der Regel einen durchaus gesunden Eindruck machen, daß von einer zumindest wesentlichen Abmagerung oder Tumorkachexie nicht die Rede sein kann". Das Bronchuscarcinom nimmt in diesem Punkt keine Sonderstellung gegenüber anderen Carcinomen ein, denn kein maligner Tumor führt, solange er operabel, d. h. nicht generalisiert ist, zu einer Tumorkachexie. Dabei ist nicht jeder Gewichtsverlust als solche anzusehen, worauf bereits im vorigen Kapitel, S. 24, ausdrücklich hingewiesen wurde.

Wenden wir uns nun den durch Übergreifen des Tumors auf die Umgebung bzw. durch Metastasen verursachten, physikalisch nachweisbaren Symptomen zu. Dazu gehören:

a) Drüsenmetastasen in der Supraklavikulargrube.

b) Phrenicuslähmung mit paradoxer Beweglichkeit des Zwerchfells.

c) Die durch Recurrenslähmung hervorgerufene typische Heiserkeit.

d) Einflußstauung im Bereiche der Vena cava superior, hervorgerufen durch Kompression von vergrößerten Drüsen oder durch den Tumor selbst.

e) Einengung des Ösophagus aus denselben Gründen mit Auftreten von Schluckbeschwerden.

f) Magenbeschwerden und Erbrechen, bedingt durch Irritation des Nervus vagus.

Das Auftreten einer dieser Komplikationen macht die Diagnose am Krankenbett augenblicklich fast sicher, aber gleichzeitig die Aussicht auf Radikaloperation fast Null. Es darf daher nicht zugewartet werden, bis eindeutige physikalische Befunde erhoben werden können, soll die Diagnose zu einem Zeitpunkt gestellt werden, wo eine chirurgische Intervention noch möglich ist. Charakteristische Befunde beim Bronchuscarcinom gibt es nicht, denn jedes einzelne Ergebnis der Inspektion, Palpation, Perkussion und Auskultation kann auch bei anderen Lungenerkrankungen erhoben werden. Nur verschiedene Zeichen der Generalisierung sind eindeutig. Jedes Zuwarten, jeder Zeitverlust verschlechtert die Chancen eines Kranken ganz beträchtlich und deshalb müssen rechtzeitig alle Untersuchungen durchgeführt werden, die zur Klärung der Diagnose beitragen können. Der nächste und wichtigste Schritt ist die Röntgenuntersuchung.

## 3. Die Röntgendiagnostik.

In den letzten fünf Jahren kamen im Röntgeninstitut der Klinik zirka 1200 Fälle von Bronchuscarcinomen zur Untersuchung. Wir mußten leider immer wieder feststellen, daß die Patienten zu einem großen Prozentsatz erst sehr spät wegen Verdacht auf Bronchuscarcinom eingewiesen wurden, meist schon in weit vorgeschrittenem Stadium bzw. zum großen Teil inoperabel. Auf Grund dieser Erfahrungen wurde die Forderung nach der Frühdiagnose dieser Tumoren immer dringender. Nach unserer Meinung ist die Röntgenuntersuchung der Lungen die weitaus wichtigste und in vielen Fällen die einzig ausschlaggebende zur Erzielung einer Frühdiagnose der Bronchuscarcinome.

Wir bedienen uns bei der Röntgenuntersuchung der Lungen folgender Untersuchungsmethoden:

1. Lungendurchleuchtung.
2. p. a. und seitliche Thoraxübersichtsaufnahme.
3. Schichtaufnahme.

Ad 1. Die Durchleuchtung der Lungen ist weder durch eine Übersichtsaufnahme, noch durch die Schichtaufnahme zu ersetzen und soll in jedem Falle durchgeführt werden. Die bei der Durchleuchtung festgestellte Verschattung in der Lunge, die auf ein Segment oder einen Lappen beschränkt ist, selten auf benachbarte Lappen übergreift, bietet schon wesentliche Anhaltspunkte, die für das Vorhandensein eines Carcinoms sprechen können. Einerseits können zentral gelegene Verschattungen, die mit dem Hilus in Verbindung stehen und dicht, sowie meist unscharf begrenzt erscheinen, vorliegen, anderseits können runde, scharf begrenzte Verschattungen in der Peripherie der Lunge den Verdacht auf einen Tumor erwecken. Diese Feststellung bei der Durchleuchtung allein erlaubt jedoch meist nur, den Verdacht auf das Vorliegen eines Tumors auszusprechen, während eine Sicherung der Diagnose erst durch weitere röntgenologische und klinische Untersuchungen erzielt werden kann. Anderseits kann nur die fließende Durchleuchtung über die Lokalisation des pathologischen Prozesses und über die Bewegungsvorgänge im Thorax erschöpfenden Aufschluß geben. Besonderes Augenmerk muß dabei auch auf die Bewegungsvorgänge des Mediastinums gelenkt werden, da bekanntlich die Stenose eines größeren Bronchus zu geänderten Druckverhältnissen im Thoraxraum und dadurch zum sogenannten Mediastinalpendeln führt. Außerdem muß und kann nur bei der Durchleuchtung die Beweglichkeit der Zwerchfelle geprüft werden, wobei die paradoxe Verschieblichkeit eines Zwerchfells bei einem bestehenden Lungentumor dafür spricht, daß der N. phrenicus entweder durch den Tumor selbst oder durch Drüsenmetastasen geschädigt ist. Diese beiden Zeichen sind jedoch keine röntgenologischen Frühsymptome, da bei beginnenden Carcinomen das Mediastinalpendeln meist nicht nachgewiesen werden kann und erst bei höhergradigen Stenosen in Erscheinung tritt. Anderseits ist die paradoxe Verschieblichkeit des Zwerchfells ein Spätsymptom, das uns bzw. den Chirurgen darauf hinweist, daß eine Radikaloperation wahrscheinlich unmöglich sein wird.

Ad 2. Die p. a. und seitliche Lungenübersichtsaufnahme hält das bei der Durchleuchtung Gesehene fest und läßt verschiedene Einzelheiten deutlicher erkennen. Besonders die seitliche Aufnahme gibt bei richtiger Technik wichtige Aufschlüsse über die pathologischen Veränderungen in der betreffenden Lunge und ist zusammen mit der p. a. Aufnahme zur genauen Lokalisation des Tumors unerläßlich.

Ad 3. Die Schichtaufnahme ist uns eine unentbehrliche Hilfe in der Diagnostik der Lungentumoren, speziell der zentralen, geworden. Wir möchten auf die Vorzüge der Schichtaufnahme gegenüber der Bronchographie besonders hinweisen, da an manchen Stellen erstere nicht richtig gewürdigt wird. Anacker hebt in seiner Arbeit über Erfahrungen bei der Diagnostik des Lungenkrebses die Bronchographie als geeignete Untersuchungsmethode besonders hervor. Seine Beobachtungen stützen sich auf ein Material von 201 untersuchten Fällen, auf Grund derer er zu der Schlußfolgerung kommt, daß nahezu bei 100% aller zentralen Carcinome der bronchographische Befund sicher verwertbar ist. Am Schluß seiner Ausführungen betont er jedoch, daß der Wert der Bronchographie zur Frühdiagnose des Bronchuscarcinoms sehr bedingt sei, und hebt als Untersuchungsmethode der Wahl im Sinne der Frühdiagnose die cytologische Untersuchung des Bronchialsekrets hervor (s. S. 62). Die Tomographie sei nach dem genannten Autor in der Diagnostik der Lungentumoren in den Hintergrund getreten; einerseits deshalb, da sie nicht in jedem Falle die Bronchusstenose nachweisen kann, anderseits, da der Nachweis einer solchen weniger überzeugend sei als auf dem Bronchogramm. Dagegen erwähnt Huizinga in seinem Buch über die Bronchographie, daß die Täuschungsmöglichkeiten in der Interpretation einer Bronchographie zahlreich seien, und Brock schreibt, daß die Bronchographie beim Bronchuscarcinom oft nicht überzeugend und überflüssig sei. Auf die Gefahren und Nachteile der Bronchographie mit Lipiodol wurde insbesondere durch F. K. Fischer hingewiesen (Fremdkörpergranulome) und Joduron B als das Kontrastmittel der Wahl bei Bronchographien empfohlen. Daß Joduron B ein völlig unschädliches Kontrastmittel ist, wies Zollinger in Tierversuchen bzw. histologischen Untersuchungen an resezierten Lungen nach, während W. Vischer nach Joduron-B-Bronchographien ebenfalls Fremdkörpergranulome festgestellt hat. Daß die Bronchographie bei Carcinomen mit der gezielten Methode mittels Metraskatheter durchgeführt werden soll, wurde von mehreren Autoren angegeben. G. Torelli weist darauf hin, daß die Tomographie für den Patienten schonender ist als die Bronchographie, ebenso bevorzugen Chatton und Jean die Tomographie bei Carcinomen, da sie oft eine Bronchographie unnötig macht,

Aus diesen Ausführungen geht die verschiedene Einstellung der Autoren gegenüber Bronchographie und Tomographie hervor. Unsere eigene Meinung geht vor allem dahin, daß der Röntgenologe mit genügender Erfahrung sowohl auf diesem, als auch auf jenem Gebiet zufriedenstellend arbeiten kann. Man muß jedoch zugeben, daß das richtige Beurteilen einer guten Schichtaufnahme mehr Zeit und Erfahrung erfordert, als das einer guten Bronchographie. Wenn man aber durch viele Hunderte von Schichtaufnahmen auf diesem Gebiet „eingesehen und eingelesen“ ist, so kommt man immer mehr zu der Überzeugung, daß aus der Schichtaufnahme mehr herausgelesen werden kann, als aus der Bronchographie. Man sieht den Bronchialverschluß oder die Einengung des Bronchus ebensogut wie auf dem Bild der Bronchographie. Man sieht jedoch außerdem in den meisten Fällen den Tumorkernschatten selbst, die entzündlichen oder atelektatischen Veränderungen peripher vom Tumor, man sieht etwaige Drüsenschatten im Mediastinum, unterhalb der Bifurkation oder im Tracheobronchialwinkel und kann so eine möglichst erschöpfende Diagnose stellen und dem Chirurgen wertvolle Hinweise betreffs der Operabilität geben. Auf die Übereinstimmung zwischen tomographischem Bild und reseziertem Präparat weisen die Gegenüberstellungen im Bilderteil hin. Im Gegensatz zu den eben beschriebenen Details, die man im Schichtbild sehen kann, liefert die Bronchographie nur die Veränderungen am Bronchus, sonst aber nichts. Daß die Darstellung eines Verschlusses auf dem Bild der Bronchographie für den Zweifler überzeugender aussehen mag, als auf dem der Schichtaufnahme, kann nicht bestritten werden. Als letzten und nicht zu verachtenden Grund, warum wir seit mehreren Jahren die Bronchographie in der Diagnostik der Bronchuscarcinome nicht mehr durchführen, muß angeführt werden, daß diese auch bei tadelloser Technik für einen schwerkranken Patienten, wie es die Lungencarcinomfälle wohl alle sind, wesentlich unangenehmer ist als die Schichtaufnahme. Vereinzelt erscheinen in der Literatur außerdem immer wieder Nachrichten über Zwischenfälle bei Bronchographien, unter denen auch über Todesfälle berichtet wird. Daß nur ein kleiner Teil solcher Zwischenfälle publiziert wird, ist wohl anzunehmen.

Voraussetzung für eine genaue Diagnostik des Bronchuscarcinoms ist die Kenntnis des Bronchialbaumes beider Lungen. Nur wenn man weiß, wie in der Regel die einzelnen Lappen- und Segmentbronchien verlaufen, kann man dieselben auch genau durch die Schichtaufnahme zur Darstellung bringen und den Tumor des betreffenden Bronchus nachweisen. Anderseits kann man präzise Auskunft über die Lage des Tumors in der betreffenden Lunge geben, wobei Lappen- und Segmentlokalisation berücksichtigt werden müssen.

Um das typische Bild des Bronchialbaumes beider Lungen ins Gedächtnis zu rufen, diene das folgende Schema (Abb. 10 und 11).

Aus dem Verlauf der einzelnen Bronchien ist zu ersehen, daß in bezug auf die Schichtaufnahme nicht alle Bronchien im gleichen Strahlengang darstellbar sind und daß man daher gut tut, sowohl im sagittalen als auch im frontalen Strahlengang zu schichten, je nach der Lokalisation des Tumors. Nach dorsal oder ventral abzweigende Bronchien kann man oft nur im frontalen, nach lateral abzweigende Bronchien besser im sagittalen Strahlengang in ihrem Verlauf darstellen.

Wenn man sich daran hält, bei jeder atypischen Lungenerkrankung bei Patienten über 40 Jahren an das Bronchuscarcinom zu denken und bei jedem suspekten Lungenbefund eine Schichtaufnahme durchzuführen, so wird man, wie auch die Abbildungen im Bildteil erkennen lassen, doch in einem großen Prozentsatz durch die Röntgenuntersuchung eine Frühdiagnose stellen können.

*Einteilung der Bronchuscarcinome nach ihrem Entstehungsort.* Um eine allgemeingültige Diktion in der Diagnostik der Bronchuscarcinome zu erreichen, teilt man diese in vier Hauptgruppen und eine Sondergruppe ein.

1. Das zentrale oder hilusnahe Carcinom.

2. Das periphere oder Lungenparenchymcarcinom.

3. Die Tumoren der Spitzenkuppe, die klinisch meist das Pancoastsyndrom verursachen und kurz Pancoasttumoren genannt werden können.

4. Das Alveolarcarcinom der Lunge.

5. Die primär gutartigen Bronchialadenome oder Carcinoide, die jedoch maligen degenerieren können und daher als Sondergruppe dieser Einteilung am Schluß besprochen werden.

Ad 1. Als Ursprungsort des zentralen Carcinoms kommen in Frage: Die Segmentbronchien, die Lappenstammbronchien und die Hauptbronchien. Unserer Meinung nach ist der häufigste Ursprungsort des zentralen Carcinoms der Segmentbronchus (s. S. 13). Wir konnten wiederholt bei Patienten beobachten, die sich nicht gleich zu einer Operation entschließen konnten, daß das Carcinom, das primär in einem Segmentbronchus begonnen hatte, später auf den Lappenstammbronchus übergriff und zu diesem späteren Zeitpunkt als Carcinom des Lappenstammbronchus imponierte (s. Abb. 4 a bis 4 f und 21 a bis 21 g)[1]. Das Carcinom zu einem Zeitpunkt zu diagnostizieren, wo es noch auf einen Segmentbronchus beschränkt ist, ist von besonderer Wichtigkeit, da die Chancen einer Radikaloperation in den meisten dieser Fälle noch wesentlich günstiger sind als später, wenn der Lappenstammbronchus schon vom Tumor ergriffen ist. Die Angabe von Anacker, daß die Lieblingslokalisation und der Ursprungsort des zentralen Krebses die Teilungsstelle des Hauptbronchus in Ober- und Unterlappenstammbronchus ist, konnten wir nicht bestätigen (s. Tab. 5, S. 13).

Ad 2. Das periphere oder Lungenparenchymcarcinom steht primär nicht mit dem Hilus in Zusammenhang und entsteht in den kleinen Segmentbronchien oder im Lungenparenchym.

Ad 3. Die Tumoren der Spitzenkuppe (Tumoren mit Pancoastsyndrom) können sowohl in der Lunge im Spitzenbereich entstehen, als auch von der Pleura ausgehen, wobei der röntgenologische Nachweis des Ursprunges dieser Tumoren manchmal, aber nicht immer gelingt.

[1] Alle folgenden Abbildungshinweise dieses Kapitels beziehen sich auf den Bildteil.

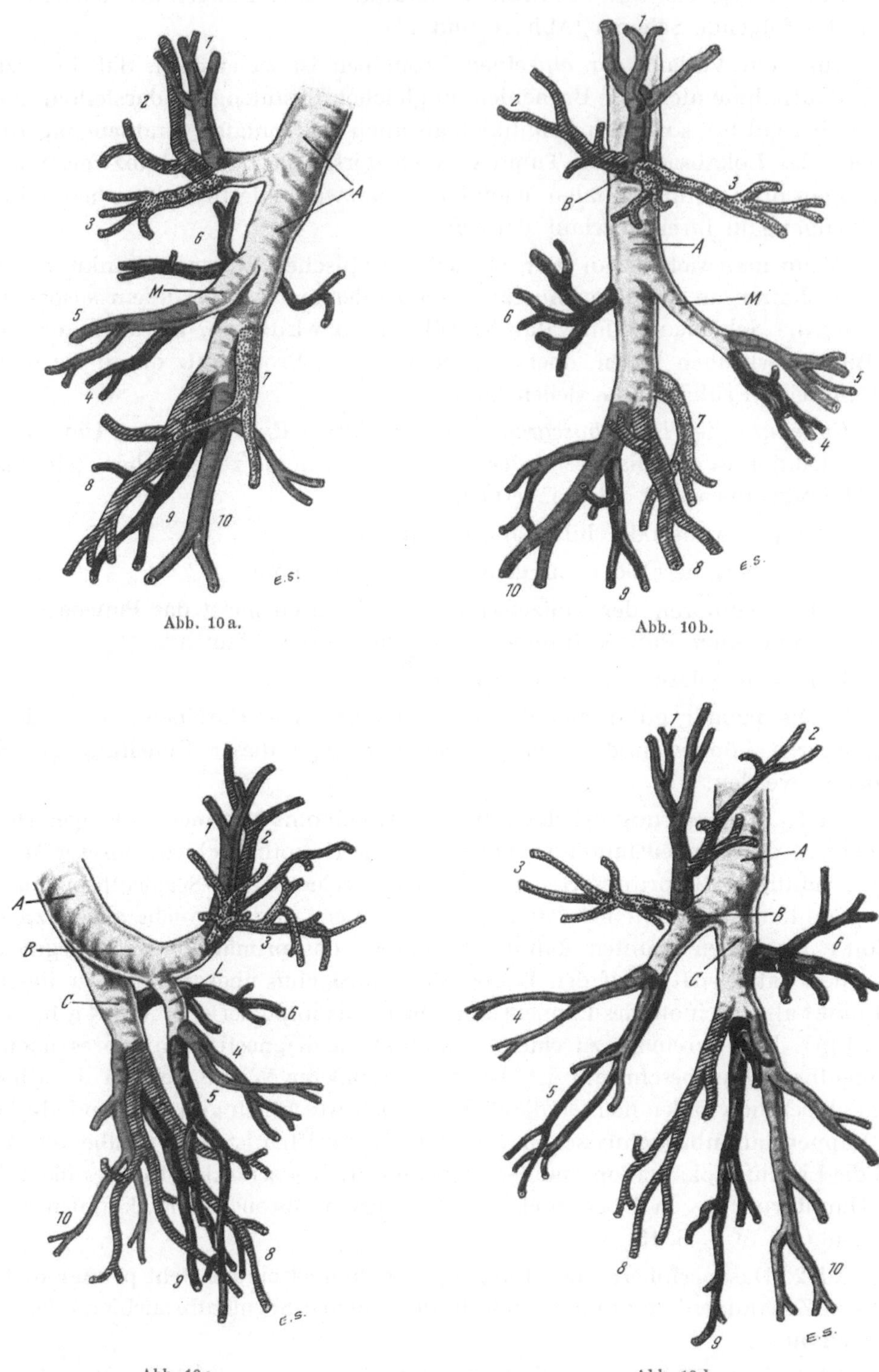


Abb. 10a. Abb. 10b.

Abb. 10c. Abb. 10d.

**Abb. 10a—10d.** Schema des Bronchialbaumes: a und b der rechten Lunge von vorne und lateral, c und d der linken Lunge von vorne und lateral. *A* Hauptbronchus, *B* Oberlappenstammbronchus, *1* Ramus apicalis. *2* Ramus posterior, *3* Ramus anterior, *M* Mittellappenbronchus, *4* Ramus lateralis, *5* Ramus medialis, *L* Lingulabronchus, *4* Ramus superior, *5* Ramus inferior, *C* Unterlappenstammbronchus, *6* Ramus apicalis, *7* Ramus basalis medialis (cardiacus), *8* Ramus basalis anterior, *9* Ramus basalis lateralis, *10* Ramus basalis posterior.

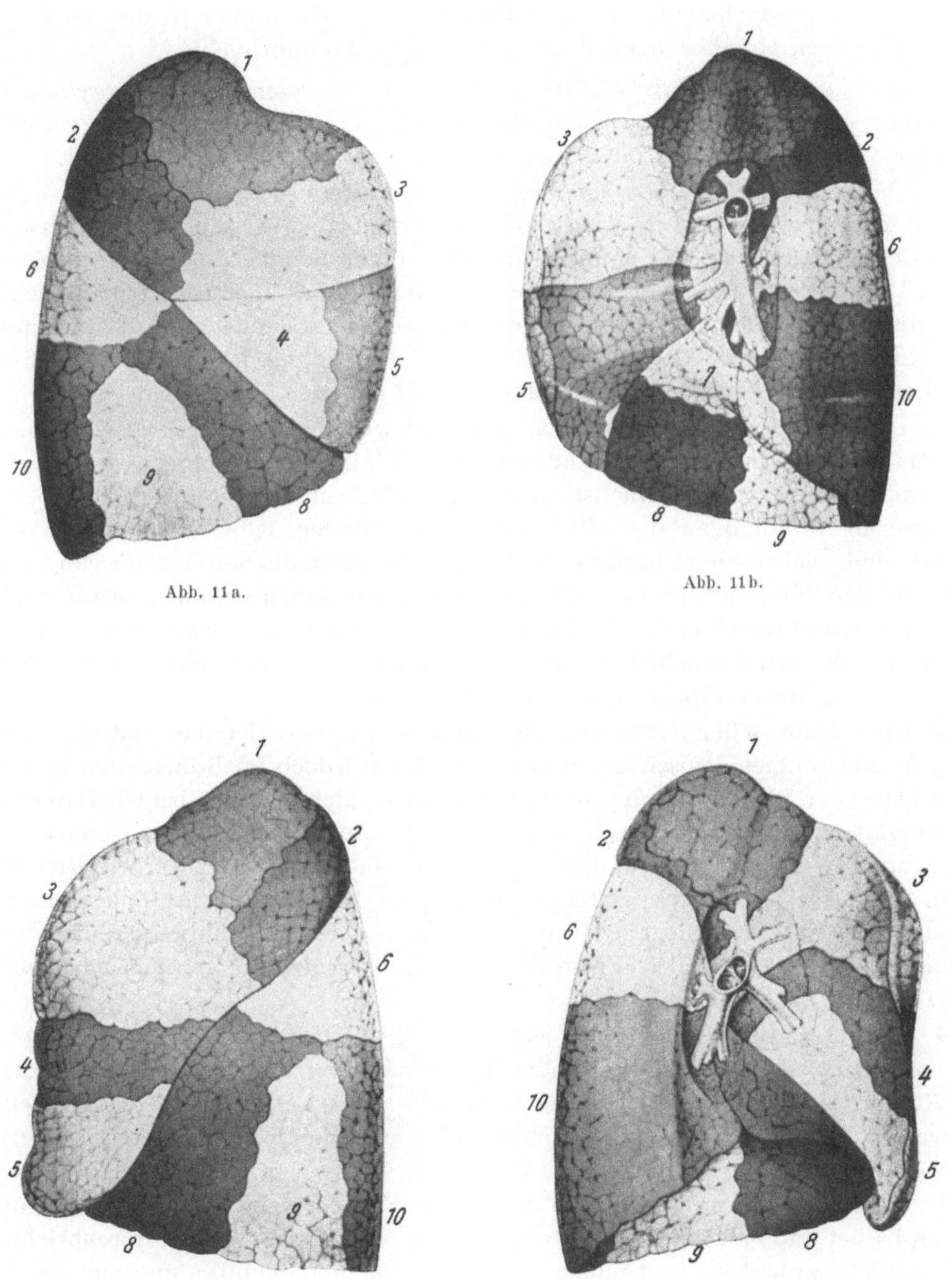


Abb. 11a–11d. Schema der Lungensegmente aus: The anatomy of the bronchial tree von R. C. Brock. a und b Ansicht der rechten Lunge von lateral und medial, c und d der linken Lunge von lateral und medial. Oberlappen: *1* apikales Segment, *2* dorsales Segment, *3* vorderes Segment. Mittellappen: *4* laterales Segment, *5* mediales Segment. Lingula: *4* oberes Segment. *5* unteres Segment. Unterlappen: *6* apikales Segment, *7* medial basales (cardiales) Segment, *8* vorderes basales Segment, *9* lateral basales Segment, *10* dorsal basales Segment.

Ad 4. Das äußerst seltene Alveolarcarcinom der Lunge stammt nach Herbut von den Basalzellen der Schleimhaut der kleinen Bronchiolen ab.

Ad 5. Das Bronchialadenom oder Carcinoid entsteht immer in den großen Bronchien, d. h. in den Hauptbronchien oder den Lappenstammbronchien.

*Allgemeine röntgenologische Charakteristik der zentralen Bronchuscarcinome.* Rein erfahrungsgemäß konnten wir an der großen Zahl der beobachteten Fälle verschiedene Typen des Tumorwachstums im Bronchus beim zentralen Carcinom feststellen.

1. Die häufigste Form ist jene, bei der das Krebsgewebe, das von der Bronchialwand ausgeht, sich primär in das Lumen des Bronchus vorwölbt, dieses verengt oder letzten Endes verschließt. Wir nannten dies die *endobronchiale Form des zentralen Carcinoms.* Bei diesem Typus zeigt sich röntgenologisch immer zuerst die entzündliche oder atelektatische Veränderung peripher vom Tumor im Anschluß an den Hilus und die Schichtaufnahmen zeigen den Verschluß oder die Einengung des betreffenden Bronchus und einen Tumorkernschatten (Einteilung Kaufmann, 1 a und 1 b).

2. Die weitaus seltenere Form ist jene, bei welcher das Tumorgewebe, das vom Bronchus ausgeht, primär nicht endobronchial infiltrierend, sondern in erster Linie extrabronchial und expansiv wächst, so daß im Röntgenbild schon auf der Übersichtsaufnahme im Anschluß an den Hilus der Tumorschatten selbst zu erkennen ist, der homogen und relativ scharf begrenzt erscheint. Die entzündlichen Veränderungen treten primär in den Hintergrund und können erst später hinzukommen, wenn auch das Lumen des Bronchus schon durch den Tumor eingeengt bzw. verschlossen wurde. Wir nannten dies die extrabronchiale Form des zentralen Carcinoms oder das *zentrale Carcinom von peripherem Typus* (s. Abb. 30 a und 31 a).

3. Eine dritte, selten vorkommende Form ist jene, bei der das zentrale Carcinom sehr klein und röntgenologisch kaum sichtbar ist, wo jedoch im Röntgenbild primär die Drüsenmetastasen in Erscheinung treten. Diese Form sahen wir nur bei Oberlappencarcinomen und da wieder häufiger, wenn der apikale Ast Ausgangspunkt des Carcinoms war. Es zeigt in diesen Fällen das Röntgenbild ein auf einer Seite stark verbreitertes Mediastinum, wobei die pathologische Verschattung nach lateral zu meist polizyklisch oder zumindest einfach konvex begrenzt war. Diese Formen führen klinisch primär zur Einflußstauung. Wir nannten diese Form des Carcinoms: *zentrales Carcinom vom mediastinalen Typus* (s. Abb. 78 a und 79 a).

4. Eine ebenfalls seltene Form ist jene, bei welcher ein zentrales Carcinom der Ober- oder Unterlappenbronchien entweder primär oder durch Drüsenmetastasen zu einer Kompression des Ösophagus führt, so daß diese Patienten oft wegen Schluckbeschwerden die Klinik aufsuchen. Wir bezeichneten dieses Bild als die *Ösophagusform des zentralen Carcinoms* (s. Abb. 80 a).

5. Die seltenste Form ist jene, bei der sich der Tumor primär nur in der Bronchialwand ausbreitet und erst sehr spät entweder endo- oder extrabronchial durchbricht. Drei solcher Fälle konnten wir beobachten, wobei auf der Schichtaufnahme nur eine etwas verdickte Bronchialwand eines Segmentbronchus auffiel. Die sichere Diagnose Carcinom wurde zu diesem Zeitpunkt noch nicht gestellt, die Patienten jedoch kurzfristig kontrolliert. Einige Monate später konnte man die Einengung des betreffenden Bronchus dann deutlich erkennen, so daß an der Diagnose Carcinom kaum mehr zu zweifeln war. Wir nannten diese Form das *„intramural" wachsende zentrale Carcinom.*

**A. Das typische Röntgenbild des zentralen Bronchuscarcinoms.** Wie der Name besagt, entsteht hier das Carcinom in den hilusnahen Bronchien, d. h. in den zentralen

Anteilen der Segmentbronchien, in den Lappenstammbronchien und den Hauptbronchien. Der Hauptbronchus war bei unseren Fällen relativ selten durch einen Tumor eingeengt oder verschlossen und auch diese Fälle waren wahrscheinlich nur weit vorgeschrittene Stadien eines Carcinoms, das ursprünglich in Lappen- oder Segmentbronchien entstanden ist.

Allgemein kann gesagt werden, daß in den meisten Fällen das Tumorwachstum in einem Bronchus zuerst zu einer Einengung des Lumens desselben führt. Durch diese Stenose, gleichgültig ob es sich um einen Segment- oder Lappenstammbronchus handelt, kommt es peripher davon zur Sekretstauung, zu entzündlichen Veränderungen, chronisch-pneumonischen Prozessen mit Bronchiektasien, zu Atelektasen und zu Zerfallsherden. Diese Sekundärerscheinungen eines Carcinoms sind es jedoch, die in den meisten Fällen das erste faßbare röntgenologische Symptom sind. Man sieht daher im Röntgenbild Verschattungen, die zentral dem Hilus angelagert, größtenteils inhomogen, unregelmäßig und unscharf begrenzt sind und zum kleinen Teil die als charakteristisch beschriebenen strahligen Ausläufer gegen die Peripherie zeigen. Innerhalb dieser Verschattungen können peripherwärts Aufhellungen durch kleine Zerfallshöhlen oder durch Bronchiektasien sichtbar sein, doch sind meist die erweiterten Bronchien mit dickem Sekret ausgefüllt, so daß erst das Präparat über die Ausdehnung derselben Aufschluß gibt. Diese ursprünglich rein entzündlich aussehende Verschattung von Frühfällen ändert sich zu jenem Zeitpunkt, in dem der Bronchus komplett durch den Tumor verschlossen wird. Die Verschattung wird dann homogen und entspricht einer Atelektase, wobei als Zeichen derselben die begleitende Schrumpfung des Segmentes oder Lappens mit Verziehung der Nachbarorgane charakteristisch ist. Wie wir aus dem Vergleich der präoperativen Röntgenbefunde mit dem histologischen Befund des resezierten Präparates oft entnehmen konnten, besteht eine röntgenologische Unterscheidungsmöglichkeit zwischen einer kompletten Atelektase und einer chronischen Indurativpneumonie, wie sie peripher vom Carcinom häufig vorkommt, nicht; d. h. typische Fälle von Carcinomen mit Atelektaseschatten im Röntgenbild erwiesen sich im Präparat oft als zentrale Carcinome mit chronischer Indurativpneumonie peripher vom Tumor (s. Abb. 43 a bis 43 d).

Hat man im p. a. und seitlichen Röntgenbild diese Veränderungen in einem Lungenlappen oder -segment festgestellt, so setzt die weitere diagnostische Klärung ein, die je nach Erfahrung und Überzeugung entweder durch eine Schichtaufnahme oder Bronchographie erfolgen kann. Die durchgeführte gezielte Bronchographie, die nach Möglichkeit mit Joduron B gemacht werden soll, ergibt eine Einengung oder einen kompletten Stop in einem Bronchus, wobei hervorzuheben ist, daß die Erscheinungsart des Bronchialverschlusses sowohl im Bilde der Bronchographie, als auch auf der Schichtaufnahme verschiedene Formen zeigen kann. Eine höckerig sich in das Lumen des Bronchus vorwölbende Verschattung spricht eher für einen Tumor, als für eine Narbenstenose im Verlauf einer Bronchialtuberkulose. Jedoch können sichere charakteristische Zeichen weder für die eine Art der Erkrankung, noch für die andere angegeben werden (Huizinga). Die Schichtaufnahme zeigt neben der Einengung oder dem Verschluß des Bronchus in einem Großteil der Fälle den dem Bronchus angelagerten Tumorkernschatten, dessen Begrenzung meist etwas unregelmäßig ist. Doch hebt sich dieser meist deutlich durch seine besondere Dichte und Homogenität von der umgebenden entzündlichen oder atelektatischen Verschattung ab.

Wir haben daher mit drei röntgenologischen Hauptsymptomen zu rechnen, auf Grund derer eine Frühdiagnose gestellt werden kann.

1. Die Veränderung am Bronchus selbst, d. h. Einengung desselben, unregelmäßige Begrenzung seiner Wand oder kompletter Verschluß (direktes Tumorzeichen).

2. Den auf der Schichtaufnahme nachweisbaren Tumorkernschatten (direktes Tumorzeichen).

3. Entzündliche oder atelektatische Veränderungen peripher vom Tumor, die meist in den Frühfällen das erste indirekte Tumorzeichen darstellen.

Beim zentralen Carcinom, das sich vorwiegend extrabronchial ausbreitet, kommt es relativ spät zu einer Einengung oder zum Verschluß des betreffenden Bronchus. Es treten daher die entzündlichen Veränderungen peripher vom Tumor in den Hintergrund und im Röntgenbild erscheint eine zentral gelegene, dichte, homogene und meist scharf, aber etwas buckelig begrenzte Verschattung, die dem Tumorschatten selbst entspricht. Es sind dies die schon erwähnten zentralen Carcinome von peripherem Typ. Wir konnten in diesen Fällen durch die Schichtaufnahme einerseits den Tumor deutlicher als auf der Übersichtsaufnahme darstellen, anderseits kommt auch der Bronchus, der in den Tumor einmündet, klar zur Ansicht.

Weitere Röntgensymptome, und zwar indirekte Tumorzeichen, die im Verlauf eines zentralen Carcinoms auftreten können, sind, wie schon früher erwähnt, keine Frühsymptome mehr. Es gehören dazu nachweisbare Drüsen im Hilus und Mediastinum, unterhalb der Bifurkation und im Tracheobronchialwinkel, sowie Zwerchfellähmungen. Dies alles sind schon Zeichen eines weit vorgeschrittenen Prozesses.

Zu schwereren Veränderungen kommt es weiterhin dann, wenn das ursprünglich zentral gelegene Carcinom entweder per continuitatem oder durch Metastasierung auf die Nachbarorgane übergreift. An erster Stelle steht hier das Übergreifen des Tumors auf die Pleura, wodurch es zur Ausbildung eines Ergusses im Pleuraraum kommt, der anfangs ein seröses oder hämorrhagisches Exsudat ist, später jedoch durch Infektion zu einem Empyem werden kann. Es ist in diesen Fällen primär meist nur die durch den Erguß bedingte Verschattung bei der Durchleuchtung und auf dem Röntgenbild sichtbar und erst nach der Punktion des Exsudates, das in diesen Fällen gleichzeitig zur cytologischen Untersuchung verwendet werden kann, kann man im Röntgenbild, speziell durch die Schichtaufnahme, den Tumornachweis erbringen. Dieser kann unter Umständen sehr schwierig sein, besonders dann, wenn schon ein Empyem besteht (Schwielenbildung).

Ebenso wird häufig bei vorgeschrittenen Fällen von zentralen Carcinomen das typische Bild durch Abszeßbildungen peripher vom Tumor im atelektatischen oder chronisch-pneumonischen Anteil der Lunge verschleiert, so daß man primär an eine abszedierende Pneumonie und nicht an das Carcinom zu denken verleitet wird. So gut wie nie sieht man Zerfallsherde beim zentralen Carcinom im Tumorbereich selbst. In all diesen komplizierten Fällen erwies sich uns gerade die Schichtaufnahme als sehr aufschlußreich, da im schwer veränderten Lungenlappen meist durch dieselbe der Tumorschatten zentral am Hilus und der Bronchialverschluß aufgedeckt werden konnte.

Aus dem Gesagten geht hervor, daß es ein typisches Röntgenbild des zentralen Carcinoms nur bei Frühfällen und nie bei Spätfällen geben kann, da es bei letzteren durch die ausgedehnten sekundären Veränderungen in der Lunge peripher vom Tumor zu den verschiedensten röntgenologischen Erscheinungen kommt, die das *primär typische* Bild vollkommen verschleiern können.

Um das Röntgenbild des zentralen Carcinoms in den einzelnen Segmenten und Lappen zu beschreiben, soll noch einmal auf das eingangs abgebildete Schema der Segment- und Lappenbronchien verwiesen werden, da nur bei genauer Kenntnis der Verlaufsform und der Abgangsstellen der einzelnen Bronchien auch der Entstehungsort des zentralen Carcinoms und dessen Ausbreitungsart richtig verstanden werden kann.

1. Das vom apikalen Bronchus des Oberlappens ausgehende zentrale Carcinom. Der apikale Ast entspringt aus dem Oberlappenstammbronchus und steigt senkrecht nach cranial auf. Carcinome, die von diesem Bronchus ihren Ausgang nehmen, verursachen daher Verschattungen im Bereich des oberen Hiluspoles, die auf der p. a. Aufnahme paramediastinal und auf der seitlichen Aufnahme direkt ober dem Hiluspol liegen und mit diesem in Verbindung stehen. Diese Verschattungen sind zum größten Teil bei noch nicht weit vorgeschrittenen Fällen inhomogen, wenig dicht, unscharf und unregelmäßig begrenzt und lassen auf der Schichtaufnahme am Abgang des apikalen Astes häufig den Tumorkernschatten erkennen (s. Abb. 1 a bis 1 c). Der apikale Bronchus kann lediglich unscharf begrenzt und eingeengt oder auch verschlossen sein. Bei kompletter Atelektase des apikalen Segmentes zeigt sich eine homogene, nach lateral zu scharf linear abgegrenzte Verschattung ganz medial im Oberfeld, die sich fächerförmig nach cranial zu verbreitert und auf der seitlichen Aufnahme zentral im Oberlappen liegt. Der apikale Bronchus kann durch die Schichtaufnahme im sagittalen Strahlengang immer deutlich dargestellt werden (s. Abb. 1 a bis 3 b und 29 a bis 34 a).

2. Das vom Ramus posterior (dorsaler Ast) des Oberlappens ausgehende zentrale Carcinom. Ist der dorsale Ast des Oberlappens Ausgangspunkt des Carcinoms, so erscheint auf dem p. a. Übersichtsbild ebenfalls eine dem oberen Hiluspol angelagerte Verschattung, die jedoch schon bei der Durchleuchtung nach dorsal zu abweicht und auf der seitlichen Aufnahme in den dorsalen Anteilen des Oberlappens zu finden ist und mit dem oberen Hiluspol in Verbindung steht (s. Abb. 9 a bis 9 d). In diesen Fällen empfiehlt es sich, die Schichtaufnahme in frontalem Strahlengang zu machen, da der Bronchus vom oberen Hiluspol nach dorsal zu abzweigt und in seiner Längenausdehnung daher nur im Seitenbild sichtbar gemacht werden kann. Tumorkernschatten und Bronchialverschluß erscheinen wieder als typische Zeichen des Carcinoms (s. Abb. 9 a bis 11 a und 37 a bis 37 d).

3. Das vom Ramus anterior (vorderer Ast) des Oberlappens ausgehende zentrale Carcinom. Der Ramus anterior des Operlappens zweigt nach lateral und schräg nach vorne zu vom Oberlappenstammbronchus ab. In diesen Fällen liegt die pathologische Verschattung, die entweder dem Tumor selbst oder den entzündlichen Veränderungen peripher vom Tumor entspricht, seitlich und vor dem oberen Hiluspol, d. h. die Verschattung findet sich an der Basis des Oberfeldes auf dem p. a. Übersichtsbild und auf dem Seitenbild vom oberen Hiluspol gegen die vordere Thoraxwand ziehend.

Die Charakteristik der Verschattung ist gleich den Veränderungen der schon besprochenen typischen Röntgenfrühsymptome der zentralen Carcinome. Der Ramus anterior der Oberlappen kann sowohl im sagittalen als auch im frontalen Strahlengang durch die Schichtaufnahme dargestellt werden (s. Abb. 4 a bis 8 a und 35 a und 36 d).

4. Das zentrale Carcinom des Oberlappenstammbronchus. Wie oft in unserem Material der Oberlappenstammbronchus wirklich der Ausgangspunkt des Carcinoms war, können wir nicht beurteilen. Es ist jedoch anzunehmen, daß in einem Teil dieser Fälle das Carcinom in einem Segmentbronchus begonnen und erst sekundär auf den Lappenstammbronchus übergegriffen hat. Einzelne Fälle kamen jedoch zur Beobachtung, wo eindeutig der Tumor im Lappenstammbronchus entstanden ist. In diesen Fällen zeigte sich ebenfalls eine dem oberen Hiluspol aufsitzende Verschattung mit meist

unscharfer Begrenzung, wobei auf der Schichtaufnahme die Einengung des Oberlappenstammbronchus deutlich zu erkennen war (s. Abb. 44 a und 44 b). In den weitaus häufigeren Fällen bestand jedoch schon eine dichte, homogene Verschattung des gesamten Oberlappens, dessen Basis nach kranial verschoben war, während der Unterlappen und rechts auch der Mittellappen stark überbläht waren (s. Abb. 14 a und 14 b). Diese homogene Verschattung des gesamten Oberlappens entspricht dem luftleer gewordenen Oberlappen, wobei röntgenologisch, wie schon erwähnt, zwischen einer Atelektase und einer chronischen Indurativpneumonie nicht mit Sicherheit unterschieden werden kann. Auf der Schichtaufnahme erscheint zentral, dem Hilus angelagert, ein Tumorkernschatten (s. Abb. 43 a bis 43 d), dessen Vorhandensein mit ziemlicher Sicherheit für ein Carcinom spricht. Der Nachweis des Bronchialverschlusses durch den Tumor gelingt in all diesen Fällen leicht, da das Lumen des Bronchus weit und der den Bronchus verschließende Tumor immer deutlich zu erkennen ist (s. Abb. 12 a, 12 b und 14 a und 14 b).

In manchen Fällen wölbte sich der Tumorschatten aus dem Ostium des Oberlappenstammbronchus in den Hauptbronchus vor und war dadurch besonders gut zu erkennen (s. Abb. 12 b). Als Folge der Volumsverkleinerung des Oberlappens durch die Atelektase entsteht eine Verziehung des Mediastinums nach der kranken Seite. Bei der Durchleuchtung ist ein Mediastinalpendeln zu erkennen.

5. Das zentrale Carcinom des Hauptbronchus. In unserem Material ist das Carcinom in einem Hauptbronchus selten und auch in diesen wenigen Fällen wahrscheinlich zum Teil nur durch Weiterwachsen des Tumors zentralwärts bedingt. Es kommt in diesen Fällen zu einer dichten, homogenen Verschattung der gesamten betreffenden Lunge, zu starker Verziehung von Cor und Mediastinum, zum Mediastinalwandern, falls das Mediastinum nicht fixiert ist, und die Schichtaufnahme läßt eindeutig und immer verläßlich den Verschluß des betreffenden Hauptbronchus erkennen (s. Abb. 45 a und 45 b). Dieses Bild entsteht jedoch rechts nur, wenn der obere Anteil des Hauptbronchus verschlossen ist, d. h. jenes Stück des Hauptbronchus, das von der Carina bis zur Abgangsstelle des Oberlappenstammbronchus reicht. Durch den Verschluß dieses Bronchialanteiles ist die ganze rechte Lunge ausgeschaltet. Wenn jedoch nur der untere Anteil des rechten Hauptbronchus verschlossen wird, d. h. jenes Stück, das zwischen Abgangsstelle des Oberlappenbronchus und Mittel- bzw. Unterlappenbronchus liegt, dann bleibt der rechte Oberlappen frei, während Mittel- und Unterlappen von der Luftzufuhr abgeschnitten und daher atelektatisch werden. In diesem Falle sieht man bei voll ausgebildeter Atelektase eine dichte, homogene Verschattung im rechten Mittel- und Unterfeld, die basal die ganze Breite des Unterfeldes auf der p. a. Aufnahme einnimmt und sich nach cranial zu verschmälert, wobei die Spitze der dreieckigen Verschattung in der Höhe des oberen Hiluspoles liegt. Die seitliche Aufnahme läßt erkennen, daß die Verschattung von der dorsalen bis zur vorderen Thoraxwand reicht, wobei sie dorsal höher hinaufreicht (Unterlappenspitze) als vorne (s. Abb. 17 a und 17 b). Der Verschluß des Bronchus durch den Tumor ist auch in diesen Fällen tomographisch leicht nachzuweisen (s. Abb. 16 a bis 16 c). Links sind die Verhältnisse leichter zu klassifizieren, da es hier nur einen oberen Teil des Hauptbronchus gibt, der von der Carina bis zur Abgangsstelle des Oberlappenstammbronchus reicht, und von dort ab schon der Unterlappenstammbronchus beginnt.

6. Das Carcinom des Mittellappens und der Lingula. Die Carcinome des Mittellappens sind sehr selten (in unserem Material zirka 3%). Wir konnten außerdem zum Großteil nur sogenannte zentrale Carcinome von peripherem Typus beobachten. Im Lingulasegment waren die zentralen Carcinome häufiger als die peripheren.

Der Mittellappenbronchus zweigt vom rechten Hauptbronchus nach vorne und schräg nach lateral zu ab. Die Darstellung des Bronchus auf der Schichtaufnahme gelingt daher nur in frontalem Strahlengang. Die dem Carcinom entsprechende pathologische Verschattung liegt im rechten Unterfeld medial und auf der seitlichen Aufnahme vor dem rechten unteren Hiluspol und reicht bis zum Zwerchfell. Handelt es sich um ein typisches zentrales Carcinom, das direkt an der Abgangsstelle des Mittellappenbronchus seinen Ursprung hat, so kommt es bei dem relativ schmalen Lumen dieses Bronchus bald zu ausgesprochenen Stenoseerscheinungen mit den nun schon bekannten entzündlichen Veränderungen peripher vom Tumor. Wir konnten in solchen Fällen mehrere Male feststellen, daß der Mittellappen in seinen zentralen Partien dann nicht verkleinert und geschrumpft aussah, sondern daß sich bei genügender Größe des Tumors dieser buckelig nach cranial und caudal zu vorwölbte, während die peripheren Anteile des Mittellappens durch Atelektase oder chronische Indurativpneumonie in ihrem Volumen verkleinert erschienen. Dieses für den Tumor charakteristische Zeichen war aber nur auf den seitlichen Aufnahmen sichtbar, auf denen überhaupt der Mittellappen viel klarer zur Darstellung kommt als auf den p. a. Aufnahmen. Bei den Carcinomen vom peripheren Typ konnten wir Rundschatten im Bereich des Mittellappens feststellen, während die Schichtaufnahmen im frontalen Strahlengang den Bronchialverschluß knapp nach der Abgangsstelle des Mittellappenbronchus erkennen ließen (s. Abb. 19 a bis 19 d).

Es soll schon an dieser Stelle auf die Wichtigkeit der Differentialdiagnose zwischen einem zentralen Carcinom des Mittellappens und den Veränderungen im Mittellappen hingewiesen werden, die als Mittellappensyndrom in der Literatur beschrieben wurden (Brock, Zdansky, Jenny). Das Mittellappensyndrom, welches durch eine Schrumpfung des Mittellappens bei partieller oder totaler Atelektase desselben, durch Verziehung der medialen und vorderen Zwerchfellanteile nach cranial und durch fibröse Veränderungen im Hilus mit Kalkeinlagerungen an der Abgangsstelle des Mittellappenbronchus charakterisiert ist, konnte unserer Erfahrung nach sehr häufig bei Frauen, viel seltener bei Männern, im Alter von 50 bis 70 Jahren festgestellt werden. Als Ursache dieses Syndroms kann die Vulnerabilität dieses relativ zarten Bronchus im jugendlichen Alter angenommen werden. Vergrößerte Drüsen in der Gabel zwischen Mittel- und Unterlappenbronchus führen im jugendlichen Alter leicht zu einer Einengung des Lumens des Mittellappenbronchus. Die später hinzukommenden narbigen Veränderungen in den erwähnten Drüsen und in der Bronchialwand führen zu chronisch rezidivierenden Entzündungen oder blanden Atelektasen, die die Schrumpfung des Mittellappens herbeiführen. Röntgenologisch wichtig bei der Differentialdiagnose zwischen diesem Syndrom und dem Carcinom scheint uns, daß die Verschattung des Mittellappens bei dem Syndrom weniger dicht ist als bei dem Carcinom und daß besonders zentral, wo der Tumor bei einer bestehenden Atelektase zu erwarten wäre, ein Tumorkernschatten oder eine Ausbuchtung nie nachzuweisen ist. Dagegen finden sich bei dem Syndrom meist zentral am unteren Hiluspol kleine Kalkeinlagerungen, die auf die Ursache des geschrumpften und verschatteten Lappens hinweisen (s. Abb. 98 a bis 98 d). Gerade in diesen Fällen ist für den Röntgenologen die Krankheitsgeschichte besonders wichtig, da die Patienten mit einem Mittellappensyndrom über eine auf Jahre sich erstreckende Anamnese hinweisen können, in der Husten und rezidivierende Entzündungen mit Fieberschüben charakteristisch sind.

Das zentrale Carcinom der Lingula bietet in der Diagnostik keine wesentlichen Schwierigkeiten. Der Lingulabronchus entspringt mit einem relativ weiten Lumen aus dem linken Oberlappenstammbronchus und zweigt, analog dem Mittellappenbronchus, schräg nach caudal, vorne und lateral ab. Es besteht bei einem zentralen Carcinom in diesen Fällen eine mit dem Hilus in Verbindung stehende Verschattung, die sich nach caudal (p. a.) und nach vorne (seitlich) zu ausbreitet. Die Analyse der Verschattung im Übersichtsbild und auf der Schichtaufnahme stimmt mit den bei den anderen Segmentbronchien gemachten Feststellungen überein (s. Abb. 38 a bis 42 b).

7. Das zentrale Carcinom des Unterlappens. Beginnt das Carcinom im Unterlappenstammbronchus, gleich ob rechts oder links, so spielen sich die schon früher beschriebenen Veränderungen, die für das zentrale Carcinom charakteristisch sind, vom unteren Hiluspol ausgehend ab und breiten sich nach caudal und dorsal zu aus. Gerade bei den Unterlappencarcinomen sind die Übersichtsaufnahmen in zwei Ebenen besonders wichtig, da die alleinige p. a. Aufnahme keinen Aufschluß über die genaue Lokalisation der Verschattung im Unterfeld gibt. Erst die seitlichen Aufnahmen lokalisieren die Unterlappenaffektionen nach dorsal, während die Mittellappenveränderungen vorne im Unterfeld liegen.

Je nachdem, wie weit der Tumor fortgeschritten ist, finden wir geringste entzündliche Veränderungen und geringe Einengungen des Unterlappenbronchus (s. Abb. 22 a bis 22 c), bis zu ausgedehnten dichten Verschattungen mit Zerfallshöhlen und komplettem Bronchialverschluß (s. Abb. 21 a bis 21 g). Bei kompletter Atelektase des Unterlappens zeigt sich neben dem Bronchialverschluß auf der Schichtaufnahme die dem geschrumpften Lappen entsprechende dreieckige Verschattung auf der Übersichtsaufnahme, die medial und dorsal im Mittel- und Unterfeld sichtbar ist und deren Spitze dorsal vom oberen Hiluspol liegt. Bestehen diese Veränderungen links, dann kann es vorkommen, daß der ganze Lappen hinter dem Herzen verschwindet und auf der p. a. Übersichtsaufnahme überhaupt nicht sichtbar ist. Wenn der die Atelektase verursachende Tumor eine genügende Größe erreicht hat, so kann sich parahilär aus dem Atelektaseschatten ein Buckel nach lateral zu vorwölben (s. Abb. 49 a bis 49 c).

Den Ausgangspunkt der zentralen Carcinome des Unterlappens von den einzelnen basalen Segmenten festzustellen, hat sich nach unserer Meinung nicht für notwendig erwiesen. Wichtig abzugrenzen ist jedoch das apikale Segment des Unterlappens als Ausgangspunkt des zentralen Carcinoms, da die Diagnostik in diesem Segment häufig auf Schwierigkeiten stoßen kann.

8. Das zentrale Carcinom des apikalen Unterlappensegmentes. Das apikale Segment des Unterlappens wird auf der p. a. Aufnahme teilweise durch den Hilus überdeckt, liegt ganz medial der Wirbelsäule an und kommt auf der seitlichen Aufnahme in seiner ganzen Ausdehnung am besten zur Darstellung. Der apikale Ast des Unterlappenbronchus geht ungefähr in derselben Höhe wie der Mittellappenbronchus ab, zweigt jedoch nach dorsal zu ab und kann daher bei der Schichtaufnahme nur in frontalem Strahlengang sichtbar gemacht werden.

Ist dieser Bronchus Ausgangspunkt eines zentralen Carcinoms, so zeigt die p. a. Aufnahme ganz medial in Hilushöhe, der Wirbelsäule anliegend, eine annähernd dreieckige, meist ziemlich homogene und dichte Verschattung, deren Spitze nach cranial gerichtet ist (s. Abb. 25 a bis 25 d). Auf der seitlichen Aufnahme projiziert sich diese Verschattung ganz dorsal in Hilushöhe auf die Wirbelsäule. Die Schichtaufnahmen zeigen diese Veränderungen wesentlich deutlicher und der Bronchialverschluß kann meist nachgewiesen werden, d. h. ein nicht sichtbarer Bronchus an der Stelle, wo er abgehen sollte, spricht mit großer Wahrscheinlichkeit für einen Tumorverschluß. Bei rein entzündlichen Veränderungen ohne Tumor, gleichgültig in welchem Lungenabschnitt, ist es die Regel, daß in dem infiltrierten und röntgenologisch verschatteten Lungenareal die frei durchgängigen Bronchien besonders gut sichtbar sind. (Reine Kontrastwirkung.) Die pathologische Verschattung in der Unterlappenspitze auf Schichtaufnahmen in sagittalem Strahlengang weisen bei bestehenden Tumoren oft an irgendeiner Stelle eine konvexe, buckelige Begrenzung auf, die uns schon öfters ein wichtiger differentialdiagnostischer Hinweis gegenüber gewöhnlichen entzündlichen Veränderungen war. Bei diesen rein entzündlichen Prozessen in der Unterlappenspitze, die relativ häufig sind, konnten wir konvex begrenzte Verschattungsabschnitte fast nie feststellen.

*Zusammenfassung:* Die allgemeine röntgenologische Charakteristik sämtlicher zentraler Carcinome in allen Lappen ist folglich die, daß es sich um infiltrative, mit dem Hilus in Verbindung stehende Prozesse handelt, die je nach Lappen und Segmenten verschiedene Lokalisationen aufweisen. Diese infiltrativen Prozesse erscheinen im Röntgenbild als dichte, inhomogen-wolkige, unscharf und unregelmäßig begrenzte Verschattungen (ausgenommen das zentrale Carcinom vom peripheren Typ), innerhalb derer auf der Schichtaufnahme fast immer der Tumorkernschatten und die Bronchialwandveränderung sichtbar sind. Bei weit vorgeschrittenen Stadien wird das typische Bild verschleiert und es treten die sekundären Tumorzeichen besonders in den Vordergrund bzw. es beherrschen die röntgenologischen Zeichen der Komplikationen das Röntgenbild (Erguß, Abszeß, Drüsen und eventuell Metastasenbildung).

*Differentialdiagnose der zentralen Carcinome.* Wie vielgestaltig die differentialdiagnostischen Schwierigkeiten zwischen einem Lungencarcinom und anderen Lungenkrankheiten sein können, geht aus einem Satz Zdanskys hervor, den er in seinem Bericht über die Diagnostik des Bronchuscarcinoms schreibt: „— gibt es doch kaum eine Erkrankung der Lunge, die nicht das Bild eines Lungentumors nachzuahmen vermöchte, und keinen Lungentumor, der nicht den verschiedensten Erkrankungen der Lunge täuschend ähnlich sehen könnte. Dies gilt sowohl für das zentrale, als auch für das periphere Bronchuscarcinom, für das seltene Alveolarcarcinom, für das Pleuraendotheliom und für das Sarkom."

Als Krankheiten, die im Röntgenbild Carcinome vortäuschen können, kommen in erster Linie zentral gelegene, chronisch-pneumonische Prozesse in Betracht. Eine absolut sichere Unterscheidungsmöglichkeit zwischen dem Carcinom und diesen chronisch-pneumonischen Veränderungen gibt es nicht. Die einzige Möglichkeit einer Unterscheidung liegt darin, daß bei den chronischen Pneumonien die Bronchien zum größten Teil durchgängig und in dem infiltrierten Gebiet deutlich zu erkennen sind, während beim Carcinom auf alle Fälle mit Bronchialwandveränderungen bis zum kompletten Verschluß zu rechnen ist. Oft sind die Bronchien bei den chronisch entzündlichen Veränderungen durch die Schrumpfungstendenz des Gewebes sogar erweitert, doch darf man sich auf das Zeichen der Durchgängigkeit der Bronchien nicht absolut verlassen, da sie einerseits bei nicht tumorösen Prozessen durch Sekret verstopft sein können, anderseits es aber auch bei entzündlichen Lungenprozessen echte Bronchialwandveränderungen geben kann, die durch eine Einengung des Lumens und durch unscharfe Begrenzung der Bronchialwand im Röntgenbilde sichtbar gemacht werden und einen Tumor vortäuschen können. Die Dichte und Struktur der Verschattung bei entzündlichen Veränderungen ist etwas anders als bei den Tumoren. Die entzündlichen Verschattungen sind etwas weniger dicht und inhomogener und zeigen vor allem auf den Schichtaufnahmen keinen

Tumorkernschatten. Das Fehlen des Tumorkernschattens spricht in der Regel gegen einen Tumor und das Vorhandensein eines solchen sollte bei fraglichen Prozessen in der Diagnostik ausschlaggebend sein. Aus diesen differentialdiagnostischen Erwägungen ist zu ersehen, daß in manchen Fällen die Unterscheidungsmöglichkeit sehr schwierig und auch unmöglich sein kann (s. Abb. 90 a bis 97 b).

Weiters können differentialdiagnostische Schwierigkeiten zwischen spezifischen Lungenprozessen und Carcinomen auftreten, worauf ebenfalls Zdansky besonders hinweist: „Jede Form der Lungentuberkulose kommt gegenüber den Lungentumoren differentialdiagnostisch in Betracht. Schon der Primärkomplex, mit dem wir heute auch beim Erwachsenen relativ häufig zu rechnen haben, kann einem Bronchuscarcinom weitgehend ähneln. Bedeutungsvoller ist die exazerbierende Hilustuberkulose, die wie das zentrale Bronchuscarcinom zu peri- und parahilären, oft segmentären Verdichtungen und Hilusdrüsenschwellung und nachweisbarer Stenosierung hilusnaher Bronchien führen kann."

Beginnende Carcinome, von einem Segmentbronchus ausgehend, können spezifische Infiltrate vortäuschen. Anderseits können beginnende Formen des intramural wachsenden Carcinoms in einem Segmentbronchus differentialdiagnostische Schwierigkeiten bereiten, da sie einen entzündlich indurierten Hilus vortäuschen können (s. Abb. 111 a und 111 b). Speziell bei älteren weiblichen Patienten konnten wir in einigen Fällen Veränderungen feststellen, die durch derbe spezifische Drüsen im Hilus mit Einengung der benachbarten Bronchien und sekundären entzündlichen Veränderungen peripher davon hervorgerufen wurden. Treten die Veränderungen im Mittellappen auf, so sprechen wir vom Mittellappensyndrom, das früher schon erwähnt wurde. In all diesen Fällen kann die Anamnese, die klinische Untersuchung und Bronchoskopie in der Diagnostik weiterführen und Irrtümer vermeiden helfen (s. Abb. 98 a bis 98 d, 105 a bis 106 b, 109 a bis 110 b).

Durch regressive Veränderungen im Tumorbereich selbst oder peripher davon im entzündlich veränderten oder atelektatischen Lungenbereich, kommt es gelegentlich zu Zerfallsherden, die in manchen Fällen einen Lungenabzeß oder eine abszedierende Pneumonie vortäuschen können. Auf die Unterscheidungsmöglichkeiten bzw. den Tumornachweis in diesen Fällen wurde schon hingewiesen. Ebenso wurden die Schwierigkeiten der Diagnostik des Bronchuscarcinoms bei bestehendem Exsudat oder Empyem erwähnt.

Wiederholt wurden uns auch Patienten unter der Diagnose eines Lungentumors zugewiesen, bei denen es sich herausstellte, daß es sich um ein Aneurysma des Arcus aortae oder der Aorta descendens handelte. Diese Fälle sind meist bei genauer Durchleuchtung mit entsprechenden Aufnahmen abzuklären und von zentralen Carcinomen zu differenzieren.

*Röntgenologische Zeichen für das Übergreifen des Carcinoms auf die Nachbarschaft.* Wenn bei der Durchleuchtung und durch Aufnahmen ein Bronchuscarcinom festgestellt wurde, außerdem jedoch eine Zwerchfellähmung der betreffenden Seite besteht, so ist mit größter Wahrscheinlichkeit anzunehmen, daß entweder der Tumor selbst auf das Mediastinum übergegriffen hat, oder im Mediastinum Drüsenmetastasen vorhanden sind. Große Drüsen im oberen Mediastinum (Stadium 3), die ebenfalls schon bei der Durchleuchtung auffallen können, besser jedoch noch auf der Schichtaufnahme zur Darstellung gelangen, sind ebenfalls ein fast sicheres Zeichen der Inoperabilität, wogegen Drüsenschatten unterhalb der Bifurkation (Stadium 2), die zu einer Abrundung der Carina auf der Schichtaufnahme führen (s. Abb. 80 c), gelegentlich durch erweiterte

Resektion noch mitzuentfernen sind. Besonders hinzuweisen ist auf den zirka bohnengroßen, ovalen, scharf begrenzten Schatten im Tracheobronchialwinkel rechts, der auf den Schichtaufnahmen, auf denen die großen Bronchien scharf getroffen sind, auch immer deutlich sichtbar ist und nicht mit einer Drüse verwechselt werden darf, da es sich um den Schatten des quer getroffenen Bogens der Vena azygos handelt (s. Abb. 87 c). Dieser normale Schatten der Vene schwankt in seiner Größe gering. Wenn dieser Schatten jedoch deutlich größer als eine Bohne ist, so ist damit zu rechnen, daß außer der Vene auch noch ein Drüsenschatten vorhanden ist, wie Abb. 4 a deutlich erkennen läßt (Stadium 2). Dies ist jedoch kein Zeichen der Inoperabilität, ebenso nicht wie Drüsenschatten im Hilus in der Gabel zwischen Oberlappenstammbronchus und unterem Anteil des Hauptbronchus (Stadium 1).

Auf jeder Übersichtsaufnahme müssen außerdem genau die Rippen kontrolliert werden, um nicht eventuelle Knochenmetastasen zu übersehen. Dies besonders bei Tumoren, die der Thoraxwand naheliegen und wo der Tumor selbst auf die Thoraxwand übergreifen könnte (C-Fälle). Die Aufgabe des Röntgenologen in dieser Hinsicht ist nur, nichts zu übersehen. Die seitliche Thoraxübersichtsaufnahme gibt uns gleichzeitig bei suffizienter Technik Aufschluß über die Brustwirbelkörper, an denen wir ebenfalls keine Metastasen übersehen dürfen. Die Beurteilung der anderen „gesunden" Lunge ist von großer Wichtigkeit. Ein hochgradiges Emphysem sollte immer besonders hervorgehoben werden, da auch dieses eine Kontraindikation für eine Pneumonektomie bilden kann. Ebenso müssen spezifische Veränderungen der „gesunden" Seite genau analysiert werden, da beim Vorhandensein frischerer Herde immer die Gefahr besteht, daß sie nach Resektion der kranken Lunge durch Überdehnung der zurückbleibenden Lunge aktiviert werden können. Letzten Endes sind Metastasen in der gesunden Lunge eine absolute Kontraindikation für einen Eingriff und dürfen daher vom Röntgenologen nicht übersehen werden (s. Abb. 81 a). Bei Tumoren, die im Hauptbronchus gelegen sind, soll durch die Schichtaufnahme oder durch die Bronchographie genau festgestellt werden, wie weit der Tumor von der Carina entfernt ist, obwohl hier immer eine Diskrepanz zwischen dem röntgenologischen und dem histologischen Befund besteht, da der Tumor immer weiter nach proximal reicht, als man auf dem Röntgenbilde sieht. Genauere Details in dieser Hinsicht liefert die Bronchoskopie. Es ist jedoch wahrscheinlich, daß ein Röntgenbefund, der besagt, daß der Tumor bis zur Carina reicht, vom Chirurgen von vornherein als inoperabel angesprochen werden wird.

Wichtig zu wissen ist es auch, daß Schmerzen in den Knochen, die erst im Verlauf der Krankheit auftraten, also nicht jahrelangen rheumatischen Schmerzen entsprechen können, klinisch fast immer für Knochenmetastasen sprechen. Wir konnten die Beobachtung machen, daß Knochenmetastasen auch bei genauester Untersuchungstechnik des betreffenden Knochens meist erst zwei bis drei Monate nach Beginn der Schmerzen sichtbar werden.

Die hier angeführten röntgenologischen Zeichen der Inoperabilität sollen natürlich kein Dogma darstellen, sie sollen nur darauf hinweisen, worauf der Röntgenologe außer der Hauptaufgabe der Diagnosestellung noch zu achten hat, um dem Chirurgen die nötigen Hinweise betreffs eventueller Inoperabilität geben zu können.

**B. Das Röntgenbild des peripheren Bronchuscarcinoms.** Hier entsteht der Tumor nicht in den größeren Bronchien, sondern geht von den kleinen Ästen der Segmentbronchien oder vom Lungenparenchym aus. Es führt das Tumorwachstum in diesen Fällen wohl ebenfalls zum Bronchialverschluß, doch ist dieser weder durch die Schichtaufnahme, noch durch die Bronchographie überzeugend darstellbar und ist zur Diagnosestellung auch nicht wesentlich wichtig. Durch die Kleinheit der in Betracht kommenden Bronchien entsteht beim Verschluß des Bronchus durch den Tumor keine Entzündung und keine Atelektase peripher vom Tumor, sondern das Carcinom wächst gleichmäßig die Lunge infiltrierend peripherwärts und führt so zu runden, scharf abgegrenzten Formen, die sich im Röntgenbild als kugelige oder buckelig scharf abgegrenzte, dichte homogene Verschattungen erkennen lassen. Je nach der Lokalisation des peripheren Carcinoms und je nach seiner Größe entstehen auf der Röntgenaufnahme verschiedene Bilder, wobei gerade beim peripheren Carcinom zur genauen Lokalisation eine p. a. und seitliche Aufnahme unumgänglich notwendig ist, da bei peripheren Tumoren nicht nur die Pneumonektomie, sondern auch Lobektomien durchgeführt werden können und daher die genaue Lokalisation eine Vorbedingung des chirurgischen Eingriffes ist.

Dadurch, daß beim peripheren Carcinom die entzündlichen Erscheinungen peripher vom Tumor fast immer fehlen, führen diese Carcinome auch später als die zentralen Formen zu klinischen und subjektiven Erscheinungen und zeigen daher meist schon Nuß- bis Apfelgröße, wenn sie vom Röntgenologen auf Grund subjektiver Beschwerden des Patienten entdeckt werden. Manchmal kommen jedoch Patienten mit kindskopfgroßen Tumoren, ohne bis dahin etwas „gespürt" zu haben. Kleinste periphere Carcinome von Kirschgröße waren meist Zufallsbefunde.

Eine primär sichere Diagnose des peripheren Carcinoms gibt es nicht und der Röntgenologe muß sich bei jedem Rundschatten in der Lunge immer wieder alle jene Krankheiten ins Gedächtnis rufen, die ebenfalls Rundschatten in der Lunge erzeugen können. Über diese differentialdiagnostischen Möglichkeiten wird anschließend berichtet.

Was ist nun charakteristisch für ein primäres peripheres Carcinom in der Lunge? Es besteht ein Rundschatten von, je nach Progredienz, verschiedener Größe. Dieser Rundschatten ist homogen, sehr dicht, ist scharf begrenzt und zeigt meist flache Buckelbildungen, kann jedoch auch vollkommen rund sein, dies aber sicher seltener. Es werden diese flachen Buckelbildungen meist erst durch die Schichtaufnahme deutlich sichtbar. Die besondere Dichte des Rundschattens und diese Buckelbildungen sind die einzigen charakteristischen Zeichen der peripheren Carcinome, diese Zeichen können jedoch auch häufig bei Metastasen gesehen werden und wir können daher erst dann mit ziemlicher Sicherheit von einem primären Carcinom sprechen, wenn wir die anderen in Frage kommenden Organe genau durchuntersucht und frei von einem primären Carcinom gefunden haben, so daß wir eine solitäre Lungenmetastase ausschließen können.

In peripheren Carcinomen kommt es relativ häufig zu zentralen Nekrosen, die sich im Röntgenbilde als Aufhellungen im Tumorschatten nachweisen lassen. Ein charakteristisches Bild der „Tumorkaverne" gibt es nicht und Pape hat insbesondere auf die Vielgestaltigkeit derselben hingewiesen. Dies wird auch im Bilderteil eindrücklichst bestätigt. Erfahrungsgemäß kann gesagt werden, daß Zerfallshöhlen mit dickem unregelmäßigem Randwall eher für ein peripheres Carcinom als für den Lungenabszeß sprechen. Anderseits sprechen jedoch dünnwandige, gleichmäßig begrenzte Zerfallshöhlen nicht gegen das Carcinom (s. Abb. 60 a, 60 b und 100 a).

*Differentialdiagnose des peripheren Bronchuscarcinoms.* Es ist vor allem immer daran zu denken, daß das Carcinom eine Erkrankung des Alters und nicht der Jugend ist. Es fallen daher verschiedene Rundschatten in der Lunge aus, die in der Jugend entstehen und dem alternden Menschen meist bekannt sind, falls sie nicht schon früher operativ entfernt wurden. Es ist dabei in erster Linie an die geschlossenen Bronchuscysten zu denken, die röntgenologisch ebenfalls homogene, scharf begrenzte Rundschatten in der Lunge bilden. Diese Cystenverschattungen sind jedoch immer viel weniger dicht als die Carcinomverschattungen und können außerdem bei genügender Größe beim In- und Exspirium Formveränderungen aufweisen. Auch Neurinome kommen eher im jugendlichen Alter vor und können durch ihre charakteristische Lokalisation im Costovertebralwinkel leicht vom Carcinom unterschieden werden. Echinococcuscysten könnten theoretisch Schwierigkeiten in der Differentialdiagnose bieten. Sie sind bei uns wesentlich seltener als die Carcinome, zeigen eventuell eine verkalkte Cuticula und ebenfalls, wie alle cystischen Tumoren, bei entsprechender Größe Formveränderungen bei tiefer Atmung. Gutartige, peripher in der Lunge gelegene Tumoren sind äußerst selten. Chondrome zeigen zentral die typischen krümeligen Kalkeinlagerungen und bieten differentialdiagnostisch dadurch kaum Schwierigkeiten. Fibrome und andere solitäre gutartige Geschwülste kommen bei Patienten im Carcinomalter differentialdiagnostisch kaum in Betracht. Gefäßaneurysmen peripher in der Lunge oder Hämatome nach Traumen sollten keine diagnostischen Schwierigkeiten bereiten.

Es bleiben daher nur drei Erkrankungen, die im Röntgenbild Veränderungen hervorrufen, die manchmal äußerst schwierig vom Carcinom zu trennen sind. Es sind dies die solitäre Metastase, der chronische Lungenabszeß und das sogenannte Tuberkulom.

Der Häufigkeit nach steht die solitäre Lungenmetastase an erster Stelle. Auch sie ist im Alter eher zu erwarten als in der Jugend und in den mittleren Lebensjahren. Sie verursacht ebenfalls Rundschatten in der Lunge, die dicht und homogen sind. Ein wirkliches und verläßliches Unterscheidungsmerkmal gibt es, wie schon gesagt, nicht. Einzig fiel uns auf, daß die Metastase eher vollkommen rund und scharf begrenzt ist, während die peripheren Carcinome mehr flache Buckelbildungen aufweisen. Ein zentraler Zerfall spricht eher für das primäre Carcinom als für die Metastase, da in letzterer Zerfallserscheinungen nur sehr selten auftreten. Daß die Bronchographie in diesen schwierigen Fällen Klärung herbeiführen kann, konnten wir nicht beobachten. Einerseits sind sowohl bei Metastasen, als auch beim peripheren Carcinom die umgebenden Bronchien auseinandergedrängt, anderseits können auch Metastasen sekundär in den Bronchus einbrechen und so eine eindeutige Bronchusstenose herbeiführen (s. Abb. 112 a bis 112 d).

Tumoren mit und auch ohne Zerfallshöhle können Schwierigkeiten in bezug auf chronische, scharf abgegrenzte Lungenabszesse in der Diagnostik bieten. Daß ein dicker, unregelmäßig begrenzter Randwall mit derben, ins Lumen vorspringenden Gewebsleisten eher für den Tumor spricht, wurde schon erwähnt. Auch kugelig scharf begrenzte Buckelbildungen nach außen zu sprechen für das Carcinom (s. Abb. 99 a bis 99 c). Ein nach außen drainierender, offener und in seiner Wandbeschaffenheit unveränderter Bronchus spricht eher für den Abszeß. Ein Stop im bronchographischen Bild oder auf der Schichtaufnahme kann durch eingedicktes Sekret im Bronchus hervorgerufen werden und so einen malignen Bronchialverschluß vortäuschen. Als allgemeine Richtlinie kann gelten, daß periphere Carcinome mit und auch ohne Zerfall im Alter von 50 bis 70 Jahren wesentlich häufiger sind als Lungenabszesse und daß man daher primär immer an das Carcinom denken soll.

Wichtig in bezug auf die Differentialdiagnose gegenüber dem peripheren Carcinom sind jene spezifischen Veränderungen der Lunge, die auch bei alternden Menschen vorkommen und schon lange bestehen können, ohne daß der Patient etwas davon weiß oder spürt. Diese Veränderungen werden im Schrifttum als Tuberkulome bezeichnet und geben im Röntgenbild ebenfalls einen Rundschatten. Diese Rundherde können kirsch- bis nußgroß sein, werden nur selten größer beobachtet, sind dicht, meist homogen, scharf begrenzt, können zentral einschmelzen und zentral auch kleine Kalkeinlagerungen aufweisen. „Wachsende“ Tuberkulome konnten wir nie beobachten und daher ist jeder Rundherd, der wächst, primär auf Malignität verdächtig. Patienten, die mit Rundherden in der Lunge zur Untersuchung kommen und bei denen ein Carcinom eher unwahrscheinlich ist, müssen jedoch kurzfristig, d. h. anfangs alle zwei bis drei Wochen, kontrolliert werden. Zu diesen Kontrollen genügen jedoch nicht nur Durchleuchtungen der Lunge, sondern es müssen jedesmal Bilder unter denselben Aufnahmebedingungen angefertigt werden, um die Größe des Rundschattens wirklich genau kontrollieren zu können (s. Abb. 108 a und 108 b).

Tuberkulöse Kavernen sollten gegenüber Tumorkavernen keine differentialdiagnostischen Schwierigkeiten bieten.

In sieben unserer Fälle, die wir für primäre periphere Carcinome hielten, klärte erst die Operation die wahre Natur des Tumors bzw. des im Röntgenbilde sichtbaren Rundschattens auf. In einem Fall unter anderen handelte es sich um eine Hypernephrommetastase, wobei die Untersuchung der Nieren vor der Operation unterblieben war und erst post operationem durchgeführt wurde (s. Abb. 113 a und 113 b). In einem anderen Fall, bei einer älteren Frau, bestand ein apfelgroßes Tuberkulom im linken Unterlappen und schließlich bei einem dritten Patienten war der vermeintliche Tumor ein großer Lungenabszeß im Mittellappen (s. Abb. 104 a bis 104 c).

**C. Die Tumoren der Spitzenkuppe (Tumoren mit Pancoastsyndrom oder Pancoasttumoren).** Die Tumoren der Spitzenkuppe sind relativ selten. Sie zu einem möglichst frühen Zeitpunkt zu diagnostizieren soll unser Bestreben sein, da sie zu jenen Tumoren gehören, die früh inoperabel werden.

Wir können zwei Arten dieser Tumoren unterscheiden:

1. Jene Tumoren, die zu den peripheren Carcinomen der Lunge gerechnet werden müssen und ganz peripher in der Spitzenkuppe entstehen und sehr bald auf Pleura und Thoraxwand übergreifen.

2. Jene Tumoren, die primär von der Pleura ausgehen und zu den Pleuraendotheliomen gerechnet werden müssen. Sie bilden dichte Verschattungen im Spitzenbereich, die breitbasig der Thoraxwand aufsitzen und sich scharf konvex begrenzt nach caudal zu vorwölben.

In beiden Fällen zeigt das Lungenübersichtsbild im Anfangsstadium nur eine mäßig dichte, homogene Verschattung im Spitzenbereich, die sich nicht weiter differenzieren läßt. Erst die Schichtaufnahme kann charakteristische Hinweise für einen Tumor liefern. Bei der ersten Gruppe zeigen die Schichtaufnahmen kleine, kugelig scharf begrenzte Verschattungen in der Spitzenkuppe, wobei als charakteristisch für den Tumor die konvexe Begrenzung nach caudal zu als sicher gelten kann und uns noch in keinem Fall getäuscht hat (s. Abb. 56 a und 56 b, 58 a und 58 b). Bei der zweiten Gruppe zeigt sich eine Verschattung, ebenfalls homogen und dicht, die sich von der Spitzenkuppe ausgehend konvex nach caudal zu vorwölbt und kontinuierlich verschmälernd medial und lateral in die Pleura übergeht (s. Abb. 57 a und 57 b). Meist besteht in solchen beginnenden Fällen noch keine Rippendestruktion, doch tritt diese bald in Erscheinung, so daß in diesem Stadium die Diagnose keine Schwierigkeiten mehr verursacht, die Chancen der Operabilität jedoch schon sehr gering sind.

Nach unserer Meinung ist die Frühdiagnose dieser Tumoren nur durch die Schichtaufnahme möglich, da das gewöhnliche Lungenübersichtsbild im Anfangsstadium des Tumors keine Unterschiede gegenüber einer gewöhnlichen Spitzenschwiele aufweist.

**D. Das Alveolarcarcinom der Lunge.** Das äußerst seltene Alveolarzellcarcinom der Lunge wurde im Jahre 1876 von Malassez zum erstenmal beschrieben. Bis April 1949 wurden 49 solcher Tumoren in der Literatur unter verschiedenen Namen veröffentlicht, die sich jedoch morphologisch nicht voneinander unterschieden. 1950 berichten Griffith und Mitarbeiter über sieben Fälle von Alveolarzellcarcinomen. In unserem eigenen Material konnten wir unter den histologisch verifizierten Fällen nur einmal diesen Tumor beobachten, dessen röntgenologisches Bild, übereinstimmend mit den Angaben in der Literatur, keine charakteristischen Symptome lieferte. Das Alveolarzellcarcinom der Lunge beginnt uni- oder multizentrisch und führt zu ausgedehnten Infiltrationen der Lappen oder der ganzen Lunge und verursacht dichte, homogene Verschattungen, die sich von anderen pneumonischen oder tumorösen Infiltrationen der Lunge nicht unterscheiden lassen.

**E. Die Bronchialadenome oder Carcinoide.** Wie schon eingangs erwähnt, bilden die Bronchialadenome eine Sondergruppe unter den Bronchuscarcinomen, sollen jedoch in bezug auf ihre röntgenologischen typischen Eigenschaften ebenfalls besprochen werden, da sie einen nicht allzu seltenen Geschwulsttypus darstellen (in unserem Material 16mal beobachtet und 14mal radikal operiert) und da sie vor allem, wie sich mehrmals gezeigt hat, maligen degenerieren können und daher vom Röntgenologen rechtzeitig erkannt werden müssen, soll den Patienten von chirurgischer Seite her geholfen werden.

So wie für den Röntgenologen auch bei anderen Krankheiten die Anamnese immer eine große Rolle zur Erkennung eines Krankheitszustandes im Röntgenbild spielt, so gebührt bei der Diagnostik der Bronchialadenome derselben ein besonderes Augenmerk. Die Träger von Bronchialadenomen haben meist eine langdauernde, oft jahrelange Anamnese mit Husten, Auswurf, rezidivierenden Lungenentzündungen mit Fieberschüben und immer wiederkehrenden Hämoptysen. Wir konnten in mehreren Fällen festhalten, daß die Patienten schon durch lange Zeit in den verschiedensten Lungenheilstätten als Tuberkulose geführt und behandelt wurden, obwohl das Sputum natürlich nie positiv war. Diese lange Dauer der Anamnese ergibt sich aus dem pathologischen Geschehen im Bronchus bzw. aus den Ventilationsstörungen und Stenoseerscheinungen. Durch das langsame Wachstum des Tumors, dessen Begrenzung scharf und kugelig ist, kommt es allmählich zu einer beträchtlichen Einengung des betreffenden Bronchus und dadurch zur Sekretstauung, zu entzündlichen Veränderungen im dazugehörigen Lappen oder einer ganzen Lungenhälfte, zu ausgedehnten Bronchiektasien, Cystenbildungen und kompletten Atelektasen. Unterhalb der Schleimhaut des Adenoms befindet sich ein dichtes Gefäßnetz, das äußerst vulnerabel ist und einerseits die charakteristische bläulich-rote Verfärbung des Adenoms, anderseits aber die häufigen Hämoptysen verursacht, die dann meist das alarmierende Symptom für den Patienten sind, weswegen er den Arzt aufsucht.

Die röntgenologischen Charakteristica des Bronchialadenoms können folgendermaßen beschrieben werden: Das rein endobronchial wachsende Adenom bildet einen kugeligen Tumor im Bronchus, der bei genügender Größe das Lumen desselben verschließen kann. Es resultiert daraus im Röntgenbild eine komplette Atelektase eines Lappens oder der ganzen Lungenhälfte, wobei man jedoch auf der Schichtaufnahme einen scharf begrenzten runden Tumor im Lumen des Bronchus erkennen kann. Diese rein röntgenologische Feststellung erlaubt wohl noch nicht die Diagnose eines Bronchialadenoms, doch im Verein mit der typischen Anamnese kann mit größter Wahrscheinlichkeit ein solches angenommen werden (s. Abb. 85 a bis 87 c). Viel charakteristischer noch als dieser Befund ist jener, wo das Röntgenbild eine hochgradige Schrumpfung eines Lappens oder der ganzen Lungenhälfte zeigt und in der Lunge ausgedehnte Bronchiektasien und Cystenbildungen bestehen, die auf eine besonders lange Dauer der Erkrankung schließen lassen. Durch die Schichtaufnahme gelingt es, den das Lumen des betreffenden Bronchus stenosierenden Tumor festzustellen, der eine dichte homogene und scharf begrenzte Verschattung im Bronchus hervorruft (s. Abb. 84 a bis 84 d). Während dieser Tumorschatten mit seiner scharfen Begrenzung auch durch ein Carcinom hervorgerufen werden kann und daher die röntgenologische Unterscheidungsmöglichkeit sehr beschränkt ist, so zeigen die sekundären Veränderungen in der Lunge doch einen graduellen Unterschied gegenüber den Veränderungen beim Carcinom. Da das Bronchialadenom viel langsamer wächst als das Carcinom, bestehen die Ventilationsstörungen durch die langsam zunehmende Stenosierung des Bronchiallumens viel längere Zeit und es können sich daher in der Lunge peripher der Stenose viel ausgedehntere und auffallendere Veränderungen entwickeln (Bronchiektasien und Cysten), als beim rascher wachsenden Carcinom.

Das typische Bild des Bronchialadenoms zeigt daher einen scharf begrenzten, das Lumen eines Lappenstamm- oder Hauptbronchus stenosierenden dichten Tumorschatten und bei lange dauerndem Krankheitsbild zeigt die Lunge peripher der Stenose ausgeprägte chronisch entzündliche Veränderungen mit stark erweiterten Bronchien bis zu Cystenbildungen. Wichtig bei der Diagnosestellung ist in diesen Fällen, wie schon erwähnt, die Erhebung der Anamnese.

In manchen Fällen, bei denen das Adenom nicht nur endo- sondern auch extrabronchial wächst, beginnen für den Röntgenologen die differentialdiagnostischen Schwierigkeiten gegenüber dem Bronchuscarcinom und es ist in diesen Fällen kaum möglich, eine Entscheidung in einer dieser Richtungen zu treffen, da das Röntgenbild dem eines Carcinoms völlig gleich ist. Man sieht in diesen Fällen den Bronchialverschluß durch einen Tumor, man sieht die dem Bronchus angelagerte Verschattung als Tumorkernschatten und je nach dem Grad der Bronchialverengung besteht peripher der Stenose die Atelektase oder die chronisch-entzündlichen Veränderungen. In diesen Fällen kann nur die Bronchoskopie mit Probeexzision über die Natur des Tumors entscheiden, wobei gerade bei den Bronchialadenomen eine Probeexzision fast immer möglich ist, da diese Tumoren immer in den großen Bronchien zu finden und daher bronchoskopisch erreichbar sind.

Weitere differentialdiagnostische Schwierigkeiten können bei anderen intrabronchial wachsenden Tumoren gegenüber dem Adenom entstehen. Einerseits kann es sich um benigne Tumoren der Bronchien handeln und wir beobachteten z. B. einen Fall, bei dem wir ein Adenom vermuteten, bei dem es sich jedoch um ein Fibroepitheliom des linken Unterlappenbronchus handelte, das lang gestielt, bis an die Carina reichte und zu einem Verschluß des linken Hauptbronchus führte. Im anderen Fall können maligne, scharf abgegrenzte Geschwülste in einem Bronchus ein Adenom vortäuschen. Ein Fall aus unserem Krankengut ist in diesem Zusammenhang erwähnenswert, da wir auch bei diesem Patienten, der wegen Hämoptoen eingeliefert wurde, ein Adenom vermuteten. Dies aus dem Grund, da die Schichtaufnahme im unteren Teil des rechten Hauptbronchus einen bohnengroßen, scharf begrenzten dichten Tumor erkennen ließ, während im Lungenbereich selbst keine pathologische Verschattung zu erkennen war. Die daraufhin durchgeführte Bronchoskopie mit Probeexzision ergab, daß es sich um eine isolierte Hypernephrommetastase im Bronchus handelte. Die anschließende Nierenuntersuchung bestätigte das Vorhandensein eines Nierentumors. Dies sind Beispiele, die wohl nicht alltäglich sind und bei denen der Röntgenologe nichts weiter als die pathologische Veränderung feststellen, sich aber über die Natur derselben nicht festlegen kann. Entscheidend in diesen Fällen ist nur die Bronchoskopie mit Probeexzision.

Auch bei Bronchialverschlüssen durch Adenome kann es durch Infektion im peripher davon gelegenen Lungenabschnitt zu Abszeßbildungen und Empyemen kommen, so daß, wie beim Carcinom, das anfangs typische Bild der Erkrankung verschleiert wird und die sekundären Folgen des Bronchialverschlusses das Röntgenbild beherrschen. Schichtaufnahmen und Bronchogramme helfen auch hier in der Diagnostik weiter.

Damit dürften die wichtigsten differentialdiagnostischen Schwierigkeiten in der Diagnostik der Bronchialadenome oder Carcinoide erwähnt sein.

Wenn Röntgenologe und Kliniker auch bei der Diagnostik dieser nicht allzu seltenen Tumoren zusammenarbeiten, so kann man in einem relativ hohen Prozentsatz schon vor der einzuschlagenden operativen Therapie eine exakte Diagnose stellen, die gerade bei den Bronchialadenomen deshalb besonders wichtig ist, da der Chirurg hier mit dem möglichst kleinen Eingriff auszukommen trachtet (Exzision des Adenoms aus dem Bronchus, Lobektomie und nur bei Lokalisation im Hauptbronchus und bei schweren sekundären Veränderungen in der ganzen Lunge die Pneumonektomie).

## 4. Die Bronchoskopie.

Nach der Röntgenuntersuchung ist ohne Zweifel die Bronchoskopie die wichtigste Untersuchung und der nächste Schritt, der unternommen werden muß, um einen unklaren Lungenbefund weiter aufzuklären. Neben der Diagnose, die in einem relativ hohen Prozentsatz durch eine Probeexzision und histologische Untersuchung erhärtet werden kann, besteht die zweite Hauptaufgabe der Endoskopie in der Feststellung der wahrscheinlichen Operabilität oder der sicheren Inoperabilität. In einer bescheidenen Anzahl der Fälle versetzt uns die Bronchoskopie außerdem in die Lage, einem Patienten wenigstens vorübergehend symptomatisch helfen zu können, indem wir ein Hindernis in der Trachea oder in den Bronchien beseitigen. Durch Ausräumung eines endobronchialen Tumors kann die Durchlüftung der Lunge verbessert und die Sekretstauung behoben werden. Von diesem Gesichtspunkte aus wurden ja auch die ersten Bronchoskopien durchgeführt, nämlich mit der beschränkten Zielsetzung, aspirierte Fremdkörper aus den Luftwegen zu entfernen.

Erstmalig führte A. Kirstein eine gerade Röhre durch den Larynx in die Trachea ein und war tief beeindruckt und beunruhigt von den rhythmischen Pulsationen der Trachealwand, welche der Aorta anliegt. Er fand diese Methode sehr gefährlich und gab sie deshalb wieder auf. Seine Beobachtungen und Befürchtungen waren G. Killian bekannt, doch empfahl dieser nach eingehenden Vorstudien im Jahre 1897 dieses Verfahren, unter Verwendung eines 30 bis 35 cm langen Rohres. Brünings konstruierte später ein neues Instrument, das aus zwei Teilen, nämlich aus einem Röhrenspatel und einem Vorschiebrohr bestand. Das erste Buch über Tracheobronchoskopie, welches im Jahre 1904 in englischer Sprache erschienen ist, stammt von Chevalier Jackson, welcher ebenfalls ein eigenes Instrument einführte und eine periphere Beleuchtung als Lichtquelle benützte. Jackson sagte der Endoskopie eine bedeutende Entwicklung voraus, ebenso wie eine viel weitere Indikationsstellung. v. Eicken dürfte als erster einen benignen Tumor endoskopisch entfernt haben. In Frankreich förderte hauptsächlich Soulas die Endoskopie und in England beschäftigten sich namentlich Negus und Ormerod mit ihren diagnostischen und therapeutischen Problemen. Das in Österreich am meisten verwendete Instrument wurde von Haslinger konstruiert und 1930 auf dem Kongreß der deutschen Hals-, Nasen-, Ohrenärzte in Basel vorgeführt. Der Vorteil dieses Instrumentes gegenüber den Bronchoskopen von Brünings und Kahler liegt darin, daß das Einführen von Operationsinstrumenten bei guter Beleuchtung vollkommen unbehindert ist und eine Verschiebung des Beleuchtungsapparates zum Zwecke der Einführung der Verlängerungsrohre überflüssig wird. Haslinger empfiehlt sein Instrument besonders zur Entfernung von Fremdkörpern und betont in einer späteren Arbeit, daß die „Fernsicht“ bei seiner proximalen Beleuchtung besser ist als bei einem distalen Lichtträger. An unserer Klinik verwenden wir die von Negus angegebenen Bronchoskope, die demjenigen von Jackson ganz ähnlich sind und im Bedarfsfalle auch noch zusätzlich eine proximale Lichtquelle zulassen, was jedoch praktisch sehr selten notwendig ist. Diese Bronchoskope sind sehr einfach und handlich, verfügen über einen eigenen Ansatz zur Sauerstoffzufuhr und haben sich gut bewährt. Nach unseren Beobachtungen scheint uns eine Bronchoskopie mit dem Instrument von Negus für den Patienten schonender und mit weniger Unannehmlichkeiten verbunden zu sein als mit dem Instrument von Haslinger, da letzteres ein größeres Kaliber hat und durch seinen Handgriff mit langem Hebelarm unbeabsichtigt eine beträchtliche Kraftanwendung zuläßt.

Die Bronchoskopie fand in den letzten zwei Jahrzehnten eine immer weitere Verbreitung und neue Aufgaben wurden an sie gestellt, die gelöst werden sollten. Sie hat einen beträchtlichen Beitrag zur Kenntnis der Pathologie und Physiologie der Lunge und der Atemwege geleistet, sie hat Ursachen eines Ventilmechanismus oder einer Atelektase nachzuweisen vermocht und damit den therapeutisch richtigen Weg gewiesen. Sowohl für den Kinderarzt, als auch für den Phthisiologen eröffnete die Endoskopie neue Möglichkeiten und namentlich der Thoraxchirurg ist unbedingt auf sie angewiesen. Letzterer braucht die Bronchoskopie jeweils vor einem intrathorakalen Eingriff und in vielen Fällen nach Beendigung der Operation, um Komplikationen zu verhüten. „Den Chirurgen interessieren in erster Linie die Verhältnisse im Bereich der beiden Hauptbronchien, er muß über den Zustand, den er antrifft, genauestens informiert sein“ schreibt Riecker und ist der Ansicht, daß nur der Fachlaryngologe über die dazu notwendigen Kenntnisse und Erfahrungen verfüge. Im Gegensatz dazu erachten wir es an der Klinik als vorteilhaft, wenn sich der Chirurg selbst „zur genauesten Informierung“ über die Gegebenheiten des Einzelfalles orientieren kann. Er ist über den Allgemeinzustand, über den röntgenologischen und Lokalbefund des Kranken und nicht nur über das endoskopische Bild unterrichtet. Es ist daher naheliegend, wenn sich der Chirurg selbst mit der Endoskopie beschäftigt — eine Ansicht, die fast alle Thoraxchirurgen vertreten — namentlich auch deshalb, um bei dringenden Fällen nicht wertvolle Zeit zu verlieren, bis ein Laryngologe einer anderen Klinik zur Stelle ist.

**Indikation und Sichtbereich der Bronchoskopie.** Die Indikation zur Bronchoskopie ist gegeben, sobald der Verdacht eines Bronchuscarcinoms vorliegt. Aus den vorangegangenen Kapiteln ist deutlich zu ersehen, wie verschiedenartig die anamnestischen Angaben, die physikalischen und röntgenologischen Befunde sein können, unter denen ein Carcinom auftreten kann. Wir stehen daher auf dem Standpunkt, daß bei einem unklaren pathologischen Prozeß der Lunge namentlich bei Männern vom 45. Lebensjahre aufwärts in erster Linie an das Carcinom gedacht werden muß. Besonders ergibt jeder unklare pathologische Röntgenbefund, der in einem auffallenden Gegensatz zum Allgemeinzustand und zu den Beschwerden des Patienten steht, eine Indikation zur bronchoskopischen Untersuchung. Selbstverständlich ist die Endoskopie erst recht angezeigt, wenn auf Grund der Röntgenbilder die Wahrscheinlichkeit für das Bestehen eines Carcinoms gegeben ist. In solchen Fällen sollte die Inspektion der Trachea und der großen Bronchien zur Entnahme einer Probeexzision oder zur Feststellung der Operabilität möglichst bald ausgeführt werden. Es ist zwecklos, mittels Chemotherapie wertvolle Zeit zu verlieren, bis der Patient abgefiebert hat, oder ihn gar auf Erholung zu senden ohne Abklärung seines Zustandes. Oft ist es möglich, durch die einmalige Beseitigung eines Bronchialverschlusses eine Sekretretention zu beheben und damit die Entfieberung zu erreichen. Im allgemeinen gilt als Kontraindikation für die Bronchoskopie nur das nachweisbare Vorhandensein von Fernmetastasen, ein stark reduzierter Allgemeinzustand oder zu hohes Alter und mit einer gewissen Einschränkung auch die Kyphoskoliose. Bei einer starken Verkrümmung der Wirbelsäule kann es technisch unmöglich sein, das Bronchoskop einzuführen.

An unserer Klinik wird die Bronchoskopie größtenteils in Lokalanästhesie und zu einem geringeren Teil in Allgemeinnarkose durchgeführt. Bei schonendem Vorgehen, Übung und Erfahrung vorausgesetzt, bedeutet die Untersuchung in Lokalanästhesie keine besondere Belastung für den Kranken. Bei ängstlichen und nervösen Patienten oder bei Carcinomen, die vermutlich gerade noch an der Grenze des Sichtbereiches liegen, wird die Curare-Pentothal-Narkose bevorzugt. Sie vergrößert ohne Zweifel die Reichweite der bronchoskopischen Sicht durch vollständige Beseitigung der Reflexe und jedes Widerstandes von seiten des Patienten und erlaubt ein ruhiges Arbeiten. Irgendwelche Komplikationen, bedingt durch die Narkose, sind nie aufgetreten und meistens sind die Patienten kurze Zeit nach Beendigung der Untersuchung wieder völlig wach.

Der normale Bereich, der sich bei der Endoskopie bei direkter Sicht überblicken läßt, umfaßt die Trachea, die Carina, die beiden Hauptbronchien und die Unterlappenstammbronchien bis zu ihrer Aufteilung in die basalen Segmentäste. Außerdem lassen sich die beiden Oberlappenorifizien, die Abgangsstelle des Lingula- und des Mittellappenbronchus einstellen, doch gelingt es nur selten, in die beiden letzteren etwas vorzudringen. Bei der Atelektase des rechten Oberlappens wird der Winkel zwischen rechtem Haupt- und Oberlappenbronchus zu spitz, so daß man nicht mehr wie gewöhnlich die Abgangsstelle gut überblicken kann, trotz starker Beugung des Kopfes auf die linke Seite. Um diesen Winkel zu vergrößern und um die Sicht zu verbessern, wird in der Literatur immer wieder die Anlegung eines Pneumothorax vorgeschlagen, doch gehört es nach unseren Beobachtungen zu den seltensten Ausnahmefällen, daß sich ein atelektatischer Lappen aus der Pleurakuppe durch Lufteinfüllung auslösen läßt. Zur Erweiterung des Sichtbereiches wurde die retrograde Teleskopie eingeführt, mit deren Hilfe man die Abgangsstelle der Segmentbronchien beider Oberlappen übersehen kann, doch leider verfügen wir noch nicht über solche Teleskope. Neben Verziehungen durch Atelektasen kann entweder ein Primärtumor selbst durch Kompression von außen, durch endobronchiales Wachtsum oder Drüsenmetastasen die Sicht stark beeinträchtigen. Naturgemäß ist das Hauptaugenmerk auf das Auffinden und die Lokalisation eines Tumors gerichtet, trotzdem ist die Aufmerksamkeit ebensosehr auch auf die übrigen Aspekte des ganzen sichtbaren Bronchialbaumes zu richten, da wichtige indirekte Zeichen für das Vorhandensein und für die Ausdehnung eines malignen Prozesses sprechen können.

**Befunde.** Nach dem Studium der Röntgenbilder und der entsprechenden Schichtaufnahmen wird zunächst die gesunde und anschließend die kranke Seite inspiziert. Die Bilder, unter denen ein Bronchuscarcinom im Bronchoskop in Erscheinung tritt, sind stark voneinander verschieden, anderseits aber gibt es Formen, die oft wiederkehren und in gewissem Sinne charakteristisch sind. Relativ häufig kann man einen grauweißlichen, eher derben Tumor sehen, wie er sich namentlich aus einem Oberlappenorifizium in das Lumen des Hauptbronchus vorwölbt. Seine Oberfläche ist leicht höckerig, blumenkohlartig und bei der Entnahme einer Probeexzision ist die Blutungsbereitschaft eher gering. In der äußeren Kontur ähnlich, doch verschieden in der Konsistenz und Farbe ist ein zweiter Typ, welcher rötlich bis düsterrot erscheint und bei Berührung und bei der Gewebsentnahme leicht blutet. Im Aufbau sind solche Carcinome viel weicher und beginnen schon zu bluten, während mit Watteträgern eitriges Sekret oder Schleim von ihrer Oberfläche weggewischt wird. Eine dritte Form, die in unserem Material sehr oft zu beobachten war, bilden die Stenosen. Wir konnten solche geringgradige, eben angedeutete

Verengungen im Bronchiallumen sehen, wenn die Neubildung auf den Schichtaufnahmen ihren Ausgangspunkt z. B. im apikalen Segment des Ober- oder Unterlappens hatte. Holinger betont, daß diese Verdickung der Bronchialwand weit oberhalb des eigentlichen Bronchialverschlusses, wie er auf Grund der Röntgenbilder angenommen wurde, zu sehen ist. In solchen Fällen zeigt sich im Oberlappenorifizium, im Unterlappenstammbronchus oder im Hauptbronchus eine granulierte, beetartige Mukosa. Die Schleimhaut ist entweder gequollen, aufgelockert, aber intakt, oder es ist eine narbenähnliche konzentrische Stenose bei scheinbar normaler Schleimhaut zu finden. Für gewöhnlich ergeben Exzisionen aus derartigen Wandveränderungen einen positiven histologischen Befund.

Beim Studium unserer operativ gewonnenen Präparate und der histologischen Untersuchungen konnten wir das Weiterwachsen der Carcinome in und unterhalb der Bronchialschleimhaut in beiden Richtungen, sowohl zentral- wie peripherwärts, häufig beobachten. Am nachhaltigsten beeindruckte uns die Beobachtung bei einer 50jährigen Patientin mit einem zentralen Carcinom des rechten Unterlappens. Sieben Wochen nach der Bronchoskopie, bei der gerade noch zwei grauweißliche linsenförmige Knötchen vor der Aufteilung in die basalen Segmentäste und eine normale Mukosa im Hauptbronchus zu sehen waren, kam die Patientin ad exitum. Bei der Obduktion war der Hauptbronchus etwas derber als normal, die Mukosa nur leicht verdickt und stellenweise granuliert, doch histologisch war das Pflasterepithelcarcinom submukös schon bis in den linken Hauptbronchus vorgewuchert.

Als seltenste Form ist noch das carcinomatöse Geschwür zu erwähnen, welches unscharfe Ränder und einen nekrotischen Grund aufweist. Nach Holinger kommen solche Veränderungen nur selten zur Beobachtung. Wir sahen nur zweimal einen ulcusähnlichen Krater, doch handelte es sich bei beiden Fällen um Tumoren, welche, von einem Segmentbronchus ausgehend, in einem Falle in die Trachea und ein anderes Mal in den Hauptbronchus von außen durchgebrochen waren.

Nach Aufzählung der typischen Formen, zwischen denen jedoch fließende Übergänge bestehen können, sind differentialdiagnostisch die gutartigen Neubildungen kurz anzuführen. Adenome, Zylindrome, Fibroepitheliome und endobronchial gelegene Fernmetastasen wurden an unserer Klinik bronchoskopisch nachgewiesen. Trotz ihrer Seltenheit sind sie keineswegs bedeutungslos, da insbesondere Adenome relativ häufig vorkommen. Zur Unterscheidung der Art des im einzelnen Falle vorliegenden Tumors, ist immer eine Probeexzision notwendig, denn eine sichere Differenzierung auf Grund des endoskopischen Bildes allein ist nicht möglich.

Ein bedeutender Vorzug der Bronchoskopie gegenüber anderen Untersuchungsmethoden besteht darin, daß sie beim Bronchuscarcinom in einem hohen Prozentsatz eine histologische Klärung ermöglicht. Der Chirurg ist dafür dankbar, denn er kann selbst bei offenem Thorax manchmal weder durch Inspektion, noch durch Palpation zwischen einem Carcinom, einem benignen Tumor oder einem entzündlichen Infiltrationsprozeß unterscheiden. Anderseits hängt aber gerade davon die Indikationsstellung, ob Lobektomie oder Pneumonektomie, ab. Aus diesem Grunde sollte die Bronchoskopie, wenn der Tumor innerhalb der Reichweite der endoskopischen Sicht liegt und die erste Probeexzision negativ ausgefallen ist, wiederholt werden. Es kommt nämlich gar nicht so selten vor, daß eine Art Pseudotumor, bestehend aus Granulationsgewebe und chronisch-entzündlich veränderter Bronchialwand, proximal und schützend vor dem eigentlichen Carcinom liegt. Eine andere Schwierigkeit besteht manchmal darin, daß Drüsenvergrößerung oder eine Kompression durch den Tumor selbst ein weiteres Vordringen des Bronchoskops und der Exzisionszange behindern. Beträchtliche Sekret- und Eitermengen können ebenfalls eine genaue Untersuchung beeinträchtigen.

Zur Gewebsentnahme für die histologische Untersuchung wurden die verschiedensten Instrumente konstruiert. Das gewonnene Material soll möglichst wenig geschädigt und auch nicht zu klein sein, um eine genaue Beurteilung zu gestatten. Bis jetzt wurden von uns nur Exzisionen unter Sicht ausgeführt, doch werden an anderen Kliniken auch blinde Biopsien gewonnen, indem ein Instrument in den entsprechenden Segmentbronchus, mit oder ohne Röntgenkontrolle in zwei Ebenen, eingeführt wird.

Nach unseren Erfahrungen mit den Untersuchungen des Sputums auf Tumorzellen, die von Portele und Kucsko im Jahre 1949 veröffentlicht wurden, haben wir von Anfang an auch während der Bronchoskopie Sekret zur cytologischen Untersuchung abgesaugt, namentlich in jenen Fällen, wo ein Tumor nicht direkt sichtbar war. Bei fehlendem Sekret wurde physiologische Kochsalzlösung in den entsprechenden Lappen eingespritzt und anschließend wieder aspiriert und in einer eigenen Eprouvette aufgefangen [1].

Die Angaben in der Literatur über die Häufigkeit der histologischen Verifizierung des Bronchuscarcinoms durch die Bronchoskopie weichen ganz beträchtlich voneinander ab. In einer Arbeit über 195 Lungencarcinome gibt Ochsner und Mitarbeiter an, daß 161 Fälle bronchoskopiert wurden und die übrigen 37 nicht, da es sich bei letzteren um periphere Tumoren handelte. Von der Gesamtsumme wurden 37,9% histologisch geklärt und von den Untersuchten 46%. Smidt untersuchte 188 Fälle hinsichtlich der bronchoskopischen Ergebnisse und kommt zu dem Resultat, daß in 45,2% eine positive Probeexzision möglich war, in 72,3% war ein Tumor sichtbar und nur in 16,5% war der Befund normal. Von diesen 188 Fällen wurden 29 reseziert. Brewer, Jones und Dolley erzielten in ungefähr der Hälfte ihrer 300 Fälle eine histologische Sicherstellung mittels Endoskopie. Sie klassifizieren alle Tumoren, die außerhalb des Sichtbereiches liegen, als periphere Carcinome. Nach einer Zusammenstellung von Züllig aus der Universitätsklinik Zürich (Prof. Rüedi) aus dem Jahre 1949 waren von 116 Bronchuscarcinomen 63% endoskopisch verifizierbar. 14 Patienten wurden einer Radikaloperation unterzogen. Holinger und Mitarbeiter veröffentlichten 1945 eine Analyse von 175 Fällen, von denen 136, d. h. 78% durch Bronchoskopie und Probeexzision geklärt wurden. Auffallend ist in dieser Zusammenstellung, daß 55 Tumoren in einer Entfernung von 1 bis 2 cm von der Carina im rechten Hauptbronchus und 20 im linken Hauptbronchus gefunden wurden. Zusätzlich fanden sich vier Carcinome zu beiden Seiten der Carina, dagegen wurden nur fünf periphere Tumoren beobachtet. Außerdem ist die Feststellung des Intervalles bemerkenswert, welche vom Zeitpunkt der ersten Symptome bis zur bronchoskopischen Untersuchung verstrichen ist. In 50% der Fälle vergingen weniger als sechs Monate, in 42% 6 bis 12 Monate und bei 8% verging mehr als ein Jahr.

Grow und Mitarbeiter sind der Auffassung, daß die Begrenztheit der Bronchoskopie bei beginnenden carcinomatösen Prozessen nicht genügend betont worden sei und nimmt gegen die Veröffentlichungen von Zahlen Stellung, die von einer 70- bis 90%igen Diagnostizierbarkeit sprechen. Von 100 operativ gewonnenen Präparaten und Beobachtungen bei Obduktionen lag das Carcinom nur 43mal im Sichtbereich des Bronchoskopes und von den radikal Operierten dürfte nach Ansicht von Grow weniger als die Hälfte eine positive endoskopische Diagnose geben. Dem eben Mitgeteilten widersprechen die theoretischen Rechnungen von Wiklund und die von ihm veröffentlichten Ergebnisse, welche an der Klinik von Crafoord erreicht wurden. Unter der Annahme von 15 bis 20% peripherer Tumoren und von 10 bis 15%, welche, im Oberlappen gelegen, der Gewebs-

[1] Näheres hierüber siehe im Kapitel Laboratoriumsuntersuchungen, S. 62.

entnahme nicht zugänglich sind, wird die Wahrscheinlichkeit einer mikroskopischen Diagnose mit 70% errechnet. Tatsächlich zeigt der Autor in einer übersichtlichen Zusammenstellung von 259 Bronchuscarcinomen, daß in 72% der 100 operierten Fälle und in 77,4% der inoperablen eine positive Probeexzision und histologische Klärung möglich war. Er betont mit Recht, daß die Erfahrung und Übung des Untersuchenden von großer Bedeutung sind. Probeexzisionen wurden überall entnommen, wo ein Tumor oder eine pathologische Veränderung wahrnehmbar war und in manchen Fällen wurden blinde Biopsien durchgeführt.

Neben dem ganz unbestrittenen Wert einer histologischen Verifizierung gibt es jedoch auch indirekte Zeichen, welche auf das Vorhandensein eines Tumors und sogar auf dessen Inoperabilität hinweisen können. Chevalier Jackson hat davor gewarnt, die Probeexzision zu überschätzen, indem sich die ganze Aufmerksamkeit nur darauf konzentriert und die übrigen pathologischen Befunde übersehen oder unberücksichtigt bleiben. Schon bei der Einführung des Instrumentes ist auf die Beweglichkeit und Lage der beiden Stimmbänder zu achten, um eine mögliche Rekurrenslähmung feststellen zu können. Beim Passieren der Trachea ist auf Verziehungen oder Vorwölbungen von außen her, welche durch einen Tumor oder durch Drüsenmetastasen hervorgerufen werden können, zu achten. An der Carina interessiert uns ihre Lage, ihre Bewegungen und ihre Form. Ein kompletter Verschluß mit folgender Atelektase eines Lappens bewirkt eine Verziehung der Carina auf die erkrankte Seite, eine Stenose eines größeren Bronchus hingegen löst eine Pendelbewegung aus. Holzknecht dürfte als erster das nach ihm benannte Phänomen des Mediastinalpendelns beschrieben haben, wie es sich vor dem Röntgenschirm bei Bronchialstenosen verfolgen läßt. Bevor jedoch ein solches Pendeln bei der Durchleuchtung sichtbar wird, läßt es sich schon im Bronchoskop bei geringgradiger Einengung eines Lappenbronchus erkennen. Bei der Inspiration füllt sich der Lungenabschnitt peripher einer Stenose langsamer als die übrige Lunge und auch die Entlüftung während des Exspiriums hinkt nach und dauert länger. Es resultiert daraus in beiden Phasen der Atmung zunächst durch den Sog ein Abweichen der Carina zur erkrankten Seite und in der zweiten Phase ein Zurückpendeln in die Ausgangsstellung. Zu einer Pendelbewegung in entgegengesetzter Richtung, also beim Einatmen zur gesunden und beim Ausatmen zur kranken Seite, kommt es nach Steinmann, wenn ausgedehnte pleurale Verwachsungen vorhanden sind. Angeregt durch die Veröffentlichung Steinmanns, haben wir auf den Zusammenhang zwischen dem von uns ebenfalls beobachteten paradoxen Pendeln und den basalen Schwielen geachtet, konnten aber keine eindeutigen Ergebnisse feststellen. Scheinbar müssen verschiedene Komponenten dabei eine Rolle spielen und in gleichem Sinne zusammenarbeiten. (Aufgehobene Zwerchfellbeweglichkeit, kompensatorisches Emphysem, Art der Stenose und der Parenchymschädigung.)

Besonders zu berücksichtigen ist bei der Bronchoskopie die Form der Carina an der Teilungsstelle der beiden Hauptbronchien. Normalerweise ist sie scharf. Bei entzündlichen Erkrankungen der Luftwege führt die ödematöse Schwellung der Schleimhaut zu einer geringgradigen Verbreiterung, die sich jedoch gut von der breiten sattelförmigen Carina unterscheiden läßt, welche durch vergrößerte carcinomatöse Drüsen unterhalb der Bifurkation bedingt ist. In seltenen Fällen verursacht der Primärtumor durch seine Lokalisation in einem der beiden Hauptbronchien eine Verbreiterung und Abflachung der Carina. Dieser Befund kann manchmal durch eine Verziehung des rechten Hauptbronchus nach oben infolge einer Atelektase des Oberlappens vorgetäuscht werden, ohne daß sich Carcinomgewebe im Teilungswinkel befindet. Sehr schwierig zu beurteilen ist eine beginnende Abflachung der Carina. In solchen Zweifelsfällen gilt die Aufmerksamkeit den beiden

Hauptbronchien hinsichtlich ihrer Fixation und Beweglichkeit und hinsichtlich dem Widerstand, den sie bei Bewegungen senkrecht zur Achse des Bronchoskopes leisten. Der erfolgte Einbruch von carcinomatösem Gewebe in das Mediastinum zeigt sich endoskopisch durch die Aufhebung der Beweglichkeit eines Hauptbronchus bei der Atmung, durch seine Starrheit und durch eine derbe, breite Carina. Carcinomatöse Drüsen können auch weiter distal in Erscheinung treten in Form von Eindellungen und Vorwölbungen der Bronchialwand. Entzündliche Drüsen sind bei Erwachsenen meist nicht imstande, dieselben umschriebenen Veränderungen hervorzurufen, da die Wand der großen Bronchien kräftig genug ist, um gegen Kompression Widerstand zu leisten.

Als Zeichen der Rigidität eines Bronchus und als Folge des Verlustes seiner Elastizität wird als indirekter Hinweis eine deutliche Fältelung der pars membranacea gewertet und als Schienenstrangsymptom bezeichnet, da zwei bis drei parallele Falten in der Längsrichtung zu sehen sind. Dieses Zeichen ist nicht beweisend für das Vorhandensein eines Carcinoms, da es auch bei anderen Erkrankungen der Lunge gefunden wird. Trotzdem ist oft auffallend, wie ausgeprägt und deutlich der „Schienenstrang“ auf der erkrankten Seite zu sehen ist, bei fehlender oder nur angedeuteter Faltenbildung auf der gesunden Seite.

**Beurteilung der Operabilität.** Zur endoskopischen Beurteilung der Operabilität ist es erforderlich, die makroskopische proximale Grenze des Tumors im Hauptbronchus festzustellen. Ein Carcinom, das weniger als 1,5 bis 2 cm von der Carina entfernt ist, kann kaum mehr radikal entfernt werden, d. h., in einem solchen Falle kann der Bronchus nicht im Gesunden durchtrennt werden, da die mikrokopische Infiltration erfahrungsgemäß nach proximal weiterschreitet. An unseren operativ gewonnenen Präparaten wurde wiederholt die Distanz zwischen makroskopischem und mikroskopischem Tumorwachstum gemessen. Sie war bei den Pflasterzellcarcinomen am größten, doch ließ sich gerade bei diesen die Begrenzung der makroskopischen Veränderungen oft gar nicht genau feststellen, denn normale Schleimhaut ging ganz allmählich in pathologisch veränderte Mukosa über. Auch das Übergreifen auf die Trachea macht eine Radikaloperation unmöglich. Vielleicht wird es durch plastische Wiederherstellung der Trachea einmal gelingen, auch solche Carcinome chirurgisch anzugehen. Abbott hat bei fünf Bronchuscarcinomen Teile der Trachealwand und der Carina mitreseziert. Er verspricht sich namentlich bei Adenomen von diesem Vorgehen Erfolge, hinsichtlich der Carcinome dagegen sind noch weitere Beobachtungen notwendig. Eine breite Carina und eine derbe Resistenz medial eines Hauptbronchus machen eine Radikaloperation ebenfalls fast aussichtslos, allerdings kann eine Verbreiterung der Carina in seltenen Fällen auch durch entzündliche Drüsen bedingt sein (Tudor Edwards). Einbuchtungen in der Trachea durch Drüsenmetastasen sind weitere Zeichen der Inoperabilität, außer es wird nur ein Palliativerfolg angestrebt. Dasselbe gilt von einer Stimmbandlähmung, da eine Lähmung des N. recurrens hörbar und sichtbar die Infiltration des Mediastinums durch Carcinomgewebe anzeigt. In diesem Zusammenhang sei allerdings daran erinnert, daß sowohl Recurrensschädigungen unbekannter Genese auftreten können, ebenso wie dauernde oder vorübergehende Zwerchfellähmungen gelegentlich als Folge einer entzündlichen Lungenerkrankung beobachtet werden. Wir konnten bis jetzt neun solche Fälle beobachten, ohne die primäre Noxe zu kennen. Freedman sah nach Pneumonien sechsmal Nervenlähmungen auftreten.

**Eigenes Material.** Unser bronchoskopisch untersuchtes Krankengut der Klinik, das hier verarbeitet und wiedergegeben werden soll, deckt sich nicht mit unserem gesamten Krankenmaterial, da bis zum Ende des Jahres 1948 die II. Hals-, Nasen-, Ohrenklinik unter Prof. Wiethe in entgegenkommendster Weise die Untersuchungen für uns durchgeführt hat. Inzwischen hatte einer von uns (Jenny) Gelegenheit, im Jahre 1947 und 1948 die Bronchoskopie theoretisch und praktisch an der Thoraxchirurgischen Klinik von H. Morriston-Davies und F. R. Edwards in Liverpool zu erlernen. Die Fälle, die auswärts vor der Einweisung an unsere Klinik bronchoskopiert wurden, sind ebensowenig berücksichtigt wie jene Fälle, die wir in anderen Abteilungen untersuchten.

An unserer Klinik wurden

| | |
|---|---|
| 1949 | 270 |
| 1950 | 218 |
| 1951 | 148 (1. Halbjahr) |

Bronchoskopien durchgeführt. Nicht mitgezählt sind Wiederholungen der Endoskopie und die postoperativ ausgeführten endoskopischen Absaugungen zur Prophylaxe oder zur Beseitigung von Komplikationen. Bei den 636 bronchoskopierten Patienten handelt es sich 324mal um Bronchuscarcinome.

Naturgemäß ist die erste Aufgabe der Bronchoskopie bei Verdacht auf ein Carcinom die genaue Inspektion der Trachea und der großen Bronchien, um einen etwaigen pathologischen Prozeß festzustellen und, falls ein Tumor direkt zu sehen ist, diesen genau zu lokalisieren. Wenn irgendwie möglich, wird zur histologischen Verifizierung eine Probeexzision ausgeführt. Eine mikroskopische Sicherstellung der Diagnose hängt hauptsächlich von vier verschiedenen Faktoren ab.

1. Von der Lokalisation der Neubildung.
2. Von dem Zeitpunkt der Endoskopie bzw. der Dauer der Erkrankung.
3. Von der Reichweite der Sicht und der Instrumente.
4. Von der Übung und Erfahrung des Untersuchenden.

Die Verteilung der Carcinome auf die verschiedenen Lappen und Bronchien bei unseren Patienten war folgende:

| Rechts | | Links | |
|---|---|---|---|
| Oberlappen | 86 (9) | Oberlappen | 61 (5) |
| Mittellappen | 7 (1) | Lingula | 7 (0) |
| Unterlappen | 67 (13) | Unterlappen | 56 (9) |
| Hauptbronchus | 25 | Hauptbronchus | 15 |

In den Klammern sind die peripheren Carcinome angeführt, die aber bereits in der Summe jeweils bei den einzelnen Lappen mitgerechnet sind. Obwohl die peripheren Tumoren außerhalb des Sichtbereiches liegen, wurden doch fast alle unsere Patienten endoskopisch zur Feststellung, ob Drüsenmetastasen vorhanden sind, und zur Sekretabnahme untersucht. Als periphere Carcinome wurden nur jene Neubildungen gewertet, die peripher im Lungenparenchym lagen und röntgenologisch als runde, scharf begrenzte Tumoren imponierten. Die von einem hilusnahen Segmentbronchus ausgehenden Carcinome gelten als zentrale, liegen aber im Oberlappen beispielsweise außerhalb der Sichtweite, solange sie noch klein sind und noch nicht proximalwärts weitergewachsen sind. Auf Grund der Kontrolle durch Operationen fanden sich allein auf das vordere Segment des rechten Oberlappens beschränkt 13 und auf den apikalen Ast beschränkt 14 Carcinome. Bei späteren Bronchoskopien, d. h. bei Wiederholungen, kann nämlich das Carcinom ein beträchtliches Stück in Richtung auf den Hauptbronchus weiter vorgedrungen sein und so eine Gewebsentnahme ermöglichen. Damit sind wir beim zweiten Punkt, dem Zeitfaktor, angelangt.

Intervall zwischen Beginn der ersten Symptome und der Bronchoskopie bei den 324 untersuchten Tumoren.

a) Weniger als 6 Monate . . . . . 213 Fälle 65,7%
b) 6 bis 12 Monate . . . . . . . 74 Fälle 22,9%
c) Über ein Jahr . . . . . . . 37 Fälle 11,4%

Histologische Verifizierung der 287 zentralen Carcinome in den Gruppen a bis c.

a) 86 verifiziert . . . . . . . . . . . . . 46,7%
98 nicht verifiziert
b) 33 verifiziert . . . . . . . . . . . . . 49,2%
34 nicht verifiziert
c) 31 verifiziert . . . . . . . . . . . . . 86,1%
5 nicht verifiziert

Bei denjenigen Patienten, die länger als ein Jahr Beschwerden hatten, wurde der Tumor bei der Bronchoskopie immer gesehen, eine positive Probeexzision war hingegen in 86,1% möglich. Aus den angeführten Zahlen ist der Zusammenhang zwischen der Krankheitsdauer und der Erzielung einer histologischen Klärung deutlich ersichtlich.

Patienten mit nachgewiesenen Fernmetastasen wurden nicht mehr untersucht. Bei verdächtigen supraklavikulären Drüsen beispielsweise, wurden zunächst dieselben entfernt und histologisch untersucht und nur bei negativem Ergebnis die Endoskopie angeschlossen.

Wie schon erwähnt, verfügen wir noch nicht über Teleskope und auch nicht über flexible Probeexzisionszangen, welche ein Vordringen in verschiedene Segmente gestatten würden. Mit ihrer Hilfe würden sich unsere Ergebnisse sicher noch verbessern lassen.

Von unseren 324 Fällen war 150mal (46,2%) eine histologische Verifizierung durch die Bronchoskopie möglich. In 174 Fällen wurde eine histologische Klärung nicht erreicht.

| Rechts | | | Links | | |
|---|---|---|---|---|---|
| | histologisch verifiziert | nicht verifiziert | | histologisch verifiziert | nicht verifiziert |
| Oberlappen | 27 | 59 | Oberlappen | 15 | 46 |
| Mittellappen | 2 | 5 | Lingula | 3 | 4 |
| Unterlappen | 38 | 29 | Unterlappen | 32 | 24 |
| Hauptbronchus | 19 | 6 | Hauptbronchus | 14 | 1 |

Bei den 174 Fällen wurden ebenfalls 42mal Probeexzisionen gemacht, da in 52 Fällen ein Tumorgewebe im Bronchiallumen sichtbar war. Die so gewonnenen Gewebsbröckel enthielten öfters nur chronisch-entzündliche Bronchialwand mit Abflachung des Zylinderepithels, mit Zellmetaplasien oder mit verhornendem Pflasterepithel. Leider nicht zu selten waren die exzidierten Stücke für eine Beurteilung zu klein oder ließen infolge des schlechten Erhaltungszustandes keine genaue Diagnose zu. Regelmäßig wurde Sekret zur Untersuchung auf Tumorzellen entnommen, wenn eine Biopsie mit Schwierigkeiten verbunden war. Auf diese Weise wurden bei den nicht verifizierten Carcinomen noch zusätzlich 94mal Tumorzellen im Sekret gefunden. In 22 Fällen der insgesamt 324 Fälle wurde ein vollkommen normaler endoskopischer Befund erhoben, wobei Entzündungserscheinungen nicht als pathologisch gewertet wurden. Auch bei diesen 22 Fällen wurden 14mal Tumorzellen im Sekret nachgewiesen.

Zwischen den beiden Extremen mit normalem bronchoskopischen Befund auf der einen und mit der histologischen Klärung auf der anderen Seite, liegt die große Gruppe von indirekten pathologischen Veränderungen im Bronchialbaum, welche auf das Vorhandensein eines Tumors hinweisen. Dazu gehören Einengung eines Bronchus durch submuköses Tumorwachstum, Einengung durch peribronchiales Wachstum, Kompression und Verdrängung durch das Neoplasma selbst oder durch Drüsenmetastasen. Eine Einengung der Trachea durch Drüsenmetastasen und Starrheit eines Hauptbronchus mit einer breiten Carina sind Zeichen der Inoperabilität. Solche Befunde zu beachten und richtig zu werten, ist oft sehr schwierig, aber genau so wichtig wie die Erzielung einer positiven Probeexzision. Von den 174 nicht verifizierten Fällen wurde 38mal eine typisch verbreiterte Carina gefunden und deshalb, zum Teil auch aus anderen Gründen, wurde 23mal eine Operation abgelehnt. In elf Fällen wurde eine Resektion versucht, doch entweder wegen Drüsenmetastasen oder wegen einer Tumorinfiltration in das Mediastinum nicht ausgeführt. Auch bei den histologisch verifizierten Carcinomen fand sich in 20 Fällen ebenfalls eine breite Carina. Kein Fall war operabel, 15mal wurde die Operation von vornherein abgelehnt und fünfmal versucht, doch es blieb bei der Thorakotomie ohne Resektion. Viermal schien bei den histologisch nicht geklärten Fällen die Pneumonektomie als Radikaloperation möglich und wurde auch ausgeführt. Bei zwei dieser Patienten waren die Drüsen unterhalb der Bifurkation bereits neoplastisch infiltriert. Insgesamt war daher nur bei vier von 58 Patienten mit einer verbreiterten sattelförmigen Carina eine Resektion möglich, alle anderen waren inoperabel.

In zwölf Fällen war die Trachea deformiert und siebenmal wurde aus diesem Grunde eine Operation abgelehnt, dreimal eine Resektion versucht und nur zweimal die ganze Lunge entfernt, wobei bei einem Patienten ein plastischer Verschluß der Trachea nötig war. Beide Patienten starben sehr bald (Lokalrezidiv und generalisierte Metastasierung). Selbstverständlich wurden auch bei den histologisch verifizierten Carcinomen solche indirekte bronchoskopische Tumorzeichen gefunden. Grenzfälle sind immer schwierig zu beurteilen und müssen im Zusammenhang mit den anderen Untersuchungsergebnissen gewertet werden.

Eine unbedingte Kontraindikation für eine Pneumonektomie ist bronchoskopisch dann vorhanden, wenn der Tumor zu nahe an die Trachea und an die Carina heranreicht. Begründet wird dieser Standpunkt damit, daß vom proximalen Rande der makroskopisch tumorösen Veränderung das Carcinom submukös weiterwächst, ohne mit freiem Auge sichtbare Veränderungen zu setzen. Nach unseren Beobachtungen hat das Pflasterzellcarcinom die stärkste Tendenz, sich endobronchial auszudehnen. Die Mukosa kann in solchen Fällen normal erscheinen, häufig ist sie etwas gerötet oder ödematös und histologisch weist die Schleimhaut Epithelmetaplasien auf. Die kleinrundzelligen Carcinome hören für gewöhnlich im Inneren des Bronchus mit der sichtbaren Veränderung auf, doch wachsen diese rasch extrabronchial und in die Tiefe weiter. Die exakte Feststellung der Tumorgrenze durch das Bronchoskop stößt daher auf Schwierigkeiten. In unserem Material mußte elfmal ein operativer Eingriff abgelehnt werden, da der Tumor zu nahe an die Trachea heranreichte.

Zusammenfassend noch einmal ein Überblick über unser bronchoskopisch untersuchtes Krankengut:

| | |
|---|---|
| Bronchoskopisch untersuchte Fälle . . . . . . . . . . . | 324 |
| Tumor sichtbar . . . . . . . . . . . . . . . . . . | 203 (62,6%) |

Histologisch durch Probeexzision verifiziert . . . . . . . . 150 (46,2%)
Von den Verbleibenden . . . . . . . . . . . . . . 121
Charakteristische indirekte Tumorzeichen . . . . . . . 72
Uncharakteristische Zeichen . . . . . . . . . . . . . 27
Normaler Befund . . . . . . . . . . . . . . . . . . 22 (7%)
Bei normalem Befund Tumorzellen im Sekret . . . . 14
Ohne Tumorzellen . . . . . . . . . . . . . . . 8

| Operationen bei | histologisch Verifizierten | Nicht Verifizierten |
|---|---|---|
| Pneumonektomie | 28 | 54 |
| Lobektomie | 3 | 3 |
| Thorakotomie | 54 | 35 |

Nach unseren eigenen Erfahrungen und den Mitteilungen aus der Literatur ist ersichtlich, daß die Bronchoskopie bei der exakten Diagnosestellung des Bronchuscarcinoms unentbehrlich geworden ist und daß außer den diagnostischen Ergebnissen auch noch wertvolle Hinweise in bezug auf die Operabilität eines Tumors gegeben werden können. Nachteilige Folgen hatte die Bronchoskopie in unserem Material keine, abgesehen davon, daß zweimal durch die Probeexzision ein Mediastinalemphysem aufgetreten ist, welches nach wenigen Tagen komplikationslos zurückging. Daher besteht auch von dieser Seite keine Beeinträchtigung des Wertes der bronchoskopischen Untersuchung.

In seltenen Fällen ist die Bronchoskopie imstande, ein beginnendes zentrales Carcinom nachzuweisen, noch bevor röntgenologisch sichtbare Veränderungen vorhanden sind, doch liegen die beginnenden Carcinome der Segmentbronchien und die peripheren Tumoren außerhalb des endoskopischen Sichtbereiches. Ein negatives Untersuchungsergebnis schließt daher das Vorhandensein eines Carcinoms nicht aus.

## 5. Die Laboratoriumsuntersuchungen.

Die beim Bronchuscarcinom gebräuchlichen Laboratoriumsuntersuchungen unterteilen sich in solche, die für die Beurteilung des Allgemeinzustandes und verschiedener Organfunktionen maßgebend sind und in solche, die in diagnostischer Hinsicht unterstützend wirken sollen. Während erstere in dem Kapitel über die Vorbehandlung besprochen werden sollen, kommen die letzteren im folgenden zur Abhandlung.

1. *Die Blutsenkungsreaktion.* Eine Überprüfung der Einstundenwerte der Blutsenkungsreaktion nach Westergreen an 795 Bronchuscarcinomkranken hat, wie folgende Zusammenstellung zeigt, ergeben, daß ein Großteil der Fälle eine stark bzw. stärkst erhöhte Blutsenkungsreaktion zeigte.

| | Einstundenwert | | | | |
|---|---|---|---|---|---|
| | normal | leicht beschleunigt | mittel beschleunigt | stark beschleunigt | stärkst beschleunigt |
| Zahl der Fälle | 82 | 74 | 77 | 184 | 378 |
| Prozent | 10,3 | 9,3 | 9,6 | 23,1 | 47,5 |

Ein verläßliches Zeichen für das Vorliegen eines Carcinoms ist jedoch auch damit nicht gegeben, da 10,3% der Fälle normale Einstundenwerte aufwiesen. Eine gesonderte

Überprüfung dieser Werte bei peripheren und zentralen Carcinomen hat keinen wesentlichen Unterschied ergeben. Dagegen konnte eine gute Kongruenz der Leukozytenwerte und der Einstundenwerte der Blutsenkungsreaktion insofern gefunden werden, als stark und stärkst erhöhte Werte auch mit beträchtlichen Leukozytenvermehrungen einhergingen. Diese Feststellung scheint darauf zurückzuführen zu sein, daß exzessiv hohe Einstundenwerte der Blutsenkung vor allem durch ausgedehnte sekundäre Entzündungserscheinungen hervorgerufen werden. Analog dazu konnten bei normaler Blutsenkung auch normale Leukozytenwerte gefunden werden. In einigen Fällen fanden sich allerdings infolge Kachexie bei hoher Senkung und trotz beträchtlicher sekundärer Entzündungserscheinungen normale Leukozytenwerte. Zur Ergänzung kann man auch das Weltmannsche Koagulationsband prüfen, das ja bekanntlich bei Carcinomkranken in der Regel verkürzt ist.

2. *Cytologische Untersuchungsmethoden.* Immer wieder wurde versucht, verschiedene cytologische Untersuchungsmethoden für die Diagnostik heranzuziehen.

Die *Biopsie von Tumorgewebe*, das durch Aspiration aus dem Tumor selbst gewonnen wird, ist mit verschiedenen Gefahren verbunden, wie: Luftembolie, Empyem, Verschleppung von Tumorzellen durch den Stichkanal in die Thoraxwand, und wurde daher von einer Reihe von Autoren (Overholt, Ochsner, Adams und Graham) und auch an der Klinik prinzipiell abgelehnt. Außerdem würde ein negativer Befund nichts beweisen, so daß, gleichgültig welches Resultat die Aspiration ergibt, letzten Endes doch die Thorakotomie ausgeführt werden müßte.

Besteht Verdacht, daß ein Pleuraexsudat auf einer Carcinomaussaat basiert, so kann dieses cytologisch untersucht werden (Mandelbaum-Test). Der Wert der Methode scheint begrenzt zu sein. In einer geringen Anzahl von Fällen hat sich zur Sichtbarmachung einer pleuralen Carcinomaussaat und eventueller Gewinnung von Tumorgewebe zur Biopsie nach Literaturangaben auch die Thorakoskopie bewährt. Über eigene Erfahrungen kann nicht berichtet werden.

Die *Untersuchung des Sputums* auf Tumorzellen wurde einerseits zur Erlangung einer Frühdiagnose und anderseits zur Klärung differentialdiagnostisch schwieriger Fälle empfohlen.

Der Wert der Methode für die Frühdiagnostik ist äußerst beschränkt, da zur Erlangung eines tumorzellenhältigen Sputums eine ausgedehntere Epithelläsion des Tumors in Form einer Exulzeration, Zerfall usw. nötig ist und damit eigentlich eine Frühdiagnose im wahrsten Sinne des Wortes ausgeschlossen ist.

Um den Wert der Sputumuntersuchung in differentialdiagnostischer Hinsicht abschätzen zu können, müssen zwei Fragen beantwortet werden: 1. In wieviel sicher nachgewiesenen Carcinomfällen ist mit einem positiven Befund zu rechnen und 2. in welchem Ausmaß ist bei sicher nicht carcinomatösen Fällen ein auf Carcinom positiver cytologischer Sputumbefund zu erheben?

Ad 1. Da die Verläßlichkeit und Zahl der positiven Befunde weitgehendst von der Erfahrung des Untersuchers abhängt, hat es sich als zweckmäßig erwiesen, nur besonders auf diese Untersuchungsmethode spezialisierte Pathologen zur Befundung heranzuziehen. Am Pathologisch-anatomischen Institut der Universität Wien (Vorstand Prof. Chiari) haben sich zur Sputumuntersuchung unseres Krankengutes die Herren Dr. Kucsko und Portele in dankenswerter Weise zur Verfügung gestellt. Weiters ist für diese Frage die Art der Entnahme und die Zahl der Sputumuntersuchungen wesentlich. Wird lediglich expektoriertes Sputum zur Untersuchung verwendet, so können selbstverständlich in einem geringeren Prozentsatz positive Befunde erhoben werden, wogegen ein wesentlich höherer Prozentsatz zu erwarten ist, wenn ein Sekretabstrich bronchoskopisch aus dem carcinomsuspekten Bronchus entnommen wird. So konnten Kucsko und Portele bei Sputumuntersuchungen, die an dem vorliegenden Krankengut vorgenommen wurden, in 36,6% der Fälle positive Befunde bei einwandfrei festgestelltem Bronchuscarcinom erheben. Handelte es sich dagegen um aspiriertes Bronchialsekret oder um Direktabstriche aus dem carcinomverdächtigen oder -befallenen Anteil des Bronchialbaumes, so konnten diese Autoren cytologisch unter der Anwendung der Papanicolaou-Methode in 77% der Fälle eine positive Carcinomdiagnose stellen, während in 23% negative Resultate erhoben wurden, obwohl es sich um einwandfrei verifizierte Carcinomfälle handelte. Die große Schwankungsbreite bezüglich der Erlangung positiver Befunde geht auch aus folgender Literaturübersicht hervor.

Herbut and Clerf . . . . . . . . . . . . . . . . 82,4%
McKay . . . . . . . . . . . . . . . . . . . . 74%
O'Keefe . . . . . . . . . . . . . . . . . . . . 88,6%
Kjaer, Dreyer und Hansen . . . . . . . . . . . 32%
Gibbon und Mitarbeiter . . . . . . . . . . . . . 90%
Farber, Rosenthal, Alston, Benioff und McGrath
(1524 Fälle) . . . . . . . . . . . . . . . . . . 54%

Ad 2. Seitdem Dudgeon und Wrigley (1934) bei Sputumuntersuchungen auch in einem Fall bei einem chronisch-entzündlichen Prozeß (Sinusitis) einen für Carcinom eindeutig positiven Zellenbefund erheben konnten, wurde immer wieder über Fehldiagnosen berichtet. So konnten Kjaer, Dreyer und Hansen in 11%, Wohner und McDonald in 2% und Kucsko und Portele in 2,2% bei sicher nicht an Bronchuscarcinom Erkrankten „Carcinomzellen" im Sputum nachweisen. Nach den Literaturangaben kann es, besonders bei Tuberkulose, chronisch abszedierender Pneumonie und allgemein bei atypischen Epithelmetaplasien, zu Fehldiagnosen kommen.

Wegen gewisser Vorteile der Sputumuntersuchung — ohne Unannehmlichkeiten für den Patienten lassen sich wiederholte Proben ausführen — wurde anfangs die Methode vielfach überschätzt. Seit den verschiedenen Meldungen über die Möglichkeit von Fehldiagnosen verlor die Methode jedoch wesentlich an Wert für die Klärung differentialdiagnostisch schwieriger Fälle. Wenn auch die Zahl der positiven Befunde durch bronchoskopisch gezielte Sekretabnahmen aus dem carcinomnahen Gebiet verbessert werden konnte, so kann diese Methode — was Sicherheit anlangt — doch niemals mit der bronchoskopisch gewonnenen Probeexzision konkurrieren, sondern nur als Ergänzung der Bronchoskopie dienen. Es erweist sich wohl als zweckmäßig, wenn bronchoskopisch keine Probeexzision gewonnen werden kann, eine Sekretabnahme, eventuell kombiniert mit einer Ausspülung des Bronchus, durchzuführen. Dadurch wird auch gleichzeitig bei differentialdiagnostisch schwierigen Fällen eine Untersuchung des Sputums auf Tuberkelbazillen möglich. Ein negativer Sputumbefund kann selbstverständlich in keiner Weise als Gegenbeweis für das Bestehen eines Carcinoms angesehen werden, aber auch ein positiver Zellbefund wird infolge der oben erwähnten Fehlermöglichkeiten der Methode niemals *allein* ausschlaggebend für eine Carcinomdiagnose sein können, sondern höchstens einen Carcinomverdacht verstärken.

Da demnach auch die cytologische Untersuchung in differentialdiagnostischer Hinsicht nicht von entscheidendem Wert ist, muß man sich in zweifelhaften Fällen mit begründetem Verdacht zur Thorakotomie entschließen.

## 6. Die Probethorakotomie.

Wenn bei bestehendem Verdacht auf ein Bronchuscarcinom alle in den vorhergehenden Kapiteln beschriebenen Untersuchungsmethoden nicht zu einer völligen Sicherstellung der Diagnose führen konnten, wird von den meisten Autoren zur endgültigen Klärung des Falles vielfach die Probethorakotomie empfohlen. Es erhebt sich daher die Frage: Kommt man durch die Probethorakotomie wirklich in Zweifelsfällen zu einer Sicherung der Diagnose? Dazu muß folgendes gesagt werden: Für die diagnostische Probethorakotomie kommen 1. Frühstadien des zentralen Carcinoms in Frage, bei denen die Differentialdiagnose gegenüber chronisch-entzündlichen Infiltraten oder Hilusdrüsenschwellungen manchmal nicht mit Sicherheit zu stellen ist; 2. periphere Tumoren, bei denen eine Unterscheidung zwischen primären Carcinomen und metastatischen Geschwülsten zumeist nicht möglich ist und deren Abgrenzung in selteneren Fällen auch gegen ein sogenanntes Tuberkulom oder einmal gegen einen Absceß auf große Schwierigkeiten stoßen kann.

Ad 1. Welchen Befund erhebt man bei der Thorakotomie in Fällen von beginnendem zentralem Carcinom? Man tastet, entsprechend der röntgenologisch nachgewiesenen Verschattung, eine mehr oder weniger derbe Resistenz nahe dem Lappenhilus, wobei es unmöglich ist, palpatorisch zwischen einem entzündlichen Infiltrat und einem Neoplasma zu unterscheiden. Es gibt nämlich einerseits sehr derbe, tumorös sich anfühlende chronische Entzündungen und anderseits wiederum auffallend weiche Carcinome. Eine sichere Unterscheidung könnte daher nur die Probeexzision und histologische Gefrierschnittsuntersuchung bringen. Da die beginnenden Tumoren jedoch niemals die Lungenoberfläche erreichen, ist es nicht möglich, aus denselben eine Probe zu entnehmen, da die Inzision in die Tiefe wegen der benachbarten Gefäße und Bronchien viel zu gefährlich wäre. Begnügt man sich jedoch mit einer oberflächlichen Exzision, so beweist das Fehlen von Tumorgewebe in derselben bzw. der Befund einer chronischen Pneumonie gar nichts, da diese ja die Folge eines tiefer sitzenden stenosierenden Bronchustumors sein kann. Es bleiben nun zur histologischen Diagnosestellung noch die am Hilus und im Mediastinum gelegenen Lymphdrüsen, welche leicht exzidiert werden können. Sind diese carcinomatös durchsetzt, dann ist allerdings die Diagnose sicher, doch sind diese Fälle eben wegen des Ergriffenseins der Lymphdrüsen zumeist bereits inoperabel. Werden die Lymphknoten dagegen frei von Carcinom gefunden, so ist man in der Diagnose wieder nicht weiter gekommen. Daraus muß der Schluß gezogen werden, daß durch die sogenannte Probethorakotomie die *Diagnostik* des beginnenden zentralen Carcinoms nicht vorangetrieben werden kann. Daß dem so ist, lehrt die tägliche Erfahrung. Man kann bei der Operation beginnender zentraler Carcinome häufig palpatorisch nicht entscheiden, ob es sich um einen Tumor oder eine chronische Entzündung handelt, und erst bei der Sektion des entfernten Präparates die Diagnose Carcinom erhärten. Anderseits wurden neun Fälle unter Carcinomverdacht reseziert, bei welchen die pathologisch-anatomische Untersuchung die Diagnose nicht bestätigen konnte [1]. In diesen Fällen handelte es sich fünfmal um eine chronische Pneumonie, zweimal um eine Tuberkulose, einmal um ein sogenanntes Mittellappensyndrom (s. S. 41) und einmal um ein kleines intrabronchiales Chondrom im apikalen Ast des linken Oberlappenbronchus. Zu den gleichen Ergebnissen kommen übrigens auch die Verfechter der diagnostischen Probethorakotomie. So gibt z. B. Frey an, daß unter seinen 28 Resektionen wegen Bronchuscarcinom sich die Diagnose in drei Fällen nicht

[1] Diese Fälle sind in unseren Statistiken, die nur nachgewiesene Carcinome betreffen, nicht enthalten.

bestätigte, sondern die pathologisch-anatomische und histologische Untersuchung eine chronische Pneumonie ergab.

Ad 2. Etwas anders liegen die Verhältnisse bei den peripheren Tumoren. Bei diesen kann, sofern sie an die Lungenoberfläche heranreichen, was meistens der Fall ist, leicht eine Probeexzision und histologische Untersuchung ausgeführt werden. Doch ist diese gewöhnlich nicht nötig, da ihr Ausfall für die Indikationsstellung des weiteren Eingriffes uninteressant ist. Es ist ja beim Vorhandensein eines peripheren Tumors die Resektion jedenfalls angezeigt. In sieben Fällen, die unter der Annahme eines primären peripheren Carcinoms reseziert wurden, ergab die histologische Untersuchung fünfmal, daß es sich um einen unspezifischen Abszeß und zweimal, daß es sich um Solitärmetastasen handelte. Dagegen erwiesen sich zwei Fälle, die unter der Diagnose Lungenabszeß operiert wurden, histologisch als Carcinom. Es handelt sich also zusammen mit den unter 1. erwähnten Fällen um 18 Fehldiagnosen. Dies bedeutet, auf sämtliche 414 operierte Fälle bezogen, 4,3% Fehldiagnosen.

Aus diesen Ausführungen geht hervor, daß man sich bei jedem begründeten Carcinomverdacht zur Operation entschließen soll. Der Entschluß zur Operation beinhaltet jedoch gleichzeitig den Entschluß zur Resektion des erkrankten Lungenabschnittes, sofern diese technisch möglich ist, gleichgültig ob bei der Thorakotomie die Diagnose Carcinom sichergestellt werden kann oder nicht. Es kann dieses Vorgehen ohneweiters verantwortet werden, weil ja die vorwiegend zur Differentialdiagnose stehende chronische Pneumonie und der chronische Lungenabszeß als solche in vielen Fällen ebenfalls die Indikation zur Resektion geben. Wir gehen allerdings in Fällen, bei welchen die Diagnose nicht sicher steht, gewöhnlich so vor, daß wir zunächst, wenn technisch möglich, die Lobektomie ausführen. Ergibt dann die pathologisch-anatomische Untersuchung Carcinom und erfordert diese entweder wegen Heranreichen des Tumors bis an den Resektionsrand oder neoplastischer Infiltration der bronchopulmonalen Drüsen einen radikaleren Eingriff, schließen wir die Pneumonektomie an. Diese wird entweder, wenn es der Zustand des Patienten erlaubt, in der gleichen Sitzung oder sonst nach einigen Tagen in einem zweiten Akt ausgeführt.

# IV. Therapie.

## 1. Die therapeutischen Möglichkeiten.

Die einzige Therapie, die heute Aussicht auf Dauerheilung des Bronchuscarcinoms bietet, ist die möglichst radikale chirurgische Entfernung des Tumors und seiner allenfalls bereits vorhandenen Metastasen. Dies kann, wenn überhaupt möglich, in den allermeisten Fällen nur durch die Pneumonektomie erreicht werden. Nur bei solchen Fällen von peripheren Tumoren, bei denen die ersten beiden Lymphdrüsenstationen sicher carcinomfrei sind (Gefrierschnittuntersuchung der bronchopulmonalen Drüsen während der Operation) kann eine Lobektomie mit einiger Aussicht auf Dauerheilung ausgeführt werden. Eine partielle Resektion eines Lungenlappens (Segmentresektion) muß wegen zu geringer Radikalität auch bei ganz kleinen umschriebenen peripheren Carcinomen abgelehnt werden, da dabei nicht einmal die erste Lymphdrüsenstation, die bronchopulmonalen Drüsen, mitentfernt werden kann.

Aber die Operabilität eines Bronchuscarcinoms hängt nicht nur von dessen anatomischem Verhalten ab, sondern ist weitgehend bedingt durch den Allgemeinzustand des Patienten. Es gehört zu einer der verantwortungsvollsten Aufgaben des Arztes — und hier müssen Internist und Chirurg eng zusammenarbeiten — durch genaueste allgemeine Untersuchung und Funktionsprüfung aller wichtiger Organsysteme, die zur Operation geeigneten Patienten herauszufinden bzw. Kranke, deren Zustand eine Operation zunächst nicht ratsam erscheinen läßt, für den Eingriff entsprechend vorzubereiten.

Ist aus irgendeinem Grund die Radikaloperation nicht mehr möglich oder hat der Patient den ihm vorgeschlagenen Eingriff abgelehnt, so wird als nächste therapeutische Möglichkeit die Röntgenbestrahlung zu erwägen sein. Durch diese kann in gewissen nicht allzuweit vorgeschrittenen Fällen, besonders wenn es sich um kleinzellige Tumoren handelt, eine zeitweise Rückbildung und damit eine Besserung der subjektiven Beschwerden erzielt werden. Auch durch mediastinale Drüsen bedingte Einflußstauungen und Schluckstörungen können oft rasch zu temporärer Rückbildung gebracht werden. Eine Dauerheilung wird man aber durch die Strahlentherapie nicht erwarten dürfen.

Schließlich sind noch die neueren Versuche einer cytolytischen Behandlung mit den verschiedenen Stickstoff-Lostpräparaten zu erwähnen, sowie die Acininetherapie, die manchmal eine vorübergehende Besserung des Allgemeinbefindens bewirkt.

In den Endstadien jedoch, wenn die Patienten durch ständigen schwersten Hustenreiz oder durch heftige Dyspnoe gequält werden oder unter schwersten Schmerzen von seiten der Knochenmetastasen leiden, bleibt als einzige Behandlungsmöglichkeit nur die Morphiumspritze, mit deren Anwendung bei diesen bedauernswerten Menschen nicht gespart werden soll.

## 2. Die Feststellung der Operationseignung.

### a) Indikation und Kontraindikation.

Die Indikation zur Operation ist in allen Fällen, gleichgültig ob ein histologisch eindeutig nachgewiesenes Carcinom oder nur ein begründeter Carcinomverdacht besteht, gegeben, vorausgesetzt, daß kein Zeichen für die *unbedingte* Inoperabilität des Tumors besteht.

Überblickt man die zahlreichen, in der Literatur angegebenen Kontraindikationen, so geht daraus hervor, daß übereinstimmend nur der Nachweis von Fernmetastasen als *unbedingte Kontraindikation* angesprochen werden kann. Es ist daher unerläßlich, daß jeder Patient genauest auf Fernmetastasen lymphogenen und hämatogenen Ursprungs klinisch und röntgenologisch durchuntersucht werden muß.

In diesem Zusammenhang ist vor allem eine genaue Inspektion und Palpation der oberflächlich gelegenen Lymphdrüsen (supraklavikuläre, axilläre Drüsen usw.) notwendig. Werden dabei irgendwie auf Carcinom suspekte einzelne oder auch zu Paketen verschmolzene Drüsen gefunden, so läßt sich durch Exstirpation und histologische Untersuchung derselben — abgesehen vom Carcinomnachweis — auch die Art des Tumorgewebes leicht feststellen.

Der Nachweis von Lungenmetastasen gelingt im Rahmen einer exakten Röntgenuntersuchung meist mühelos, dagegen stößt die Entdeckung von Metastasen in verschiedenen anderen inneren Organen oft auf große Schwierigkeiten. Obwohl oft schon intensive subjektive Beschwerden den dringenden Verdacht auf das Vorhandensein von Metastasen lenken können, gelingt der objektive Nachweis in einer Reihe von Fällen vielfach erst zu einem viel späteren Zeitpunkt, da erfahrungsgemäß trotz Anwendung aller Untersuchungsmethoden der objektiv greifbare Befund den subjektiv geäußerten Beschwerden meist um ein beträchtliches Zeitintervall nachhinkt. Während ausgedehnte Lebermetastasen vielleicht noch durch Palpation entdeckt werden können, sind wir bei der Aufdeckung anderer Fernmetastasen größtenteils auf anamnestische Angaben angewiesen. In diesem Zusammenhang soll besonders auf die Schwierigkeit des Nachweises von Knochenmetastasen hingewiesen werden. Immer wieder kann die Beobachtung gemacht werden, daß Patienten über heftige bohrende Schmerzen in den verschiedensten Knochen klagen, verbunden mit einer ständig zunehmenden Druck- und Klopfempfindlichkeit. Trotzdem gelingt es vielfach nicht, den Verdacht objektiv zu bestätigen, und es dauert oft einige Monate, bis röntgenologisch ein einwandfreier Destruktionsherd nachgewiesen werden kann. Ähnlich verhält es sich mit dem Nachweis von Hirnmetastasen. Vielfach lassen dauernde bohrende Kopfschmerzen den Verdacht auf Hirnmetastasen aufkommen, der dann oft erst viel später durch entsprechende Hirndrucksymptome oder neurologische Ausfallserscheinungen seine Bestätigung finden kann.

Sehr schwierig gestaltet sich der Nachweis von Nebennieren- und Nierenmetastasen. Wenn eine auffällige Hypotonie und Adynamie besteht, ist der Verdacht auf Nebennierenmetastasen gerechtfertigt. Handelt es sich um periphere Tumoren, so ermöglicht die exakte Durchuntersuchung des Patienten gleichzeitig auch den Nachweis, ob es sich tatsächlich um einen primären Lungentumor, oder um Solitärmetastasen eines anderen Primärtumors handelt. In dieser Hinsicht verdient eine exakte Nierenuntersuchung besondere Beachtung, da sowohl große Metastasen in der Niere, als auch primäre Hypernephrome vollkommen symptomlos verlaufen können.

Wie schwierig der Nachweis von Fernmetastasen ist, geht aus der immer wieder zu beobachtenden Tatsache hervor, daß trotz genauester präoperativer Durchuntersuchung oft kurze Zeit nach der Lungenresektion Fernmetastasen in den verschiedensten Organen manifest werden können.

Als weitere unbedingte Kontraindikation ist noch das hämorrhagische Pleuraexsudat zu nennen, das als Folgeerscheinung eines auf die Pleura übergreifenden Tumors oder einer Pleurametastasierung zu werten ist.

Im Gegensatz zur unbedingten Kontraindikation gibt es eine Reihe *bedingter Kontraindikationen,* die je nach der individuellen Einstellung des Operateurs mehr oder minder gegen einen chirurgischen Eingriff zu sprechen scheinen. In dieser Gruppe sind alle jene Zeichen von Inoperabilität zusammengefaßt, die nicht, wie eben ausgeführt wurde, schon prinzipiell eine Operation ausschließen lassen. Inwieweit dann bei der Thorakotomie, bei der erst die letzte Entscheidung über Operabilität oder Inoperabilität gefällt werden muß, ein radikal chirurgisches Vorgehen noch gerechtfertigt erscheint, wird in dem noch folgenden Kapitel über die *erweiterte Resektion* eingehend abgehandelt werden.

Wenn ein Tumor auf das Mediastinum übergreift, so können dadurch außer dem in dieser Region besonders ausgedehnten Lymphgefäßsystem, auch verschiedene mediastinale Gebilde ergriffen werden.

Inwieweit eine Tumorinvasion in das mediastinale Lymphgefäßsystem ein Carcinom als inoperabel erscheinen läßt, kann nach unseren Erfahrungen vielfach nicht nur auf Grund röntgenologischer oder bronchoskopischer, also vorwiegend indirekter Kennzeichen, entschieden werden, so daß in vielen Fällen zur endgültigen Entscheidung die Thorakotomie herangezogen werden muß.

Obwohl das Übergreifen eines Tumors auf verschiedene mediastinale Organe praktisch einer unbedingten Kontraindikation gleichkommt, gibt es doch auch dabei einzelne Ausnahmen, bei denen zur Fällung einer letzten Entscheidung doch noch die Probethorakotomie gerechtfertigt erscheint. Während ein Übergreifen des Carcinoms auf das Pericard oder auch in beschränktem Ausmaß auf das Herz selbst, selbstverständlich mit gewissen Einschränkungen, durchaus kein Hindernis für eine Radikaloperation darstellen muß, so wurden vielfach die klinischen Kennzeichen einer Rekurrens- oder Phrenicusparalyse als unbedingte Kontraindikation angeführt. Wir haben uns an der Klinik bis jetzt auch von diesem Grundsatz leiten lassen und derartige Fälle a priori von einer Operation ausgeschlossen. Vereinzelt werden jedoch auch diese Kennzeichen nur *bedingt* als Zeichen einer Inoperabilität angesehen. Theoretisch könnte man sich ja vorstellen, daß vielleicht, und hiebei ist besonders an die Phrenicusparalyse zu denken, nur ein relativ kleiner Teil des Pericards in der Nähe des N. phrenicus vom Tumor durchwachsen sein könnte bzw. daß der Nerv nur durch entzündliche Erscheinungen irritiert wäre und so eventuell eine Radikaloperation doch noch möglich sein kann.

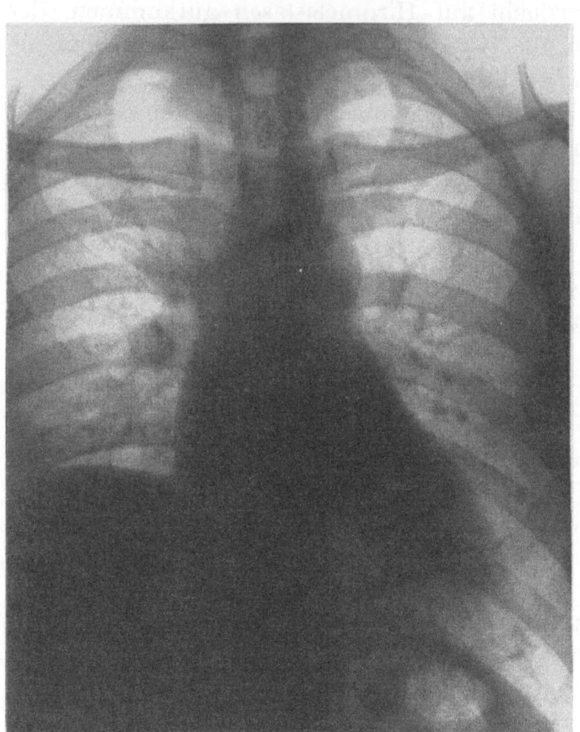

Abb. 12.

Zur Illustration dessen soll Abb. 12 dienen.

Es handelt sich dabei um einen 45jährigen Mann, der bereits seit zirka eineinhalb Jahren wegen eines zentralen chronisch-entzündlichen Prozesses im rechten Oberlappen an unserer Klinik in Beobachtung steht. Außerdem besteht noch eine Phrenicuslähmung rechts, so daß primär der Verdacht auf ein zentrales Carcinom des rechten Oberlappens mit Phrenicuslähmung bestand. Da durch die lang dauernde klinische Beobachtung und durch wiederholte Schichtaufnahmen ein Tumor im rechten Oberlappen nicht nachgewiesen werden konnte, ist anzunehmen, daß die Zwerchfellähmung rechts infolge entzündlicher Schädigung des N. phrenicus verursacht wurde.

Ein Übergreifen des Tumors auf die Arteria und Vena pulmonalis macht keine klinischen Symptome und stellt auch keine Kontraindikation dar. Geringe klinische Zeichen einer Einflußstauung durch mäßige Kompression der Vena cava superior können nur allzu leicht übersehen werden, während eine ausgeprägte Cavastenose oder ein Verschluß dieser Vene typische Symptome hervorruft. In diagnostischer Hinsicht kann eventuell in Zweifelsfällen die Ausführung einer Angiographie weiterhelfen. Ob die carcinombedingte Stenose der Vena cava superior unbedingt eine Kontraindikation darstellt, erscheint vielleicht durch die tierexperimentellen Studien Strahbergers in Frage gestellt. Dieser Autor konnte zeigen, daß bei entsprechender Lokalisation des Tumors eine Ligatur der Vena cava superior auch beim Menschen in den Bereich der Möglichkeit gerückt wäre.

Schluckbeschwerden als Ausdruck einer Ösophaguskompression durch Drüsen oder Einwachsen des Tumors in die Ösophaguswand müssen wohl als unbedingtes Zeichen von Inoperabilität gewertet werden, wenn auch theoretisch vielleicht in vereinzelten speziellen Fällen die Möglichkeit einer Radikaloperation noch gegeben sein könnte.

Während ein Übergreifen des Tumors auf Sternum, Wirbelsäule oder mehrere Rippen unbedingt als Kontraindikation zu werten ist, haben manche Autoren bei Destruktion einer oder höchstens zweier Rippen noch eine Radikaloperation mit Thoraxwandresektion mit gutem Erfolg durchgeführt. Da unsere Fälle nach Thoraxwandresektion alle innerhalb kurzer Zeit ein Lokalrezidiv bekamen und starben, sind wir mit der Radikaloperation bei Rippendestruktion äußerst zurückhaltend geworden.

Ähnlich aussichtslos sind Spitzentumoren mit Pancoastsyndrom zu bewerten, wenn es auch in vereinzelten Fällen noch gelingen kann, den Tumor vom Plexus abzulösen und eine entsprechend ausgedehnte Thoraxwandresektion durchzuführen.

Bedeutungsvoll für die Operabilität ist auch die Feststellung, wie nahe der Tumor an die Carina heranreicht. Für gewöhnlich werden Tumoren, deren Rand bronchoskopisch weniger als 2 cm an die Carina heranreicht, für eine Radikaloperation als ungeeignet ausgeschieden. Die Begründung dafür ist darin zu suchen, daß der Tumor häufig submukös viel weiter proximalwärts zu wachsen pflegt, als bronchoskopisch feststellbar ist. Allerdings läßt sich auch diese Begrenzung der Operabilität nicht mehr zur Gänze aufrechterhalten, da verschiedene plastische Methoden beim Verschluß des Bronchiallumens eine viel zentralere Abtragung des Hauptbronchus, eventuell kombiniert mit einer Teilresektion der Trachea, ermöglichen. Die röntgenologisch oder bronchoskopisch festgestellte Verbreiterung der Carina, als indirektes Zeichen von Metastasen in den unteren Tracheobronchialdrüsen, wurde ebenfalls zur bedingten Kontraindikation, da nachgewiesenermaßen (zwei eigene Fälle) dieses Kennzeichen auch von entzündlich veränderten Bifurkationsdrüsen hervorgerufen werden kann. Außerdem kann es trotz Abflachung der Carina infolge Carcinomdrüsen in vereinzelten Fällen immer noch möglich sein, eine radikale Drüsenausräumung durchzuführen.

Nicht hämorrhagischer Pleuraerguß kann ohneweiters nur auf verschiedene sekundär entzündliche Komponenten zurückzuführen sein und muß keine Kontraindikation bedeuten. Desgleichen spräche das Bestehen eines Empyems, allerdings nicht auf Basis einer Tumorperforation, nicht unbedingt gegen den Versuch einer Radikaloperation, da nach entsprechender Sanierung der Eiterung eine gleichzeitig mit der Pneumonektomie ausgeführte Exstirpation des Empyemsackes denkbar wäre. Über eigene Erfahrungen kann nicht berichtet werden.

Besonders schwierig ist die Frage der sogenannten *internen Kontraindikation* zu beurteilen. Immer wieder kann die Beobachtung gemacht werden, daß Patienten während oder auch kurze Zeit nach der Operation einem plötzlichen Herz- bzw. Kreislaufversagen erliegen. Für den Chirurgen ist es selbstverständlich von größtem Interesse, dieser Komplikation durch eine entsprechende präoperative Auswahl der Fälle zu begegnen. Es erscheint daher vom Chirurgen die Frage gerechtfertigt, inwieweit vom internistischen Standpunkt aus in dieser Hinsicht mit einiger Sicherheit eine Prognose gestellt werden kann bzw. welche Fälle von einer Operation prinzipiell auszuschalten sind. In dem Kapitel über die Beurteilung des Allgemeinzustandes und die Vorbehandlung wird noch ausgeführt werden, welche Untersuchungen bei jedem Patienten vorgenommen wurden, damit dem Internisten die Möglichkeit geboten wird, sich über den Zustand und die Leistungsfähigkeit von Herz und Kreislauf ein Bild machen zu können.

Obwohl immer wieder darauf hingewiesen wird, daß besonders bei Lungenresektionen durch das Vorhandensein von Coronarinsuffizienz und Myocardiopathien das Operationsrisiko enorm gesteigert wird, muß vom chirurgischen Standpunkt aus allerdings festgestellt werden, daß die derzeit ausgeführten Untersuchungsmethoden noch in keiner Weise eine verläßliche Prognosestellung hinsichtlich der Leistungs- und Anpassungsfähigkeit von Herz und Kreislauf gestatten. Wir konnten aus eigener Erfahrung immer wieder die Beobachtung machen, daß cardiovasculär durchaus günstig beurteilte Fälle während oder unmittelbar nach der Operation an plötzlichem Herz- und Kreislaufversagen gestorben sind. Es handelte sich dabei um Fälle, bei denen die Routineuntersuchungen einschließlich Elektrokardiogramm präoperativ nicht imstande waren, den pathologischen Befund an Herz und Kreislauf entsprechend aufzudecken, während die Autopsie oft schwerste coronarsklerotische Veränderungen zeigte. Anderseits haben wieder cardiologisch vorwiegend auf Grund des Elektrokardiogramms ungünstig beurteilte Fälle die Operation zum allgemeinen Erstaunen mühelos überstanden. Aus diesen vom Standpunkt des Chirurgen gebrachten Beobachtungen geht hervor, daß gerade auf dem Gebiete der internen Indikation bzw. Kontraindikation noch viel zu leisten ist. Dieses Thema wäre wert, von internistischer Seite einer eingehenden Bearbeitung unterzogen zu werden.

Ähnliche Probleme bestehen bei der präoperativen Beurteilung der Leistungs- und Anpassungsfähigkeit der verbleibenden Lunge, die letzten Endes niemals als einzelner Faktor allein, sondern als Ausdruck eines komplexen Geschehens unter Berücksichtigung des cardiovasculären Systems zu bewerten ist. Während die Bedeutung der Lungenfunktionsproben für die funktionelle Diagnostik noch im Kapitel über die Beurteilung des Allgemeinzustandes eingehend abgehandelt wird, soll bezüglich der Beurteilung der Operationsfähigkeit an dieser Stelle betont werden, daß eine niedrige Vitalkapazität *allein* niemals eine Kontraindikation bedeuten darf, sondern lediglich als Warnung dienen sollte. Schwere Grade von Emphysem, eventuell kombiniert mit Bronchitis, können eine absolute Kontraindikation darstellen. Zur Beurteilung des Grades des Emphysems hat sich uns außer den klinischen und röntgenologischen Kennzeichen wiederholt ein einfacher Atemanhalteversuch bewährt. Nach mehrmaliger In- und Exspiration muß der Patient in mittlerer Inspiration den Atem so lang als möglich anhalten. Dieser Versuch kann insofern als Test gelten, als eine Atempause unter 15 Sekunden als unbedingte Kontraindikation zu werten ist, während eine Atempause von 15 bis 30 Sekunden eine Operation noch möglich erscheinen läßt.

Schlechter Allgemeinzustand, häufig verursacht durch sekundäre entzündliche Veränderungen peripher einer Bronchusstenose, ist an und für sich keine Kontraindikation und kann ohneweiters durch eine entsprechende Vorbehandlung behoben werden.

Große Meinungsverschiedenheiten bestehen, ob hohes Alter als absolute Kontraindikation zu werten ist oder nicht. Dabei muß festgestellt werden, daß in der Literatur vielfach keine nach Jahren gestaffelte Altersgrenze angegeben wird, sondern vorwiegend auf das „reale Alter" des Organismus Rücksicht genommen wird. Trotzdem gibt es eine Reihe von Autoren, die nach dem 60. Lebensjahr einer Radikaloperation eher ablehnend gegenüberstehen (Brock, Mason, Eerland u. a.). Die Feststellung Brocks, daß Patienten über dem 60. Lebensjahr für eine Pneumonektomie selten geeignet sind, kann aus dem vorliegenden Krankengut nicht bestätigt werden, da von unseren zwischen dem 60. und 69. Lebensjahr operierten Fällen 70% die Operation überlebten (s. auch S. 116). Es ist selbstverständlich, daß sich nach dem 60. Lebensjahr die cardiorespiratorische Reserve rapid verkleinert und die Operation ein ernstes Risiko bedeuten kann. Bei entsprechender Auswahl der Fälle scheint jedoch die Pneumonektomie auch bis zum 70. Lebensjahr durchaus noch vertretbar und es gibt immer wieder eine Reihe von Fällen, die trotz dieses hohen Alters noch so viel Anpassungsfähigkeit besitzen, daß der große Funktionsausfall noch kompensiert werden kann. An der Klinik wurde bis jetzt allerdings noch kein Patient über dem 70. Lebensjahr pneumonektomiert, obwohl theoretisch vielleicht auch dann noch, wenn das reale Alter tiefer zu liegen scheint, ein Erfolg zu erwarten wäre. Wesentlich weniger bedeutungsvoll erscheint die Alterskomponente für die Ausführung einer Lobektomie, die weniger Anpassungsfähigkeit als die Pneumonektomie erfordert.

Eine kritische Betrachtung der einzelnen Faktoren, die als Operationskontraindikation gelten, zeigt, daß nur wenige gleichbedeutend einer unbedingten Inoperabilität sind, während eine Reihe von Kontraindikationen nur als mehr oder minder bedingt zu werten sind. Allerdings ist zu betonen, daß einige theoretisch noch als bedingt bewertete Kontraindikationen praktisch als Zeichen einer sicheren Inoperabilität anzusehen sind. Weiters kann für eine absolute Inoperabilität die Kombination mehrerer bedingter Kontraindikationen ausschlaggebend sein. Die letzte Entscheidung über einige derzeit vielleicht noch als bedingt anzusprechende Kontraindikationen wird allerdings erst fallen können, wenn einmal entsprechend große Zahlen über Spätresultate der Radikaloperation des Bronchuscarcinoms zur Verfügung stehen werden.

## b) Beurteilung des Allgemeinzustandes und Vorbehandlung.

Die moderne Vor- und Nachbehandlung hat an den im letzten Jahrzehnt in der Thoraxchirurgie erzielten Fortschritten wesentlichen Anteil. Im folgenden soll daher über dieses Thema an Hand der zahlreichen experimentellen und klinischen Arbeiten im Verein mit den an der Klinik erworbenen praktischen Erfahrungen ein kurzer Überblick gegeben werden.

Die präoperative Behandlung soll den Patienten prinzipiell in so gutem Zustand zur Operation bringen, daß nach geglückter Operation ein möglichst komplikationsloser Verlauf gesichert erscheint. Jeder Patient muß daher präoperativ streng individuell bezüglich seines Allgemeinzustandes, sowie der Leistungs- und Anpassungsfähigkeit seines Organismus für die nach der Operation geschaffene neue Situation beurteilt werden. Dabei können verschiedene unbedingt notwendige Laboratoriumsuntersuchungen behilflich sein. Trotz der Bedeutung, die diesen Untersuchungsmethoden zukommt, darf aber nicht übersehen werden, daß letzten Endes für die Beurteilung der Leistungsfähigkeit jedes einzelnen Patienten der subjektive Eindruck des Operateurs entscheidend sein muß. Die Laboratoriumsmethoden sollen lediglich ein objektives Maß darstellen, das mitbestimmend bei der Beurteilung des Gesamteindruckes sein soll, die ja letzten Endes als Ausdruck der Erfahrung des Operateurs zu werten ist.

Für die objektive Beurteilung des Allgemeinzustandes ist ein genauer Blutstatus zu erheben. Aus dem vorliegenden Krankengut ließ sich entnehmen, daß nur eine relativ geringe Zahl der Patienten ein völlig normales rotes Blutbild aufwiesen. In den meisten Fällen konnte eine sekundäre Anämie leichten bis mäßigen Grades festgestellt werden, Tumoranämie, die sicher auf Zerfallsprodukte des Carcinoms und auch auf den ständigen Blutverlust durch Hämoptysen zurückgeführt werden kann. Schwere Grade von Anämie wurden seltener beobachtet. Es ist selbstverständlich, daß jede sekundäre Anämie und überhaupt ein schlechter Allgemeinzustand unbedingt allgemein roborierende Maßnahmen, am besten in Form der kombinierten Kobalt-Eisenmedikation und Frischbluttransfusionen, erfordern.

Die Zahl der Leukozyten kann, wie schon erwähnt, in der Regel als Maß der jeweils neben dem Tumor vorhandenen entzündlichen Komponente gelten. Es ist daher verständlich, daß in der Mehrzahl der Fälle mäßig erhöhte Leukozytenwerte (um 10.000) festgestellt werden konnten. Werte über 15.000 Leukozyten deuten schon auf schwere eitrige Komplikationen (Zerfall des Tumors, Pneumonitis bzw. Abszeßbildung hinter einer Stenose, Empyem, Gangrän usw.) hin. Das Differentialblutbild kann unter Umständen eine Eosinophilie zeigen, die klinisch mit bronchialasthmaähnlichen Zuständen kombiniert sein kann.

Es hat sich als zweckmäßig erwiesen, schon präoperativ einen gewissen Überblick über den Flüssigkeits-, Elektrolyt- und Eiweißhaushalt bei jedem einzelnen Fall zu gewinnen, weil dadurch postoperativ auftretende Störungen leichter erfaßt und beurteilt, bzw. allfällige schon präoperativ vorhandene Abweichungen von der Norm ausgeglichen werden können.

Um den Wasser- und Elektrolythaushalt aproximativ überblicken zu können, haben wir in der Regel den Vollhardschen Wasserversuch, sowie eine Bestimmung des Chloridspiegels ausgeführt. Trotz routinemäßiger Überprüfung des Chloridspiegels in fast allen stationär behandelten Fällen konnten wir jedoch in keinem Fall einen wesentlich von der Norm abweichenden Wert feststellen.

Bei besonders schwierig zu beurteilenden Fällen reichen jedoch diese Methoden nicht aus und es empfiehlt sich, zur Erlangung eines exakten Einblickes in den inneren Flüssigkeitshaushalt die kombinierte T-1824-Rhodanid-Methode anzuwenden, die sich uns bestens bewährt hat und auf relativ einfache Weise Plasmavolumen und den extravasalen Flüssigkeitsraum (genauer bezeichnet als available fluid) bestimmen läßt. Mit dieser Methode kann außer diesen Werten auch noch das Blutvolumen und bei Kenntnis der Plasma-Eiweißkonzentration die total zirkulierende Plasma-Proteinmenge bestimmt werden.

Wenn auch in der Mehrzahl der Bronchuscarcinomkranken präoperativ der innere Flüssigkeitshaushalt nicht wesentlich gestört zu sein scheint, so konnte doch Wenzl bei Untersuchungen des inneren Flüssigkeitshaushaltes in vereinzelten Fällen beträchtliche Abweichungen von der Norm feststellen, die sich schon präoperativ in einer beträchtlichen Vermehrung des extravasalen Flüssigkeitsraumes äußerten. Zur Klärung dieses Zustandes wurde das Verhalten der Plasmaproteine und Permeabilitätsänderungen herangezogen. Da in diesen Fällen die total zirkulierende Plasma-Proteinmenge deutlich reduziert war, konnte die Vermehrung der extravasalen Flüssigkeitskompartements vorwiegend mit einer Störung des kolloidosmotischen Druckes, der durch die Plasmaproteine ausgeübt wird, erklärt werden. Als Ursache des Eiweißmangels konnte kein irgendwie alimentär bedingter Proteinmangel verantwortlich gemacht werden, da Flüssigkeits- und Nahrungsaufnahme in keiner Weise gestört waren. Für diese Fälle scheint vielmehr der Einfluß von Zerfallsprodukten des Carcinoms oder schon längere Zeit hinter einer Bronchusstenose bestehender eitriger Prozesse verantwortlich zu sein, die toxisch zu Leberparenchymveränderungen und somit zu einer Beeinträchtigung der Proteinsynthese führen bzw. Anlaß zu einer Permeabilitätsstörung der Kapillaren und so zu einer abnormen Durchlässigkeit derselben für Eiweiß sein können. Dadurch kann die Ansammlung von Flüssigkeit im Interstitium, die sogar den Charakter von latenten Ödemen annehmen kann, erklärt werden.

Soll der Eiweißhaushalt exakt beurteilt werden, so genügt es nicht — worauf besonders hingewiesen werden soll — lediglich die Plasma-Proteinkonzentration festzustellen, sondern es ist erforderlich, Einblick in eventuelle Störungen des „dynamischen Proteingleichgewichtes" zu erlangen, wie sie sich — auch bei normaler Totalproteinkonzentration — in einer abnormen Verteilung der Plasmaproteinfraktionen manifestieren können. Diese Veränderungen sind exakt nur mittels der elektrophoretischen Methode erfaßbar, die ursprünglich infolge ihres apparativen Aufwandes nur in beschränktem Maße anwendbar war, heute aber infolge der Entwicklung auch für den Routinebetrieb geeigneter Verfahren (Mikroelektrophorese nach Antweiler, Papierelektrophorese) breitere Anwendung findet.

Elektrophoretische Untersuchungen an Carcinomträgern im prä- und postoperativen Stadium von Homberger und Young, Lindenschmidt und Herrnring, Eisenreich und Deininger sowie Petermann und Hogness ergaben eine

Verminderung der Albumine bei gleichzeitiger Vermehrung der Globulinfraktionen, insbesondere der $\gamma$-Globuline. Sämtliche Autoren waren sich der Unspezifität dieser Veränderungen im klaren und beschränkten sich zum Teil darauf, ihre Befunde differentialdiagnostisch zu interpretieren; insbesondere die Schlußfolgerungen von Eisenreich und Deininger in dieser Richtung sind im Hinblick auf ähnliche Verschiebungen der Proteinfraktionen bei verschiedenen anderen, lediglich entzündlichen pathologischen Prozessen vielleicht zu weitgehend.

Wie die elektrophoretischen Untersuchungen von Auerswald und Wenzl an Bronchuscarcinomträgern hinsichtlich des präoperativen Proteingleichgewichtes unter besonderer Berücksichtigung der säurelöslichen Proteinfraktionen zeigen, lassen sich Rückschlüsse auf direkte Beziehungen zwischen dem Tumorgeschehen und der Variabilität bestimmter Proteinfraktionen ziehen. Diese Autoren konnten, ebenso wie verschiedene andere feststellen, daß in der Regel die Konzentration der Totalproteine des Serums beim Bronchuscarcinomträger durchaus im Bereich der Norm liegt, während es anscheinend als Ausdruck einer Beeinträchtigung der Synthese des Albumins auf Grund einer Funktionsstörung des Leberparenchyms zu einer Verminderung der Albuminfraktion oft beträchtlichen Ausmaßes kommt. Offenbar kompensatorisch geht damit eine Vermehrung der Globulinfraktionen einher. Wenn auch diese Beobachtungen in differentialdiagnostischer Hinsicht, wie erwähnt, kaum große Bedeutung haben, kommt ihnen in prognostischer Hinsicht und im Rahmen einer zweckmäßigen Vorbehandlung einige Bedeutung zu. Es konnte nachgewiesen werden, daß bei radikaler Entfernung des Tumors im späteren postoperativen Verlauf eine deutliche Tendenz zur Normalisierung der abnormen Verteilung der Fraktionen auftritt; außerdem läßt das Verhalten der säurelöslichen Fraktion einen deutlichen Zusammenhang mit der Eliminierung des Tumorgeschehens erkennen; während diese elektrophoretisch bei pH 4,1 mit einer Mobilität von $2{,}7 \,.\, 10^{-5}$ cm$^2$/sec./volt wandernde Proteinfraktion beim Tumorträger präoperativ beträchtlich vermehrt ist, kehrt ihre Konzentration postoperativ nach Radikaloperation zur Norm zurück, während sie z. B. nach Probethorakotomie unverändert bleibt. Diese Fraktion scheint mit der von Mehl, Petermann und Hogness sowie Winzler und Mitarbeiter analysierten Mucoproteidfraktion identisch zu sein. Wenn auch die Vermehrung der Mucoproteide im Serum keineswegs als für Carcinom spezifisch anzusehen ist, so ergeben sich doch im Zusammenhang mit neueren Befunden über gewebsauflösende Fermentsysteme in Carcinomzellen und die Bildung von Mucoproteiden Möglichkeiten, Zusammenhänge zwischen der erwähnten säurelöslichen Fraktion und dem Tumorgeschehen herzustellen.

Im Interesse einer wirksamen Operationsvorbereitung kommen Auerswald und Wenzl zu dem Schluß, daß die Feststellung eines normalen Totalproteinwertes des Serums dazu verleiten kann, die beträchtlichen Auswirkungen einer Verminderung der für die Aufrechterhaltung des kolloidosmotischen Druckes so bedeutungsvollen Albuminfraktion zu übersehen. Die Feststellung eines hochgradigen Albuminmangels erfordert unbedingt Maßnahmen zum Ersatz der fehlenden Albuminreserve. Es ist notwendig, den Flüssigkeitshaushalt, der durch den operativen Eingriff einer schweren Belastung ausgesetzt werden soll, präoperativ zu normalisieren. Dazu stehen verschiedene Möglichkeiten zur Verfügung. Am günstigsten ist die Einbringung von humanem Albumin in den Kreislauf unter weitgehender Vermeidung eines zu voluminösen Flüssigkeitsvehikels, wie dies in Form der Albuminkonzentrate der Fall ist. Häufig wird das 25%ige Albumin nicht verfügbar sein, so daß entweder Plasmakonzentrate oder Plasmakonserven herangezogen werden müssen.

Wesentliche Bedeutung kommt der Bekämpfung von *Infektionsherden* im Respirationstrakt zu. Neben einer entsprechenden Mundpflege ist im Hinblick auf die Narkose und die unmittelbare postoperative Phase eine Zahnsanierung notwendig. Durch Abszeßbildungen, infizierte Bronchiektasien peripher von Bronchusstenosen, pneumonische Herde um den Tumor, Zerfallsherde im Tumor selbst, ist vielfach der gesamte Respirationstrakt durch eine Mischflora schwerst infiziert. Da bei der Versorgung des Bronchusstumpfes eine Infektion der Pleura möglich wird und auch vielfach für die Bronchusstumpfinsuffizienz peribronchiale Abszesse verantwortlich zu machen sind, hat die Bekämpfung dieser Infektionsherde größte Bedeutung. Neben der ständigen Sorge für einen guten Sekretabfluß, der durch Lagewechsel des Patienten, bronchoskopisches Absaugen, eventuell sogar durch bronchoskopische Ausräumung des Bronchus eine bessere Drainagemöglichkeit schaffen soll, spielt eine zweckmäßige Verabreichung von Chemotherapeuticis und Antibioticis eine wesentliche Rolle. Zur individuellen Wahl der einzelnen Mittel ist die Kenntnis der jeweils im Sputum vorhandenen Bakterienflora, die am besten auf bronchoskopischem Weg gewonnen wird, sowie deren Sensibilität gegen Antibiotica notwendig. Neben der parenteralen Applikationsform können auch Penicillininhalationen, besonders bei starker bronchialer Sekretion, von Vorteil sein. Ist klinisch keine manifeste Infektion nachzuweisen, so empfiehlt sich trotzdem, zumindest ein bis zwei Tage vor dem Eingriff, routinemäßig Penicillin als Prophylaxe zu verabreichen, um womöglich eine glatte Wundheilung zu gewährleisten. Falls klinisch und röntgenologisch in der an Carcinom erkrankten Seite bzw. der kontralateralen Seite ältere tuberkulöse Veränderungen nachzuweisen sind, so ist zur Vermeidung des postoperativen Aufflackerns der Tuberkulose eine mindestens zehntägige präoperative und 21tägige postoperative Streptomycinbehandlung unerläßlich.

Der Beurteilung der Leistungs- und Anpassungsfähigkeit von Kreislauf-, Herz- und Lungenfunktion kommt nicht nur für die operative und unmittelbar postoperative Periode, sondern auch für die funktionellen Spätergebnisse größte Bedeutung zu.

An der Klinik wird prinzipiell so vorgegangen, daß nach Erhebung aller Laboratoriumsbefunde inklusive Blutdruck, Ruhe- und Arbeits-EKG. die endgültige Begutachtung von Herz und Kreislauf dem Fachinternisten überlassen wird. Folgende Fragen müssen dabei vom Internisten beantwortet werden: 1. Sind Herz und Kreislauf in der Lage, dem Operationstrauma standzuhalten und 2. inwieweit wird das cardiovasculäre System an die durch die Resektion geschaffenen Verhältnisse anpassungsfähig sein. Es hat sich als zweckmäßig erwiesen, das gesamte Bronchuscarcinom-Krankengut von *einem* bestimmten Internisten begutachten zu lassen, der mit den Problemen des Thoraxchirurgen vertraut ist [1]. Besteht ein inniger Kontakt zwischen Internist und Chirurg, so können in gegenseitigem Meinungsaustausch viele Fragen zugunsten des Patienten gelöst werden.

Für die Aufrechterhaltung einer guten ventilatorischen und respiratorischen Funktion ist die Leistungs- und Anpassungsfähigkeit der verbleibenden Lunge ein wesentlicher Faktor.

Wenn als Ausdruck von Emphysem und schwacher bzw. ungeübter respiratorischer Muskulatur die Vitalkapazität beträchtlich reduziert erscheint, so sind zur Vermeidung von postoperativen Lungenkomplikationen atemgymnastische Übungen äußerst zweckmäßig. Werden diese Übungen regelmäßig von entsprechend geschulten Fachkräften durchgeführt, so ist oft ein rapides Ansteigen der Vitalkapazität zu beobachten.

[1] An dieser Stelle sei Herrn Dozent Dr. H. Siedek (Klinik Prof. E. Lauda) für die mühevolle und erfolgreiche interne Begutachtung unserer Fälle besonders gedankt.

Da jedoch immer wieder die Beobachtung gemacht werden kann, daß Patienten nach der Pneumonektomie oft für lange Zeit an beträchtlichen, anscheinend durch mangelhafte Funktion der verbleibenden Lunge bedingten Störungen leiden, anderseits aber wieder andere, deren Lungenfunktionskapazität präoperativ hart an der Grenze der möglichen Belastung zu stehen scheint, die Belastungsprobe der kontralateralen Lunge unerwartet gut überstehen, wird es verständlich, daß für die Lungenchirurgie ein weiterer Ausbau von geeigneten *Atemfunktionsprüfungen* eine große praktische Bedeutung besitzen würde.

Eine Funktionsprüfung der Lunge kann nur dann befriedigen, wenn diese nicht nur über den Erfolg einer Lungenresektion Auskunft gibt, sondern auch zeigt, bis zu welchen Grenzen ein operativer Eingriff noch gewagt werden kann.

Zur Beurteilung der physikalischen Aktivität der Lungen und des Kreislaufes stehen uns außer der Messung des Grades der Arterialisation des Blutes, die gleichsam die Resultierende aus Lungen- und Herzfunktion darstellt, auch noch verschiedene Lungenfunktionsproben zur Verfügung.

Entsprechend dem komplexen Charakter der respiratorischen Funktion, welche neben den lokalen atemmechanischen und Kreislauffaktoren der Lunge die Herz-, Gefäß- und Gewebsleistung mit umgreift, lassen sich die Funktionstests grundsätzlich in zwei Gruppen teilen; sie trachten entweder sämtliche Faktoren summarisch zu erfassen, oder versuchen Teilfunktionen einzeln zu beurteilen, was jedoch wegen der vielfältigen Wechselbeziehungen schwierig ist. Die Anforderungen, welche vom Standpunkt der praktischen Brauchbarkeit eines Funktionstests gestellt werden, sind folgende: Der Test soll über den präoperativen funktionellen Status der Lunge orientieren und soll Rückschlüsse auf die Verträglichkeit der Pneumonektomie im Hinblick auf die ventilatorische, respiratorische und zirkulatorische Funktion im postoperativen Stadium ermöglichen, außerdem soll er methodisch einfach sein und keine wesentliche zusätzliche Belastung für den Patienten bedeuten.

Unter diesem Gesichtspunkt soll eine Reihe von bereits routinemäßig gebrauchten bzw. auf Grund ihrer experimentellen Ergebnisse für die Anwendung am Menschen in Betracht kommenden Funktionsproben besprochen werden. Birath und Crafoord haben in einer vor kurzem erschienenen Arbeit, die auf die verschiedenen Funktionstests der Lungenchirurgie in übersichtlicher Weise eingeht, besonders auf die Bedeutung der Beweglichkeit der Rippen und des Zwerchfells für die ventilatorische Funktion hingewiesen. Durch röntgenologische Überprüfung der Zwerchfell- und Rippenbewegungen bei forcierter In- und Exspiration kann eine grobe Schätzung der Ventilationskapazität einer Seite erlangt werden. Die Bestimmung der Vitalkapazität mit dem Hutchinsonschen Spirometer, die wegen ihrer einfachen Durchführung vielfach verwendet wurde, ist — wie allgemein betont wird — völlig unzulänglich, da sie keine Orientierung über den Gaswechsel und die zirkulatorischen Verhältnisse ermöglicht; außerdem können ihre Ergebnisse, insbesondere bei Emphysem, trotz verminderter Lungenfunktion, normale Verhältnisse vortäuschen. Mit Hilfe der sogenannten „*Kreislaufsysteme*“, unter ihnen des Knippingschen Apparates, gelingt es nicht nur, die einzelnen Faktoren der Vitalkapazität zu bestimmen, sondern es werden auch Belastungsproben von Atmung und Kreislauf möglich, wodurch über den funktionellen Zustand dieser Organe einiger Aufschluß gegeben werden kann. Zur Beurteilung der Leistungskraft einer Lunge bei Ausfall der anderen ist es jedoch wesentlich, wenn jede Lunge separat auf ihre respiratorische Funktion geprüft werden kann. Dies gelingt mit der sogenannten *Bronchospirometrie*, die getrennt für jede Lunge Bestimmungen von Ventilation, Sauerstoffaufnahme und $CO_2$-

Abgabe und Lungenvolumen gestattet. Die zahlreichen Publikationen lassen den Wert der Bronchospirometrie für die Indikationsstellung zur Operation deutlich erkennen. Ferner ist es mit dieser Methode möglich, durch Bestimmung des Gaswechsels indirekt die Durchblutungsgrößen beider Lungen zu erfassen. Allerdings erfordert die Bronchospirometrie neben dem apparativen Aufwand ein gut arbeitendes, gasanalytisches Laboratorium.

Mit dem Ziel einer Weiterentwicklung des bronchospirometrischen Tests haben Jacobaeus und Bruce, gestützt auf tierexperimentelle Studien von Loewy und Schröter, den Einfluß einseitiger Rückatmung einer Lunge bei Sauerstoffatmung der kontralateralen Lunge auf die Atemmechanik und die Lungendurchblutung untersucht. Die dabei durchgeführte Bestimmung der arteriellen Sauerstoffsättigung mittels Arterienpunktion zeigte, daß beim jugendlichen Gesunden unmittelbar nach Einsetzen der Rückatmung ein merklicher Abfall der arteriellen Sauerstoffsättigung eintrat, der jedoch unter vertiefter Ventilation der sauerstoffatmenden Lunge bald ausgeglichen wurde. Dieser Kompensationsvorgang wurde als Ausdruck der rasch vollzogenen Umschaltung der Lungendurchblutung nach der sauerstoffatmenden Seite gedeutet.

Parallel mit Tierexperimenten von Dotter und Lucas versuchten Carlens und Mitarbeiter in jüngster Zeit, die bronchospirometrische Ausschaltung einer Lunge mit der Blockade des gleichseitigen Astes der Arteria pulmonalis zu kombinieren, um eine noch weitergehende Imitation der durch die Pneumonektomie geschaffenen Verhältnisse zu erreichen. Dieses vorläufig erst an drei Patienten durchgeführte Verfahren kommt zwar dem Ziel der genannten Autoren tatsächlich sehr nahe, soll aber wegen des für den Patienten sicher nicht belanglosen Einführens des blockierenden Ballons in die Arteria pulmonalis sowie der für eine Routineuntersuchung schwierigen Methodik für jene Fälle vorbehalten bleiben, bei denen einfachere Methoden versagen.

Im Hinblick auf die Zielsetzung der besprochenen Funktionsproben und ihre Besonderheiten haben Auerswald, Strahberger und Wenzl ein vereinfachtes Verfahren zur Erfassung der funktionellen Anpassung der kontralateralen Lunge bei respiratorischer Ausschaltung einer Lunge entwickelt *(Bronchusblockadetest)*.

Bei diesem Test wird der Hauptbronchus der erkrankten Seite durch einen Katheter, an dessen Ende sich ein aufblasbarer Gummiballon befindet, blockiert. Gleichzeitig mit dieser Blockade wird nach der photoelektrischen Methode von Kramer und Matthes laufend die arterielle Sauerstoffsättigung verfolgt. Anschließend wird dasselbe Verfahren auf der kontralateralen Seite angewandt. Mit dieser Methode gelingt es, jene Fälle auszuscheiden, bei denen die Blockade des Hauptbronchus der erkrankten Seite ohne Effekt auf die Sauerstoffsättigung des arteriellen Blutes bleibt. In diesen Fällen muß angenommen werden, daß unabhängig von dem Parenchymverlust durch den pathologischen Prozeß praktisch eine totale funktionelle Abschaltung der erkrankten Lunge mit Übernahme der respiratorisch-zirkulatorischen Funktion durch die Gegenseite vorliegt. Bei Blockade der kontralateralen gesunden Lunge kommt es bei diesen Fällen zu einem steilen, tiefen Abfall ähnlich jenem, der beim Atemanhalteversuch ausgelöst wird. Dieser Befund berechtigt dazu, ohne erhöhtes Risiko von seiten einer schlechten Anpassungsbreite von Lunge, Herz und Kreislauf, die Pneumonektomie durchzuführen.

Der Grund einer derartigen funktionellen Abschaltung einer erkrankten Lunge kann als reflektorisches Geschehen aufgefaßt werden im Sinne des von Atwell und Mitarbeiter im Tierexperiment beobachteten „local shunt“. Es besteht die Möglichkeit, daß die einseitige extreme Drosselung des kapillaren Strombettes der erkrankten Lunge und die kompensatorische Erweiterung der kontralateralen Strombahn beim Bronchuscarcinomkranken durch einen abnormen Gasaustausch im Tumorgebiet und dessen Randzone bedingt ist. Weiters könnten mit dem Carcinomstoffwechsel zusammenhängende chemische Veränderungen die Kreislaufumstellung verursachen. Auf keinen Fall besteht eine direkte Beziehung zwischen der Größe des Tumors und der funktionellen Abschaltung der erkrankten Lunge.

Diese Anpassung kann nur in Fällen vollzogen werden, bei denen die kontralaterale Lunge keinen über ein gewisses Maß hinausgehenden Parenchymschaden aufweist und eine genügende Anpassungsfähigkeit von Herz und Kreislauf vorhanden ist. Zeigt sich jedoch im Bronchusblockadetest bei Blockade des Hauptbronchus der erkrankten wie der gesunden Lunge ein beträchtlicher Abfall der Sauerstoffsättigung, so spricht dies dafür, daß die vorher erwähnte Anpassung nicht eingetreten ist. In solchen Fällen erhebt sich die Frage, ob eine Anpassung prinzipiell möglich, aber noch nicht eingetreten ist, oder ob eine Übernahme der Funktion durch die kontralaterale Seite mit dem Ergebnis einer ausreichenden Sauerstoffsättigung unmöglich ist. Aus diesen Ausführungen geht hervor, daß bei „nicht angepaßten" Patienten es nicht zulässig ist, von vornherein eine Kontraindikation für die Pneumonektomie zu stellen. Zur Klärung dieser Fälle müssen dann weitere differenzierte Funktionsproben herangezogen werden. Ob dabei die von Carlens und Mitarbeiter angegebene Methode der kombinierten Blockade von Luftzufuhr der erkrankten Lunge und Durchblutung des gleichseitigen Hauptastes der A. pulmonalis mittels eines von diesen Autoren modifizierten Herzkatheters angewendet werden soll oder die intra operationem durchgeführte gleichzeitige Abklemmung der A. pulmonalis nach Blockade des entsprechenden Hauptbronchus, sei dahingestellt. Der von Auerswald, Strahberger und Wenzl angegebene Bronchusblockadetest stellt demnach ein vereinfachtes Verfahren zur Beurteilung des funktionellen Lungenstatus dar. Es gelingt dadurch, eine Auslese der Patienten zu treffen, die schon präoperativ funktionell auf die gesunde Seite umgeschaltet sind, so daß die Zahl jener Fälle vermindert wird, die im Hinblick auf die Indikation zur Pneumonektomie komplizierteren Tests unterzogen werden müssen (von 25 bisher getesteten Fällen erwiesen sich zehn als funktionell umgeschaltet).

Vielfach wurde als Operationsvorbereitung durch mindestens eine Woche die Anlegung eines Pneumothorax empfohlen (Rienhoff, Overholt, Frey u. a.), die auch vor Einführung der intratrachealen Narkose an der Klinik in den meisten Fällen zumindest versucht wurde. Abgesehen davon, daß ein kompletter Pneumothorax wegen der häufigen Adhäsionen meist nicht zu erzielen ist und die Operationsvorbereitung verzögert, sind die dem Pneumothorax zugeschriebenen Vorteile, wie Vermeidung eines Schocks bei Ligatur der Art. pulmonalis, sowie bei Eröffnung des Pleuraraumes bzw. testartige Wirkung für die nach der Pneumonektomie geschaffenen, pathophysiologischen pulmocardialen Verhältnisse zum Teil nicht zutreffend, gänzlich aber durch die intratracheale Narkose überholt.

Ähnlich wie bei anderen Operationen erweist es sich im Rahmen einer kompletten Durchuntersuchung zweckmäßig, entsprechende Funktionsprüfungen der Niere (Wasserversuch, Reststickstoff, Chromocystoskopie usw.) und fallweise auch der Leber (Galaktose oder Thymolprobe, Takata ara usw.) durchzuführen.

Um jederzeit am Krankenbett einen raschen und kompletten Überblick über die zahlreichen Befunde zu haben, hat es sich an der Klinik als zweckmäßig erwiesen, für jeden Patienten außer seiner Fiebertabelle auch einen sogenannten „Lungenzettel" anzulegen, auf dem alle notwendigen Untersuchungen und deren Ergebnisse eingetragen werden. Außerdem wird der im Röntgen erhobene Befund jeweils in ein Thoraxschema skizziert, um so als gute Gedächtnisstütze zur Unterscheidung der oft recht ähnlichen Fälle zu dienen. Erst wenn alle Befunde erhoben wurden, kann ein abschließendes Urteil über die Operationseignung eines jeden einzelnen Patienten gefällt werden.

## 3. Die Operation.

### a) Die Narkose.

Die Schwierigkeiten der Narkose beim Bronchuscarcinom sind zweierlei: Erstens solche, die im Zustand des Patienten begründet liegen, und zweitens solche, die in der Art der Operation ihren Ursprung haben.

Zu den Schwierigkeiten von seiten des Patienten gehört vor allem die Tatsache, daß es sich um Krebskranke handelt. Die Patienten befinden sich häufig in reduziertem Allgemeinzustand mit gestörtem Wasser- und Elektrolythaushalt. Ihre Kreislaufreserven sind meist gering. Sie sind oft anämisch und haben gemäß ihrem Alter und ihrem Leiden eine ziemlich schlechte Lungenfunktion. Die Gefahr der Aspiration von Bronchialinhalt der kranken Seite in die gesunde Lunge ist wohl beim Bronchuscarcinom wesentlich geringer als etwa bei Bronchiektasien oder Lungenabszessen, trotzdem muß gelegentlich mit dieser Möglichkeit gerechnet werden, besonders bei zentral gelegenen Tumoren, weil das dahinter aufgestaute Sekret durch die Manipulationen während des Eingriffes ausgepreßt werden kann.

Zu den Schwierigkeiten, die in der Art der Operation selbst gelegen sind, zählen erstens die mit der Eröffnung der Thoraxhöhle verbundenen Gefahren, zweitens gewisse Reflexstörungen und drittens der nicht immer geringe Blutverlust.

Die Eröffnung des Thorax birgt zwei Hauptgefahren in sich: das Mediastinalpendeln und die paradoxe Respiration. Mediastinalpendeln tritt bei mobilem Mittelfell auf und ist durch den Druckunterschied in den beiden Pleurahöhlen bedingt. Es wird verstärkt durch den Sog nach der gesunden Seite während der Inspiration. Die durch den totalen Kollaps der einen und den partiellen Kollaps der anderen Lunge bedingte Hypoxie und Hyperkapnie hat eine Beschleunigung der Respiration zur Folge, die ihrerseits das Mediastinalpendeln verstärkt. Dieses beeinflußt den Kreislauf insofern nachteilig, als rein mechanisch durch die intermittierende Einengung der beiden Vv. cavae der venöse Rückfluß zum Herzen und somit auch das Schlagvolumen reduziert wird. Folgen und Ausdruck davon sind Tachycardie, Blutdruckabfall und manchmal ausgeprägter Schock (O r g a n e, L e e).

Ist das Mediastinum starr oder wenig beweglich, dann ist die paradoxe Atmung die gefährlichere Komplikation des offenen Thorax. Die gesunde Lunge preßt bei jeder Exspiration auch etwas Luft in die Bronchialverzweigungen der kranken Seite und atmet diese Luft bei jeder Inspiration wieder zurück. Durch dieses Hin- und Herpendeln von verbrauchter Atemluft, das naturgemäß beim Vorliegen eines Hindernisses in den oberen Luftwegen noch stärker zum Ausdruck kommt, wird der „tote Raum" vergrößert und der normale Gasaustausch empfindlich gestört. Der Sauerstoffgehalt der Alveolarluft sinkt ab, ihr Kohlensäuregehalt steigt an. Die dadurch verursachte Hyperpnoe verschlimmert den Zustand nur noch mehr und schließlich resultiert Kreislaufversagen als letzte Folge (N o s w o r t h y).

Die Reflexstörungen in der Thoraxchirurgie sind in der Hauptsache Vagusreflexe. Wohl kann schon das Abschaben des Rippenperiostes zu einer reflektorischen Apnoe Anlaß geben, doch sind weitaus die gefährlichsten Regionen der Lungenhilus, das Pericard, die parietale Pleura über der Zwerchfellkuppe und die Hauptstämme der Nn. vagi im oberen Thorax (B u r s t e i n). Die Lokalisation der Vagusreizung ist dabei von ausschlaggebender Bedeutung. Setzt man beim narkotisierten Hund faradische Reize gleicher Intensität am abdominalen oder am unteren thorakalen Vagus, so bleibt der Blutdruck unverändert. Reizt man den Halsvagus, dann sinkt der Blutdruck merklich ab. Der stärkste Blutdruckabfall folgt jedoch einer Stimulation des oberen thorakalen Vagusabschnittes (B u r s t e i n, M a r t i n und R o v e n s t i n e). Folgen der vagalen Reizung auf das Herz, etwa beim Zug am Lungenhilus, können sein: exzessive Bradycardie, Arhythmien, Herzstillstand.

Schließlich ist noch der Blutverlust als dritte, größere, in der Natur der Operation gelegene Gefahr zu nennen.

**Empfehlenswerte Narkosemethoden.** Die Methoden, welche die eben aufgezählten Schwierigkeiten zu meistern imstande sind, beruhen im wesentlichen auf der Herstellung folgender Grundbedingungen: Freihaltung des Luftweges, Möglichkeit der Anwendung von künstlicher Beatmung, reichliche Sauerstoffzufuhr, Dämpfung der Reflexbereitschaft und Möglichkeit des raschen Blutersatzes (Schockbekämpfung). Treten Anzeichen eines beginnenden Schockzustandes auf, wird dieser durch gesteigerte Blutzufuhr und Erhöhung der Sauerstoffkonzentration im Einatmungsgemisch bekämpft, so daß bei richtig geleiteter Narkose die Anwendung von Kreislaufmitteln sich zumeist erübrigt.

Der Anästhesist beginnt die Narkose für eine Thoraxoperation zweckmäßigerweise mit der Anlegung einer langsam tropfenden, jedoch sicher funktionierenden intravenösen Infusion und der Bereitstellung einer angemessenen Menge Konservenblutes. Für die Narkose selbst hat sich die intratracheale Technik als die souveräne Methode heute bereits allgemein durchgesetzt. Es kann und soll hier nicht auf die Technik der Intubation eingegangen werden. Ihre Vorteile liegen auf der Hand: Die Freihaltung des Luftweges ist gewährleistet, künstliche Beatmung und somit die Anwendung von Muskelerschlaffungsmitteln ist möglich und der Bronchialinhalt kann jederzeit leicht abgesaugt werden (M a y r h o f e r). Welches Narkoticum verwendet wird, ist von sekundärer Bedeutung, solange nur reichlich Sauerstoff zugeführt wird. In dieser Beziehung wäre Äther das ideale Narkosemittel, da schon eine Konzentration von 4% im Einatmungsgemisch zur Aufrechterhaltung des Toleranzstadiums genügt und der Rest Sauerstoff sein kann. Beim Cyclopropan sind 15 bis 20% in der Einatmungsluft ausreichend (M a y r h o f e r). Die reine Lachgasnarkose birgt die Gefahr der Hypoxämie in sich, da man eine entsprechende Narkosetiefe nur mit zirka 80 bis 85% erreichen kann. Stickoxydul muß daher unbedingt mit anderen Narcoticis kombiniert werden. Pentothal und Curare haben sich uns diesbezüglich gut bewährt, besonders bei Patienten mit gutem cardialem Status. Diese Methode hat überdies den Vorteil, daß sie dem Chirurgen die Anwendung der Diathermieverkochung zur Blutstillung gestattet und dadurch zur Verkürzung der Operation beiträgt.

Was die Dämpfung der Reflexerregbarkeit betrifft, so muß man sich vor Augen halten, daß Morphin, die Barbiturate und Cyclopropan als parasympathische Reizmittel die vagalen Reflexe fördern, während Äther, Curare und Dolantin (in Österreich als „Alodan" im Handel) sowie selbstverständlich die Belladonnaderivate dämpfend wirken. Man hat dies also bei der Vorbereitung und bei der Auswahl der Narkose zu berücksichtigen. Es besteht kein Zweifel darüber, daß Äther imstande ist, die durch Cyclopropan hervorgerufenen Arhythmien abzuschwächen (M i l o w s k y und R o v e n s t i n e). Die Kombination dieser beiden Mittel kann bei Patienten mit cardialen Schäden, die ja bekanntlich besonders viel Sauerstoff benötigen, nur wärmstens empfohlen werden (M a y r h o f e r). Durch Zusatz von Curare und Alodan kann die Gesamtmenge von Evipan bzw. Pentothal während einer Lachgaskombinationsnarkose wesentlich reduziert und damit auch die Reflexerregbarkeit deutlich herabgesetzt werden. Der Chirurg kann noch ein übriges tun und den Hilus mit Novocain infiltrieren. Diese lokale Vagusblockade ist unbedingt erforderlich, wenn man aus irgendwelchen Gründen gezwungen ist, in Lokalanästhesie zu operieren.

Vor der Einführung der Intratrachealnarkose operierten wir unsere Thoraxfälle an der Klinik in paravertebraler Leitungsanästhesie und Hilusinfiltration mit Novocain, wobei als Operationsvorbereitung etwa zehn Tage vorher ein künstlicher Pneumothorax angelegt wurde. Diese Methode ist jedoch gegenüber der intratrachealen Narkose als ausgesprochene Notlösung zu bezeichnen. Das gleiche gilt auch für die Versuche, intrathorakale Eingriffe in periduraler Leitungsanästhesie auszuführen (Crawford und Mitarbeiter, Buchholz). Von den Autoren, die dieses Verfahren empfehlen, wird zugegeben, daß Komplikationen von Seiten der Respiration auftreten können. Auch ist ein Fall von tödlicher Luftembolie bekannt (Buchholz und Lesse). Bezeichnenderweise werden auch in Turin an der Klinik Dogliottis, des Vaters der modernen Periduralanästhesie, intrathorakale Eingriffe nur in Intubationsnarkose ausgeführt.

Die intrathorakalen Druckveränderungen können am besten durch Unterstützung der Spontanatmung vom Narkoseapparat aus über den Trachealtubus gesteuert werden. Diese Methode ist derzeit wohl die dem physiologischen Zustand am nächsten kommende und wird als solche von den meisten Anästhesisten und maßgebenden Chirurgen anerkannt (Strieder, Maier). Die Gefahr der Traumatisierung bei der Intubation erfordert allerdings die Dienste eines geübten Anästhesisten.

Einige Chirurgen haben es als unangenehm empfunden, daß sich die zu entfernende Lunge während der Operation noch bewegt. Ihre Ausschaltung kann auf zwei Arten erfolgen: Entweder durch die endobronchiale Intubation der gesunden Seite (Gale und Waters, Magill, Ruth und Mitarbeiter) oder durch die Blockade der erkrankten Lunge. Crafoord schlug die Gazetamponade der kranken Seite als Vorbereitung zu einer Pneumonektomie vor. Ein weiterer Schritt vorwärts in dieser Richtung waren die von Magill vorgeschlagenen und von Thomson modifizierten Bronchusblocker. Diese sind lange Saugkatheter, die an ihrem vordersten Anteil eine kleine Gummimanschette tragen. Sie werden, versteift durch einen Führungsdraht, unter bronchoskopischer Sicht an Ort und Stelle gebracht und ihre Manschette mit Luft (Magill) bzw. Wasser (Thompson) aufgeblasen. Sie verhindern einerseits das Ausfließen von Sekret aus den erkrankten Lungenanteilen, gestatten aber anderseits sowohl den Kollaps derselben, als auch das Absaugen des Bronchialinhaltes. Neben diesen Bronchusblockern muß natürlich ein gewöhnlicher Trachealtubus zur Beatmung der gesunden Seite eingeführt werden. Leider stößt die Bronchusblockade recht häufig auf technische Schwierigkeiten. Wir verwendeten sie bei den Operationen wegen Bronchuscarcinom eigentlich nie, weil unsere Fälle fast ausschließlich wenig pathologisches Sekret hatten und daher die einfache intratracheale Intubation vollkommen ausreichte.

In jüngster Zeit stand uns durch das Entgegenkommen der Weltgesundheitsorganisation und Herrn Prof. Crafoord der schwedische Carlens-Tubus für die Ein-Lungennarkose zur Verfügung. Diese sind doppelläufige lange Trachealtuben aus steifem Gummi, deren etwa 2 cm lange Spitze leicht nach links abgeknickt ist, wodurch sie beim Einführen an der Carina abgeleitet und in den linken Hauptbronchus zu liegen kommt. In sie mündet nur der linke Lauf. Durch eine diesem Endteil des Tubus aufsitzende Manschette kann die linke Lunge vollkommen abgedichtet werden. Nach rechts ragt nur ein kleiner Sporn in den Hauptbronchus, der das Tiefergleiten des Tubus verhindern soll. Die Beatmung der rechten Lunge geschieht durch eine dicht oberhalb dieses Sporns gelegene Öffnung, in die der rechte Lauf des Trachealtubus mündet. Am

Hauptteil des Tubus sitzt ebenfalls eine Manschette, so daß auch die rechte Lunge komplett abgedichtet werden kann. Auf diese Weise ist sowohl das Absaugen, als auch die Beatmung jeder einzelnen Lunge möglich, bei gleichzeitiger vollständiger Trennung der beiden Seiten voneinander.

**Unsere eigenen Narkoseerfahrungen.** Seit der Einführung der Blutbank und der intratrachealen Narkose im Herbst 1948 sind an der Klinik die Operationskomplikationen und die Frühtodesfälle beim Bronchuscarcinom deutlich zurückgegangen. Betrug die Mortalität der ersten 48 Stunden vorher 17%, so sank sie in der Gesamtserie seit Herbst 1948 auf 5,35% und war im Jahr 1950 bei 141 Operationen nur mehr 3,55% (Mayrhofer).

Bei einigen der 15 Frühtodesfälle aus der ersten Serie von 88 Operationen hat sich das Fehlen einer Blutbank und von Narkoseapparaten mit künstlicher Beatmungsmöglichkeit bemerkbar gemacht; bei drei Patienten konnte der Blutverlust durch die direkte Spendertransfusion nicht rasch genug ersetzt werden. Einer ging an einer massiven Aspiration, einer an einer Luftembolie bei Verletzung der unteren Lungenvene und neun Patienten mit verschiedenen cardialen Schäden an relativer Hypoxämie durch Hypoventilation zugrunde.

Die Todesursachen bei den 16 Frühtodesfällen der zweiten Serie von 299 Operationen (bis Ende März 1951) waren: Embolie und Pneumonie in je zwei Fällen. Einen Patienten verloren wir an reflektorischem Herzstillstand bei der Präparation des Lungenhilus. Alle anderen Patienten hatten mehr oder minder ausgeprägte Myocardschäden und gerieten durch die Länge und Schwere des Eingriffes noch während der Operation oder unmittelbar im Anschluß daran in ein irreversibles Dekompensationsstadium.

Wir glauben auf Grund unserer Erfahrungen, daß heute für die Thoraxchirurgie nur die intratracheale Narkose Berechtigung hat. Ein geschulter und erfahrener Anästhesist ist gerade bei der operativen Behandlung des Bronchuscarcinoms eine conditio sine qua non. Die Wahl des Narkotikums ist von untergeordneter Bedeutung. Ausschlaggebend ist vielmehr die richtige Beurteilung der cardialen und pulmonalen Reserven des Patienten, sowie die Beachtung der Grundregeln für die Narkose: freier Gasaustausch, Absaugung von Bronchialsekret, Vermeidung von Hypoxie und Hyperkapnie, dosierte Anwendung von intermittierendem Überdruck, Dämpfung der vagalen Reflexe und zeitgerechter Ersatz der verlorenen Blutmenge.

### b) Die Lagerung.

Die Lagerung des Patienten zu Eingriffen im Thoraxinneren hat im wesentlichen drei Forderungen zu erfüllen:

1. Einen möglichst guten Zugang zum Operationsgebiet zu gewährleisten,

2. die Funktion der lebenswichtigen Organe, besonders der Lunge der gesunden Seite möglichst wenig zu beeinträchtigen und

3. dem Anästhesisten die Ausübung seiner Tätigkeit (neben der Narkose als solcher, die Überwachung des Blutdrucks, der Atmung und der intravenösen Infusion) von seinem Platze beim Kopf des Patienten zu ermöglichen.

Ad 1. Die Zugänglichkeit des Operationsgebietes hängt wesentlich von der Art der Thorakotomie ab und nach dieser muß sich die Lagerung richten. Da wir nach mancherlei Versuchen so wie die meisten Thoraxchirurgen zur dorsolateralen Thorakotomie als Standardmethode gekommen sind (s. S. 84), wird der Patient in Seitenlage auf dem

Operationstisch fixiert. Die Abb. 13 und 14 zeigen die typische Lagerung des Patienten, wobei absichtlich Bilder von zwei verschiedenen Kranken auf verschiedenen Tischen gewählt wurden, um die kleinen individuellen Unterschiede der Lagerung und Fixierung

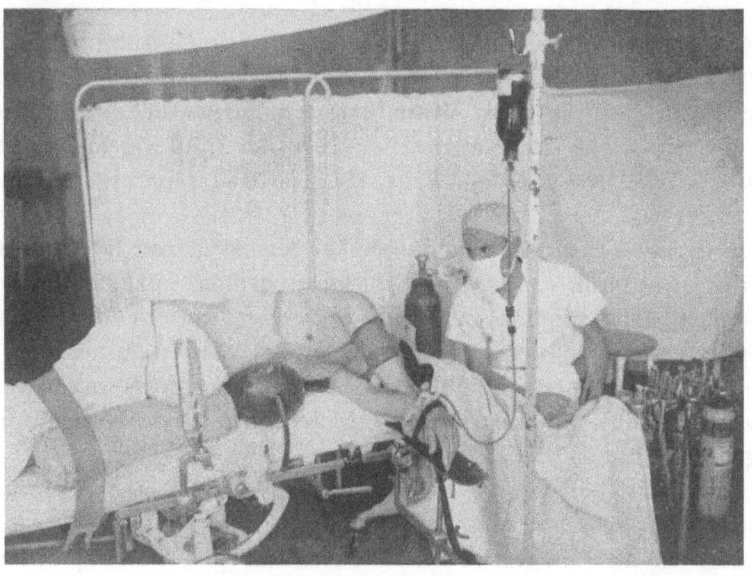

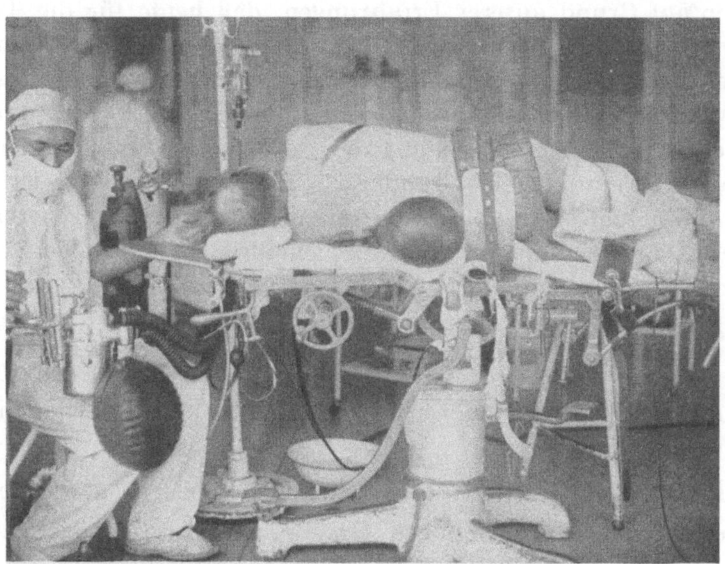

Abb. 14.

auf dem Operationstisch zu zeigen. Zunächst fällt auf, daß der Arm der kranken Seite nicht, wie an vielen Stellen üblich (C r a f o o r d, B r u n n e r u. a.) über den Kopf des Patienten gezogen und hier fixiert ist, sondern frei vor dem Gesicht des Kranken herabhängt. Diese Lagerung, die auch in England allgemein üblich ist, hat den Vorteil, daß nach Durchtrennung der Muskulatur die Scapula durch das Gewicht des Armes weit nach vorne gezogen wird und so einen großen Teil der seitlichen Brustwand freigibt. Damit ist ein sehr guter Zugang zum Thoraxinneren bei relativ kurzer Haut- und Weichteilinzision gegeben.

Ad 2. Durch die Seitenlage wird die Exkursionsfähigkeit der gesunden Thoraxhälfte zwangsläufig beeinträchtigt, da sie gegen das Gewicht des Patienten arbeiten muß. Die Verhältnisse werden noch ungünstiger, wenn nach Eröffnung des Thorax das Mediastinum auf die gesunde Seite verlagert und so die Kapazität der gesunden Lunge weiter eingeschränkt wird. Aus diesem Grund hat Overholt einen Operationstisch konstruiert, welcher es gestattet, die dorsolaterale Thorakotomie in Bauchlage bei frei schwebendem Thorax auszuführen, wodurch die gesunde Thoraxseite in ihrer Funktion völlig ungestört bleibt. Da die Klinik einen Overholt-Tisch nicht besitzt, können wir über eigene Erfahrungen damit nicht berichten, doch scheint er sich in der Praxis nicht sonderlich bewährt zu haben, da er dem Vernehmen nach auch in Kliniken, wo er vorhanden ist, kaum Verwendung findet. Die Nachteile der Seitenlage für die Atmung müssen daher vor allem durch eine richtige Leitung der Narkose kompensiert werden, können jedoch auch durch folgendes Detail der Lagerung gemildert werden. Um einen guten Zugang in das Thoraxinnere zu erreichen, ist eine leichte Überstreckung des Patienten unerläßlich. Diese erzielen wir nun nicht wie es Sweet in seiner Operationslehre zeigt, durch eine Abknickung der Tischplatte, sondern durch eine aufblasbare Gummirolle, die unter die Lendengegend des Patienten eingeschoben wird. Diese hat den Vorteil, daß sie weich und nachgiebig ist und daher die Atmung der gesunden Seite weniger behindert als die harte, unnachgiebige Tischplatte. Außerdem kann nach Beendigung des intrathorakalen Eingriffs die Luft abgelassen werden, wodurch die Überstreckung behoben und der Verschluß der Thorakotomie erleichtert wird.

Wie aus den Bildern weiter ersichtlich ist, liegt der Kopf des Patienten schon bei horizontaler Stellung des Tisches tiefer als die operierte Seite, so daß die Gefahr einer cerebralen Luftembolie nicht besteht. Die Möglichkeit einer Sekretaspiration auf die gesunde Seite bei „feuchten Fällen" kann jederzeit durch eine beliebig steile Beckenhochlagerung verhindert werden, ohne daß dadurch die Zugänglichkeit des Operationsgebietes beeinträchtigt würde.

Ad 3. Um die Arbeit des Anästhesisten zu erleichtern und besonders, um ihn von Hilfspersonen möglichst unabhängig zu machen, wird die intravenöse Dauertropfinfusion prinzipiell am Vorderarm oder bei schlechten Venen am Handrücken der gesunden Seite angelegt. Um eine Stauung in diesem Arm und damit eine Behinderung des Einfließens der Infusion zu verhindern, wird unter die Axilla ein schmales Gummikissen gelegt, welches den Thorax etwas hebt und so eine Abknickung oder einen Druck auf die Vena axillaris verhindert. Dieses Kissen ist auf beiden Abbildungen deutlich zu erkennen.

Wir sind von der Anlegung der Infusion in die Vena saphena oberhalb des inneren Knöchels, wie dies von zahlreichen Chirurgen (Crafoord, Brunner, Frey u. a.) geübt wird, völlig abgekommen, da wir mehrmals von hier ausgehende schwere Thrombophlebitiden und einmal sogar eine tödliche Embolie gesehen haben.

Die Blutdruckmanschette wird am frei herabhängenden Oberarm der kranken Seite angelegt.

Die Abdecktücher werden zwischen dem Infusionsständer auf der ventralen und einer großen Sauerstoffbombe auf der dorsalen Seite des Patienten zeltdachförmig ausgespannt, so daß der Anästhesist zum Kopf des Kranken und zur Infusion freien Zugang hat, ohne dadurch die Operationsmannschaft in ihrer Bewegungsfreiheit zu behindern.

Die Art der Fixierung des Patienten auf dem Operationstisch ist aus den Abbildungen ohneweiters ersichtlich und braucht daher nicht näher beschrieben zu werden.

### c) Die Thorakotomie.

Wie die Bauchhöhle, kann auch die Brusthöhle an jeder beliebigen Stelle und in jeder beliebigen Richtung eröffnet werden. Die Art der Thorakotomie wird sich daher ganz nach dem geplanten intrathorakalen Eingriff richten. Für die Operation des Bronchuscarcinoms muß sie zweierlei ermöglichen. 1. Einen bequemen Zugang zum Lungenhilus und 2. eine freie Übersicht über die ganze Pleurahöhle. Beide Forderungen werden durch die große dorsolaterale Thorakotomie voll erfüllt, so daß diese in ihren verschiedenen Modifikationen die Methode der Wahl für alle Eingriffe an der Lunge geworden ist. Die von Rienhoff angegebene vordere Thorakotomie im dritten Intercostalraum, die wohl den nächsten Zugang zum Lungenhilus darstellt, wurde deshalb allgemein aufgegeben, weil sie einen viel zu schlechten Überblick über den Thoraxraum bietet, so daß schon bei Vorhandensein mäßiger Adhäsionen die Mobilisierung der Lunge außerordentlich erschwert oder sogar vollkommen unmöglich sein kann.

Die dorsolaterale Thorakotomie kann auf verschiedene Weise ausgeführt werden, wobei folgende drei Modifikationen am häufigsten Verwendung finden: Der reine Intercostalschnitt (Frey u. a.), der Intercostalschnitt mit paravertebraler Resektion eines kleinen Stückes einer oder beider benachbarter Rippen (Brunner) und schließlich die Resektion einer Rippe von der Gegend des Angulus costae bis in die Nähe der Knorpel-Knochengrenze und Inzision der Pleura durch das hintere Periost der Rippe hindurch (Crafoord). Wir haben alle drei Modifikationen angewendet und sind schließlich zur ausgedehnten Rippenresektion als Standardmethode gekommen, da sich dabei am sichersten und einfachsten ein luftdichter Verschluß der Pleurahöhle erzielen läßt (s. S. 97). Über die Wahl der zu resezierenden Rippe ist folgendes zu sagen: Im allgemeinen schafft die Resektion der sechsten Rippe den besten Zugang. Doch kann es in speziell gelagerten Fällen, besonders wenn die Ausführung einer Lobektomie geplant ist, einmal günstiger sein, bei Sitz des Tumors im Oberlappen die fünfte und bei Befallensein des Unterlappens die siebente Rippe zu resezieren.

Ein Hindernis für die dorsolaterale Thorakotomie bildet die Scapula, deren Spitze bei herabhängendem Arm bis über die siebente Rippe hinunterreicht und bei über den Kopf erhobenem Arm immer noch die sechste Rippe bedeckt. Es sind daher zur Freilegung der oberen Rippen verschiedene Schnittführungen angegeben worden. Einer der gebräuchlichsten ist der von Crafoord angegebene Schnitt, der die Scapula in weitem Bogen umkreist, worauf sich diese leicht mit einem Zügel vom Thorax abheben läßt. Ein Nachteil dieser Inzision ist ihre große Länge (bei Erwachsenen 40 cm und mehr), sowie die nicht ganz selten auftretenden Hautnekrosen am Schnittrand. Wir sind deshalb zu der oben beschriebenen Lagerung des Patienten übergegangen, bei welcher eine wesentlich kürzere Haut- und Weichteilinzision genügt, um die sechste oder fünfte Rippe in ihrer ganzen Länge freizulegen (der Hautschnitt ist auf den Abb. 13 und 14 durch einen dunklen Strich markiert). Wir haben seit Anwendung dieser Inzision keine Hautrandnekrose mehr gesehen.

Nach Resektion der Rippe, wobei je nach der Größe des Patienten und der Konfiguration des Thorax ein 25 bis 30 cm langes Stück entfernt wird (bei faßförmigem Thorax muß ein längeres Rippenstück reseziert werden als beim asthenischen Typus), wird der entsprechende Intercostalnerv paravertebral aufgesucht und durchtrennt, um postoperative

Neuralgien zu vermeiden, falls der Nerv beim Wundverschluß in eine Naht gefaßt wird. Anschließend wird die Pleura durch das innere Periost der resezierten Rippe eröffnet. Sind in der näheren Umgebung der Thorakotomie keine pleuralen Verwachsungen vorhanden, so wird diese mit einem der üblichen mechanischen Rippenspreizer (De Quervin usw.) erweitert. Dabei soll das Aufspreizen, besonders bei älteren Leuten, ganz langsam und allmählich geschehen, um eine Infraktion der Rippen möglichst zu vermeiden. Bei besonders starrem Thorax wird man gelegentlich gut daran tun, noch eine der benachbarten Rippen paravertebral subperiostal zu durchtrennen.

### d) Die Pleuraadhäsionen.

Nur verhältnismäßig selten wird man nach Eröffnung des Thorax feststellen können, daß die Lunge keinerlei Verwachsungen mit der Pleura parietalis zeigt; zumeist werden sich da und dort — häufig über der Spitze des Oberlappens oder den dorsalen Anteilen des Unterlappens, nahe dem Zwerchfell — strang- oder fächerförmige Adhäsionen finden. Sind diese zart und transparent, so können sie ohneweiters durchtrennt werden. Nur die relativ seltenen „fleischigen", spulrunden Stränge müssen vor dem Durchschneiden unbedingt ligiert werden, da sie immer arteriell vaskularisiert sind und zu recht beträchtlichen Blutungen führen können, besonders wenn sie in irgendeinem versteckten Winkel des Thorax liegen.

Viel unangenehmer als diese strangförmigen Adhäsionen sind die flächenhaften Verwachsungen, die man sehr häufig bei langsam wachsenden zentralen Tumoren über dem zugehörigen chronisch-entzündlich veränderten Lungenanteil findet. Aber auch nicht mit dem Carcinom in Zusammenhang stehende, oft in früheren Zeiten überstandene Pleuritiden können zu ausgedehnten Verwachsungen geführt haben. Solange diese zart sind, können sie teils scharf, teils stumpf intrapleural gelöst werden, nur muß dabei streng eine Verletzung der Lunge vermieden werden. Man muß ja immer gewärtig sein, besonders in dem zum Tumor gehörigen Lungenanteil, auf oberflächlich gelegene, größere oder kleinere Abszesse zu stoßen, die bei unvorsichtiger Lösung von Adhäsionen leicht eröffnet werden können. Dadurch ist aber eine Infektion der Pleurahöhle erfolgt, die trotz Sulfonamiden und Antibioticis zu einem postoperativen Empyem führen kann. Auch muß man sich immer vor Augen halten, daß es zur Zeit der Adhäsionslösung noch ungewiß ist, ob eine Radikaloperation möglich sein wird oder ob der Eingriff nach der Exploration wegen Inoperabilität des Tumors abgebrochen werden muß. In letzterem Fall ist auch eine Verletzung nicht infizierter Lungenteile nicht gleichgültig, da es dadurch im postoperativen Verlauf zur schlechten Ausdehnung der zurückgelassenen Lunge mit allen ihren Folgeerscheinungen kommen kann.

Es ist daher angezeigt, bei derben flächenhaften Verwachsungen eine intrapleurale Lösung derselben nicht erzwingen zu wollen, sondern die Trennung der Lunge von der Brustwand, so wie bei der Pneumolyse, extrapleural vorzunehmen. Bei diesem Vorgehen gelingt es, auch die schwersten schwartigen Verwachsungen, wenn auch oft nur unter Zuhilfenahme des Raspatoriums, zu lösen. Man darf sich von solchen Schwielen in der weiteren Präparation nicht abschrecken lassen, da die Verwachsungen gegen das Mediastinum zu erfahrungsgemäß immer an Derbheit abnehmen. Eine Schwierigkeit kann die Lösung sehr derber Verwachsungen in der Gegend der oberen Thoraxapertur bilden, da hier nicht selten ein schwieliger Strang von der Pleurakuppe zu den großen Gefäßen nach cranial zieht und sich hier nicht stumpf auslösen läßt. Man kann dieser Schwierigkeit Herr werden, wenn die Pleurakuppe von allen Seiten bis an den erwähnten Strang heran, der manchmal Fingerdicke erreicht, freipräpariert und dieser dann zwischen zwei Ligaturen scharf durchtrennt wird.

Die Ablösung der mediastinalen Lungenfläche gelingt meist relativ leicht; rechts kann allerdings die scharfe Durchtrennung von Verwachsungen über der Vena cava cranialis beträchtliche Schwierigkeiten verursachen. Sie gelingt jedoch mit der nötigen Vorsicht und Geduld in jedem Fall, wenn man sich mit einem feinen, sehr scharfen Skalpell Millimeter für Millimeter vorarbeitet. Es steht fest, daß entzündliche Verwachsungen, so schwer sie auch sein mögen, niemals den Grund für den Abbruch der Operation bilden sollen. Es ist notwendig, dies zu betonen, da die Durchsicht der Operationsbefunde der nur thorakotomierten Patienten besonders aus den früheren Jahren zeigt, daß als Grund der Inoperabilität häufig „unlösbare Verwachsungen“ oder „zu starke Verschwartung“ angegeben wird. Einer der Gründe dafür, daß in der letzten Zeit die Zahl der Resektionen die der Thorakotomien überflügelt hat, ist eben darin zu suchen, daß wir gelernt haben, auch mit schweren und schwersten entzündlichen Verwachsungen fertig zu werden.

### e) Die Exploration.

Nach Befreiung der Lunge von allen entzündlichen Verwachsungen bis an den Hilus heran muß man sich über den Sitz, die Größe und die Ausbreitung des Primärtumors und über das Vorhandensein etwaiger Metastasen orientieren, denn jetzt muß man sich schlüssig werden, ob der Tumor überhaupt operabel ist und wenn ja, welcher Eingriff (Pneumonektomie, Lobektomie oder irgendeine Form der erweiterten Resektion) ausgeführt werden soll. Zur Orientierung ist folgendes Vorgehen zweckmäßig: nach Feststellung des Sitzes und der ungefähren Größe des Primärtumors wird sofort das Mediastinum einer eingehenden Inspektion und Palpation unterzogen und nach vergrößerten Lymphdrüsen abgesucht. Dabei wird man bei Sitz des Primärtumors im Oberlappen sein besonderes Augenmerk der oberen tracheobronchialen Drüsengruppe sowie den paratrachealen Drüsen und dem ganzen vorderen oberen Mediastinum zuwenden, während bei Unterlappentumoren vorwiegend das hintere untere Mediastinum längs des Ösophagus abgesucht und die untere tracheobronchiale Drüsengruppe genau inspiziert werden muß. Finden sich irgendwelche Drüsen im Bereiche des Mediastinums vergrößert, so ist es unbedingt notwendig, eine oder mehrere derselben zu exstirpieren und der histologischen Gefrierschnittuntersuchung zuzuführen. Es kann nämlich makroskopisch oft nicht unterschieden werden, ob die Vergrößerung durch chronische Entzündung oder durch Carcinom bedingt ist. Hat man sich über die Verhältnisse im Mittelfellraum orientiert, dann gilt besonders rechts ein Griff dem Zwerchfell, durch welches Metastasen in der Leber gelegentlich durchgetastet werden können. Wir konnten so in zwei Fällen Lebermetastasen feststellen und nach Inzision des Zwerchfells durch Probeexzision und Gefrierschnittuntersuchung verifizieren, die sich bei der klinischen Untersuchung durch Palpation nicht nachweisen ließen.

Anschließend wendet man sich dem Lungenhilus zu, wobei es sich empfiehlt, schon zur bloßen Exploration die Pleura rings um denselben zu spalten. Nunmehr kann ein Überblick über das Verhalten der Hiluslymphdrüsen gewonnen werden bzw. darüber, in welchem Verhältnis der Primärtumor selbst zu den Hilusgebilden steht. Sind die Hilusdrüsen vergrößert und erweisen sie sich im Gefrierschnitt als carcinomatös oder reicht der Tumor bis nahe an den Hilus heran ($A_1$- und $B_1$-Fälle des Salzer schen Schemas), dann kommt als Eingriff nur die Pneumonektomie in Frage. Es wird diese daher bei den allermeisten zentralen Carcinomen und bei den Fällen von peripheren Carcinomen, welche zu Metastasen in den bronchopulmonalen und den Hiluslymphdrüsen geführt haben, die Methode der Wahl sein. Nur jene relativ seltenen Fälle von peripheren Carcinomen, bei denen die eben erwähnten Drüsen (auch mikroskopisch) frei von Carcinom befunden werden, eignen sich für eine Lobektomie.

Die verschiedenen Indikationen zur erweiterten Resektion werden später in dem entsprechenden Kapitel (S. 95) besprochen werden.

### f) Die Pneumonektomie.

Bevor wir auf die bei uns geübte Technik der Pneumonektomie eingehen, ist es notwendig, die Anatomie der Hilusgebilde, soweit sie von chirurgischem Interesse sind, zu besprechen. Da bekanntlich die Topographie des Hilus links und rechts verschieden ist, muß sie für beide Seiten gesondert betrachtet werden. Wir wollen mit der einfacheren linken Seite beginnen (Abb. 15).

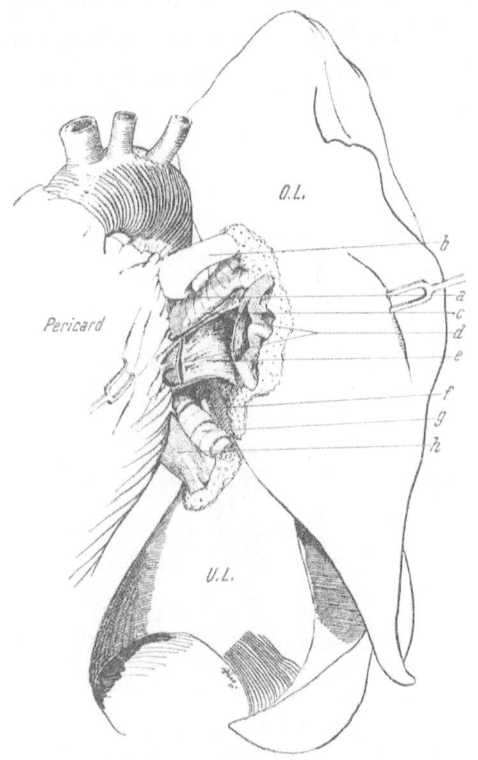


Abb. 15. Linker Lungenhilus von vorne. *a* Ramus sinister arteriae pulmonalis nach hinten verschwindend, *b* erster Arterienast zum Oberlappen, *c* Oberlappenstammbronchus, *d* Vena pulmonalis cranialis (durchtrennt), *e* fibröse Verstärkung der Gefäßwand, *f* Arterienast zum Unterlappen, *g* Unterlappenbronchus und *h* Vena pulmonalis caudalis.

Bei Präparation des Hilus von vorne stößt man unmittelbar unter der Pleura, etwa in der Höhe des linken Herzohres, auf die Vena pulmonalis cranialis. Diese sieht man am Lebenden bei normaler Pleura gewöhnlich deutlich durch dieselbe hindurchschimmern. Sie sammelt das Blut aus dem ganzen Oberlappen einschließlich der Lingula, ihr Stamm hat beim Erwachsenen eine Breite von $1^1/_2$ bis 2 cm, seine Länge bis zum Eintritt in den Herzbeutel ist recht variabel, beträgt jedoch meist 1 bis 2 cm. Schräg unterhalb und hinter der oberen Lungenvene stößt man auf die im Kaliber gewöhnlich etwas kleinere Vena pulmonalis caudalis, welche ihr Blut aus dem Unterlappen empfängt. Sie stellt das caudalste Gebilde des Lungenhilus dar und ist am leichtesten aufzufinden, wenn das Ligamentum pulmonale von caudal her durchtrennt wird. Man stößt dann knapp vor der Vene auf eine sehr konstante Lymphdrüse, nach deren Entfernung die caudale Circumferenz des Venenstammes freiliegt. Dieser ist bis zu seinem Eintritt in das Pericard zumeist etwas länger als der der oberen Lungenvene. Zwischen beiden findet sich lockeres Bindegewebe. Knapp oberhalb und etwas hinter dem oberen Rand der oberen Lungenvene tritt der linke Hauptast der Arteria pulmonalis aus dem Pericard hervor, kreuzt den linken Hauptbronchus oberhalb des Oberlappenbronchus und bildet so die obere und hintere Begrenzung des Lungenhilus. Über sie ziehen nach cranial die Lymphgefäße zu den oberen tracheobronchialen Drüsen hinweg. Eine solche liegt oft zwischen dem Aortenbogen und der oberen Circumferenz der Pulmonalarterie dieser innig an. Der Stamm der linken Arteria pulmonalis ist relativ kurz, seine Länge beträgt von der Teilungsstelle, welche cranial durch die Chorda ductus Botalli markiert ist, bis zur Abgabe des ersten Astes zum Oberlappen, meist nur 3 bis höchstens 4 cm, liegt jedoch fast zur Gänze extrapericardial. Seine Isolierung aus dem normalerweise sehr lockeren Zellgewebe gelingt daher zumeist leicht.

Der linke Hauptbronchus ist von vorne nicht unmittelbar zugänglich, sondern kann erst nach Durchtrennung der Arterie und der oberen Lungenvene dargestellt werden. Dagegen gelingt es nach Inzision der Pleura an der hinteren Circumferenz des Hilus und nach Abschieben des hier unmittelbar subpleural gelegenen N. vagus, die Pars membranacea des Hauptbronchus knapp vor seinem Eintritt in die Lunge freizulegen.

Die Topographie des linken Lungenhilus ist sehr konstant. Nur selten finden sich Variationen, besonders im Bereiche der Venen. Hier kann man hie und da feststellen,

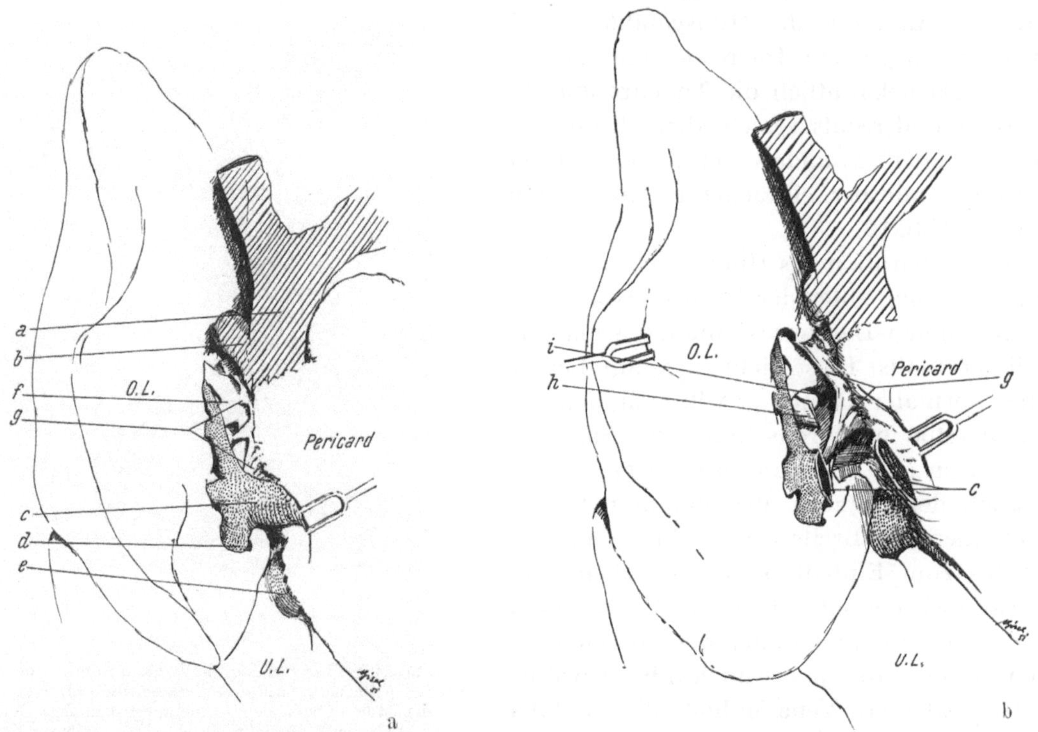


Abb. 16a und 16b. Rechter Lungenhilus von vorne. a) Nach Entfernung der Pleura. b) Nach Durchtrennung der Vena pulmonalis cranialis und des oberflächlichen Anteiles des Septum intervasale. *a* Vena cava cranialis, *b* Vena azygos, *c* Vena pulmonalis cranialis, *d* Mittellappenvene, *e* Vena pulmonalis caudalis, *f* Oberlappenast der rechten Lungenarterie, *g* *Septum intervasale hili*, *h* durchtrennter oberflächlicher Zügel des *Septum intervasale* und *i* Ramus dexter arteriae pulmonalis.

daß die Lingulavene nicht in die obere Lungenvene, sondern in die untere oder auch isoliert in den linken Vorhof einmündet. Ganz selten findet man auch einen kurzen gemeinsamen Stamm für beide Lungenvenen.

Viel komplizierter als auf der linken Seite sind die Verhältnisse rechts (Abb. 16 a und b). Nach Durchtrennung der Pleura an der Vorderseite des Hilus stößt man so wie auf der linken Seite unmittelbar auf die Vorderfläche der oberen Lungenvene. Diese empfängt ihr Blut typischerweise aus Ober- und Mittellappen, wobei der ziemlich starke Mittellappenast gewöhnlich knapp vor dem Eintritt der Vene in den Herzbeutel in dieselbe einmündet, so daß der extrapericardiale Teil ihres Stammes sehr kurz zu sein pflegt. Ebenso wie links findet sich auch rechts die untere Lungenvene einige Zentimeter weit unter und hinter der oberen. Auch hier ist der Stamm der unteren zumeist länger als der der oberen Lungenvene. Außerordentlich variabel verhält sich die Mittellappenvene, die häufig getrennt von den anderen zwischen der oberen und unteren Vene in den linken Vorhof mündet oder aber sich mit der unteren Lungenvene zu einem Stamm vereinigt. Hie und da findet sich auch eine zweigeteilte Mittellappenvene, wobei die Äste dann entweder in beide Lungenvenen oder auch völlig getrennt in den Vorhof einmünden.

Schwierig ist rechts die Darstellung der Arteria pulmonalis. Nach Durchtrennung der Pleura sieht man von ihr ausschließlich den ersten, zum Oberlappen abgehenden Ast, der, da er ziemlich großkalibrig ist, von einem weniger erfahrenen Operateur leicht für den Hauptast der Arterie gehalten werden kann. Zwischen dieser Arterie, der Vena cava cranialis und dem oberen Rande der Vena pulmonalis superior spannt sich vom Pericard her eine bindegewebige, von sehnigen Zügen durchsetzte Membran septumartig aus und behindert so den Zugang zu den tieferen Schichten des Hilus. Diese Membran, die — manchmal stärker, manchmal schwächer ausgeprägt — in jedem Fall anzutreffen ist und die uns seit Jahren bei der Präparation des rechten Hilus aufgefallen ist, wurde bisher nur von Brock in einer Publikation aus dem Jahre 1940 beschrieben, findet dagegen in der gesamten übrigen chirurgischen und anatomischen Literatur keinerlei Erwähnung. Sie wird von Brock Fascienhülle der rechten Arteria pulmonalis genannt und von ihm als verödeter Rezessus des Pericards aufgefaßt. Wir möchten diesem für die chirurgische Praxis sehr wichtigen Gebilde in Übereinstimmung mit Dozent Gisel vom Anatomischen Institut der Universität Wien, der das Studium der Entwicklungsgeschichte dieser Bildung übernommen hat, den Namen *Septum intervasale hili dextri* geben. Erst wenn der caudale Teil dieses Septums durchtrennt ist, kann die craniale Circumferenz der oberen Lungenvene freigelegt und die Trennung ihrer Hinterfläche von der unmittelbar dahinter liegenden Arterie durchgeführt werden. Um nun auch an den Hauptast der Arterie heranzukommen, muß noch ein tieferer Ausläufer des genannten Septums, der sich zeltdachförmig von der Vena cava superior zur Arteria pulmonalis spannt, durchtrennt werden. Nun gelingt es, auch den Hauptast der rechten Arteria pulmonalis von vorne zur Ansicht zu bringen. Dieser scheint sehr kurz zu sein, weil er von vorne und unten vom Pericard bedeckt ist. Schiebt man dieses jedoch ab, so kann man den 4 bis 5 cm langen Stamm der Arterie bis gegen die Teilungsstelle hin verfolgen und relativ leicht stumpf isolieren.

Der rechte Hauptbronchus ist von vorne zunächst nicht zugänglich, doch kann er, da er das oberste und hinterste Gebilde des Lungenhilus darstellt, nach Durchtrennung der Pleura am oberen Hiluspol und Abschieben des Bogens der Vena azygos leicht und ausgiebig dargestellt werden. Zwischen ihm und dem dahinter liegenden Ösophagus verläuft der rechte Nervus vagus nach abwärts.

Nach diesen topographisch-anatomischen Vorbemerkungen sei nun die von uns geübte Technik der Pneumonektomie beschrieben. Nach zirkulärer Inzision der Pleura, welche am cranialen Hiluspol zwischen Ligaturen erfolgen soll, da hier mit den Lymphgefäßen regelmäßig kleine Arterien verlaufen, wird an die Darstellung der großen Gefäße geschritten. Das Aufsuchen und Isolieren der unteren Lungenvene bietet gewöhnlich keine wesentlichen Schwierigkeiten, während die Isolierung der oberen Lungenvene, welche rechts unmittelbar der Arterie und links dem peribronchialen Gewebe aufliegt, außerordentliche Vorsicht und oft auch große Geduld erfordert, da die Verwachsungen ihrer Hinterwand mit der Unterlage oft recht zähe sind. Es kann hier bei etwas brüskem Vorgehen leicht zu einer Verletzung der Venenwand oder der darunterliegenden Arterie und so zu heftigsten, schwer zu stillenden Blutungen kommen. Dagegen gelingt die Isolierung der Arterie im allgemeinen relativ leicht, vorausgesetzt, daß rechts das früher beschriebene

Septum intervasale ausgedehnt durchtrennt und so ein guter Zugang zur Arterie geschaffen wird. Ihre Isolierung wird am besten und gefahrlosesten mit dem Finger ausgeführt, wie dies seinerzeit schon Rienhoff empfohlen hat. Die Unterbindung der Gefäße geschieht in der Weise, daß zunächst eine Ligatur peripherwärts angelegt wird; dann wird unter Zug an dieser Ligatur eine zweite zentralwärts mindestens einen, besser jedoch 2 bis $2^1/_2$ cm von der ersten angelegt. Vor dieser zentralen Ligatur wird noch eine Durchstechungsligatur ausgeführt, die das Abgleiten der ersteren verhindert. Schließlich wird das Gefäß peripherwärts, ungefähr in der Höhe der peripheren Ligatur abgeklemmt und unmittelbar zentral der Klemme durchschnitten. Wir haben bei diesem Vorgehen niemals das Abgehen einer Ligatur erlebt [1]. Als Reihenfolge der Unterbindung und Durchtrennung der großen Gefäße wird gewöhnlich zuerst die Arterie und dann die beiden Venen angegeben. Wir wählen dagegen zumeist den umgekehrten Weg, indem wir zuerst die Venen und dann erst die Arterie unterbinden, und zwar aus folgenden Gründen: 1. ist es technisch leichter, zuerst die oberflächlich liegenden Venen und dann erst die tiefer liegende Arterie freizupräparieren und 2. wird bei diesem Vorgehen der kleine Kreislauf langsam und schrittweise ausgeschaltet. Der Einwand, daß es durch die Unterbindung der Venen vor der Arterie zu einer Blutüberfüllung der Lunge käme, hat sich in der Praxis niemals störend ausgewirkt. Schließlich hat das frühzeitige Unterbinden der Venen vielleicht noch den Vorteil, daß dadurch die Gefahr der hämatogenen Metastasierung vermindert wird, worauf erst kürzlich Aylwin hingewiesen hat. Freilich ist es bei diesem Vorgehen nötig, vor dem Unterbinden der Venen durch Präparation der Arterie sich sicher davon zu überzeugen, daß die Isolierung und Unterbindung der Arterie möglich sein wird, da man sonst in sehr unangenehme Situationen kommen kann. Denn sind einmal eine oder gar beide Lungenvenen unterbunden und durchtrennt, dann gibt es kein Zurück mehr und die Pneumonektomie muß unter allen Umständen durchgeführt werden. Wir gehen daher in der letzten Zeit meist so vor, daß wir, besonders in Fällen, bei denen der Tumor nahe an den Hilus heranreicht, zunächst alle drei Gefäße isolieren und mit einem Faden umschlingen, dann aber zunächst die Venen und zum Schluß die Arterie endgültig unterbinden und durchtrennen.

Nach Versorgung der Gefäße wird der Hauptbronchus freipräpariert und nach Anlegen von Haltefäden, in den meisten Fällen zentralwärts offen durchtrennt, während besonders bei Fällen mit reichlich Bronchialsekret lungenwärts eine Klemme angelegt wird. Die Durchtrennung erfolgt rechts unmittelbar an der Carina, links etwa 2 bis 3 cm vor dem Eintritt des Bronchus in die Lunge. Die Versorgung des Bronchusstumpfes geschieht durch zarte einreihige Perlonknopfnähte oder durch Einzelnähte mit zartem geflochtenem Stahldraht. Dabei werden die Nähte so angelegt, daß die Pars membranacea in die knorpelige Wand hineingenäht wird. Wenn man dann die freien Knorpelenden über der Pars membranacea durch eine weitere Naht vereinigt, bekommt man einen sehr sicheren Bronchusstumpfverschluß. Es folgt die Prüfung, ob die Verschlußnaht des Bronchus luftdicht ist. Zu diesem Zwecke wird die Pleurahöhle bis über den Bronchusstumpf mit warmer physiologischer Kochsalzlösung angefüllt und der Patient unter Überdruck künstlich beatmet. Man sieht dann, falls die Naht nicht völlig dicht ist, Luftblasen zwischen den einzelnen Nähten aufsteigen. In diesem Falle müssen durch weitere Nähte die Lücken geschlossen werden. Schließlich wird der Bronchusstumpf gedeckt, wozu entweder umgebendes mediastinales Gewebe oder ein gestielter Pleuralappen verwendet wird. Rechts ist es oft am einfachsten, den Bogen der Vena azygos über den Stumpf zu nähen.

[1] Diese Technik der Gefäßversorgung hat Salzer 1948 bei Prof. Brunner in Zürich gesehen und von ihm übernommen.

## g) Die Lobektomie.

Wie schon früher erwähnt, kann in Fällen von peripheren Tumoren ohne Drüsenmetastasen (A- und B-Fälle) die Lobektomie als Methode der Wahl bezeichnet werden. Dagegen wird man sich bei zentralen Carcinomen, auch wenn sie noch ganz klein und nur auf einen Segmentbronchus beschränkt sind, nur in seltenen Ausnahmsfällen zur Ausführung einer Lobektomie entschließen. Dieser Fall kann eintreten, wenn wegen hohem Alter, ungünstigen Kreislaufverhältnissen oder besonders wegen substantiellem Emphysem die Atemfläche des Patienten aus vitaler Indikation so wenig als möglich verkleinert werden soll.

Die Lobektomie wegen Carcinom unterscheidet sich in einigen technischen Details wesentlich von einer Lappenentfernung wegen gutartiger Prozesse (Bronchiektasien, chronisch-abszedierende Pneumonie usw.). Bei letzteren hat man besonders früher ohne Schaden für den Patienten die Lappenresektion nahe an seinem Stiel gewissermaßen blind zwischen Ligaturen durchgeführt, so daß schließlich ein mehrere Zentimeter langer Stumpf resultierte, in welchem der Bronchus nicht in seinem Stamm, sondern bereits in den Anfangsteilen seiner Äste durchtrennt wurde. Dagegen muß man beim Carcinom unbedingt den Lappenstammbronchus bis an seinen Ursprung aus dem Hauptbronchus freilegen, da es nur so gelingt, die dem Lappen zugehörigen bronchopulmonalen Drüsen mitzuentfernen. Zu diesem Zwecke muß jedoch der Lappenstiel anatomisch präpariert und die einzelnen Gefäßäste isoliert aufgesucht und durchtrennt werden. Es ist also zur Ausführung einer Carcinomlobektomie die genaue Kenntnis der Topographie der Lappenhili unbedingt nötig. Diese soll im folgenden an Hand der Abb. 17 und 18 besprochen werden, welche die Anatomie der Lappenstiele in der Blickrichtung durch den Interlobärspalt zeigen, wie sie sich auch bei der Operation darbieten.

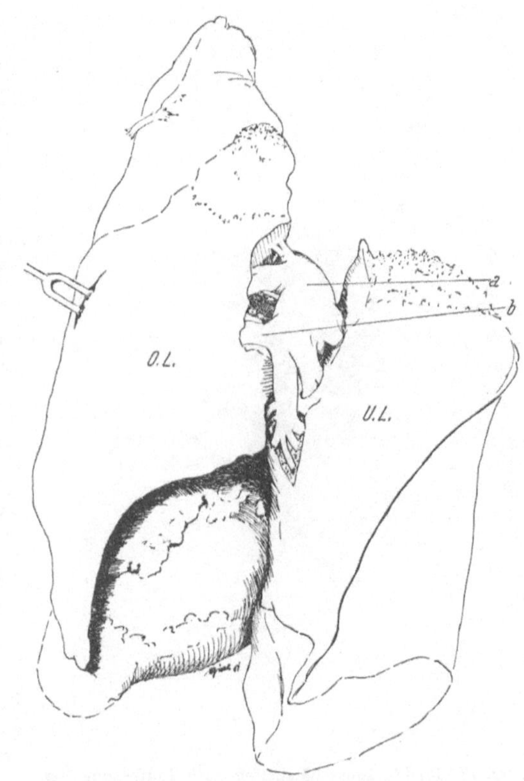


Abb. 17. Linker Interlobärspalt nach Entfernung der Pleura. *a* Ramus sinister arteriae pulmonalis nach links zwei Äste zum Oberlappen, nach rechts drei Äste zum Unterlappen abgehend, *b* Lingulaast der Arterie.

Beginnen wir wieder mit der einfacheren linken Seite (Abb. 17): Die Arteria pulmonalis schlingt sich nach Querung des Hauptbronchus, von oben hinten kommend, spiralig um den Oberlappenbronchus, wobei sie zunächst unmittelbar unter der Pleura des Oberlappenstieles verläuft. Dann tritt sie von hinten oben in den Interlobärspalt ein, um am Grunde desselben ebenfalls knapp unter der Pleura im *Oberlappenhilus* schräg nach vorne unten zu verlaufen. Auf diesem Wege gibt sie zunächst noch knapp medial des oberen Hiluspoles einen recht konstanten, starken Ast für das apikale Segment des Oberlappens ab. Zwischen diesem und ihrem Eintritt in den Interlobärspalt entspringen aus dem Hauptast mehrere, an Zahl und Stärke sehr variable Äste für das dorsale Segment des Oberlappens. Auf der im Interlobärspalt gelegenen Strecke gibt die Arterie nach cranial einige Äste für das vordere Segment des Oberlappens ab, während nach caudal gewöhnlich zwei bis drei Äste für den Unterlappen an seiner Basis in denselben eintreten. Es ist besonders für die Unterlappenlobektomie von großer praktischer Bedeutung, zu wissen, daß in den meisten Fällen kein gemeinsamer Arterienast für den Unterlappen besteht. Man muß sich daher bei der Unterlappenlobektomie streng an den Unterlappenhilus halten und hier die aus dem Oberlappenhilus hervorkommenden Äste zum Unterlappen einzeln aufsuchen, da man sonst Gefahr läuft, nicht nur die Unterlappenarterien, sondern auch Äste zum Oberlappen und besonders die Lingulaarterie mitzuunterbinden. Diese stellt ja den letzten direkten Ausläufer des Hauptastes nach Abgabe der Unterlappenäste dar. Die Arterie kreuzt den Unterlappenstammbronchus ungefähr an der Stelle, an welcher sie die Unterlappenäste abgibt, und liegt hier der Bronchialwand vorne innig an. Die Trennung der Arterienäste vom Bronchus kann hier durch chronisch-entzündliche Lymphdrüsen außerordentlich erschwert sein. Über das Verhalten der Venen braucht nicht mehr gesprochen zu werden, da dies bereits gelegentlich der Beschreibung des Lungenhilus geschehen ist.

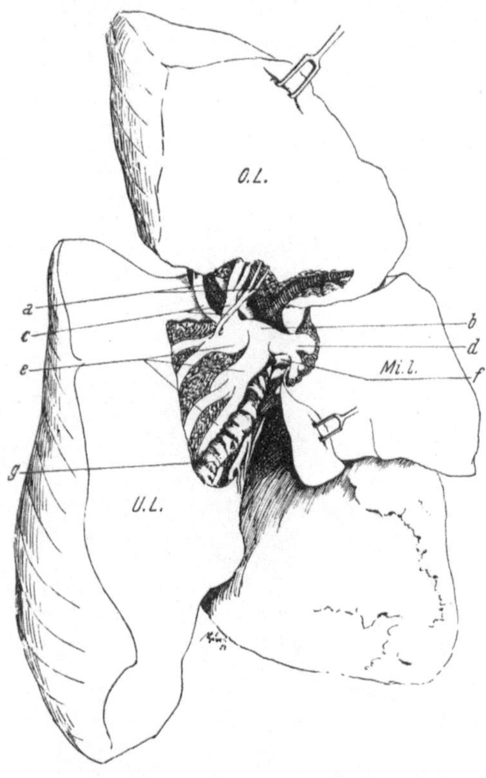


Abb. 18. Rechte Interlobärspalten nach Entfernung der Pleura. *a* Venen des Oberlappens, *b* Ramus dexter arteriae pulmonalis, *c* Oberlappenäste, *d* Mittellappenast, *e* Unterlappenäste, *f* Mittellappenbronchus, *g* Unterlappenbronchus.

Rechts (Abb. 18) sind die Verhältnisse wegen der Unterteilung der Lunge in drei Lappen und der dadurch bedingten Mannigfaltigkeit der Beziehungen der Gefäße und Bronchien zueinander wesentlich komplizierter. Schon das Verhalten der Venen zeigt eine große Variabilität, auf die bei der Besprechung des rechten Lungenhilus schon eingegangen wurde.

Die rechte Lungenarterie verläuft nach Abgabe des ersten Astes für den Oberlappen schräg nach lateral unten und kreuzt den caudalen Teil des rechten Hauptbronchus knapp oberhalb des Abganges des Mittellappenbronchus. Auf ihrem Weg dahin gibt sie nach cranial noch zwei bis drei Äste für den Oberlappen und in der Höhe des Mittellappenbronchus nach vorne gewöhnlich einen Ast für den Mittellappen ab. Dann tritt sie zumeist ungeteilt in den Hilus des Unterlappens ein, um sich hier rasch in die einzelnen Segmentäste aufzuteilen. Nicht selten jedoch sendet sie noch einen oder mehrere schwächere Äste retrograd zum dorsalen Segment des Oberlappens.

Über das topographische Verhalten der Bronchien der rechten Seite ist folgendes zu sagen: Die Ursprungsstelle des Oberlappenstammbronchus aus dem Hauptbronchus liegt unmittelbar unter der Pleura des oberen Hiluspoles, so daß von hier aus die craniale und dorsale Circumferenz des Oberlappenbronchus leicht erreichbar ist, während seine vordere und caudale Seite erst nach vollständiger Präparation und Unterbindung der Gefäße zur Ansicht kommt. 3 bis 4 cm caudal davon entspringt aus dem unteren Anteil des Hauptbronchus an seiner vorderen Circumferenz der Mittellappenbronchus und in gleicher Höhe an der Hinterfläche der apikale Segmentbronchus des Unterlappens. Man kann daher von einem eigentlichen Unterlappenstammbronchus nicht sprechen. Wie auch auf der linken Seite, sind zwischen die Bronchien und die arteriellen Gefäßäste die Lymphgefäße und die zugehörigen bronchopulmonalen Drüsen eingestreut, welche, besonders wenn sie chronisch-entzündlich verändert sind, die Präparation der Lappenhili außerordentlich erschweren können.

Nun zur Technik der Lobektomie. Zunächst ist es notwendig, sich über die Verhältnisse im Bereiche der Interlobärspalten zu orientieren. Nur selten wird man diese vollkommen frei und bis an die Lappenhili heran ausgebildet finden. Es bestehen nämlich sehr häufig zwischen den Lappen mehr oder weniger ausgebreitete Parenchymbrücken, die in seltenen Fällen so ausgedehnt sein können, daß die einzelnen Lappengrenzen nur andeutungsweise vorhanden sind. In den meisten Fällen erweist es sich jedoch, wenn zunächst keine Lappengrenzen sichtbar sind, daß es sich um eine bindegewebige Verödung des Interlobärspaltes nach abgelaufenen entzündlichen Prozessen handelt. In diesen Fällen muß zunächst die Trennung der Lappen durch scharfes Präparieren erfolgen. Ist dies geschehen, dann wird zunächst die dem zu resezierenden Lappen zugehörige Vene im Lungenhilus freigelegt, doppelt unterbunden, durchstochen und durchtrennt. Links wird dies fast immer einfach sein, da, wie schon erwähnt, hier die Variabilität der Venenstämme sehr selten ist. Dagegen muß man sich rechts über das Einströmungsgebiet der Venen genauestens orientieren, da die Mittellappenvene bekanntlich außerordentlich variabel ist. Nach Versorgung der Vene wird dann das Lungenparenchym am Grunde des Interlobärspaltes bzw. in Fällen, in denen dieser ganz frei ist, die Pleura auf seinem Grund inzidiert und die Arterienäste aus ihrer Umhüllung auspräpariert. Zu ihrer Versorgung genügt bei dünneren Ästen die gewöhnliche doppelte Unterbindung in etwa 1 cm Abstand, während wir die zentrale Ligatur bei größeren Ästen so wie vor der Durchtrennung der Hauptäste mit einer Durchstechungsligatur sichern. Schließlich folgt die Durchtrennung der fast immer vorhandenen mehr oder weniger breiten Parenchymbrücken, welche links besonders zwischen Unterlappenspitze und Oberlappenbasis, rechts zwischen vorderem Rande des Oberlappens und dem Mittellappen sowie ebenfalls zwischen Unterlappenspitze und Oberlappenbasis bestehen. Im Bereiche dieser Parenchymbrücken ist die Abgrenzung zwischen den Lappen dieselbe, wie sie zwischen den Segmenten der einzelnen Lappen besteht, d. h. zwischen beiden gibt es kleinere Gefäßverbindungen, während das Bronchialsystem streng getrennt ist. Trotzdem müssen beim Durchtrennen dieser Parenchymbrücken Alveolen eröffnet werden, so daß am Schluß der Operation der zurückgelassene Lappen nicht luftdicht ist, besonders wenn die Trennung, wie zumeist in der Literatur angegeben, ohne Ligatur ausgeführt wird. Da jedoch diese Undichtigkeit des zurückgelassenen Lappens im postoperativen Verlauf Schwierigkeiten verursacht (s. später), sind wir bei der Durchtrennung dieser Parenchymbrücken zu einer etwas anderen Technik gekommen. Bevor wir das Parenchym durchschneiden, werden doppelte Ligaturen angelegt, wobei zur Ligatur am zurückbleibenden Lappen Catgut verwendet wird. Durch diese schrittweise Durchtrennung zwischen Ligaturen erreichen wir es in den allermeisten Fällen, daß der zurückgelassene Lappen am Schluß der Operation praktisch luftdicht ist.

Die Darstellung des Oberlappenstammbronchus bis zu seinem Ursprung aus dem Hauptbronchus ist beiderseits relativ leicht, ebenso rechts beim Mittellappen. Dagegen stößt dies beim Unterlappen beiderseits auf Schwierigkeiten. Links ist die Arterie mit der

Vorderfläche des Unterlappenstammbronchus zumeist so fest verwachsen, daß es nicht gelingt, diese soweit abzupräparieren, daß man den Unterlappenbronchus hinter derselben wirklich in seinem Stamm durchtrennen kann. Es wird daher oft nötig sein, zunächst den apikalen Segmentbronchus und dann gesondert davon den gemeinsamen Stamm der basalen Segmentbronchien aufzusuchen und zu durchtrennen. Rechts liegt die Schwierigkeit der isolierten Unterlappenlobektomie darin, daß der apikale Segmentbronchus fast in gleicher Höhe mit dem Mittellappenbronchus aus dem Hauptbronchus entspringt, so daß bei Durchtrennung des Bronchus darauf geachtet werden muß, daß bei der nachfolgenden Naht des Bronchusstumpfes es nicht zu einer Stenose des Mittellappenbronchus kommt. Es wird daher vorteilhaft sein, die Durchtrennung des Bronchus in schräger Richtung vorzunehmen. Wenn dagegen Mittel- und Unterlappen gemeinsam exstirpiert werden sollen, dann kann nach Darstellung des kaudalen Anteils des Hauptbronchus dieser in querer Richtung durchtrennt werden.

Bei der gemeinsamen Mittel- und Oberlappenlobektomie empfiehlt es sich, zunächst den Hilus des Mittellappens darzustellen und den Mittellappenbronchus an seiner Ursprungsstelle zu durchtrennen. Es gestaltet sich dann die Präparation des Oberlappenhilus wesentlich einfacher.

Die Versorgung der Bronchialstümpfe geschieht in derselben Weise wie nach der Pneumonektomie durch Verschluß des Lumens mit Nylon-, Perlon- oder Stahlknopfnähten. Gedeckt werden diese Nähte entweder durch Darübernähen von Pleura oder der angrenzenden Anteile des zurückbleibenden Lappens.

Das günstigste Resultat, das nach der Lobektomie erreicht werden kann, ist dann gegeben, wenn der zurückgelassene Lappen den Raum des entfernten Lappens durch Überblähung vollkommen ausfüllt. Dadurch kommt es praktisch zu einer Restitutio ad integrum, was sich sowohl in einer völligen Beschwerdefreiheit der Patienten, als auch darin ausdrückt, daß man röntgenologisch mehrere Monate nach der Operation keinen vom normalen wesentlich abweichenden Befund mehr erheben kann. Es erhebt sich nun die Frage, was zur Erreichung dieses Zieles schon während der Operation getan werden kann (die darauf hinzielende Nachbehandlung s. S. 103). Zunächst besteht ein wesentlicher Unterschied darin, ob es sich um eine Oberlappen- oder um eine Unterlappenlobektomie handelt. Bei letzterer kommt es fast regelmäßig zu einer völligen Ausfüllung des Raumes des entfernten Unterlappens durch Höhertreten des Zwerchfells und Überdehnung des Oberlappens. Man soll jedoch bestehende Adhäsionen, besonders über den apikalen Anteilen des Oberlappens, nicht lösen, um ein Heruntersinken des Oberlappens zu vermeiden, wie wir dies in einigen Fällen erlebt haben. Von einer Herbeiführung einer vorübergehenden Zwerchfellähmung durch Quetschung des N. phrenicus, wodurch ein Höhertreten des Zwerchfells und so eine Verkleinerung des toten Raumes herbeigeführt wird, sind wir in der letzten Zeit wieder abgekommen, da es erstens unnötig ist und zweitens die Expektoration der Patienten in den ersten Tagen stark behindert wird.

Wesentlich seltener als nach der Unterlappenlobektomie kommt es nach der Oberlappenlobektomie zu einer völligen Ausfüllung des toten Raumes durch den zurückgelassenen Lappen. Man kann dies dadurch begünstigen, daß man den zurückgelassenen Unterlappen völlig befreit, d. h. daß man auch das Ligamentum pulmonale bis an die Lungenwurzel durchtrennt. Wesentlich ist natürlich ein möglichst vollständig luftdicht zurückgelassener Lappen. Wie wir dies zu erreichen trachten, wurde oben bereits auseinandergesetzt.

### h) Die erweiterte Resektion.

Bevor auf die Technik der erweiterten Resektion eingegangen wird, muß ganz kurz die Indikation dazu besprochen werden. Zweierlei Fälle kommen für die erweiterte Resektion in Betracht. 1. Solche, bei denen die zweite und zum Teil auch schon die dritte Lymphdrüsenstation carcinomatös durchsetzt ist (Stadium 2 bis 3), und 2. solche, bei denen der Tumor über die Lungengrenzen hinausgewuchert ist (C-Fälle).

Zunächst sei nun das Vorgehen bei der erweiterten Drüsenausräumung besprochen. Hat die Gefrierschnittuntersuchung von probeexzidierten Drüsen Carcinom ergeben oder läßt sich diese Diagnose bereits makroskopisch eindeutig stellen, so muß überlegt werden, ob eine Exstirpation aller vergrößerten Drüsen möglich ist oder nicht. Dazu muß gesagt werden, daß, im Falle die Metastasierung nur die oberen tracheobronchialen Drüsen betrifft, die Exstirpation rechts nach Durchtrennung des Bogens der Vena azygos immer leicht möglich ist, daß sie links jedoch in der Tiefe unter dem Aortenbogen technisch auf große Schwierigkeiten stößt. Rechts gelingt es gelegentlich auch, eine von den tracheobronchialen Drüsen ausgehende paratracheale Drüsenkette makroskopisch radikal zu exstirpieren (Bildteil, Abb. 4 f). Schwieriger ist es schon, die unteren tracheobronchialen Drüsen, die immer weit auf die „gesunde Seite“ hinüberreichen und oft fest mit der Hinterseite des Pericards verwachsen sind, mit einiger Aussicht auf Radikalität zu exstirpieren. Finden sich dagegen Carcinomdrüsen im Mediastinum verstreut oder sind im hinteren unteren Mediastinum die paraösophagealen Drüsen ergriffen, dann ist eine radikale Entfernung ausgeschlossen und soll gar nicht versucht werden. In solchen Fällen brechen wir den Eingriff ab, auch wenn die Resektion unter Zurücklassung der krebsigen Drüsen möglich wäre. Nur in vereinzelten Ausnahmsfällen wurde bei schweren putriden Entzündungen hinter dem Tumor und einmal wegen unstillbarer Blutung die bewußt unradikale palliative Pneumonektomie ausgeführt. In diesem Punkte befinden wir uns im Widerspruch gegenüber manchen Autoren, welche die palliative Resektion des Bronchuscarcinoms als eine typische Operation angeben. So hat Ochsner unter seinem Material von 195 Resektionen 138 Fälle von Palliativresektionen, während nur 57 Fälle sicher im Gesunden entfernbar waren.

Wenden wir uns jetzt den C-Fällen zu, bei denen der Tumor die Lungengrenzen überschritten und die Nachbarschaft infiltriert hat. Hier ist prinzipiell zu unterscheiden zwischen den peripheren Geschwülsten, die vorwiegend in die Brustwand oder das Zwerchfell einwachsen, und den zentralen, die häufig schon frühzeitig auf das Mediastinum bzw. das Pericard übergreifen.

Das Einwachsen eines peripheren Tumors in die Brustwand kann vor der Operation in vorgeschrittenen Fällen durch röntgenologischen Nachweis einer Rippendestruktion sichergestellt oder durch bestehende Intercostalneuralgien wahrscheinlich gemacht werden. Solche Kranke werden in der Regel nicht mehr operiert, da die Dauererfolge auch nach anscheinend radikaler Brustwandresektion wegen rasch auftretender Lokalrezidive schlecht sind. Die quälenden Intercostalneuralgien können zumindest zeitweilig durch Alkoholinjektion in die entsprechenden Intercostalnerven erfolgreich bekämpft werden. In vielen Fällen wird aber das Übergreifen des Tumors auf die Brustwand erst bei der Operation festgestellt, und zwar gewöhnlich erst nach Ablösung der Lunge von der Brustwand. Vielfach kann erst dann unterschieden werden, ob der Tumor nur mit der Pleura verwachsen ist (B-Fall) oder in die Brustwand einwächst (C-Fall). In derartigen Fällen wird, sofern keine Drüsenmetastasen vorliegen, die Lungenresektion durchgeführt und anschließend die entsprechende Stelle der Brustwand entweder reseziert oder bei nur oberflächlicher Infiltration mit der Diathermie ausgiebig verkocht.

Auch das Übergreifen eines peripheren Tumors auf das Zwerchfell, das wohl immer erst bei der Operation entdeckt wird, bietet keine technischen Schwierigkeiten, nur der Verschluß des resultierenden Zwerchfelldefektes kann, sofern er Handtellergröße überschreitet, nicht ganz einfach sein.

Ist das Mediastinum durch einen medial gelegenen peripheren Tumor oder durch ein zentrales Carcinom in Mitleidenschaft gezogen, so sind dem chirurgischen Vorgehen sehr enge Grenzen gesetzt, da es sehr bald zu einer Durchwachsung der mediastinalen Gebilde (Gefäße, Trachea, Ösophagus) kommt, womit die absolute technische Unmöglichkeit einer radikalen Exstirpation des Tumors gegeben ist. Etwas anders verhält es sich mit dem Herzbeutel. Hier bildet der freie Herzbeutelraum zumindest für einige Zeit eine Barriere für das Tumorwachstum. Wenn daher ein zentrales Carcinom am Lungenhilus so nahe an den Herzbeutel herangeht, daß eine extrapericardiale Isolierung der großen Lungengefäße nicht möglich ist oder direkt in den Herzbeutel einwächst, soll auf alle Fälle das Pericard breit eröffnet und die Gefäße von hier aus exploriert werden. Man wird dann häufig die Feststellung machen, daß die intrapericardialen Abschnitte derselben frei sind, so daß sie relativ leicht unterbunden und durchtrennt werden können. Es gibt sogar einzelne Chirurgen (Brock), die auch bei der „normalen" Lungenresektion prinzipiell die Gefäße intrapericardial ligieren und durchtrennen. Ist der intrapericardiale Anteil der Lungenvenen ebenfalls im Tumor aufgegangen, so ist es in einzelnen Fällen doch noch möglich, durch Mitnahme des sackartig ausgebuchteten Einströmungsteiles des linken Vorhofes, eine Radikaloperation zu erzwingen. Es wird in einem solchen Fall der Einströmungsteil des Vorhofes unter kräftigem Zug an der Lunge mit einer Ligatur umfaßt, wobei nur darauf zu achten ist, daß dadurch die Coronargefäße und auf der linken Seite das Herzohr nicht in Mitleidenschaft gezogen wird. Peripherwärts von dieser ersten Ligatur wird dann noch eine Durchstechungsligatur gesetzt, worauf der abgeschnürte Anteil des Vorhofes durchtrennt werden kann.

Zeigt sich jedoch nach der Eröffnung des Herzbeutels, daß der intrapericardiale Anteil der Lungenarterie vom Tumor eingescheidet ist, was allerdings relativ selten der Fall ist, dann ist damit die völlige Unmöglichkeit einer Resektion gegeben.

Schließlich bleibt noch das Übergreifen des Tumors vom Hauptbronchus auf die Trachea zu erwähnen. Ein solches findet man vorwiegend bei Carcinomen, die vom rechten Oberlappen ihren Ausgangspunkt nehmen und submukös über den Hauptbronchus in die Trachealwand einwuchern. Diese Feststellung bedeutet meist ebenfalls die Inoperabilität des Tumors; nur in jenen seltenen Fällen, in welchen die carcinomatöse Infiltration der Trachea nur ihre laterale Wand betrifft und auch hier nicht höher als höchstens 1 cm über die Carina reicht, kommt eine Resektion und damit die Möglichkeit einer Radikaloperation in Betracht.

Nach diesem kurzen Überblick über die technische Seite des Problems der erweiterten Resektion sind noch folgende Fragen zu klären.

1. Kann durch die erweiterte Resektion eine ins Gewicht fallende Anzahl von Kranken einer Radikaloperation zugeführt werden oder ist die Methode nur in wenigen Ausnahmsfällen verwendbar?

2. Ist das durch die erweiterte Resektion zwangsläufig vergrößerte Operationsrisiko ärztlich und menschlich vertretbar und tragbar?

3. Können wir durch eine solche forcierte Operation den Patienten für längere Zeit helfen oder gehen sie trotzdem bald an Metastasen oder Rezidiven zugrunde?

Diese Fragen werden in den nächsten Kapiteln (S. 117) besprochen und an Hand unseres Materials beantwortet werden.

### i) Die Beendigung der Operation und Wundverschluß.

Nach Vollendung des pulmonalen Eingriffs wird die Pleurahöhle von allen angesammelten Blutresten exakt befreit und allenfalls noch bestehende kleine Blutungen aus der Brustwand durch Elektrokoagulation gestillt. Anschließend wird im Sinus phrenicocostalis, ungefähr in der hinteren Axillarlinie, durch eine Stichinzision ein Drain in die Pleurahöhle eingelegt und nach Oberlappenlobektomien ein zweites im dritten Intercostalraum, entsprechend der vorderen Axillarlinie, eingeführt. Schließlich wird in die Pleurahöhle ein Gemisch von 200.000 E. Penicillin, 1 g Streptomycin und 4 bis 5 g eines Sulfonamids, in etwa 20 bis 30 ccm physiologischer Kochsalzlösung gelöst, eingegossen.

Der Verschluß der Thorakotomiewunde erfolgt in folgender Weise: Nach Aufhebung der Überstreckung des Patienten und Näherung der auseinandergespreizten Rippen mit einem feststellbaren Aproximator wird die Pleura parietalis und das hintere Periost der resezierten Rippe durch eine fortlaufende Catgutnaht verschlossen und darüber durch eine zweite die Intercostalmuskulatur fortlaufend vernäht. Nun wird nach Abnahme des Aproximators und Zurückstauchen der nach vorne gesunkenen Schulter die Thoraxmuskulatur in zwei Schichten vernäht. Wir verwenden dazu einige adaptierende Knopfnähte und für jede Schicht eine von hinten nach vorne fortlaufend gelegte Perlonnaht. Man soll es, besonders bei mageren Patienten, vermeiden, in der oberflächlichen Muskelschicht zu viele Perlonknopfnähte anzulegen oder gar diese Schicht ausschließlich mit derartigen Knopfnähten zu versorgen, da die starren Fadenenden von innen her gegen die Haut stechen und dem Patienten außerordentlich quälende Beschwerden verursachen können. Wir waren deshalb schon mehrmals gezwungen, subkutane Perlon- oder Nylonknopfnähte sekundär zu entfernen. Die Haut wird entweder durch Knopfnähte oder durch fortlaufende umschlungene Naht geschlossen.

Der Verbandstoff wird auf der Wunde entweder durch einen großen, mit Mastisol fixierten Schleier oder durch Heftpflaster gehalten. Jeder zirkuläre Verband wird vermieden, um die Atemexkursionen der gesunden Seite keinesfalls zu beeinträchtigen.

## 4. Die Nachbehandlung.

Die Nachbehandlung nach ausgedehnten Lungenresektionen wird einerseits durch den relativ großen Blutverlust und anderseits durch die infolge der Resektion geschaffenen besonderen Lungen- und Kreislaufverhältnisse bestimmt.

Lungenoperationen zählen zu den Eingriffen, bei denen trotz vollkommen glattem operativem Verlauf ein relativ großer Blutverlust nicht zu vermeiden ist. Dies konnte durch exakte Messungen des Blutverlustes bei derartigen Operationen immer wieder bestätigt werden. Folgende Tabelle gibt darüber einigen Überblick:

*Tabelle 7.*

| Autor | Durchschnittlicher Blutverlust bei | | |
|---|---|---|---|
| | Pneumonektomie | Lobektomie | Probethorakotomie |
| White, Buxton, u. Arbor | 1458,8 | 1607,5 | 602,9—1611,4 |
| Baronofsky, Treolar, u. Wangensteen | 1534 | 1324 | — |
| Miller, Gibbon, u. Allbritten | 1915 | 1778 | 1074 |
| Wenzl | 1702 | 2108 | 490—1627 |

Diese Zahlen lassen jedoch das Ausmaß des Blutverlustes erst im richtigen Licht erscheinen, wenn die Menge des Blutverlustes in prozentuelle Beziehung zum präoperativ bestimmten Blutvolumen gebracht wird. Während bei Probethorakotomien der Blutverlust durchschnittlich 17,2% des Blutvolumens betrug, konnte bei Pneumonektomien ein durchschnittlicher Wert von 34,3% und bei Lobektomien sogar von 49,3% errechnet werden.

Daraus kann deutlich entnommen werden, welch schweren Eingriff derartige Operationen in das Blut- und Flüssigkeitsgleichgewicht darstellen, der noch durch die Anästhesie und ihren Effekt auf die Respiration, den arteriellen und venösen Blutdruck sowie Beeinflussung des autonomen Nervensystems durch verschiedene Manipulationen gesteigert wird.

Werden derart große Blutverluste nicht raschest ersetzt, so sind schwerste Schocksymptome die Folge. Es genügt dabei nicht, lediglich die Diskrepanz zwischen dem Fassungsraum des Gefäßbettes und seinem Inhalt durch Flüssigkeit aufzufüllen. Da in diesen Fällen für die Entstehung des Schocksyndroms vorwiegend der Blutverlust verantwortlich zu machen ist, muß in erster Linie dafür gesorgt werden, daß die Zahl der Sauerstoffträger wieder hergestellt wird. Dadurch wird auch die im Schock gestörte Sauerstoffverwertung und die dadurch bedingte cerebrale Hypoxie beseitigt.

Eine weitere Gefahr solch schwerer Blutverluste besteht in den pulmonalen und zirkulatorischen Veränderungen, die aus einem peripheren arteriellen Blutverlust resultieren können. Eaton, Cebrinsky und Smith konnten auf Grund exakter Studien nach schwerer Blutung (25%), aber auch bei geringeren Blutungen (10%) — dabei allerdings in entsprechend geringerem Ausmaß — ein Steigen des pulmonalen Lymphflusses sowie eine Erhöhung der pulmonalen Befeuchtung nachweisen. Weiters kann es durch die Wirkung des arteriellen Blutverlustes auf die pulmonale Zirkulation und das Myocard zu einer pulmonalen Anschoppung kommen.

Während, wie schon erwähnt, zur Normalisierung des Blutstatus in der präoperativen Phase nach Möglichkeit Frischbluttransfusionen zu verwenden sind, da mittels wiederholter Nativbluttransfusionen eine raschere und andauerndere Normalisierung des Blut- und Eiweißstatus erreicht werden kann, ist während der Operation die Verabreichung von Konservenblut aus praktischen Gründen als Methode der Wahl anzusehen.

Die Bedeutung des Blutersatzes bei großen chirurgischen Eingriffen bedarf wohl keiner besonderen Erwähnung. Hingegen soll im Rahmen dieses Kapitels auf Fehlerquellen und Schädigungen einer unzweckmäßigen qualitativen und quantitativen Blut- und Flüssigkeitsersatztherapie intra operationem und in der unmittelbaren postoperativen Periode hingewiesen werden.

Während es bei Operationen, die mit geringem oder mittlerem Blutverlust einhergehen, ohneweiters gelingt, diesen entsprechend abzuschätzen und auch auszugleichen, ist man erfahrungsgemäß bei schweren Blutverlusten beträchtlichen Täuschungen ausgesetzt. Es hat sich daher bei derartigen Eingriffen als wünschenswert erwiesen, den Blutverlust zu messen, um so einen mengenmäßig exakten Blutersatz durchführen zu können. Als einfache und den praktischen Anforderungen voll entsprechende Methode hat sich dabei die sogenannte „gravimetrische“ Methode erwiesen, die aus der Überprüfung der Gewichtszunahme der Operationskompressen und Tupfer jederzeit einen Überblick über den jeweiligen Blutverlust gestattet. Dadurch gelingt es, sowohl den Gefahren der Unter- als auch der Übertransfusion zu entgehen.

Die besonderen Verhältnisse, die durch die Resektion von Lungengewebe bei thoraxchirurgischen Eingriffen geschaffen werden, mahnen bei Flüssigkeits- und Blutersatz zur Vorsicht.

Der Effekt der *Untertransfusion* ist durch eine Diskrepanz zwischen dem Volumen des Gefäßbettes und seines Inhaltes charakterisiert und ist den beim Schock geschaffenen Verhältnissen analog. Gleichzeitig führt der Mangel an Erythrozyten zu einer anämischen Hypoxie und dadurch zu einer Permeabilitätsstörung der Kapillaren.

Ferner liegen zahlreiche Berichte vor, die bei Lungenresektionen vor *Übertransfusion* warnen. Infolge der Reduktion des Pulmonalgefäßsystems können sowohl zu große, als auch zu rasch transfundierte Blut- und Flüssigkeitsmengen deletäre Folgen haben. Während bei Übertransfusion mit Vollblut vorwiegend kreislaufdynamische Schädigungen zu erwarten sind, kommt bei Verabreichung großer Mengen von Flüssigkeit bzw. Konservenblut, das gleichsam ein durch den Stabilisator bezüglich Eiweiß- und Erythrozytengehalt verdünntes Vollblut darstellt, noch eine Reduktion des kolloid-osmotischen Druckes hinzu. Dadurch besteht, eventuell noch gesteigert durch hypoxämisch bedingte Kapillar-Permeabilitätsstörungen erhöhte Gefahr für das Auftreten eines Lungenödems. Eine toxische Wirkung von dem im Konservenblut enthaltenen Citrat ist kaum zu befürchten, da sich die Verabreichung großer Konservenblutmengen doch für gewöhnlich über einen längeren Zeitraum erstreckt und durch Verabreichung von Calciumionen eine eventuell mögliche Toxizität jederzeit bekämpft werden kann.

Für den intra operationem durchzuführenden Blutersatz bei Lungenresektionen sollen demnach folgende Richtlinien gelten: Jeder Kubikzentimeter verlorenen Blutes ist nach Möglichkeit planmäßig zu ersetzen. Der Ersatz soll dabei weder unnötig verzögert, noch durch Zufuhr großer Blutmengen in kurzer Zeit überhastet werden. Da — wie schon erwähnt — die Blutkonserven gleichsam ein durch Stabilisator verdünntes Frischblut darstellen, ist zur Vermeidung eines Flüssigkeitsüberschusses jede weitere intravenöse Flüssigkeitszufuhr während des Eingriffes unnötig und daher zu vermeiden. Die Beobachtung eines mengenmäßig äquivalenten Blutersatzes läßt die Schäden der Über- bzw. Untertransfusion (wie Schock, cardiovasculäre Überlastung und Lungenödem) vermeiden und gibt die Gewähr eines guten Allgemeinzustandes am Ende der Operation.

Während in der präoperativen Periode trotz Carcinom und chronischen Eiterherden nur sehr selten eine Beeinträchtigung des Eiweißspiegels festzustellen ist, kommt in der postoperativen Periode der *Hypoproteinämie* in mehrfacher Beziehung große Bedeutung zu. Untersuchungen in der ersten postoperativen Zeit (um den vierten postoperativen Tag) haben oft beträchtliche Hypoproteinämien nachweisen lassen.

Während eine Hypoproteinämie geringen Grades praktisch bedeutungslos ist, führt gesteigerter Plasmaeiweißverlust automatisch zu einer Verminderung des kolloid-osmotischen Druckes im vasculären Anteil und damit zu einem Übertritt von Gefäßflüssigkeit in das Interstitium. Die Folge davon ist das Auftreten von vorerst latenten, bei höheren Graden sogar manifesten Ödemen bzw. Lungenödem.

Für das Auftreten einer postoperativen Hypoproteinämie kann sicher eine gewisse Nahrungskarenz in der unmittelbaren postoperativen Phase, sowie der beträchtliche Eiweißverlust in die oft mit reichlich Exsudat erfüllte Pneumonektomiehöhle verantwortlich gemacht werden. Elektrophoretische Untersuchungen von Auerswald und Wenzl bezüglich der Proteinfraktionen von Pleurapunktaten nach Pneumonektomien haben gezeigt, daß der Erguß nahezu den doppelten Albumingehalt gegenüber demjenigen des Serums aufweist. Außerdem konnte festgestellt werden, daß der Verteilungstyp der einzelnen Fraktionen, entsprechend der Permeabilitätsbereitschaft der verschiedenen Proteinmoleküle, im Erguß vom Serum abweicht; es handelt sich dabei um die Tatsache, die von Auerswald, Braunsteiner und Weissel an Ergüssen im allgemeinen festgestellt wurde, daß in erster Linie das niedermolekulare Albumin, weiters das $\gamma$-Globulin durch die Kapillarwände durchtreten, während das höhermolekulare β-Globulin eine geringere Durchtrittstendenz aufweist. Ferner kann die Hypoproteinämie und die dadurch bedingte Vermehrung der interstitiellen Flüssigkeit sicher mit der Größe des Blutverlustes und der Art des Blutersatzes in Zusammenhang gebracht werden. Es ist zu bedenken, daß ein größerer Blutverlust durch eine äquivalente Konservenblutmenge wohl quantitativ aber keineswegs qualitativ ersetzt werden kann, da ja nach der an der Klinik gebräuchlichen Konservierungsmethode 540 ccm Konservenblut nur 360 ccm Vollblut enthalten, während der Rest auf Stabilisatorflüssigkeit entfällt. Dadurch kann aber gerade der Versuch, durch Konservenblut eine dem Blutverlust äquivalente Vollblutmenge zu verabreichen, bei Lungenresektionen die Gefahr eines Flüssigkeitsüberschusses hervorrufen.

Besteht weiters, wie schon eingangs erwähnt, eine Permeabilitätsstörung der Kapillaren, die postoperativ noch durch eine verminderte arterielle Sauerstoffsättigung verstärkt werden kann, so kann weder die in das Gefäßsystem zugeführte Flüssigkeit, noch das Protein im Plasma behalten werden und sackt in Form einer *Albuminurie* ins Gewebe ab (E p p i n g e r). Dabei kann es, begünstigt durch die bei der Lungenresektion geschaffenen pulmo-cardiovasculären Verhältnisse, in gesteigertem Maße zu einer Füllung der Alveolen und kleinen Bronchien mit Transsudat kommen. Dadurch wird zusätzlich die Sauerstoffzufuhr geschädigt und die schon vorhandene Permeabilitätsstörung der Kapillaren weiterhin begünstigt. Dieser circulus vitiosus führt unaufhaltsam zum Lungenödem und schließlich zum Versagen des rechten Ventrikels. Auch der klinische Verlauf derartiger Fälle (zwei eigene Beobachtungen) spricht gegen ein primär cardial bedingtes Lungenödem. Während bei Versagen des linken Ventrikels der abrupte Beginn und das rapide Fortschreiten des Lungenödems vielfach als charakteristisch angesehen wird, ist bei diesen speziellen Fällen der mehr schleichende und für jegliche cardiale Therapie refraktäre Verlauf typisch.

Nach diesen Ausführungen scheint es im postoperativen Stadium von besonderer Bedeutung, möglichst rasch ein etwa vorhandenes Eiweißdefizit auszugleichen. Da alimentäre Eiweißzufuhr wohl unterstützend wirkt, aber für eine rasche Restitution nicht in Frage kommt, sind im unmittelbaren postoperativen Verlauf in relativ kurzen Abständen gehäufte kleine Vollbluttransfusionen eventuell kombiniert mit Plasmatransfusionen anzuwenden. Ferner soll bei der Korrektur der Hypoproteinämie auch nicht auf den Ausgleich eines Vitaminmangels vergessen werden. Wenn auch schwerste Hypoproteinämien relativ selten zu sein scheinen, so hat sich doch der roborierende Effekt dieser Nachbehandlung in der Rekonvaleszenz bestens bewährt.

Da bei ausgedehnter Reduktion der Lungenoberfläche an Lungen- und Herzfunktion gesteigerte Anforderungen gestellt werden, ist nach der Operation bis zum Wirksamwerden entsprechender kompensatorischer Vorgänge am pulmo-cardiovasculären System in den ersten postoperativen Tagen auch in Ruhe mit einem klinisch nachweisbaren Sauerstoffmangel zu rechnen, der sich in vermehrter Atemtätigkeit unter Zuhilfenahme der auxiliären Atemmuskulatur, gesteigerter Pulsfrequenz, Unruhe, Verwirrtheitszuständen, Blässe und kaltem Schweiß geltend macht. In der unmittelbaren postoperativen Periode hat es sich daher als zweckmäßig erwiesen, durch endonasal eingeführte Katheter oder mit einer Gesichtsmaske, Sauerstoff reichlich zuzuführen. Für gewöhnlich ist nach 36 Stunden eine Anpassung soweit erreicht, daß nur mehr zeitweilig Sauerstoff benötigt wird.

Die Notwendigkeit einer entsprechenden Sauerstoffzufuhr konnte durch postoperativ durchgeführte Bestimmungen der arteriellen Sauerstoffsättigung bewiesen werden. M a i e r und C o u r n a n d, S p r e n g e r, W e n z l konnten postoperativ verschiedene Grade von verminderter arterieller Sauerstoffsättigung nachweisen. Während nach komplikationslos verlaufenden Pneumonektomien in der Regel die arterielle Sauerstoffsättigung innerhalb weniger Tage wieder normale Werte erreicht, kehrte dagegen nach Lobektomien die arterielle Sauerstoffsättigung durchschnittlich erst nach einer Woche wieder zur Norm zurück. Diese Beobachtung wird dadurch erklärt, daß nach Pneumonektomien das ganze Blut durch die verbliebebene, gut ventilierte Lunge fließt, während nach Lobektomien der Restlappen schlecht ventiliert sein kann, so daß ein Teil des zirkulierenden Blutes mangelhaft arterialisiert wird (Maier und Cournand). Vereinzelt konnte auch nach Pneumonektomien eine protrahierte Hypoxämie beobachtet werden, die erst nach Wochen normalisiert werden konnte. Als Ursache derart protrahierter Hypoxämien konnten außer Störungen der pulmonalen Ventilation (wie seniles Emphysem, verdrängender Erguß oder starke Überblähung der Lunge auf die operierte Seite, eventuell Bronchitis oder Bronchopneumonie) auch eine verminderte Anpassungsfähigkeit des cardiovasculären Systems an die neue Situation verantwortlich gemacht werden. Ferner muß Sauerstoff in der unmittelbaren postoperativen Periode zur Aufrechterhaltung einer guten Lungendurchblutung unbedingt verabreicht werden, da Hypoxämie eine Kontraktion der Gefäße verursacht.

Bei gesunden Erwachsenen kann sowohl die Lungenventilation, als auch die Herzleistung bei körperlicher Anstrengung auf ein Mehrfaches gesteigert werden. Das Gleichgewicht im Lungenkreislauf, und damit eine entsprechende Sauerstoffsättigung des Blutes, kann sowohl durch eine gesteigerte Herzleistung, als auch durch das weitverzweigte und passiv noch dehnbare Lungenkapillarsystem weitgehendst aufrechterhalten werden. Als Ausdruck dafür kommt es auch bei beträchtlicher Zunahme des Blutflusses nur zu einer peripheren Blutdrucksteigerung, während sich der Pulmonalgefäßdruck kaum ändert.

Um nun nach Entfernung einer Lunge normale Druck-Flußbeziehungen im kleinen Kreislauf aufrechterhalten zu können, ist außer einer Beschleunigung im Blutfluß auch eine Zunahme des kapillaren Blutvolumens, sei es durch Zunahme im Querschnitt der Kapillaren, oder durch Öffnung zusätzlicher Kapillaren in neuen oder schon bestehenden Alveolen, notwendig. Kommt es zu einer 100%igen Zunahme des pulmonalen Blutflusses, so kann eine Vergrößerung des Kapillarquerschnittes der Lunge um 16% soweit ausreichend sein, daß eine Druckänderung in der Art. pulmonalis vermieden wird. Druckmessungen im rechten Herzen und Messungen des pulmonalen Blutflusses zeigten demnach trotz entsprechender Reduktion des pulmonalen Gefäßbettes infolge Pneumonektomie lediglich bei chronischem Lungenemphysem auch noch längere Zeit nach der Operation verschiedene Grade von Zirkulationshypertension. Die Erklärung dieser Drucksteigerung in der Art. pulmonalis bei Ruhe und in verstärktem Maße noch bei körperlicher Anstrengung ist wahrscheinlich nicht auf die beim Emphysem zu beobachtende Kapillardestruktion, sondern auf hypoxämische Zustände infolge einer gewissen Rigidität des Pulmonalgefäßbettes zurückzuführen.

Wie sehr neben Ventilationsstörungen vor allem auch eine unzulängliche kompensatorische Druck-Flußregelung für eine protrahierte Hypoxämie verantwortlich sein kann, zeigt folgender Fall:

65 Jahre alter Mann, der wegen eines linksseitigen zentralen Bronchusneoplasmas pneumonektomiert wurde. Klinisch und auch röntgenologisch war kein wesentliches Lungenemphysem nachzuweisen. Spirometrie: 2800, Sauerstoffsättigung präoperativ: 90%. Sechs Tage postoperativ: Spirometrie 2100, Sauerstoffsättigung: 64%. Der postoperative Verlauf war durch Cyanose und Dyspnoe wesentlich gestört, die sich trotz längere Zeit durchgeführter Sauerstofftherapie nicht besserten. Die durch sechs Wochen laufend durchgeführten Untersuchungen der Sauerstoffsättigung zeigten durchwegs Werte von 72 bis 80%.

Drei Wochen nach der Operation war es dem Patienten unmöglich, ohne stärkste Atemnot und Cyanose auch nur geringe körperliche Arbeit zu leisten. Eine genaue internistische Durchuntersuchung ergab den eindeutigen Befund einer Pulmonalsklerose.

Der Nachweis einer latenten Hypoxämie ist insofern von praktischer Bedeutung, als in solchen Fällen eine Sauerstoffapplikation über die gewöhnlich angegebene Zeit von 24 bis 48 Stunden hinaus (Adams, Burnett und Mitarbeiter usw.) durchaus zu empfehlen ist. Dadurch gelingt es vielfach, die Folgeerscheinungen einer latent verlaufenden Hypoxämie zu vermeiden, die sich klinisch in hartnäckiger Appetitlosigkeit, sowie in einer äußerst störenden Verschleimung der kleinen Bronchien und Alveolen äußern kann, die wahrscheinlich auf gesteigerte Alveolarexsudation und -transsudation infolge geringer Permeabilitätsänderungen der Lungenkapillaren zurückzuführen ist.

Anderseits ist selbstverständlich eine Überdosierung der Sauerstoffzufuhr zu vermeiden, da eine dadurch bedingte Viskositätssteigerung des Sekrets Anlaß zu weiteren Komplikationen sein kann.

In der unmittelbaren postoperativen Phase muß jede weitere Verkleinerung des vielfach bis an die Grenze der Kompensationsfähigkeit belasteten verbleibenden Lungenparenchyms vermieden werden. Jeglicher Schleimansammlung ist nach Möglichkeit vorzubeugen. Zur leichteren Expektoration sind sekretverdünnende Maßnahmen wie: Expektorantien, Inhalationen eventuell mit Penicillin, feuchtes Zelt sowie Flüssigkeitszufuhr (Selterswasser) zu empfehlen. Besonderes Gewicht ist auf eine aktive Mitarbeit des Patienten bei der Expektoration zu legen. Unter manueller Kompression des Thorax durch Arzt oder Schwester, ständigen Lagewechsel des Patienten, eventuell Beklopfen des Thorax, muß jede merkbare Sekretansammlung expektoriert werden. Ist dies infolge starker Schmerzen unmöglich, so kann in den ersten postoperativen Tagen zur Erleichterung ein- bis zweimal täglich ein Alkaloid verabreicht werden. Kann infolge kraftlosen Hustens oder Zähigkeit des Schleims nicht expektoriert werden, so muß dieser mit Katheter oder sogar bronchoskopisch (vor allem nach Lobektomien bei Atelektase des verbleibenden Lappens) abgesaugt werden. Werden dabei die Atemwege nicht sehr ausgiebig anästhesiert, so bewirkt oft schon der Reiz des Katheters eine gründliche Expektoration. Genügt einmalige Schleimaspiration nicht, so ist eine Wiederholung in entsprechendem Abstand unbedingt angezeigt. Meist kann jedoch nach ein- bis zweimaligem Absaugen mühelos expektoriert werden. Erschwerend für die Expektoration wirken Zwerchfellparese auf der operierten Seite, artefizielle Rippenfrakturen und bei einer erweiterten Resektion erzeugte Recurrensparesen.

Ist der postoperative Verlauf komplikationslos, so genügt es, die eventuell vorgeschriebene cardiale Prophylaxe einige Tage fortzusetzen. Desgleichen erweist sich auch eine weitere parenterale Penicillinapplikation bis zur Normalisierung der Temperatur als zweckmäßig. Gewöhnlich gestattet der Allgemeinzustand bei glattem postoperativen Verlauf dem Patienten nach drei bis vier Tagen das erstemal, das Bett zu verlassen. Dadurch ergibt sich auch eine wirksame Thromboemboliephrophylaxe, auf die infolge der 3,8% Emboliemortalität des gesamten Operationsmaterials besonderes Gewicht zu legen ist.

Große Beachtung ist dem restierenden Thoraxraum nicht nur im Hinblick auf den unmittelbaren postoperativen Verlauf, sondern auch für die weiteren Spätresultate nach Pneumonektomie bzw. Lobektomie zu schenken.

Zur Vermeidung einer Ansammlung von Blut und Exsudat wird nach erfolgter Pneumonektomie die Thoraxhöhle drainiert. Die in Form einer leichten Saugdrainage in eine Empyemflasche geleitete Thoraxdrainage muß ständig in Funktion gehalten werden, um eine Blut- und Sekretansammlung im Thorax zu vermeiden und gleichzeitig den

Druck auf leicht negativen Werten zu halten. Diese Drainage ist nicht unbedingt notwendig, stellt aber einen gewissen Sicherheitskoeffizienten gegen abnorme Druckverhältnisse im Thorax dar. Nach spätestens 48 Stunden wird die Drainage entfernt, um eine aufsteigende Infektion zu vermeiden. Außerdem ist zu diesem Zeitpunkt das Drain meist schon funktionsuntüchtig. Die in dieser Zeit abgeflossene mehr oder minder blutig tingierte Exsudatmenge ist beträchtlichen individuellen Schwankungen unterworfen. Nach Entfernung der Drainage empfiehlt sich zur Überprüfung des Zustandes der verbleibenden Lunge, der Stellung des Mediastinums und seiner Gebilde, eine orientierende Durchleuchtung des Thorax. Eine Verlagerung des Mediastinums ist in der unmittelbaren postoperativen Zeit unbedingt zu vermeiden. Eine Verdrängung des Mediastinums gegen die verbleibende Lunge kann durch Ansteigen des Ergusses und Zunahme des intrathorakalen Druckes entstehen, wogegen eine Verziehung zur operierten Seite durch einen stark negativen Druck bedingt sein kann. Dadurch kommt es sowohl zu einer Beeinträchtigung der Respiration, die sich in einer stark reduzierten arteriellen Sauerstoffsättigung auswirken kann, als auch der Blutzirkulation infolge Knickung oder Torsion der Vena cava sup. und dadurch zu einer zusätzlichen cardialen Belastung. Weiters kann es durch Irritation des autonomen Nervensystems zu Pulsarhythmien kommen. Zur Vermeidung dieser zusätzlichen Belastung ist eine ständige Kontrolle der Stellung des Mediastinums durch Perkussion und Auskultation, gegebenenfalls auch durch laufende Röntgenkontrollen, notwendig. Je nach der Ursache der Mediastinalverlagerung ist dann Punktion des Ergusses unter Druckkontrolle bzw. Regelung des intrathorakalen Druckes mit dem Pneumothoraxapparat auf leicht negative Werte dringend notwendig. Auf diese Maßnahme verschwinden in der Regel alle Symptome. Auch die Pulsarhythmie hört oft schlagartig auf. Stark negative Druckwerte sind wegen allzu großer Sogwirkung am Bronchusstumpf und eventueller Gefährdung der Naht zu vermeiden. Der Erguß soll, auch wenn keine Verdrängungserscheinungen bestehen, nach Möglichkeit nie die Höhe des Bronchusstumpfes in den ersten zwei bis drei Wochen nach der Operation erreichen, da ein Eintauchen desselben vielfach als begünstigend für die Entstehung einer Insuffizienz angesehen wird. Nach dieser Zeit kann, falls keine mediastinalen Verdrängungen auftreten, von Punktionen Abstand genommen und der Patient aus der stationären Behandlung entlassen werden. Es beträgt daher nach komplikationslosem Verlauf der postoperative Krankenhausaufenthalt zwei bis drei Wochen.

Während in der Regel mit einer verschieden rasch ansteigenden Exsudatmenge in der Pleurahöhle zu rechnen ist, gibt es doch vereinzelt immer wieder Fälle, die als fast vollkommen „trocken" bezeichnet werden können. Allgemein wird das Fehlen jeglichen Ergusses wegen verstärkter mediastinaler Schrumpfungstendenz als ungünstig für die Lungenfunktionsverhältnisse im Spätstadium betrachtet. Während die Punktionen in den ersten postoperativen Tagen meist mühelos durchzuführen sind, können später Fibrin- und Blutgerinnsel erschwerend wirken. Als Punktionsort ist dann der zweite oder dritte Intercostalraum parasternal vorzuziehen. Zur Vermeidung einer Infektion ist am Ende der Punktion die Instillation von Chemotherapeuticis oder Antibioticis zu empfehlen.

Die Nachbehandlung der Lobektomie gestaltet sich wesentlich mühsamer. Als Grundprinzip hat die Aufrechterhaltung der Ausdehnung des verbleibenden Lungenlappens zu gelten. Während nach Unterlappenlobektomien eine Drainage im Sinus phrenicocostalis genügt, hat sich nach Oberlappenlobektomien eine zusätzliche Drainage im dritten bis vierten Intercostalraum parasternal als zweckmäßig erwiesen. Durch Höhertreten des Diaphragmas oder Blutkoagula kann die untere Drainage undurchgängig werden. Bei Fehlen einer zweiten Drainage kann es dann durch Parenchymlücken im verbleibenden Lappen, die nach schwer zu trennenden Lappen unvermeidlich sind, zu einem Spannungspneumothorax kommen, der die Wiederausdehnung der Lunge verhindert bzw. zu einem oft recht ansehnlichen Hautemphysem führen kann. Grundsätzlich soll die Drainage erst am dritten oder vierten Tag entfernt werden, da zu diesem Zeitpunkt die gut ausgedehnte Lunge schon durch leichte Adhäsionen an die Pleura fixiert ist. Wenn auch Auskultations- und Röntgenkontrollen zu dieser Zeit einen völlig ausgedehnten Lappen zeigen, kann es trotzdem noch immer zum Kollaps des Lappens kommen. Klinisch zeigt sich eine derartige Lappenatelektase in einer Verschlechterung des Allgemeinzustandes, Puls- und Temperaturanstieg, auskultatorisch ist plötzlich kein Atemgeräusch mehr hörbar und die Röntgenkontrolle zeigt die kollabierte Lunge, die aber auch vielfach von Exsudat verdeckt sein kann. Oft geht diesem Ereignis eine vermehrte Bronchialsekretion oder mangelhafte Expektoration voraus. Ohne Zögern muß sofort mittels Katheter, noch besser aber bronchoskopisch unter Sicht der jeweilige Lappenbronchus abgesaugt werden und in den meisten Fällen gelingt es auch, durch Entfernung eines Sekretpfropfens die Atelektase wieder zu beheben.

Für die Probethorakotomie gelten ungefähr dieselben Grundsätze, wie für die Lobektomie. Auch hier ist bei größeren Parenchymläsionen zur Vermeidung eines Hautemphysems eine zweite Drainage zu empfehlen.

Zur Infektion der Pleurahöhle kann es während der Operation durch Infektion von außen, oder durch eine Parenchym- bzw. Bronchusfistel kommen.

Kommt es relativ kurz nach der Operation zu einer Bronchusstumpfinsuffizienz, so sind die Symptome meist sehr stürmisch. Plötzlicher Kreislaufkollaps, rasche und oberflächliche Atmung, Erstickungsgefühl, rapide Verschlechterung des Allgemeinzustandes und schließlich Expektoration reichlicher Mengen blutig-serösen Exsudates als Zeichen der Pleura-Trachealkommunikation lassen die Diagnose einer Fistel relativ leicht stellen. Meist wird der Zustand noch durch ein rasch wachsendes Mediastinal- und Hautemphysem rapid verschlechtert. Zur Vermeidung einer Aspiration ist der Patient sofort auf die operierte Seite zu lagern. In diesem Stadium ist eine sofortige Saugdrainage der Pleurahöhle durchzuführen. Vereinzelt wurde in solchen Fällen nach Literaturberichten auch die Rethorakotomie mit neuerlicher Resektion und Verschluß des Bronchus mit Erfolg durchgeführt.

Weitaus häufiger kommt es jedoch erst nach Ablauf der ersten Woche zur Insuffizienz. In einzelnen Fällen konnte auch noch Monate nach der Operation eine Fistelbildung beobachtet werden. Handelte es sich nur um eine ganz kleine Fistel, eventuell entlang einer Stichkanalinfektion, so können die Initialsymptome sehr verschleiert sein. Durch längere Zeit nicht zu klärende Temperatursteigerungen, die aber auch vielfach durch Penicillinmedikation unterdrückt sein können, eventuell geringe Dyspnoe, leichtes Druckgefühl in der Brust, nicht recht befriedigender Allgemeinzustand, können den Verdacht auf eine vielleicht sogar noch gedeckte Nahtinsuffizienz lenken. Der objektive Nachweis gelingt, falls nicht schon das dem Pleuraexsudat gleichende Sputum beobachtet werden kann, durch Druckmessungen mit dem Pneumothoraxapparat. Kann ein negativer Druck in der Pleurahöhle nicht gehalten werden, d. h. treten trotz Absaugen von Luft bis zu negativen Werten immer wieder positive Druckwerte auf, oder kann in die Thoraxhöhle eingebrachter Farbstoff nach einiger Zeit im Sputum nachgewiesen werden, so ist die Diagnose gesichert. Bleiben die klinischen Erscheinungen gering, so kann durch laufend durchgeführte Pleurapunktionen und Spülungen mit Antibioticis unter Umständen ein spontaner Fistelverschluß erreicht werden. Kommt es jedoch zu einem Spannungspneumothorax mit Verdrängungserscheinungen, bleibt nur die Drainage über. Gleiche Behandlungsvorschriften gelten für Parenchymfisteln, obwohl dabei ein Spontanverschluß viel eher zu erwarten ist. Empyeme ohne Fisteln lassen sich oft nur durch Punktionen und Pleuraspülungen beherrschen und sterilisieren. Die weitere Behandlung ist analog den Richtlinien anderer Empyemresthöhlen.

## Postoperative Form- und Funktionsänderungen der verbleibenden Lunge.

Nach Abschluß der Behandlung der Pleurahöhle in der unmittelbaren postoperativen Periode nach Lobektomie oder Pneumonektomie tritt das weitere Schicksal der verbleibenden Resthöhle und der verbleibenden Lunge in den Vordergrund.

Nach *Lobektomien* kann der verbleibende Lappen in drei verschiedenen Positionen angetroffen werden.

1. Der restierende Lappen ist nicht bis zu seiner normalen Größe und Form ausgedehnt. Dafür können teils innere, teils äußere Faktoren verantwortlich gemacht werden. Während zu den inneren Faktoren gewissermaßen ein Elastizitätsverlust des Gewebes zu rechnen ist (wie z. B. eine massive parenchymale Fibrose, deren Ursache nach Lindblom wahrscheinlich in einer sogenannten „pleurogenetischen Fibrose“ zu suchen ist), können zu den außerhalb des Lungenparenchym gelegenen Faktoren große Ergüsse, Blutkoagula, Pleuraadhäsionen sowie Parenchym- oder Bronchusfisteln gerechnet werden.

2. Der restierende Lappen kann durch Überdehnung seines Parenchyms den ganzen Pleuraraum ausfüllen.

3. Der belassene Lappen hat sich zu seiner normalen Größe entfaltet. Dabei bleibt jedoch ein meist durch Luft und Flüssigkeit ausgefüllter sogenannter „toter Pleuraraum“ zurück. Dieser tote Raum kann nun im Laufe der Zeit durch verschiedene kompensatorische Komponenten zum Verschwinden gebracht werden. Dafür kommt, hauptsächlich durch Schwielen- und Schwartenbildung bedingt, eine Verlagerung und Schrumpfung des Mediastinums auf die operierte Seite, eine Abflachung und kraniale Verziehung des Diaphragmas sowie eine Retraktion der Brustwand, die sich in einer Verkleinerung der Intercostalräume äußert, in Frage.

Ähnliche Vorgänge spielen sich auch in der nach *Pneumonektomien* restierenden Pleurahöhle ab (Abb. 19 bis 22). Gewöhnlich kommt es nach Aussetzen der pleuralen Ergußpunktionen zum Vollaufen der Höhle mit Erguß unter gleichzeitiger Resorption der Luft. Durch Einwachsen von Bindegewebszellen wird dieser flüssige Erguß langsam organisiert, so daß als Endzustand eine bis auf kleine zentrale Reste homogen obliterierte Pleurahöhle besteht. Im Laufe dieser Organisationsvorgänge kommt es, wie oben schon beschrieben, zu einer verschieden stark ausgeprägten Schrumpfungstendenz des Mediastinums, des Diaphragmas und der Thoraxwand. Dieser Schrumpfungsprozeß kann ein beträchtliches Ausmaß erreichen, wenn der pleurale Hohlraum nur langsam und verzögert volläuft bzw. wenn, wie schon erwähnt, auch unmittelbar postoperativ kein Erguß auftritt, so daß von einem „trockenen“ Pleuraraum gesprochen werden kann.

Im Anschluß an diesen Schrumpfungsvorgang kann es zu ähnlichen Magenbeschwerden, verbunden mit röntgenologisch nachweisbaren vagotonischen Veränderungen am Magen kommen, wie sie vorhin schon beschrieben wurden (s. S. 25). Für diese Magenbeschwerden ist nicht die Verziehung und Verlagerung der mediastinalen Gebilde (Vagus, Ösophagus) verantwortlich zu machen, sondern eine Einbettung des N. vagus bzw. entzündliche Veränderungen desselben durch mediastinale Schwielenbildung.

## Zustand der nach Pneumonektomie verbliebenen Höhle in verschiedenen Stadien (Abb. 19 bis 23).

Abb. 19 und 20. 55jähriger Mann. Pneumonektomie am 26. Juli 1951. Histologischer Befund: Undifferenziertes solides Carcinom.

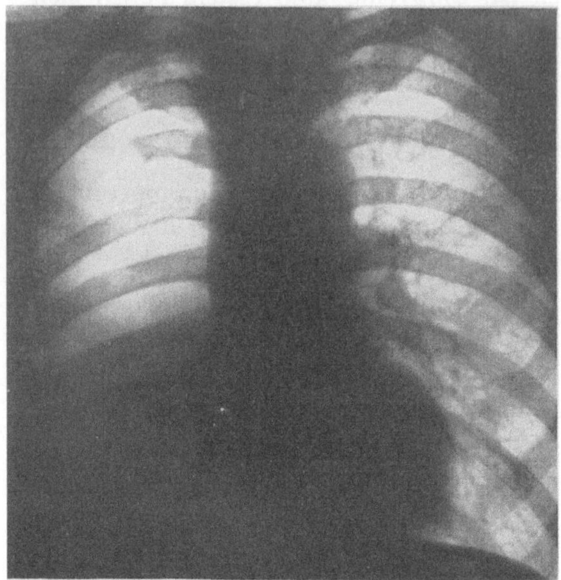

Abb. 19. P. a. Übersichtsaufnahme fünf Tage postoperativ. Status nach Pneumonektomie rechts. Im rechten Pleuraraum ist ein zirka drei Querfinger hoher Erguß. Cor und Mediastinum stehen median.

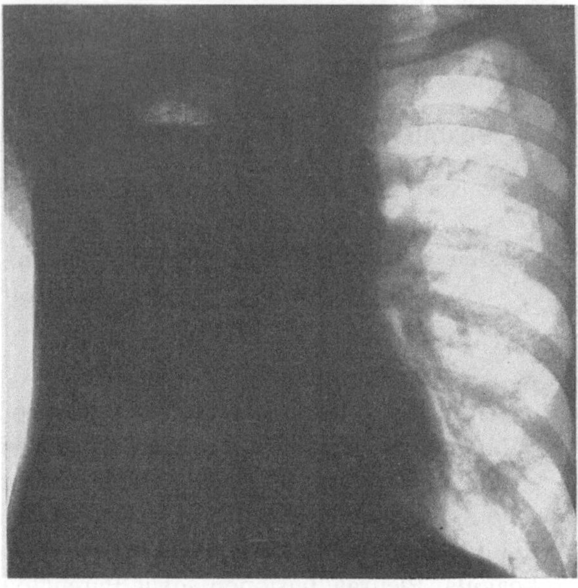

Abb. 20. P. a. Übersichtsaufnahme vierzehn Tage postoperativ. Im rechten Pleuraraum ist ein Erguß, dessen Niveau zirka einen Querfinger unterhalb der Klavikula steht. Cor und Mediastinum sind gering nach rechts verzogen.

Abb. 21. 59jähriger Mann. Pneumonektomie am 2. August 1950. Histologischer Befund: Undifferenziertes solides Carcinom.

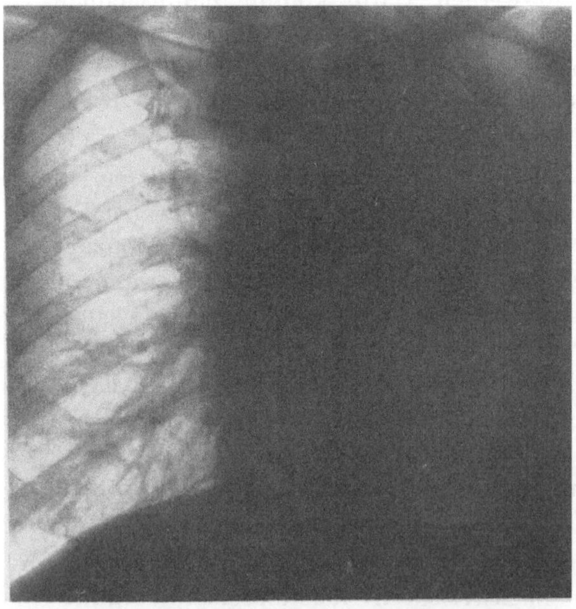

Abb. 21. A. p. Übersichtsaufnahme. Status nach Pneumonektomie links. Aufnahme drei Monate postoperativ. Die linke Pleurahöhle ist dicht homogen verschattet, das Mediastinum ist stark, das Cor mäßig nach links verzogen.

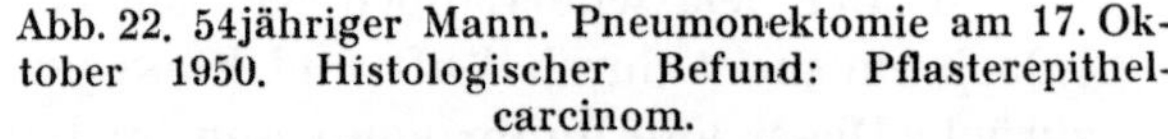

Abb. 22. 54jähriger Mann. Pneumonektomie am 17. Oktober 1950. Histologischer Befund: Pflasterepithelcarcinom.

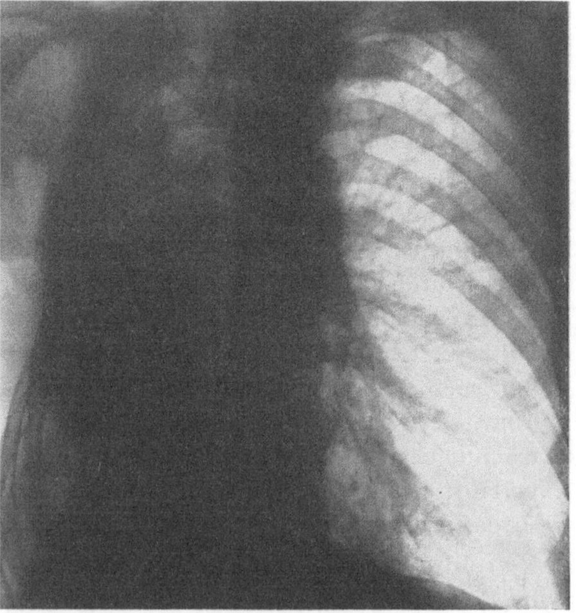

Abb. 22. A. p. Übersichtsaufnahme. Status nach Pneumonektomie rechts. Aufnahme sechs Monate postoperativ. Die rechte Pleurahöhle ist dicht verschattet, Cor und Mediastinum sind maximal nach rechts verzogen, so daß die Trachea mitten im rechten Oberfeld steht und die Herzspitze nicht mehr über den linken Wirbelsäulenrand vorragt. Überblähung der linken Lunge.

Abb. 23. 60jähriger Mann. Pneumonektomie am 12. September 1950. Histologischer Befund: Pflasterepithelcarcinom.

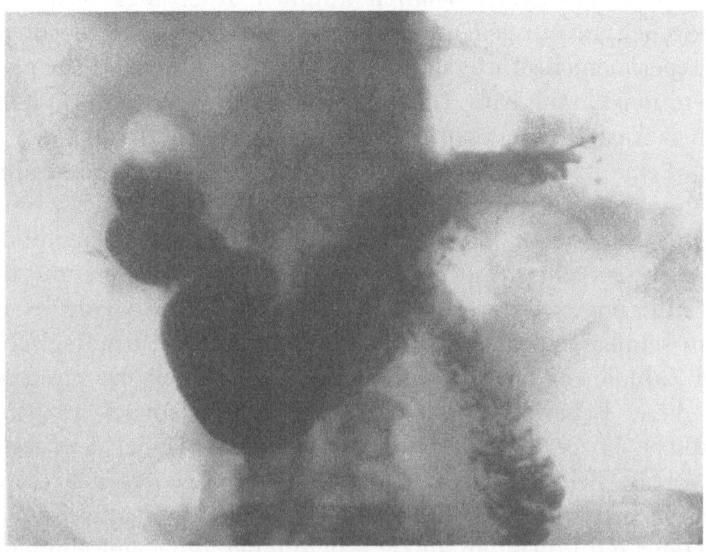

Aufnahme des Magens. Durch die Pneumonektomie rechts ist der ganze Magen hochgezogen, wobei besonders der Hochstand des Bulbus duodeni auffallend ist. Organische Wandveränderungen des Magens sind nicht feststellbar.

Der nach der Pneumonektomie auftretende Zwerchfellhochstand und die dadurch bedingte kraniale Verlagerung der Magens scheint keine wesentlichen Beschwerden zu verursachen. Hingegen kann ein Magenhochstand verbunden mit einer Verziehung des Magenfundus durch perigastrische Adhäsionen beträchtliche Beschwerden verursachen, die Relaxationsbeschwerden recht ähnlich sein können. Es handelt sich in solchen Fällen wahrscheinlich um Restzustände einer auf den Fundus fortgeleiteten Pleuritis diaphragmatica. Daß derartige Verlagerungen des Magens mit erheblichen Beschwerden nicht nur nach linksseitiger Pneumonektomie vorkommen können, sondern auch, was allerdings recht selten sein dürfte, nach rechtsseitiger Pneumonektomie, zeigt Abb. 23.

Wenn nun derartige Schrumpfungsvorgänge am Mediastinum und Diaphragma Platz greifen, so muß dadurch zwangsläufig das Volumen der verbleibenden Lungen geändert werden. Es erhebt sich nun vom funktionellen Standpunkt aus die Frage, ob und in welchem Ausmaß eine derartige Volumszunahme zu begrüßen bzw. noch zu gestatten sei. Es wird daraus verständlich, daß der morphologische und funktionelle Zustand der verbleibenden Lunge nach Pneumonektomie das Objekt zahlreicher physiologischer Experimente und klinischer Untersuchungen wurde.

Untersuchungen über die Funktionskapazität der verbleibenden Lunge nach Ligatur der Art. pulmonalis im Tierexperiment bzw. nach Pneumonektomie zeigten immer wieder die große Anpassungsfähigkeit des Organismus an die neuen Verhältnisse. So konnte Andrus an pneumonektomierten Hunden unmittelbar nach der Operation eine Abnahme des Lungenvolumens um durchschnittlich 42% feststellen, das aber nach drei Wochen wieder zu den präoperativ festgestellten Werten anstieg. Desgleichen konnte auch das unmittelbar nach der Operation beträchtlich vermehrte Minutenvolumen sowie die Pulsrate innerhalb zehn Tagen normalisiert werden. Spirometrische Untersuchungen Churchills über die Reservekapazität der verbleibenden Lunge zeigten nach Ligatur der Art. pulmonalis eine ungefähr doppelt so große Sauerstoffaufnahme der verbleibenden Lunge wie präoperativ, als Ausdruck einer Vergrößerung der Diffusionsoberfläche. Wie groß die Kompensationsmöglichkeiten im Tierexperiment sein können, zeigten Untersuchungen von Philip, Adam und Hrdina, die Hunde trotz einer Inaktivierung der Lungen bis zu 83% noch am Leben erhalten konnten. Allerdings verfiel der verbleibende Rest des Lungenparenchyms ausgedehnten emphysematösen Veränderungen.

Weitere tierexperimentelle Untersuchungen über die Kapazität für physische Anstrengungen nach Pneumonektomie von Longarce, Carter und Quill ergaben bei schwerer physischer Anstrengung wohl vorerst eine Verminderung der Resistenz gegen Sauerstoffdefizit und eine Reduktion der arteriellen Sauerstoffsättigung, allmählich trat jedoch wieder eine Besserung der funktionellen Kapazität ein. Longarce und Johansmann zeigten an Tierversuchen, daß das Alter, in dem eine Pneumonektomie durchgeführt wird, einen wesentlichen Einfluß auf das Befinden der Tiere und die pathologisch-anatomischen Veränderungen der verbleibenden Lunge hat. So kam es bei Hunden, die noch im Wachstum standen, zu einer Vergrößerung der Lunge, histologisch verbunden mit einer Zunahme der Zahl, aber Abnahme der Größe der Alveolen. Dadurch kehrte die funktionelle Kapazität dieser Lebewesen bald wieder zur Norm zurück, obgleich ihre Pulsrate und Respiration durch körperliche Anstrengungen mehr als bei den gesunden Kontrolltieren beeinflußt wurde. Bei erwachsenen Hunden konnten dagegen diese Autoren postoperativ eine deutlicher reduzierte funktionelle Kapazität nachweisen. Ebenso konnte Bremer bei Katzen nach Lobektomie bzw. Pneumonektomie eine einfache Lungendistension durch Dilatation der Alveolen beobachten. Diese Tierversuche sprechen demnach dafür, daß es bei jungen Tieren zu einer richtigen Regeneration durch Bildung neuer Alveolen kommen kann, während bei erwachsenen Tieren die Dilatation des Lungenparenchyms im Vordergrund steht.

**Atemschema.**

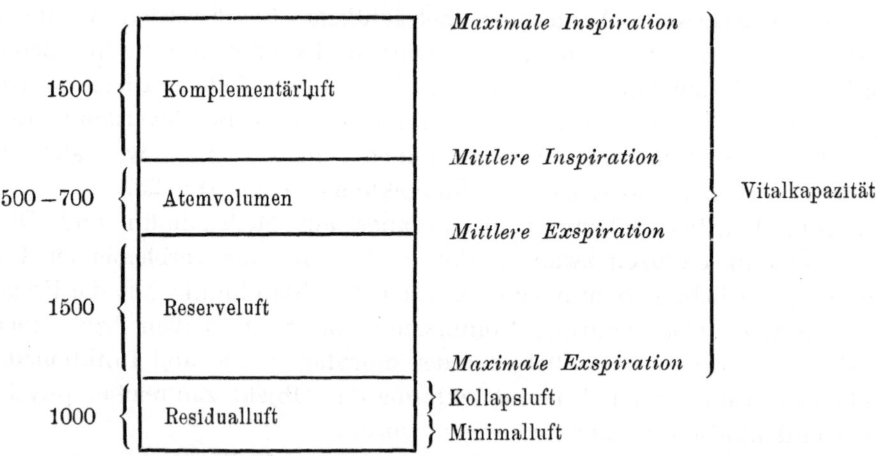


Um die Lungenfunktion bei Patienten vor und nach der Operation entsprechend beurteilen zu können, sind Untersuchungen in Ruhe, bei mäßiger Bewegung und in der Erholungsperiode nach Bewegung notwendig. Es ist dabei nach Cournand und Richard zweckmäßig, die Lungenfunktion in eine ventilierende und eine respiratorische Komponente einzuteilen. Während die ventilatorische Komponente die Verteilung der Luft zu den Alveolen umfaßt, befaßt sich die respiratorische Komponente mit der Diffusion von Sauerstoff durch die Alveolar- und Kapillarwand ins Blut bzw. mit der Eliminierung von Kohlensäure aus dem Blut. Störungen der Lungenfunktion können durch Insuffizienz einer dieser Komponenten bzw. durch komplexe Variationen dieser mit cardiovasculären Veränderungen auftreten.

Zur Beurteilung von *Ventilationsstörungen* sind Bestimmungen der Vitalkapazität und ihrer Unterteilungen, sowie der Reserveluft ausschlaggebend (s. Atemschema), während die respiratorische Funktion mittels Blutgasanalysen bestimmt werden kann.

Vielfach wurden Untersuchungen an pneumonektomierten Kindern durchgeführt, deren Operation verschieden lange Zeit zurücklag. So studierten Lester, Cournand und Rilley die Veränderungen der verbleibenden Lunge nach Pneumonektomien bei Kindern und konnten feststellen, daß die Vitalkapazität der verbleibenden Lunge wohl kleiner war als jene bei normalen Kindern, aber größer als die Kapazität derselben Lunge gesunder Kinder. Ferner konnte festgestellt werden, daß die funktionelle Residualluft in jenen Fällen geringer war, bei denen die Lunge nicht in den gegenüberliegenden Brustraum verzogen war. Peters u. a. untersuchten bei Kindern, die 3 bis 14 Jahre vorher pneumonektomiert wurden, die Kapazität für körperliche Anstrengung und fanden bei vermehrter Residualluft, die zirka die Hälfte der untersuchten Fälle aufwies, eine genügende Kapazität für körperliche Übungen.

Cournand und Berry registrierten an pneumonektomierten Erwachsenen die Kapazität des aus den Alveolen ausgeatmeten Stickstoffs während Sauerstoffinhalation und fanden, wenn schon ein längeres Intervall seit der Operation verstrichen war, daß die Hauptdifferenz zwischen gesunden und operierten Fällen in einer Reduktion der Reserveluft infolge einer Abnahme der Vitalkapazität zu suchen ist, die mit zunehmendem Alter der Patienten größer wurde. Birath fand nach seiner Methode zur Bestimmung der Residualluft ein bis zwei Monate nach der Pneumonektomie als Zeichen einer verschlechterten Pulmonalfunktion eine bedeutende relative Erhöhung der Residualluft in Beziehung zum Atemvolumen. Bei Fällen, deren Pneumonektomie zwei bis neun Jahre zurücklag, konnte dieser Autor wohl eine erhöhte Vitalkapazität, aber im Gegensatz zur unmittelbaren postoperativen Periode keine prozentuelle Zunahme des Atemvolumens oder der Residualluft feststellen. Birath, Crafoord und Rudström fanden bei zwölf Patienten zwei bis neun Jahre nach der Pneumonektomie die Residualluft im Vergleich zur Vitalkapazität erhöht. Desgleichen zeigte der tote Raum (das Luftvolumen, das sich in den Atemwegen und Bronchien befindet und nicht mit dem respiratorischen Epithel in Kontakt tritt) ebenso wie in den vorher erwähnten Fällen Biraths eine absolute Zunahme. Die Kapazität für physische Übungen war dabei verhältnismäßig gut.

Als Ausdruck der *respiratorischen Funktion* können Bestimmungen der arteriellen Sauerstoffsättigung herangezogen werden. Das sauerstoffgesättigte Blut ist immer mit einer gewissen Menge von venösem Blut, das über die Bronchialvenen, die Venae cordis minimae und kleine arterio-venöse Verbindungen zufließt, gemischt. Eine ideale Sauerstoffsättigung ist nach Rilley und Cournand mit großer Wahrscheinlichkeit bei homogener Alveolarluft und einem entsprechenden Gleichgewicht zwischen Sauerstoff- und Kohlensäurespannung zwischen Alveolen und Kapillaren erreicht.

Die Angaben über einen Normalwert der Sauerstoffsättigung, normale zirkulatorische und respiratorische Bedingungen vorausgesetzt, sind in der Literatur beträchtlichen Divergenzen unterworfen. Vielfach wird eine arterielle Sauerstoffsättigung unter 95% als pathologisch angesehen. Rilley und Cournand geben an, daß bei Gesunden niemals eine venöse Beimischung über 6,2% festgestellt werden konnte. Maier und Cournand halten jedoch die Annahme eines Normalwertes von 95% bei älteren Patienten zu hoch und fordern, unter besonderer Berücksichtigung des Alters, noch einen Grenzwert von 92% als normal anzusehen.

Über Untersuchungen der arteriellen Sauerstoffsättigung in der unmittelbar postoperativen Periode wurde bereits im Vorausgehenden berichtet. Wissenswert scheinen jedoch noch die Spätresultate. Während Longarce, Carter und Quill lediglich im Tierexperiment bei schwerer physischer Anstrengung eine Reduktion der arteriellen Sauerstoffsättigung feststellen konnten, fanden Lester, Cournand und Rilley bei Kindern auch während Bewegung normale Sauerstoffsättigungswerte. Desgleichen fanden auch Birath, Crafoord und Rudström zwei bis neun Jahre nach Pneumonektomien und Cournand und Rilley bei zwölf Erwachsenen, deren Operation in keinem Fall länger als 31 Monate zurücklag, auch während Bewegung normale Werte.

Für die Erhaltung einer optimalen Funktion der verbleibenden Lunge ist das vielfach problematische Zusammenwirken von Mediastinaldeviation und allfällig in Erscheinung tretender morphologischer Lungenparenchymveränderungen bedeutungsvoll.

Rienhoff sowie Rienhoff und Mitarbeiter nahmen mehrfach in experimentellen und klinischen Studien zum Zustand der verbleibenden Lunge nach Pneumonektomie Stellung. Experimentelle Studien an Hunden, die sechs Monate nach der Pneumonektomie getötet wurden, ließen auf Grund vergleichender Untersuchungen mit der exstirpierten Lunge lediglich eine Überdehnung der verbleibenden Lunge, aber kein Emphysem feststellen. Später durchgeführte pathologisch-anatomische Untersuchungen an Patienten verschiedener Altersgruppen, deren Pneumonektomie drei Monate bis dreieinhalb Jahre zurücklag, ergaben ebenfalls trotz mikroskopischer Untersuchungen kein Emphysem. Rienhoff sah daher keinen Grund, die Überdehnung der verbleibenden Lunge einzuschränken, da nach seinen Untersuchungen die Distension keinerlei Anlaß zur Entwicklung eines Emphysems gab. Er hielt im Gegenteil diese Distension für eine kompensatorische Dilatation. Für die Wichtigkeit dieser kompensatorischen Dilatation führt er die Beobachtung an, daß eine anfänglich nach Pneumonektomie bestehende Kurzatmigkeit gerade durch diese kompensatorische Dilatation gebessert werden kann. Die Experimente von Behrend und Mann ließen auch nur eine Überdehnung der Lunge erkennen. Neuhoff und Nabatoff konnten ebenfalls an ihren Pneumonektomierten, deren Operation sechs Monate bis zehn Jahre zurücklag, trotz oft beträchtlicher Deviation des Mediastinums keine wesentliche Reduktion der Pulmonalfunktion sehen. Angiographische Studien über den Einfluß von Gefäßverlagerungen bei mediastinaler Deviation auf die cardiopulmonale Funktion ergaben bei mäßiger mediastinaler Deviation keine bedeutende Verlagerung der Aorta, während die Vena cava sup. ganz beträchtlich verlagert sein konnte. Trotzdem konnte nie eine Verengung oder Irregularität des Lumens bzw. klinisch eine Störung der cardiopulmonalen Funktion festgestellt werden.

Viele Thoraxchirurgen haben dagegen den Eindruck, daß in der Regel eine bessere Toleranz für physische Anstrengungen erzielt werden kann, wenn eine mediastinale Deviation und damit eine Überdehnung der verbleibenden Lunge vermieden wird. Graham, der ja schon an seine erste Pneumonektomie sofort eine Thorakoplastik anschloß, betonte wiederholt, daß einer Distension der verbleibenden Lunge vorzubeugen sei. Longarce und Johansmann konnten im Tierexperiment an erwachsenen Hunden nach Pneumonektomie ausgesprochene emphysematöse Veränderungen mit großen Defekten in der Alveolarwand nachweisen, die sich im Laufe der Zeit sogar vermehrten. Lester, Cournand und Rilley fanden auf Grund von Untersuchungen an pneumonektomierten Kindern die Residualluft gegenüber der Norm fast verdoppelt und eine wesentlich herabgesetzte Kapazität für physische Anstrengungen, wenn das Mediastinum auch während der exspiratorischen Phase verlagert blieb und das Diaphragma eine Bewegungseinschränkung zeigte. Daraus schien der Schluß gerechtfertigt, daß die Lungendistension, die sich in einer Zunahme der Residualluft darstellte, für die verschlechterte Belastungskapazität verantwortlich zu machen sei. Weitere Untersuchungen von Cournand, Himmelstein, Rilley und Lester an Erwachsenen, die in ihrer Kindheit pneumonektomiert wurden, zeigten ebenfalls bei deutlichen Zeichen von Lungendistension eine beträchtlich erhöhte Residualluft. Bei körperlicher Anstrengung trat rascher Atemnot ein, als bei den Vergleichsfällen ohne Distension. Birath, Crafoord und Rudström sind der Meinung, daß die Entwicklung eines Emphysems nach Pneumonektomie nicht unwahrscheinlich sei, jedoch meist in mäßigen Grenzen bleibe. Wiklund fand besonders nach rechtsseitiger Pneumonektomie die verbleibende linke Lunge überdehnt und bei spirometrischen Untersuchungen Zeichen von Emphysem. Ausgesprochen emphysematöse Veränderungen konnten jedoch selten gefunden werden.

Wie aus diesem kurzen Literaturüberblick zu entnehmen ist, besteht nach wie vor keine einheitliche Meinung, ob einer mediastinalen Deviation und der damit verbundenen Überdehnung der verbleibenden Lunge prinzipiell vorzubeugen sei oder nicht. Fraglos hat die Ansicht Rienhoffs, einer *kompensatorischen Dilatation* der Lunge nicht vorzubeugen, viel für sich. Würde eine wirklich rein kompensatorische Lungendilatation, die ja infolge des Ausfalles der einen Lungenhälfte einer Aktivitätshypertrophie gleichkäme, auf irgendeine Weise unterbunden, so würde dies gleichsam einen schweren Eingriff in die cardiorespiratorischen Kompensationsvorgänge bedeuten. Anderseits ist aber die Frage noch offen, ob eine derartige kompensatorische Lungendilatation, unter besonderer Berücksichtigung des Altersfaktors, sozusagen als physiologischer Zustand bestehen bleiben kann, oder aber ein Vorstadium zum pathologischen Zustand, nämlich dem Lungenemphysem, darstellt. So gut wie sicher kann jedoch die Progression eines wahren, schon präoperativ vorhandenen Emphysems nach Pneumonektomie besonders bei älteren Leuten angenommen werden. Auch Lungenfunktionsproben konnten bis jetzt nur teilweise zur Klärung dieser verschiedenen Probleme beitragen. Die genaue Kenntnis der Funktion der verbleibenden Lunge vor und nach der Operation wird, wenn in Zukunft entsprechende Untersuchungsserien zur Verfügung stehen werden, erst eine Klärung gestatten, ob funktionelle Störungen nach Pneumonektomie tatsächlich auf die Resektion von funktionstüchtigem Lungengewebe zurückzuführen sind, oder auf progressive Veränderungen von pathologischen Zuständen, die schon präoperativ in gewissem Ausmaß vorhanden waren.

Es ist fraglos, daß nach Pneumonektomie eine Distension der verbleibenden Lunge nicht zu vermeiden ist, wenn auch der Grad der Überdehnung individuell verschieden und in keiner Weise vorauszusagen ist. Schwere Grade von mediastinaler Verziehung können infolge Verlagerung der mediastinalen Organe für den Patienten auf die Dauer untragbare cardiopulmonale Störungen zur Folge haben. Ebenso sind besonders bei älteren Patienten Maßnahmen zur Vermeidung einer postoperativen Lungenüberblähung gerechtfertigt, da sonst mit einer Progression eines schon in den meisten Fällen präoperativ vorhandenen Emphysems zu rechnen ist.

Zur Vermeidung von mediastinaler Verziehung stehen nun verschiedene Möglichkeiten zur Verfügung. Vielfach wurde die Thorakoplastik empfohlen. Was die Ausdehnung der Entknochung betrifft, müssen je nach Größe der Pleurahöhle durchschnittlich fünf bis sieben Rippen reseziert werden. Es hat sich dabei als vorteilhaft erwiesen, die erste Rippe und die Processus transversi zu belassen, weil dadurch die Thoraxapertur erhalten bleibt und so eine Skoliose nach Tunlichkeit vermieden werden kann. Abgesehen davon, daß die Thorakoplastik einen zusätzlichen Eingriff darstellt, der für viele Patienten eine weitere körperliche Belastung darstellt, scheint auch die kontralaterale Lunge in gewissem Sinne eine Einbuße ihrer Funktion zu erleiden. Während Cournand und Berry bei Thorakoplastik nach Pneumonektomie die Ventilationsfunktion nicht beeinträchtigt fanden, wiesen in letzter Zeit Gänsler und Strieder bei Frühthorakoplastiken (zwei Wochen bis zwei Monate nach Pneumonektomie) auf Grund spirometrischer Untersuchungen eine permanente Reduktion aller Komponenten der Vitalkapazität nach. In späteren Untersuchungen fanden auch Cournand, Riley, Himmelstein und Austrian den Wert der Thorakoplastik zur Vermeidung einer Lungendistension beschränkt. Für die Funktionsverminderung nach Thorakoplastik kann der störende Einfluß dieser auf das Gleichgewicht der akzessorischen Atemmuskeln am Hals und den sich daraus ergebenden Haltungsanomalien (Skoliose) verantwortlich gemacht werden. Spätthorakoplastiken (fünf Monate bis zwei Jahre nach Pneumonektomie) konnten im Gegensatz zur Frühthorakoplastik die bestehende Überdehnung nicht gänzlich korrigieren und führten ebenfalls zu einer permanenten Reduktion der Vitalkapazität und der maximalen Atemkapazität.

Wesentlich einfacher und ohne Einschränkung der Lungenfunktion sind Füllungen der Thoraxhöhle mit Luft oder Öl. Allerdings ist das Anwendungsgebiet dieser Methoden beschränkt und bei einer gewissen Starre des Mediastinums wirkungslos.

Verschiedentlich wird nun der Versuch unternommen, einer mediastinalen Deviation durch Füllung der Thoraxhöhle mittels verschiedener Prothesen vorzubeugen. 1945 haben Wilson und Batkes die Anwendung von „Lucitballs" empfohlen. Als Nachteil wurde allerdings das allfällige Wandern der Kugeln, sowie das für den Patienten oft sehr unangenehme rasselnde Geräusch durch Bewegungen der Kugeln untereinander empfunden. Grindley und Clagett verwendeten „Polythene und Ivalon". An der Klinik wird derzeit „Polystan" erprobt, das der jeweiligen Größe der Thoraxhöhle angepaßt werden kann.

Untersuchungen Gänslers und Strieders konnten vorläufig bei plastischer Plombierung der Thoraxhöhle zur Vermeidung einer Überblähung der verbleibenden Lunge keine Reduktion der Lungenfunktion feststellen.

Es ist zur Zeit noch unmöglich, über die durchwegs noch im Versuchsstadium befindlichen Möglichkeiten einer Plombierung der verbleibenden Höhle nach Lungenresektionen abschließend zu urteilen. Vielleicht weist die Einbringung plastischer, möglichst wenig als Fremdkörper wirkender Prothesen, einen Weg zur Verbesserung der funktionellen Ergebnisse nach Pneumonektomie.

## 5. Die unmittelbaren Operationsresultate.

Im Schrifttum wird der Begriff der unmittelbaren Operationsresultate verschieden weit gefaßt. Während vielfach darunter nur der Zustand des Patienten in den ersten Tagen nach der Operation verstanden wird, dehnen andere Autoren diesen Begriff auf das Schicksal der Patienten in den ersten drei bis vier Monaten nach dem Eingriff aus. Dagegen beurteilen wir die unmittelbaren Operationsresultate nach dem postoperativen Verlauf bis zur Entlassung des Patienten aus der stationären Behandlung.

Diese Resultate sind abhängig von den Komplikationen, die entweder während der Operation oder im Gefolge des Eingriffs auftreten können. Da die intra operationem in Erscheinung tretenden, vom Anästhesisten zu bekämpfenden Komplikationen, wie Schockzustände, protrahierter Blutverlust, Sauerstoffmangel, Reflexstörung usw., bereits im Kapitel über die Anästhesie besprochen wurden, soll im folgenden auf die schwerste Operationskomplikation, den Mors in tabula, eingegangen werden.

Bei unseren 203 Resektionen und 206 Thorakotomien wegen Bronchuscarcinom hatten wir neun Todesfälle während der Operation zu beklagen, das sind 2,2% des Gesamtmaterials. Davon entfallen vier Fälle auf die Pneumonektomien und fünf auf die Thorakotomien. In der Zeit, bevor der Klinik moderne Narkoseapparate und die Blutbank zur Verfügung standen (bis Herbst 1948), wir also nur auf Lokalanästhesie, Äthertropfnarkose und Frischbluttransfusionen angewiesen waren, kam es unter 25 Resektionen und 63 Thorakotomien sechsmal zum Tod am Operationstisch, während nach diesem Zeitpunkt bei 178 Resektionen und 143 Thorakotomien dieses Ereignis nur in drei Fällen eintrat. Unter den sechs Fällen der ersten Serie finden sich zwei Fälle von akutem Blutverlust, der in Ermangelung von Blutkonserven durch Spendertransfusion nicht rasch genug ersetzt werden konnte. Ein Patient starb an einer Luftembolie nach Verletzung der unteren Lungenvene, trotzdem die Blutung durch Abklemmen des Gefäßes rasch gestillt werden konnte; ein anderer mit zerfallendem peripherem Carcinom starb während der Mobilisierung des Lappens an einer massiven Eiteraspiration. Diese beiden Todesfälle wären wahrscheinlich vermeidbar gewesen, wenn damals schon die intratracheale Narkose zur Verfügung gestanden wäre. Schließlich kamen zwei Fälle durch akutes Versagen des Herzens ad exitum.

In der zweiten Serie trat einmal ein akuter Herztod ein, während bei einem zweiten Fall wohl ein Reflextod angenommen werden muß, da bei der Inzision der Pleura an der Vorderfläche des Lungenstieles plötzlich ein irreversibler Herzstillstand eintrat. Beim dritten Fall kam es während des Wundverschlusses nach vollkommen glatt verlaufener rechtsseitiger Pneumonektomie zu einem plötzlichen Atemstillstand. Die sofortige Revision der Pleurahöhle ergab, daß das Mediastinum durch eine maximale Überblähung der linken Lunge bis nahe an die rechte Thoraxwand verdrängt war. In der Annahme eines Ventilverschlusses wurde der Bronchusstumpf eröffnet und von hier aus Trachea und linker Hauptbronchus mit einem Katheter sondiert. Es konnte keinerlei Hindernis festgestellt werden; trotzdem änderte sich an der Verdrängung des Mediastinums nichts, die auch nach Eintritt des Todes noch bestehen blieb. Auch bei der Autopsie konnte die Ursache dieses akuten Volumen pulmonis auctum nicht geklärt werden.

Über die postoperativen Komplikationen unserer Patienten gibt folgende Tabelle Auskunft (Tab. 8).

Tabelle 8. *Postoperative Komplikationen.*

| | Blutung | | Bronchusstumpfinsuff. | | Empyem | | Embolie | | Herzversagen | | Hirnödem | | Mors in tabula |
|---|---|---|---|---|---|---|---|---|---|---|---|---|---|
| | Gesamt | davon gest. | Gesamt | davon gest. | Gesamt | davon gest. | Gesamt | davon gest. | Gesamt | davon gest. | Gesamt | davon gest. | |
| Pneumonektomie 177 | 3 | 1 | 26 | 12 | 12 | 4 | 12 | 12 | 5 | 5 | — | — | 4 |
| Lobektomie 26 | — | — | — | — | 1 | 1 | 1 | 1 | 2 | 2 | 1 | 1 | |
| | | | Pneumonien | | | | | | | | | | |
| Thorakotomie 206 | 4 | 2 | 3 | 3 | 8 | 3 | 2 | 2 | 4 | 4 | 4 | 4 | 5 |

Aus dieser Tabelle geht folgendes hervor:

1. Nachblutung: Bei drei Patienten kam es nach der Pneumonektomie zu stärkeren Nachblutungen. Während zwei davon durch wiederholte Konserven- und Frischbluttransfusionen beherrscht werden konnten, kam es bei einem Fall drei Stunden nach be-

endigter Operation durch Abgleiten der Ligatur vom Stumpf der unteren Lungenvene zur momentan tödlichen Blutung. Seither werden die Ligaturen der großen Gefäße, wie bereits im Kapitel über die Operationstechnik beschrieben, durch eine zusätzliche Durchstechungsligatur gesichert. Auch bei vier inoperablen Fällen kam es nach der Thorakotomie zu schweren Nachblutungen, von denen zwei tödlich waren.

2. Insuffizienz des Bronchusstumpfes: Im Gesamtmaterial unserer Resektionen kam es in 26 Fällen (12,8%) zum Auftreten einer Bronchusfistel, von denen zwölf während des Krankenhausaufenthaltes starben. Ein Vergleich dieser Zahlen mit einer von Wiklund gegebenen Zusammenstellung ergibt folgendes Bild:

| Autor | Zahl der operierten Fälle | Zahl der Fisteln in Prozent |
|---|---|---|
| Adams | 56 | 2 |
| Crafoord | 173 | — 5 |
| Crafoord | 128 (1943 – 49) | 0 |
| Ochsner | 147 | 5 |
| Overholt | ? | — 5 |
| Rienhoff | 27 (1942) | 7 |
| Wiklund | 100 | 8 |
| Mason | 184 | 20 |
| Björk | 81 | 31 |
| eigene Fälle | 203 | 12,8 |

Da jeder der hier angeführten Autoren seine eigene Technik der Bronchusstumpfversorgung hat, läßt diese Tabelle trotz der relativ kleinen Zahlen eine recht sichere Beurteilung des Wertes der einzelnen Methoden zu. Es würde zu weit führen, auf alle technischen Variationen hier näher einzugehen, da kein Zweifel besteht, daß die von Crafoord geübte Methode die weitaus besten Resultate ergibt. Er geht dabei so vor, daß nach Durchtrennung des Bronchus der distalste Knorpelring exzidiert und der dadurch entstehende Schleimhautzylinder durch Einzelnähte und fortlaufende Naht verschlossen und eingestülpt wird. Schließlich wird der Bronchusstumpf mit mediastinalem Gewebe gedeckt. Die Schwierigkeit der Methode liegt in der sehr subtilen Technik und der dadurch bedingten langen Dauer der Verschlußoperation. Der einzige Nachteil besteht, wie Crafoord selbst angibt, in der Möglichkeit eines Verschlusses des anderen Hauptbronchus durch den eingestülpten Schleimhautbürzel.

Alle übrigen Methoden, die dadurch charakterisiert sind, daß bei ihnen die Schleimhaut nicht eingestülpt wird, können sich, wie aus der Tabelle hervorgeht, bezüglich ihrer Resultate mit der Crafoordschen Technik nicht messen. Der Grund hiefür liegt wohl darin, daß die a priori infizierte Schleimhaut in einer gewissen Anzahl von Fällen zu Nahtabszessen führt; brechen diese in die Pleurahöhle durch, dann ist die Fistelbildung unvermeidlich.

Der in der Literatur immer wieder geforderte kurze Bronchusstumpf scheint zur Vermeidung einer Bronchusfistel weniger bedeutungsvoll zu sein. Dies geht aus dem eigenen Material hervor, in welchem die Zahl der Insuffizienzen links und rechts vollkommen gleich ist, obwohl der linke Bronchusstumpf zwangsläufig immer länger ist als der rechte.

Dagegen spielt jedoch neben der Technik besonders die Operationserfahrung des einzelnen Chirurgen für die Zahl der Bronchusstumpfinsuffizienzen eine ausschlaggebende Rolle. Dies beweist folgende Aufgliederung unseres Resektionsmaterials:

| Jahr | Zahl der Resektionen | Bronchusstumpfinsuffizienz |
|---|---|---|
| 1947 | 8 | 25% |
| 1948 | 18 | 38,8% |
| 1949 | 56 | 16% |
| 1950 | 79 | 7,6% |
| 1951 (1. Halbjahr) | 42 | 4,8% |

3. Die Infektion der Pleurahöhle ohne Bronchusfistel: Trotz prinzipieller Anwendung von Antibioticis und Sulfonamiden, sowohl lokal als auch parenteral, kam es bei 13 Resektionen und acht Thorakotomien (5,15%) zu einem Empyem ohne Bronchusfistel, welches bei fünf Resektionen und drei Thorakotomien zum Tode führte. Die Ursache dafür ist bei den Thorakotomien wohl immer in der nicht entfernten erkrankten Lunge zu suchen, wogegen bei den Resektionen eine Infektion der Pleurahöhle während der Operation oder in selteneren Fällen während des postoperativen Verlaufes hämatogen sowie von außen durch Punktionen zustande kommen kann. Im Schrifttum schwankt die Frequenz dieser Komplikation zwischen 3% (Wiklund) und 10% (Björk-Overholt).

4. Die cardiale Insuffizienz: In Tab. 8 sind nur die elf tödlich verlaufenden Herzinsuffizienzen (2,7%) vermerkt, da die häufig auftretenden Herz- und Kreislaufstörungen leichteren Grades zahlenmäßig schwer zu erfassen sind. Bei den elf Todesfällen konnte jedesmal erst die Autopsie das Bestehen von schwersten Coronarsklerosen teilweise mit ausgedehnten älteren und frischeren Myomalacien aufdecken. Auf das Problem, derartige Fälle bereits vor der Operation klinisch erfassen zu können, wurde bereits in dem Kapitel über Indikation und Kontraindikation, S. 69, hingewiesen. Auch hier schwanken die Zahlen in der Literatur beträchtlich (Björk 2,4%, Wiklund 8%, Brunner 9,6%).

5. Die Embolie: 15mal ereignete sich bei unseren operierten Fällen eine tödliche Embolie in die Restlunge (3,6%). Dies erscheint gegenüber den Angaben in der Literatur (Ochsner 1,5%, Björk 2,5%, Wiklund 3%, Brunner 8,4%) relativ hoch.

Die Zusammenfassung sämtlicher postoperativer Todesfälle zeigt Tab. 9.

Tabelle 9. *Postoperative Todesfälle.*

| Operation | Gesamtmaterial | | | 1950 | | |
|---|---|---|---|---|---|---|
| | Zahl | Gestorben | Prozent | Zahl | Gestorben | Prozent |
| Thorakotomie | 206 | 24 | 11,6 | 61 | 3 | 4,9 |
| Resektion | 203 | 43 | 21,2 | 79 | 11 | 13,9 |

Da im Gesamtmaterial auch die Fälle aus der Anfangszeit der Lungenresektionen enthalten sind, die naturgemäß mit einer höheren Mortalität belastet waren, wurden diesen die Zahlen des Jahres 1950 gegenübergestellt, die einen deutlichen Rückgang der Mortalität zeigen.

Eine Zusammenstellung der Operationsmortalität aus dem Weltschrifttum ergibt folgendes Bild:

| Autor | Zahl der resezierten Fälle | Operationsmortalität in Prozent |
|---|---|---|
| Rienhoff | 112 | 22 |
| Mason | 202 | 27 |
| Tudor Edwards | 70 | 17 |
| Brock | 101 | 18 |
| Ochsner | 195 | 23 |
| Graham | 53 | 53 (Vor 1942) |
| Churchill und Mitarbeiter | 171 | 20 |
| Björk (Material des Brompton Hospital) | 81 | 30 |
| Holmes Sellors und Mitarbeiter | 122 | 15 |
| Taylor und Waterhouse | 1239 (Gesammeltes Material von England) | 24,3 |
| Wiklund | 100 | 29 |
| Brunner | 83 | 26,5 |
| Frey | 100 | 42 |
| Derra | 53 | 32 |
| Eigenes Material (Gesamt) | 203 (Bis Juni 1951) | 21,2 |
| Eigenes Material 1950 | 79 | 14 |

Die Aufgliederung der Operationsmortalität unserer Resektionsfälle in bezug auf das Alter der Patienten zeigt folgende Zusammenstellung:

| | 40—49 Jahre | 50—59 Jahre | 60—69 Jahre |
|---|---|---|---|
| Zahl der Fälle | 37 | 114 | 52 |
| Mortalität | 5 (13,5%) | 22 (19,3%) | 16 (30%) |

Unsere Gesamtmortalität von 21,2% ist demnach zum Teil darauf zurückzuführen, daß wir im Gegensatz zu vielen anderen Autoren (Brock, Mason, Eerland u. a.) einer Radikaloperation auch im siebenten Lebensjahrzehnt nicht ablehnend gegenüberstehen.

Wenden wir uns nun den unmittelbaren *Operationserfolgen* zu, so erweist es sich als zweckmäßig, das Gesamtmaterial der Radikaloperationen in einfache und erweiterte Resektionen zu unterteilen (Tab. 10).

Tabelle 10. *Unmittelbare Operationsresultate bis Juni 1951.*

| Operation | Gesamtmaterial | | | 1950 | | |
|---|---|---|---|---|---|---|
| | Zahl | entlassen | Prozent | Zahl | entlassen | Prozent |
| Thorakotomie | 206 | 182 | 88,2 | 61 | 58 | 95,1 |
| einfache Resektion | 162 | 127 | 78,4 | 64 | 56 | 87,5 |
| erweiterte Resektion | 41 | 33 | 80,5 | 15 | 12 | 80 |

Aus dieser Tabelle lassen sich die im Kapitel über die erweiterte Resektionen aufgeworfenen Fragen beantworten:

1. Können durch die erweiterte Resektion eine ins Gewicht fallende Anzahl von Kranken einer Radikaloperation zugeführt werden?

Unter 203 durchgeführten Radikaloperationen wegen Bronchuscarcinom waren 41 (zirka 20%) erweiterte Resektionen. Und zwar wurden elf auf die Brustwand und zwei auf das Zwerchfell übergreifende Tumoren reseziert. 15mal mußte intrapericardial operiert werden, wobei jedesmal ein größeres Stück des Herzbeutels und in acht Fällen ein kleinerer oder größerer Teil des Vorhofes mitreseziert wurde. In drei dieser Fälle mußte — zweimal links und einmal rechts — fast der ganze Einströmungsteil des linken Vorhofes bis nahe an die Coronargefäße weggenommen werden, in neun Fällen wurden die carcinomatös durchsetzten tracheobronchialen Drüsen und teilweise auch mediastinalen Drüsen ausgeräumt. Schließlich wurden zwei auf das Mediastinum per continuitatem übergreifende und zwei in die Trachea eingewucherte Tumoren reseziert. Daraus geht hervor, daß ein Verzicht auf die erweiterte Resektion eine Verminderung der Operabilität um 20% zur Folge gehabt hätte.

2. Ist das durch die erweiterte Resektion zwangsläufig vergrößerte Operationsrisiko vertretbar?

Bezüglich der Operationsprognose besteht zwischen den einfachen und den erweiterten Resektionen kein wesentlicher Unterschied, ja im Gesamtmaterial erscheint sogar die Prognose der erweiterten Resektionen um ein geringes besser, als die der einfachen Operationen. Dies erklärt sich allerdings daraus, daß wir an die erweiterten Eingriffe erst mit wachsender Operationserfahrung herangegangen sind, während in der Zahl der einfachen Resektionen die notwendigerweise schlechteren Anfangserfolge mit inbegriffen sind. Dies erhellt sofort aus der Betrachtung der Resultate des Jahres 1950. Diese Ergebnisse sind deshalb erwähnenswert, da im Schrifttum die forcierten Operationen häufig mit einem besonders großen Operationsrisiko belastet erscheinen. So hat z. B. Brunner seine relativ hohe primäre Mortalität von 26,5% auf den Umstand zurückgeführt, daß er in zahlreichen weit fortgeschrittenen Fällen eine Resektion noch erzwungen habe. Ebenso erklärt Frey seine hohe Mortalität von 30% mit einem „wenig günstigen und wenig ausgesuchten Krankengut“.

Die dritte Frage nach dem weiteren Verlauf dieser Fälle wird im Kapitel über „Das Schicksal“ besprochen (S. 133).

## 6. Die Röntgenbestrahlung.

Seit der Möglichkeit der chirurgischen Behandlung des Bronchuscarcinoms hat sich die Indikation zur Röntgenbestrahlung dieser Tumoren wesentlich geändert, da es heute selbstverständlich ist, operable Fälle dem Chirurgen zuzuführen und nur solche Patienten mit Röntgenstrahlen zu behandeln, die entweder primär inoperabel erscheinen, durch eine Thorakotomie als inoperabel festgestellt wurden oder die die Operation von vornherein ablehnen. Die Berechtigung zu dieser Einstellung geht aus dem chirurgisch-klinischen Teil dieses Buches hervor, anderseits aus den schlechten Erfolgen jeder anderen konservativen Therapie.

Durch diese Auswahl der Patienten hat sich das Material, das dem Röntgentherapeuten zur Behandlung zugewiesen wird, verschlechtert, da die noch relativ kleinen Tumoren und wenig weit vorgeschrittenen Stadien, welche vielleicht bessere Resultate bei der Bestrahlungsbehandlung ergeben würden, primär ausfallen und nur jene Fälle überbleiben, die entweder durch ihr weit vorgeschrittenes Stadium oder durch ausgedehnte Drüsenmetastasen und durch schlechten Allgemeinzustand wahrscheinlich weniger günstig und erfolgreich auf die Strahlentherapie ansprechen. Es scheint dabei, daß im Hinblick auf einen günstigen Bestrahlungseffekt die Beurteilung des Allgemeinzustandes des Patienten vor der geplanten Röntgentherapie wichtiger ist, als die Beurteilung des Krankheitsstadiums, da nur Patienten in gutem Allgemeinzustand eine radikale Röntgentherapie zugemutet werden kann.

Man kann daher zwei Gruppen von Patienten unterscheiden, die wegen eines Bronchuscarcinoms bestrahlt werden.

1. Jene Patienten, bei denen ein inoperables Carcinom festgestellt wurde und deren Allgemeinzustand noch eine radikale Röntgentherapie erlaubt.

2. Jene Patienten, bei denen lediglich zur Schmerzlinderung bei bestehenden Metastasen oder zur Hebung des subjektiven Befindens (Einflußstauung) eine von vornherein nicht radikale, d. h. palliative Bestrahlung geplant ist, da wegen des zu schlechten Allgemeinzustandes eine möglichst schonende Behandlung durchgeführt werden muß.

Wenn man die Literatur über die Strahlenbehandlung des Bronchuscarcinoms überblickt, so überwiegen jene Berichte, die wenig optimistisch gehalten, entweder im besten Fall von Palliativerfolgen im Sinne der Lebensverlängerung sprechen, oder auch diese ablehnen und keinen Unterschied zwischen behandelten und nicht behandelten Fällen sehen. Trotzdem bleibt die Röntgenbestrahlung leider für einen Großteil der an Bronchuscarcinom Erkrankten die einzige Möglichkeit der Behandlung, da einerseits nur ein geringer Prozentsatz einer radikalen Operation zugeführt werden kann (zirka 25%), anderseits andere konservative Methoden (Stickstofflost usw.) auch nicht zu dem gewünschten Erfolg führen.

Nur vereinzelt können Autoren über längere subjektive Symptomfreiheit bzw. objektiven Tumorrückgang berichten. Die Ansichten über die Lebensverlängerung durch radikale Röntgenbestrahlung sind geteilt.

1927 gaben Chandler und Potter einen Bericht über 120 Fälle von intrathorakalen Tumoren, von denen 59 röntgenbestrahlt wurden. Die Überlebenszeit der Bestrahlten betrug elf Monate, die der Nichtbestrahlten sechs Monate. Seit 1931 hat sich Herrnheiser für die Bestrahlung des Bronchuscarcinoms eingesetzt. Auch Holfelder hielt im Jahre 1935 die frühzeitige Strahlenbehandlung des Bronchuscarcinoms für erforderlich, doch hat sich die Hoffnung auf einen günstigen Heilerfolg bei der frühzeitigen Bestrahlung nicht erfüllt (Willbold). Beobachtungen über langjährige Symptomfreiheit eines histologisch sichergestellten Bronchuscarcinoms nach Röntgenbestrahlung gehören zu den Seltenheiten (Holthusen). Ebenso sprechen auch Engels und Du Mesnil für die Strahlenbehandlung des Bronchuscarcinoms, wobei letzterer betont „über der Aufgabe des Heilens das Lindern nicht zu vergessen". Du Mesnil hebt besonders hervor, daß auch bei schwereren Krankheitszuständen lediglich durch niedrig dosierte Entzündungsbestrahlungen den Patienten Erleichterung gebracht werden kann. 1932 veröffentlichten Vinson und Leddy eine Arbeit über 71 Fälle von Bronchuscarcinom, 42 Patienten wurden bestrahlt. 32 davon zeigten eine Überlebensdauer von acht Monaten und zehn lebten 15 bis 48 Monate nach Beginn der Bestrahlung. Die Überlebenszeit der nicht bestrahlten Fälle war fünf Monate. Craver (1940), Pohle und Siris (1944), Mason (1949) und Hilton (1949) sprechen von einem deutlichen palliativen Erfolg der Röntgenbestrahlung. Dagegen berichtet Saupe (1936) über ein Material von 174 Fällen, von denen 33,5% histologisch verifiziert waren und bei dem er keinen Einfluß der Röntgenbestrahlung im Sinne der Lebensverlängerung feststellen konnte. In diesem Sinne berichten auch Brock (1938), Bloch und Bogardus (1940) sowie Lindskog (1946). Vereinzelte Fälle wurden mit einer Überlebenszeit von mehr als fünf Jahren beschrieben, doch war bei diesen die Diagnose nicht histologisch verifiziert (Harper 1949, Brock 1938, Craver 1940, Mason 1949).

Die Übersicht über diese Literaturangaben ergibt sehr verschiedenartige Meinungen, die nach Wiklund darin begründet sein mögen, daß der Unterschied der Bestrahlungserfolge oder Mißerfolge darauf basiert, daß bei den einzelnen Röntgentherapeuten die Auswahl der zu bestrahlenden Patienten nach verschiedenen Gesichtspunkten erfolgte und daß Dosierung und Bestrahlungsbedingungen in jeder Statistik verschieden waren. In seinem eigenen Material, über das Wiklund berichtet, werden Vergleichszahlen zwischen behandelten und unbehandelten Fällen wohl angegeben, jedoch ihre Verwertbarkeit bezweifelt, und dies aus dem richtigen Grund, daß man nämlich zwischen den radikal bestrahlten Patienten in gutem Allgemeinzustand und den nicht behandelten Fällen in schlechtem Allgemeinzustand nicht Vergleiche ziehen kann, da es sich um verschiedene Stadien der Erkrankung handelt. Von besonderem Interesse für uns waren die Angaben von Wiklund über die prophylaktischen Nachbestrahlungen nach Pneumonektomien, da wir seit zwei Jahren ebenfalls, wie später noch erwähnt werden wird, diese Bestrahlungen beim Nachweis von carcinomatösen Hilusdrüsen am Präparat und nach den sogenannten erweiterten Resektionen durchführen. Wiklund konnte jedoch in seinem Material von 15 Fällen keinen Erfolg der prophylaktischen Nachbestrahlung in bezug auf die Überlebensdauer gegenüber nicht bestrahlten, ähnlich gelagerten Fällen feststellen.

Weitere Berichte aus der Literatur über die Bestrahlungserfolge beim Bronchuscarcinom liegen von Haubrich vor, der über 50 Fälle von Bronchuscarcinom berichtet, bei denen die ungenügend bestrahlten Fälle neun Monate vom Auftreten der ersten Symptome an überlebten, während die unbehandelten Fälle nur fünf bis sechs Monate im Durchschnitt überlebten. Die hochbestrahlten Fälle haben eine Überlebensdauer von zirka 18 Monaten. Haubrich betont, daß die kritische Dosis bei 9000 r OWD. liegt und daß erst von hier an mit noch höheren Dosen deutliche Erfolge festgestellt werden können. Unter 6000 r OWD. bleibt eine wesentliche Lebensverlängerung überhaupt aus. Als Mindestdosis zur Erzielung einer merklichen und beweisbaren Lebensverlängerung sind von Christie 5500, von Holfelder 5000 bis 8000, von Herrnheiser 9000 und von Mustakallio 10.000 r OWD. angegeben worden. Vogt erzielt durch die Kleinfelderbestrahlung eine wesentlich höhere OWD. und damit auch Herddosis und betont, daß diese Art der Bestrahlung der Rotationsbestrahlung gleichzusetzen ist mit dem besonderen Vorteil der schon erwähnten hohen Herddosis bei nicht voll ausgenützter Bestrahlungsmöglichkeit der Haut. Er erwähnt in seiner Arbeit besonders auch die zusätzliche medikamentöse Therapie vor bzw. während der Bestrahlungszeit bei jenen Patienten, die durch schwere Allgemeinstörungen infolge Infektion entweder im Tumorbereich selbst oder in der davon peripher gelegenen Entzündung oder Atelektase stark reduziert sind. Durch zweckmäßige Behandlung vor der Röntgentherapie mit Penicillin und Sulfonamiden kann ein Teil der vorher für die Röntgentherapie ungeeigneten Fälle bestrahlungsreif gemacht werden bzw. es kann der radikalen Bestrahlung eine Entzündungsbestrahlung der erkrankten Lunge vorausgeschickt werden, die nach Abklingen der subjektiven Beschwerden und Besserung des objektiven Befundes zu einer intensiven Röntgentherapie ausgebaut werden kann. An dieser Stelle möchten wir insbesondere darauf hinweisen, daß die sogenannte diagnostische Röntgenbestrahlung nicht eindeutiger Fälle möglichst vermieden werden soll, da durch die Entzündungsbestrahlung bei einem bestehenden Carcinom mit entzündlichen Veränderungen peripher vom Tumor letztere auf alle Fälle zurückgehen und die Besserung des Befundes in falschem Sinne gedeutet werden könnte. Außerdem wird durch diese Bestrahlung immer Zeit verloren und es besteht dadurch die Möglichkeit, daß ein anfangs vielleicht noch operabler Fall durch diese Verzögerung in ein inoperables Stadium kommt.

Aus dem Material unserer Klinik ist folgendes zu entnehmen: Von den 1200 Fällen von Bronchuscarcinomen wurden 930 Patienten stationär an der Klinik aufgenommen, 203 konnten reseziert werden. Der Rest war zum größten Teil inoperabel und nur ein kleiner Teil (46 Fälle) dieser Kranken konnte sich trotz wahrscheinlicher Operabilität nicht zu einem Eingriff entschließen.

Von diesen 727 Fällen wurden in den letzten vier Jahren 125 Patienten einer Strahlentherapie unterzogen. 59 Patienten wurden radikal bestrahlt mit einer Gesamtoberflächendosis von über 9000 r, während 67 Patienten nur palliativ, d. h. mit Dosen unter 6000 r bestrahlt wurden. Von den radikal Bestrahlten waren 24 Fälle histologisch verifiziert und 35 Fälle nicht histologisch verifiziert, während von den palliativ Bestrahlten 27 Fälle histologisch verifiziert und 27 Fälle nicht histologisch untersucht waren. Statistisch ausgewertet wurden nur jene Fälle, von denen die genaue Lebensdauer bzw. das genaue Todesdatum bekannt waren. Die durchschnittliche Zeit zwischen dem Auftreten der ersten Symptome und Bestrahlungsbeginn beträgt 6,2 Monate. Die Überlebensdauer wird vom Bestrahlungsbeginn an gerechnet.

Eine dritte Gruppe von Patienten umfaßt jene, die post operationem einer prophylaktischen Nachbestrahlung unterzogen wurden. Es handelt sich bei dieser Gruppe um 26 Patienten, bei denen bei der Radikaloperation entweder Drüsen im Hilus oder im Mediastinum bestanden, die mitentfernt werden konnten, bzw. der Tumor auf Nachbarorgane übergegriffen hatte oder laut histologischem Befund bis an die Resektionsstelle im Bronchus reichte.

Bei den ersten beiden Bestrahlungsgruppen ist zu bemerken, daß fast alle Patienten unter ungünstigen Bedingungen bestrahlt werden mußten, da sie während der Bestrahlungszeit wegen Platzmangel nur zu einem geringen Teil an der Klinik aufgenommen werden konnten, die meisten jedoch täglich ambulant an die Klinik kommen mußten. Dadurch wurden schon viele Kräfte allein für die Strapazen der Fahrt aufgewendet und bei manchen Patienten scheiterte daran die Weiterführung einer ursprünglich radikal geplanten Behandlung. Aus diesem Grunde war auch eine zusätzliche interne Therapie während der Bestrahlung (insbesondere Penicillin und Sulfonamide) ausgeschlossen, die bei manchen Fällen wünschenswert gewesen wäre.

Die Auswahl der Patienten, die zu einer radikalen oder zu einer palliativen Bestrahlung geeignet schienen, wurde nach den schon früher angegebenen Gesichtspunkten gehandhabt. Die Größe des Tumors, das Stadium der Erkrankung, insbesondere aber der Allgemeinzustand des Patienten, spielten dabei eine Rolle. Es blieben daher für eine radikale Therapie wirklich nur jene Patienten über, deren Allgemeinzustand noch auffallend gut war. Die zweite Gruppe der Patienten umfaßte jene, wo wegen starker subjektiver Beschwerden (insbesondere Einflußstauung) bei weit vorgeschrittenen Stadien eine Linderung des Zustandes durch die palliative Bestrahlung wahrscheinlich schien.

Beide Gruppen betrafen Patienten, bei denen zum größten Teil zentrale Carcinome bestanden. Inoperable periphere Carcinome waren durch ihre besondere Größe für eine erfolgreiche Bestrahlungsbehandlung meist nicht mehr geeignet. Lediglich ein Patient mit einem peripheren Carcinom im rechten Oberlappen wurde bestrahlt, da der apfelgroße

Tumor auf die erste Rippe vorne übergegriffen hatte. Der Effekt der Bestrahlung war der, daß der Patient schmerzfrei wurde und der Tumor während eines Jahres an Größe nicht zunahm, während eine Tumorverkleinerung trotz höchster Dosierung (zwei Serien zu je 12.000 r Gesamtoberflächendosis) nicht eintrat.

Auffallend in unserem Material war, übereinstimmend mit anderen Autoren, der gute Bestrahlungseffekt der kleinzelligen Carcinome. Hier gelang es uns, bei drei Patienten durch eine radikale Röntgentherapie den Primärtumor zur Rückbildung zu bringen, so daß auch auf den Schichtaufnahmen keine Veränderung am Bronchus mehr zu erkennen war (s. Abb. 119 d).

Diese Patienten starben jedoch im Verlauf weniger Monate an allgemeiner Metastasierung. Der Obduktionsbefund einer dieser Fälle, einer 43jährigen Frau, ergab an der Stelle des primären Tumors im Bronchus eine Narbe, ein Tumorgewebe war nicht mehr nachweisbar. Dagegen waren Nebenniere, Leber und Gehirn sowie das Skelett Sitz von Metastasen. Bei den beiden anderen Patienten wurde nicht nur der Primärtumor, sondern auch die später auftretenden Metastasen supraklavikulär und im Skelett bestrahlt, die ebenfalls auf die Bestrahlung gut reagierten und verschwanden. Die Metastasierung setzte später jedoch an so vielen Stellen ein, daß an eine Weiterbestrahlung nicht mehr gedacht werden konnte.

Diese allgemein bekannte gute Ansprechbarkeit von kleinzelligen Bronchuscarcinomen auf Röntgenbestrahlung veranlaßte Brunner auf dem Krebskongreß in St. Gallen 1950 zur Diskussion zu stellen, ob man die kleinzelligen Carcinome nicht primär bestrahlen sollte, da sie wegen ihrer frühzeitigen Metastasierung für eine Radikaloperation nicht geeignet scheinen.

Pflasterepithelcarcinome wachsen langsam, metastasieren später und reagieren nach unserer Meinung auf Röntgenbestrahlung schlecht.

Nicht eingerechnet in den später folgenden statistischen Angaben sind jene Fälle, bei denen zur Schmerzlinderung nur die bestehenden Knochenmetastasen bestrahlt wurden. Diese Fälle sind für den Röntgentherapeuten im unerfreulichen Kapitel der Bronchuscarcinombestrahlung noch die zufriedenstellendsten, da den Patienten hier insofern wirklich geholfen werden kann, als sie schmerzfrei werden.

**Bestrahlungsbedingungen.** Es wurden unter Durchleuchtungskontrolle nach Möglichkeit drei bis fünf Felder eingezeichnet, wobei bei linksseitigen Prozessen im Unterlappen die direkte Bestrahlung des Herzens vermieden wurde. Es wurden täglich ein und wenn möglich zwei Felder bestrahlt. Einzeldosis pro Feld 250 bis 300 r. Gesamtdosis pro Feld bei den radikal bestrahlten Fällen 3000 bis 4000 r, bei 150 KV, 6 MA, 0,5 Cu Filterung und 40 FHD.

Kontraindikation waren ein zu schlechter Allgemeinzustand, eine aktive Tuberkulose der Lunge und Zerfall im Tumorbereich wegen der Gefahr der Arrosionsblutung.

Nach Bestrahlungsbeendigung ließen wir einen Teil der Patienten vom Hausarzt mit Acinineinjektionen behandeln und konnten wohl keinen Einfluß auf das Tumorwachstum feststellen, erreichten jedoch bei einem Großteil der Patienten eine deutliche Gewichtszunahme und eine weitere Hebung des subjektiven Befindens. Ott behandelt die männlichen Patienten gleichzeitig während der Bestrahlung mit Progynon und konnte in diesen Fällen eine auffallende Besserung des Allgemeinbefindens, jedoch keine Beeinflussung des Tumorwachstums durch das Präparat beobachten.

Im allgemeinen konnten wir bei dem größeren Teil unserer röntgenbestrahlten Patienten feststellen, daß die subjektiven Beschwerden zurückgingen. Dies machte sich besonders in einer Besserung des Hustens, im Sistieren der Hämoptoen und im Geringerwerden der Dyspnoe bemerkbar. Eine bestehende Einflußstauung konnte immer, wenn auch nur vorübergehend, beseitigt werden. Bei einem kleinen Teil der Patienten, deren Allgemeinzustand nicht gut war, konnten wir jedoch auf die Röntgenbestrahlung keine Besserung, sondern eher eine Verschlechterung der bestehenden Beschwerden feststellen und hörten dann immer mit der Bestrahlung auf.

Die Statistik unseres Materials zeigt Tab. 11 bis 15.

*Tabelle 11.*

| radikal bestrahlt, histologisch verifiziert: 24 Patienten | | |
|---|---|---|
| | am Leben 6 | gestorben 18 |
| Uberlebenszeit nach Monaten seit Beginn der Bestrahlung | | |
| 17 Monate | 2 Patienten | |
| 15 » | | 2 Patienten |
| 13 » | | 1 Patient |
| 12 » | | 1 » |
| 10 » | 1 Patient | 1 » |
| 9 » | | 1 » |
| 8 » | | 1 » |
| 7 » | | 2 Patienten |
| 6 » | | 2 » |
| 5 » | | 1 Patient |
| 4 » | 1 Patient | 2 Patienten |
| 3 » | 2 Patienten | 1 Patient |
| 2 » | | 3 Patienten |

*Tabelle 12.*

| radikal bestrahlt, nicht histologisch verifiziert: 32 Patienten | | |
|---|---|---|
| | am Leben 7 | gestorben 25 |
| Überlebenszeit nach Monaten seit Beginn der Bestrahlung | | |
| 19 Monate | 2 Patienten | 1 Patient |
| 15 » | | 1 » |
| 14 » | | 1 » |
| 13 » | | 1 » |
| 12 » | 1 Patient | 1 » |
| 11 » | 1 » | |
| 9 » | | 2 Patienten |
| 8 » | | 4 » |
| 7 » | 1 » | 1 Patient |
| 6 » | 1 » | 3 Patienten |
| 5 » | 1 » | 3 » |
| 4 » | | 4 » |
| 3 » | | 3 » |

*Tabelle 13.*

| palliativ bestrahlt, histologisch verifiziert: 27 Patienten | | |
|---|---|---|
| | am Leben 0 | gestorben 27 |
| Überlebenszeit nach Monaten seit Beginn der Bestrahlung | | |
| 9 Monate | | 1 Patient |
| 8 » | | 1 » |
| 6 » | | 4 Patienten |
| 3 » | | 1 Patient |
| 2 » | | 7 Patienten |
| 1 » | | 13 » |

*Tabelle 14.*

| palliativ bestrahlt, nicht histologisch verifiziert: 20 Patienten | | |
|---|---|---|
| | am Leben 1 | gestorben 19 |
| Uberlebenszeit nach Monaten seit Beginn der Bestrahlung | | |
| 8 Monate | | 1 Patient |
| 6 » | | 1 » |
| 5 » | | 1 » |
| 4 » | 1 Patient | 6 Patienten |
| 3 » | | 1 Patient |
| 2 » | | 5 Patienten |
| 1 » | | 4 » |

*Tabelle 15.*

| prophylaktische Nachbestrahlung nach Radikaloperation: 24 Patienten | | |
|---|---|---|
| | am Leben 17 | gestorben 7 |
| 2 bis 3 Jahre post op. | 1 | — |
| 1 bis 2 Jahre post op | 6, davon 1 Rezidiv | — |
| $^1/_2$ bis 1 Jahr post op. | 7, » 1 » | 3 |
| $^1/_2$ Jahr post op. | 3 | 4 |

Ad Tab. 15.

Die drei Todesfälle im ersten halben Jahr waren einmal durch ein Rezidiv, beim zweiten Fall durch eine Mediastinalphlegmone und im dritten Fall durch ein zweites primäres Carcinom im Dickdarm verursacht, wobei dieser letzte Patient nach der zweiten Operation ad exitum kam. Die vier Todesfälle zwischen dem ersten halben Jahr und einem Jahr wurden dreimal durch ein Lokalrezidiv hervorgerufen, während der vierte Patient durch ausgedehnte Lebermetastasen ad exitum kam, während im Thorax keine Metastasen nachweisbar waren. Bemerkenswert ist, daß alle Patienten, bei denen wegen Übergreifens des Tumors auf die Thoraxwand ein Teil derselben mitreseziert wurde, an einem Lokalrezidiv der Thoraxwand starben, während jene Patienten, bei denen im Hilus Drüsen bestanden oder wo der Tumor auf das Pericard übergriff, zum größten Teil noch am Leben sind. Ein abschließendes Urteil über den Wert der prophylaktischen Nachbestrahlung kann jedoch nach dieser kurzen Zeit nicht gegeben werden.

Ebenso ist es unmöglich auf Grund der ersten vier Tabellen eine Schlußfolgerung im Sinne der Lebensverlängerung durch die Röntgenbestrahlung bei radikal und palliativ behandelten Fällen zu ziehen, da es sich bei den beiden Gruppen um verschiedene Krankheitsstadien handelt.

Der Vergleich der radikal bestrahlten Fälle in bezug auf ihre Überlebensdauer gegenüber den nicht bestrahlten Fällen der Klinik, die als inoperabel bezeichnet wurden, ergibt keinen wesentlichen Unterschied. Von einer Errechnung der durchschnittlichen Überlebensdauer der in den Tabellen angegebenen Fälle wurde absichtlich Abstand genommen, da es sich um ein zu kleines Zahlenmaterial handelt.

Wenn auch sowohl nach Mitteilungen in einem Teil der Literatur, als auch nach unserem eigenen Material eine überzeugende lebensverlängernde Wirkung der Röntgenbestrahlung nicht nachweisbar ist, so werden wir deshalb die Bestrahlung der geeigneten Fälle doch nicht aufgeben, da man in vielen Fällen durch diese eine Linderung der Beschwerden herbeiführen kann. Letzten Endes ist ja bei diesen hoffnungslosen Fällen schon eine Linderung der Beschwerden als Bestrahlungserfolg zu werten.

## 7. Sonstige therapeutische Maßnahmen.

Die unbefriedigenden Resultate der Röntgentherapie beim Bronchuscarcinom einerseits und der hohe Prozentsatz der zu einer Radikaloperation nicht geeigneten Fälle anderseits machen es bei der Bösartigkeit dieses Leidens verständlich, daß immer wieder die verschiedensten konservativen Maßnahmen und Medikamente versucht und angewendet werden. Hoffnungsvoll werden neue Therapievorschläge aufgegriffen, doch leider folgten bis jetzt nur zu bald die Enttäuschungen, soweit es sich um die Chemotherapie des Bronchuscarcinoms handelte.

Der cytostatische Effekt von verschiedenen Wirkstoffen wie Urethan, Nitrogen-Mustard, Hormonen und anderer ist in vitro, im Tierexperiment und an den Kranken nachgewiesen worden, doch der Wirkungsmechanismus ist noch weitgehend unbekannt. Die unangenehmen Nebenerscheinungen verhindern die genügend hohe Konzentration, welche zu einer wirksamen Beeinflussung bösartiger Lungentumoren notwendig wäre. Gilman und Philips haben 1942 erstmalig Nitrogen-Mustard intravenös Carcinompatienten gegeben und fanden eine günstige Wirkung, namentlich beim Lymphosarkom. Die Veröffentlichungen über chemotherapeutische Behandlung von Bronchuscarcinomen sind relativ spärlich und die erzielten Resultate werden ziemlich einhellig als schlecht angegeben.

Brooks, Davidson und Price Thomas behandelten sieben Fälle mit Urethan, doch konnten sie keinerlei günstigen Einfluß feststellen und Boyland u. a. konnten nur einmal unter 15 Fällen, welche mit demselben Medikament behandelt wurden, eine vorübergehende symptomatische Besserung erzielen. Von 41 histologisch verifizierten Carcinomen konnte Boyland mit N-Lost-Medikation bei 24 Fällen eine subjektive Besserung erreichen, welche aber nur zwei Wochen bis höchstens drei Monate andauerte. Bei fast allen Patienten traten nach den Injektionen unangenehme Begleiterscheinungen, wie: Erbrechen, Schwindel usw. auf. Brooks behandelte 43 Fälle mit Chloräthylamin und konstatierte in zirka der Hälfte der Fälle eine geringe symptomatische Besserung, die gewöhnlich einen Monat anhielt. Seine und seiner Mitarbeiter Schlußfolgerung ist: die unerwünschten üblen Nebenerscheinungen sind oft größer als die geringe Besserung und viele Patienten hatten nur Nebenerscheinungen ohne Besserung.

Lynch, Ware, Gaensler behandelten 60 inoperable Bronchuscarcinome mit N-Lost und beobachteten in 69% eine mäßige bis deutliche subjektive Besserung für „eine kurze Zeit" und stellten fest, daß diese Therapie die Lebensdauer nicht verlängern kann. Graulich veröffentlichte sechs Fälle einer Stickstoff-Lostbehandlung, bei denen keine Besserung erzielt und der Verlauf der Krankheit nicht beeinflußt wurde. Benda und Mitarbeiter nehmen an, daß Stickstoff-Lost keinen Einfluß auf den Tumor selbst haben kann, daß jedoch manchmal die Entzündungserscheinungen günstig beeinflußt werden können und eine Sensibilisierung des Tumors für eine nachfolgende Röntgenbestrahlung möglich wäre.

An unserer Klinik verfügen wir selbst nicht über genügend Beobachtungen, um daraus Schlüsse ableiten zu können. Bei einigen Kranken wurde mit der Lostbehandlung begonnen aber diese wegen der üblen Nebenerscheinungen wieder aufgegeben. Mehrere Patienten wurden zu dieser Behandlung an interne Abteilungen verlegt, doch ist uns von einem guten oder auch nur bescheidenen Erfolg nichts bekannt. Auch von verschiedenen Hormonpräparaten sahen wir bei unseren inoperablen Patienten keine überzeugende Wirkung, abgesehen von vorübergehender Hebung des Allgemeinzustandes. Einzig Acinine wurde und wird unseren Patienten ziemlich regelmäßig verordnet, da wir wiederholt einen günstigen Effekt dieses Präparates auf den Gesamtorganismus sahen. Acinine wird vom Schweizerischen Seruminstitut in Bern hergestellt und enthält eine Reihe hormonaler Drüsenextrakte und Amnionflüssigkeit und soll bei verschiedenen malignen Tumoren eine deutliche Regression der Geschwulst bewirken oder zumindest zum Stillstand des infiltrativen Wachstums führen. Die Patienten nehmen fast durchwegs an Gewicht zu, da sich unter anderem der Appetit deutlich bessert, sie fühlen sich kräftiger und wohler, ohne daß jedoch das Tumorwachstum oder die Metastasenbildung gehemmt würde. Die Carcinomkachexie trat, wenn überhaupt, bei den regelmäßig mit Acinine behandelten Kranken sehr spät auf.

1948 wurde ein Teil unserer Patienten, welche an heftigen Schmerzen infolge von Fernmetastasen litten, mit Ultraschall behandelt. Die Ergebnisse dieser Therapie waren unbefriedigend. Die Behandlung des Primärtumors mit Ultraschall wurde nicht durchgeführt, da mehrere Autoren eine Tumorbehandlung wegen der unbekannten Wirkungsweise der Schallwellen und wegen der Unmöglichkeit einer exakten Dosierung strikte ablehnen (Ungeheuer). Eine Tumoraussaat wurde dagegen durch die Beschallung schon mehrfach beobachtet. Auch hinsichtlich des analgetischen Effektes bei Metastasenbildung konnten nach Ungeheuer keine Erfolge beobachtet werden.

Neben diesen eben erwähnten palliativen Maßnahmen wurde auch endoskopisch verschiedentlich versucht, bei zentralen Carcinomen den endobrachial gelegenen Tumor direkt zu erreichen. Es wurden eigene Diathermieinstrumente konstruiert, um einen Tumor abtragen und um die Luftwege wieder durchgängig machen zu können. Negus und Ormerod verwendeten gleichzeitig noch Radium oder Radon seeds und berichten über einige günstige Erfolge. Auch Radiumnadeln wurden durch das Bronchoskop direkt in den Tumor implantiert und Holinger ist der Ansicht, daß durch die Kombination dieser verschiedenen Methoden bei ausgesuchten, sonst inoperablen Fällen eine klinische Heilung erzielt werden kann, ohne darin eine Alternative gegenüber der chirurgischen Therapie zu sehen.

Ein weiterer Vorschlag zur Behandlung inoperabler Carcinome verschiedenster Genese wurde vor kurzer Zeit von Tiegel gemacht. Er sah auf Grund eigener Beobachtungen an sich selbst, ebenso wie bei den anderen operativ und histologisch verifizierten Carcinomen mit Metastasen eine deutliche Besserung des Allgemeinzustandes und eine Schädigung des Tumorgewebes durch Inhalation von überhitzten Ätherdämpfen. Neben der Anregung des reticuloendothelialen Systems, welches Abwehrstoffe gegen den Krebs erzeugen soll und eine Umstimmung des ganzen Organismus herbeiführt, spielt die Affinität des Äthers zu den Lipoiden der Tumorzellen eine Rolle. Nach Ascoli und Indovina hat das Serum Krebskranker eine viel stärkere Absorptionsfähigkeit als das Serum von Gesunden und würde so eine höhere Konzentration und eine direkte Schädigung der pathologischen Zellen ermöglichen, da dieselben infolge ihres Cholesteringehaltes gegenüber Äther sehr empfindlich sind.

Trotz aller Skepsis waren wir der Ansicht, daß dieser Vorschlag Beachtung verdient und die Wirkung an einem größeren Krankengut überprüft werden muß, hauptsächlich deshalb, weil bis jetzt alle anderen Versuche, das Schicksal von inoperablen Bronchuscarcinompatienten merklich im günstigen Sinn zu beeinflussen, versagt haben. Allerdings konnten wir mit der Ätherinhalation bisher noch keine günstigen Beobachtungen machen.

# V. Das Schicksal.

Bei der Beantwortung der Frage nach der Berechtigung eines operativen Vorgehens beim Bronchuscarcinom ist der Vergleich des Schicksals der operierten und der nicht operierten Patienten von besonderem Interesse. Neben der Feststellung von Erfolgen und Mißerfolgen der großen Eingriffe ist naturgemäß das Schicksal der Nichtoperierten von Bedeutung, weshalb unser Krankengut auch in dieser Richtung untersucht wurde.

Insgesamt kamen an unsere Klinik bis zum Juli 1951 1200 Patienten mit Bronchuscarcinom, von denen 930 in stationäre Behandlung aufgenommen wurden. Die Differenz von 270 ist so zu erklären, daß diese Patienten schon auf Grund von Voruntersuchungen (Röntgen, Bronchoskopie, klinische Begutachtung) für einen operativen Eingriff nicht mehr geeignet schienen und deshalb nicht aufgenommen wurden, oder daß die Kranken teilweise von anderen Krankenhäusern nur zwecks Stellung der Diagnose an uns gewiesen, aber auswärts behandelt wurden. Ein kleiner Teil lehnte jede chirurgische Therapie von vornherein ab. Über das Schicksal der nicht an der Klinik aufgenommenen Kranken sind wir zu wenig informiert, weshalb sie in der nachstehenden Zusammenstellung nicht berücksichtigt wurden.

Von Zeit zu Zeit erscheinen Berichte über vereinzelte Bronchuscarcinomfälle, welche ohne chirurgische Behandlung eine ungewöhnlich lange Lebensdauer von mehreren Jahren aufweisen. Ohne Zweifel gibt es Tumoren, die einen geringen Malignitätsgrad besitzen und aus uns unbekannten Gründen nur langsam wachsen. Die häufigere Ursache jedoch für einen so günstigen Verlauf dürfte in verschiedenen diagnostischen Irrtümern liegen, die sich nie vollständig ausschalten lassen, denn nicht einmal die histologische Untersuchung eines bronchoskopisch gewonnenen Gewebsstückes ist absolut verläßlich. Zahlreiche Autoren weisen darauf hin, daß Beurteilungen von Präparaten durch den Pathologen wegen der Diskrepanz zwischen der Befundung und dem klinischen Verlauf, oder dem operativ gewonnenen Material, revidiert werden mußten. Fehlerquellen werden durch die eigenartige Sonderstellung der Adenome und ihre manchmal schwierige Begutachtung begünstigt, und zwar sind diagnostische Irrtümer in beiden Richtungen möglich, d. h. endoskopisch gewonnene Gewebsbröckel von Adenomen können als Carcinome befundet werden, ebenso wie umgekehrt: Carcinome als Adenome. Im Schrifttum wurden wiederholt solche Fälle veröffentlicht und konnten auch von uns dreimal beobachtet werden. Um die Verwirrung noch zu vermehren, können Adenome nach Jahren maligen entarten und metastasieren, wie jetzt allgemein zugegeben wird.

Eine zweite Möglichkeit, welche ebenfalls zu dem Schluß verleiten kann, daß ein Bronchuscarcinom jahrelang bestanden hätte, ist dann gegeben, wenn chronisch-entzündliche Veränderungen, spezifischer oder unspezifischer Natur, durch lange Zeit mit Verschlechterungen und Remissionen im Krankheitsverlauf einhergehen und wenn zu dieser Erkrankung später ein Carcinom hinzukommt.

Alle Berichte über einen relativ gutartigen Verlauf beim Bronchuscarcinom sind daher mit größter Vorsicht aufzunehmen, um so mehr, da alle Erfahrungen und Beobachtungen an einem größeren Krankengut auf dessen Bösartigkeit hinweisen. In einer Gegenüberstellung von 1500 nicht operierten Fällen der Birmingham United Hospitals zu 1239 Pneumonektomien, welche an verschiedenen Kliniken durchgeführt wurden, kommen Brian Taylor und Waterhouse zu dem Schluß, daß die mittlere Lebensdauer, d. h. die Zeit, welche vom Beginn der ersten Symptome bis zum letalen Ende vergeht, 9,9 Monate bei den Nichtoperierten beträgt. Im Durchschnitt vergehen nach diesen Autoren 5,5 Monate bis zur Stellung der Diagnose und weitere 4,4 Monate bis zum Tode. Nur drei von 1500 Fällen überlebten drei Jahre.

Die Errechnung der entsprechenden Zahlen aus unserem Krankengut ergibt folgendes Bild:

449 Patienten waren vor dem 1. Januar 1951 an der Klinik in stationärer Behandlung, wurden aber aus verschiedenen Gründen nicht operiert. Von 18 Patienten konnten wir trotz aller Bemühungen keinerlei Nachricht erhalten. Über die restlichen gibt die folgende Übersicht Aufschluß.

<table>
<tr><td rowspan="3">Insgesamt 431</td><td colspan="2">bis Oktober 1951 am Leben: 23</td></tr>
<tr><td rowspan="2">gestorben: 408</td><td>Todestag bekannt bei 366</td></tr>
<tr><td>Todestag unbekannt bei 42</td></tr>
</table>

Die mittlere Lebensdauer vom Beginn der ersten Symptome an betrug bei den 366 Fällen 8,9 Monate.

Mittlere Lebensdauer.

| | |
|---|---|
| Insgesamt 366 Fälle . . . . . . . . . . . . . . . . . | 8,9 Monate |
| Davon bei 130 histologisch verifiziert . . . . . . . . . | 6,5 Monate |
| Bei 308 zentralen Carcinomen . . . . . . . . . . . . . | 8,7 Monate |
| Bei 58 peripheren Carcinomen . . . . . . . . . . . . | 10 Monate |

Der Umstand, daß die meisten Patienten bereits inoperabel waren, als sie an die Klinik eingewiesen wurden, ändert nichts an der erschreckenden Tatsache, daß die mittlere Lebenserwartung dieser Patienten vom Beginn der ersten Symptome an nur neun Monate betrug. 36 Patienten konnten sich nicht zu einem Eingriff entschließen, obwohl sie aller Voraussicht nach noch radikal zu operieren gewesen wären. Bei diesen Fällen betrug die durchschnittliche Lebensdauer 13 Monate. Nur 66 aller Patienten lebten länger als ein Jahr und sieben davon überlebten zwei Jahre, doch kein einziger war nach zweieinhalb Jahren noch am Leben.

Von den Nichtoperierten wurden 112 Fälle obduziert; die nachstehende Tabelle gibt Auskunft über die Lokalisation und Häufigkeit der gefundenen Metastasen. Da unsere Zahlen zu klein sind, um Rückschlüsse zu erlauben, sei auf eine Publikation von Ochsner und Mitarbeitern hingewiesen, in der an Hand von 3047 Obduktionen bei Bronchuscarcinomen die Prozentzahlen der Häufigkeit der Metastasierung errechnet wurden.

*Tabelle 16.*

| Eigenes Material: 112 Obduktionen | | Ochsner: 3047 Obduktionen | |
|---|---|---|---|
| | Prozent | | Prozent |
| Regionäre Lymphdrüsen | 70,5 | Regionäre Lymphdrüsen | 72,2 |
| Leber | 29,4 | Leber | 33,3 |
| Pleura | 8,9 | Pleura | 29,8 |
| Lunge | 10,0 | Lunge | 23,3 |
| Knochen | 29,4 | Knochen | 21,3 |
| Nebennieren | 23,2 | Nebennieren | 20,3 |
| Nieren | 13,3 | Nieren | 17,5 |
| Gehirn | 10,0 | Gehirn | 16,5 |
| Cor und Pericard | 8,0 | Cor und Pericard | 12,7 |
| Pankreas | 3,8 | Pankreas | 7,3 |
| Peritoneum | — | Peritoneum | 4,8 |
| Magen-Darmtrakt | — | Magen-Darmtrakt | 4,3 |
| Haut | 2,0 | Haut | 3,6 |

Trotz der Kleinheit unseres Materials ist die Übereinstimmung der beiden Tabellen überraschend.

Ochsner weist speziell darauf hin, daß bei Vorhandensein von Pleuraadhäsionen Verbindungen zwischen dem unter der Pleura visceralis gelegenen Lymphgefäßnetz und den axillären Lymphdrüsen bestehen. Neben den hiluswärts ziehenden Lymphbahnen haben die beiden Unterlappen außerdem noch durch das Ligamentum pulmonale zu den parösophagealen supradiaphragmalen Drüsen eine Drainagemöglichkeit und von hier durch das Zwerchfell eine Verbindung zu den abdominellen paraortalen Lymphdrüsen. Diese Zusammenhänge sind eine Erklärung für die Häufigkeit der Metastasenbildung in den retroperitonealen Drüsen, welche von Ochsner mit 20% angegeben wird gegenüber von 6,6% axillären und 4,2% supraklavikulären Drüsenmetastasen. (Die Prozente wurden an Hand von 1298 Obduktionsfällen errechnet.)

Leider noch häufiger als über die Lymphwege kommt es über die Blutbahn zur Generalisierung des Bronchuscarcinoms. Tumorzellen durchwuchern im Lungenparenchym die Gefäßwände und werden von den Lungenvenen über das Herz in den großen Kreislauf verschleppt. Der Einbruch des Carcinoms in die Gefäße wird von zahlreichen Autoren bestätigt und erfolgt scheinbar um so leichter, je kleiner das Kaliber des Gefäßes ist, was den Schluß zuließe, daß periphere Carcinome früher hämatogen metastasieren als die zentralen Tumoren. Der direkte Weg über die Lungenvenen zum Herzen in den großen Kreislauf ist wahrscheinlich nicht der einzige, denn durch pleurale Verwachsungen bestehen Verbindungen zu den Intercostalvenen.

Schon Virchow hat im Jahre 1853 darauf aufmerksam gemacht, daß das Gehirn eine Prädilektionsstelle für die Entstehung von metastatischen Abszessen bei eitrigen und gangränösen Prozessen in der Lunge ist. Für den ursächlichen Zusammenhang eitriger intrathorakaler Läsionen mit Hirnabszessen und zur Begründung der relativ häufigen Hirnmetastasen beim Bronchuscarcinom wurden die verschiedensten Theorien aufgestellt ohne daß dieselben jedoch überzeugen konnten. Einzig die Erklärung und die durchgeführten Experimente von Leigh Collis scheinen eine befriedigende Antwort zu geben. Er fand bei 283 Gehirnmetastasen den Primärtumor 95mal (35%) in der Lunge und in 23% in der Mamma. Diese Beobachtung lenkte den Verdacht auf die Intercostal- und Bronchialvenen, welche von der Lunge und von der Brustwand in die Vena acygos münden. Das Vorhandensein von Gefäßverbindungen zwischen der Lungenoberfläche und der Thoraxwand kann sehr häufig beobachtet werden, wenn bei peripheren Bronchuscarcinomen versucht wird, die adhärente Lunge intrapleural abzulösen. Da die Rückenmarksvenen ebenfalls in die Vena acygos einmünden, besteht eine Kommunikationsmöglichkeit zwischen der Lunge und dem venösen Sinus des Schädels. Mittels Kontrastdarstellung der Intercostalvenen wurde die Verbindung via Spinalvenen zum Gehirn gezeigt. Collis nimmt deshalb an, daß beim Husten und Pressen Tumorelemente durch retrograde venöse Embolie in das Gehirn gelangen können. Auch Dosquet fand bei 105 Bronchuscarcinomen in 31% Metastasen im Gehirn, dagegen bei 2519 nicht intrathorakal gelegenen Carcinomen nur in 1,4%. Im Sinne der retrograden Embolie sprechen auch von uns gemachte Beobachtungen: Nach 21 Pneumonektomien, drei Lobektomien und vier Thorakotomien traten multiple Fernmetastasen auf, von denen die Hälfte, d. h. 14 Patienten, Hirnmetastasen hatten. Bei all diesen Fällen mit Hirnmetastasen bestanden bei der Operation ausgedehnte flächenhafte, zum Teil derbe Adhäsionen und zweimal griff der Tumor direkt auf die Thoraxwand über. Bei den übrigen 14 Fällen ohne Hirnmetastasen fanden sich keine nennenswerten Verwachsungen der beiden Pleurablätter.

Neben der lymphogenen und hämatogenen Metastasierung spielt die bronchogene Aussaat eine untergeordnete Rolle.

Es wurde absichtlich etwas näher auf die Möglichkeiten der Generalisierung eingegangen, da davon sowohl diagnostische, als auch therapeutische Probleme abhängig sind. So kann z. B. auf Grund dieser Beobachtungen vielleicht einige Klarheit in die bisher immer noch sehr umstrittene Frage über die Berechtigung der Lobektomie beim Bronchuscarcinom gebracht werden. Die günstigen Ergebnisse der Lappenresektion, wie sie von einigen Autoren angegeben werden, berechtigen nicht dazu, die Lobektomie zu forcieren (bei zentralen Carcinomen ist eine Lobektomie nur ganz ausnahmsweise durchführbar), sind aber sicher ein Beweis für die Berechtigung der Lappenresektion in ausgesuchten Fällen. Die Lobektomie hat eine geringere postoperative Mortalität, bessere funktionelle Ergebnisse und kann älteren Patienten, welche für eine Pneumonektomie nicht mehr geeignet sind, noch zugemutet werden. Das Hauptargument gegen die Lobektomie ist die in Frage gestellte Radikalität des Eingriffes, da es schwierig und zum Teil unmöglich ist, alle Lymphdrüsen am Hilus zu entfernen. Darauf läßt sich folgendes erwidern: a) Sobald carcinomatöse Drüsen am Hilus vorhanden sind, ist die Prognose auch nach einer Pneumonektomie bedeutend schlechter, wie alle Autoren übereinstimmend angeben. b) Bei peripher gelegenen Carcinomen, und solche kommen hauptsächlich für eine Lobektomie in Frage, sind Drüsen am Hilus relativ selten. c) Der lymphogene Weg ist viel seltener die Ursache einer postoperativen Metastasierung als die hämatogene Aussaat. Nach unseren Beobachtungen sind wir daher der Meinung, daß die Lobektomie beim peripheren Carcinom berechtigt ist und in günstigen Fällen der mehr verstümmelnden Pneumonektomie vorzuziehen ist.

Nur bei sieben Obduktionen unserer nicht operierten Fälle waren keine Metastasen nachweisbar. Von einer ganz beträchtlichen Anzahl der Nichtoperierten wissen wir auf Grund der regelmäßig durchgeführten Nachuntersuchungen, daß ebenfalls Metastasen vorhanden waren, welche aber nicht eigens in einer Tabelle wegen der Ungenauigkeit und Unverläßlichkeit der klinischen und röntgenologischen Untersuchungen aufscheinen. Bei den meisten unserer Patienten war das Ende langsam und qualvoll und nur den wenigsten war ein rascher Tod durch eine Apoplexie oder eine Arrosionsblutung gegönnt. Gewöhnlich stand eine zunehmende Dyspnoe mit cardialer Insuffizienz und Schmerzen, die durch die Metastasen bedingt waren, im Vordergrund.

Neben den konservativ behandelten Patienten ist auch das Schicksal jener Kranken von Interesse, welche thorakotomiert wurden, bei denen aber auf Grund der dabei erhobenen Befunde eine Radikaloperation nicht mehr möglich war. Ziemlich übereinstimmend wird im Schrifttum angeführt, daß die Probethorakotomie keinen besonders gefährlichen Eingriff bedeute und ungefähr mit der Laparotomie auf eine Stufe zu stellen sei. Seit Anwendung der intratrachealen Narkose und der Blutdauertropfinfusion gehört ein postoperativer Exitus zu den Ausnahmen, doch waren letale Komplikationen vor dieser Periode nicht so selten.

206 Patienten wurden einer Thorakotomie unterzogen, von denen während oder nach dem Eingriff 23 gestorben sind. Alle Verstorbenen wurden obduziert und dabei zeigte sich, daß in 16 Fällen bereits Fernmetastasen vorhanden waren, abgesehen von den intra operationem aufgetretenen Hindernissen, welche eine Radikaloperation unmöglich machten.

Der Grund der Inoperabilität bei den übrigen 183 Fällen, welche thorakotomiert wurden, ist aus der folgenden Übersicht zu ersehen:

| | |
|---|---|
| Drüsenmetastasen im Mediastinum | 79 |
| Einwachsen des Tumors in das Mediastinum | 65 |
| Übergreifen des Tumors auf Pericard und Cor | 24 |
| Derbe, ausgedehnte Verwachsungen | 23 |
| Übergreifen auf die Brustwand | 20 |
| Übergreifen auf die Trachea | 5 |
| Übergreifen auf den Ösophagus und die Aorta | 4 |
| Fernmetastasen in der Pleura | 7 |
| Fernmetastasen im Pericard | 3 |

Viermal war eine Resektion wegen eines bedrohlichen Kreislaufkollapses nicht möglich und mußte noch vor der Präparation am Hilus abgebrochen werden. Bei zahlreichen Thorakotomien trafen mehrere der angeführten Gründe zusammen und entschieden gegen die Forcierung einer Operation, denn ausgedehnte Verwachsungen allein waren in den letzten Jahren kaum mehr ein Hindernis, die beabsichtigte Resektion durchzuführen.

Eine beachtenswerte Tatsache ist noch folgende; daß nämlich von den 44 inoperablen peripheren Carcinomen nur 14mal Drüsenmetastasen am Hilus oder im Mediastinum gefunden wurden. Diese Feststellung wird nur dadurch etwas eingeschränkt, daß nicht immer Drüsen zur histologischen Untersuchung entnommen wurden, namentlich dann, wenn noch andere Gründe gegen eine Radikaloperation sprachen.

Die Berechnung der Lebensdauer vom Beginn der ersten Symptome bis zum Tode ergibt eine kaum merkliche Verlängerung zugunsten der Thorakotomierten im Vergleich zu den Nichtoperierten, wenn die 23 postoperativen Todesfälle nicht mit einbezogen werden. Die mittlere Lebensdauer der Thorakotomierten betrug 10,3 Monate. Diese Feststellung ist nicht besonders überraschend, da ja diejenigen Kranken, welche noch operiert wurden, nicht von vornherein als inoperabel galten, sondern bei ihnen die Hoffnung bestand, sie noch radikal operieren zu können. Bei den peripher gelegenen Carcinomen war die durchschnittliche Lebenserwartung etwas schlechter als bei den zentralen Tumoren (9,2 Monate zu 10,5).

Aus den bisherigen Ausführungen ist die Bösartigkeit des Bronchuscarcinoms und die Häufigkeit der frühen Generalisierung desselben ersichtlich. Aus Beobachtungen an postoperativen Todesfällen nach Thorakotomien oder nach Lungenresektionen wissen wir, daß ein Großteil der Kranken zum Zeitpunkt der Operation schon Fernmetastasen haben muß, die sich aber in ihrer stummen Phase nicht nachweisen lassen. Diese bedauerliche Feststellung wird, wie gesagt, durch Obduktionen, welche kurz nach einem Eingriff durchgeführt wurden und durch das Auftreten von Metastasen nach einer scheinbar erfolgreichen Resektion erhärtet. Die nachstehenden Ausführungen sprechen leider nur zu eindeutig in diesem Sinne.

Bis zum 1. Juli 1951 wurden an der Klinik 203 Lungenresektionen wegen Bronchuscarcinom durchgeführt, wobei die operative Mortalität unter Einschluß aller an der Klinik Verstorbenen 21,1% betrug. Von 177 Patienten sind an den direkten oder indirekten Folgen der Pneumonektomie 38 gestorben und von 26 Patienten, bei denen eine Lobektomie ausgeführt wurde, fünf. Das ergibt zusammen 43 postoperative Todesfälle. Der Unterschied in der Höhe der Mortalität ist unter anderem deutlich vom Alter des Patienten abhängig und beträgt in unserem Krankengut im siebenten Dezennium zirka 30% und im fünften Dezennium weniger als 15%.

Im ersten halben Jahr nach dem Eingriff starben 29 Pneumonektomiefälle und vier Lobektomiefälle, das sind zusammen 20% der die Operation Überlebenden. 19 dieser Fälle hatten hämatogene Fernmetastasen, ein Fall hatte wahrscheinlich eine bronchogene Metastasierung, da sich im Resektionsstumpf des Hauptbronchus ebenso wie in der anderen Lunge eine Metastase fand, obwohl der Bronchus im Gesunden durchtrennt worden war. Von diesen 20 Fällen waren nur dreimal carcinomatös veränderte Drüsen zum Zeitpunkt der Operation nachweisbar. Eine lymphogene Metastasierung dürfte nur einmal erfolgt sein — so weit wir durch Obduktionen davon wissen — und zwar bei einer Frau, die vier Monate nach der Resektion durch eine Lungenembolie ad exitum gekommen ist. Bei der Obduktion dieser Patientin wurden carcinomatöse Drüsen im Mediastinum und im retroperitonealen Raum gefunden. Auch bei einem weiteren Fall war ebenfalls eine arterielle Embolie die Todesursache.

Ein Patient starb nach der Resektion eines zweiten primären Carcinoms, welches im Coecum aufgetreten ist; zwei Patienten mit 59 bzw. 68 Jahren starben wahrscheinlich an cardialer Insuffizienz, zwei an einer eitrigen Pericarditis, zwei an einer Pneumonie auf der sogenannten „gesunden" Seite. Die Apostrophierung erfolgte deshalb, weil drei unserer Fälle im ersten Halbjahr nach der Pneumonektomie an einer Lungentuberkulose gestorben sind, welche von alten ruhenden Herden der zurückbleibenden Lunge ausging. Die Überdehnung der Lunge dürfte in diesen Fällen weniger die auslösende Ursache gewesen sein, als die zusätzliche Belastung des ganzen Organismus durch eine Bronchusstumpfinsuffizienz mit Pleuraempyem und Bülaudrainage. Ein weit offener

Stumpf kann einerseits zu einer chronischen Hypoxämie und eine starke Eitersekretion anderseits zu einer Eiweißverarmung führen.

Von den drei verbleibenden Fällen wissen wir wohl den Todestag, jedoch keine näheren Angaben über den späteren postoperativen Verlauf und über die Ursachen des Todes.

Im zweiten Halbjahr nach der Operation starben 26 Pneumonektomie- und vier Lobektomiefälle, das sind 18,7% derjenigen, die den Eingriff überstanden haben. 18 Patienten starben an generalisierter Metastasierung, einer an den Folgen von Drüsenmetastasen im Mediastinum, welche zu einer schweren Stenosierung des Ösophagus führten. Ein Patient hatte wahrscheinlich eine bronchogene Aussaat, da sechs Monate nach der Pneumonektomie wegen eines zentralen Carcinoms des rechten Hauptbronchus eine Metastase im linken Hauptbronchus auftrat, die eine schwere Dyspnoe verursachte. Die Schichtaufnahme (Bildteil, Abb. 16 d) zeigte im linken Hauptbronchus nahe der Carina einen zirka bohnengroßen Tumorschatten, der das Lumen des Bronchus fast vollkommen verschloß. Diese Metastase wurde dreimal bronchoskopisch abgetragen, wodurch die schwere Dyspnoe des Patienten jedesmal behoben wurde. Elf Monate post operationem kam dieser Patient an allgemeiner Metastasierung ad exitum. Von den restlichen zehn Patienten starben drei an Apoplexie, Kachexie und eitriger Peritonitis, wobei letztere von einem pericholecystitischen Abszeß ausgegangen war. Diese drei Fälle hatten keinerlei Metastasen bei der Obduktion. Eine cardial-respiratorische Insuffizienz dürfte bei vier Fällen zum Tode geführt haben. Einer davon hatte nach einer rechtsseitigen Pneumonektomie eine maximale Überdehnung der linken Lunge mit Verziehung des Mediastinums und Verlagerung des Herzens bis an die rechte Thoraxwand. Bemerkenswerterweise war nach der Pneumonektomie bei diesem Patienten nie ein Erguß im Pleuraraum aufgetreten, der den Hohlraum hätte ausfüllen können. Dieser Patient konnte sich lange nicht zu einer Thorakoplastik entschließen, und als er dann später doch damit einverstanden und wieder an der Klinik aufgenommen war, starb er plötzlich vor der Operation und die Obduktion zeigte keinerlei Metastasen. Nach einer Lobektomie eines peripheren Carcinoms trat einmal ein Thoraxwandrezidiv auf. Ein 64jähriger Patient mit einem peripheren Carcinom des linken Unterlappens und einem tuberkulösen Cavum im rechten Oberlappen starb neun Monate nach der Lobektomie, nachdem er sich sechs Monate wohlgefühlt hatte, plötzlich aus uns unbekannter Ursache. Auch von einem Pneumonektomiefall konnten wir das weitere Schicksal nicht eruieren.

Im Verlaufe des ersten Jahres sind demnach 63 Patienten nach Lungenresektionen gestorben und im Verlaufe des zweiten Jahres 15 nach Pneumonektomie und zwei nach Lobektomie.

Von diesen insgesamt 17 Resezierten hatten elf Metastasen und vier gleichzeitig ein Lokalrezidiv. Von den restlichen sechs Patienten starben zwei wahrscheinlich durch cardiales Versagen, wobei beide an starker, zunehmender Atemnot litten. Ein Anhaltspunkt für eine Metastasierung bei diesen beiden Patienten war nicht vorhanden. Ein Fall starb an einer Miliartuberkulose, ein Fall aus uns unbekannter Ursache, nachdem er einige Monate früher einen arteriomesenterialen Darmverschluß überstanden hatte. Außerdem wissen wir von einem Pneumonektomierten und einem Lobektomierten keine näheren Einzelheiten über die Todesursache.

Von einem Teil dieser 17 Patienten, die nach einem Intervall von 12 bis 24 Monaten gestorben sind, wissen wir auf Grund der regelmäßigen Nachuntersuchungen, daß sich mehrere ein Jahr und länger subjektiv wohlfühlten, beschwerdefrei waren und zum Teil einer leichten Berufstätigkeit nachgehen konnten.

Im dritten Jahr sind zwei Fälle nach Pneumonektomie gestorben, und zwar trat bei einem nach 25 Monaten ein Lokalrezidiv mit einer Bronchusfistel auf; nach weiteren drei Monaten erlag der Patient einer allgemeinen Metastasierung. Auch bei dem zweiten Patienten traten erstmalig nach Ablauf von zwei Jahren ein Lokalrezidiv und Knochenmetastasen in Erscheinung.

Um einen besseren Überblick über das Gesagte und über die folgenden Ausführungen zu vermitteln, wurden nachstehend alle Lungenresektionen zusammengefaßt, mit Ausnahme der postoperativen Todesfälle, welche im Kapitel der Operationskomplikationen besprochen wurden.

Tabelle 17 a.

*Lungenresektionen* bei 65 *peripheren* Carcinomen.

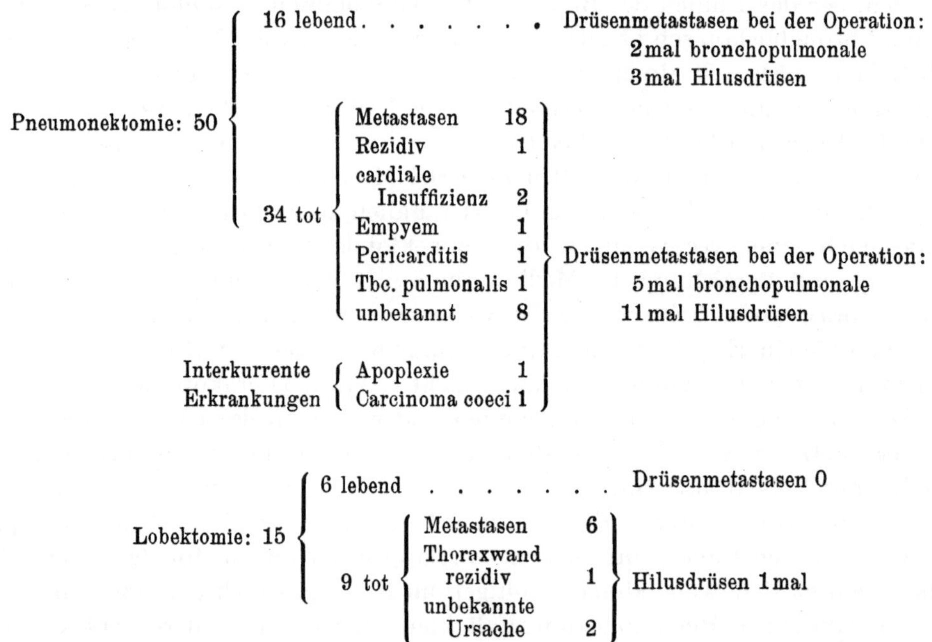

Pneumonektomie: 50
- 16 lebend . . . . . . . Drüsenmetastasen bei der Operation: 2mal bronchopulmonale, 3mal Hilusdrüsen
- 34 tot
  - Metastasen 18
  - Rezidiv 1
  - cardiale Insuffizienz 2
  - Empyem 1
  - Pericarditis 1
  - Tbc. pulmonalis 1
  - unbekannt 8
  - Interkurrente Erkrankungen
    - Apoplexie 1
    - Carcinoma coeci 1
  - Drüsenmetastasen bei der Operation: 5mal bronchopulmonale, 11mal Hilusdrüsen

Lobektomie: 15
- 6 lebend . . . . . . . Drüsenmetastasen 0
- 9 tot
  - Metastasen 6
  - Thoraxwand rezidiv 1
  - unbekannte Ursache 2
  - Hilusdrüsen 1mal

In dieser Zusammenstellung über 65 Lungenresektionen sind neun sogenannte erweiterte Resektionen, und zwar sieben Pneumonektomien und zwei Lobektomien, mit einbegriffen. Da es sich aber um Sonderfälle handelt, wurden sie noch eigens zusammengestellt:

Tabelle 17 b.

Pneumonektomie bei peripherem Carcinom: 7
- 6mal auf Thoraxwand übergreifend
- 1mal auf Zwerchfell übergreifend
  - 3 ohne . . . C-Fälle
  - 3 mit Drüsen am Hilus . . $C_2$-Fälle

Lobektomie bei peripherem Carcinom: 2, beide auf Thoraxwand übergreifend, ohne Hilusdrüsen: C-Fälle

Alle diese Patienten sind im Verlauf des ersten Jahres nach dem Eingriff gestorben.

Tabelle 18 a.

*Lungenresektionen* bei 95 *zentralen* Carcinomen.

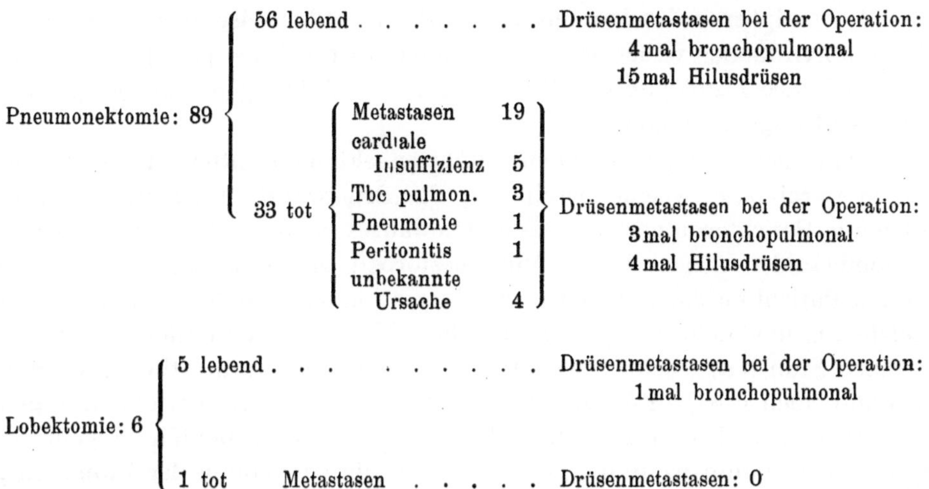

Pneumonektomie: 89
- 56 lebend . . . . . . . Drüsenmetastasen bei der Operation: 4mal bronchopulmonal, 15mal Hilusdrüsen
- 33 tot: Metastasen 19; cardiale Insuffizienz 5; Tbc pulmon. 3; Pneumonie 1; Peritonitis 1; unbekannte Ursache 4 — Drüsenmetastasen bei der Operation: 3mal bronchopulmonal, 4mal Hilusdrüsen

Lobektomie: 6
- 5 lebend . . . . . . . . . . Drüsenmetastasen bei der Operation: 1mal bronchopulmonal
- 1 tot Metastasen . . . . . Drüsenmetastasen: 0

Unter den 95 Operationen wegen eines zentralen Carcinoms befinden sich 23 erweiterte Resektionen, welche notwendig waren, da 13mal der Tumor auf das Pericard und zum Teil auf den Vorhof, zweimal auf die Trachea übergegriffen hatte und zweimal ins Mediastinum eingebrochen war. Bei sieben Fällen mußten Tracheobronchialdrüsen herauspräpariert werden.

Tabelle 18 b.

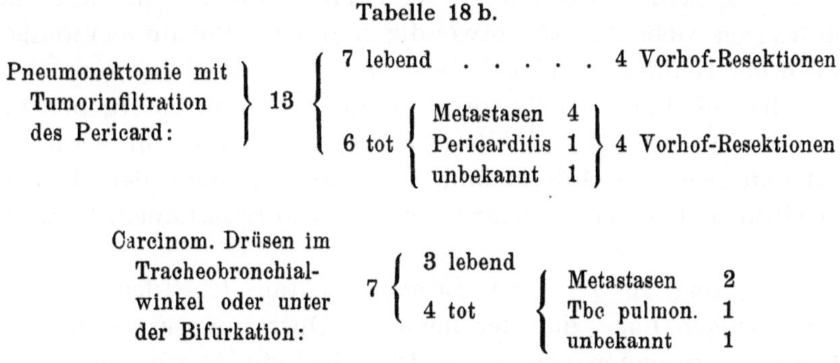

Pneumonektomie mit Tumorinfiltration des Pericard: 13
- 7 lebend . . . . . 4 Vorhof-Resektionen
- 6 tot: Metastasen 4; Pericarditis 1; unbekannt 1 — 4 Vorhof-Resektionen

Carcinom. Drüsen im Tracheobronchialwinkel oder unter der Bifurkation: 7
- 3 lebend
- 4 tot: Metastasen 2; Tbc pulmon. 1; unbekannt 1

Pneumonektomie bei Einbruch des Primärtumors in das Mediastinum: 2, beide lebend

Lobektomie bei Übergreifen des Carcinoms auf die Trachea: 1, lebend

Eine weitere Aufschlüsselung unseres Materials beispielsweise hinsichtlich des histologischen Aufbaues der Tumoren unterbleibt absichtlich, da die daraus resultierenden Zahlen zu klein sind, um Rückschlüsse zu erlauben, und vor allem deshalb, weil das Zeitintervall, welches bei dem größten Teil der Patienten seit der Operation verstrichen ist, viel zu kurz ist. Eine Arbeit über den histologischen Aufbau der Bronchuscarcinome unserer operierten Patienten wurde von Obiditsch und Strahberger veröffentlicht und außerdem wurde bereits in einem früheren Kapitel dieses Buches darauf eingegangen. Eine Abhängigkeit der postoperativen Prognose vom Zelltypus konnten wir bis jetzt noch nicht finden, hingegen besteht eine Relation zwischen carcinomatösen Hilusdrüsen und Lebensdauer, aber nur soweit es sich um zentrale Carcinome handelt. Bei peripheren Carcinomen sind

Lymphdrüsenmetastasen seltener und doch ist die Prognose wegen der frühen hämatogenen Generalisierung schlechter als beim zentralen Carcinom. Diese Feststellung geht aus den Übersichtstabellen eindeutig hervor. Auch bei Neuhof und Aufses waren die Resultate bei den peripheren Carcinomen trotz fehlender Hilusdrüsenmetastasen schlechter. Diese beiden Autoren fanden weder bei den zentralen, noch bei den peripheren Carcinomen eine Relation zwischen histologischem Charakter der Neubildungen und der späteren Prognose nach einer Lungenresektion.

Die schlechtesten Erfolge von allen Lungenresektionen hatten in unserer Statistik die peripheren Carcinome, welche bereits auf die Brustwand übergegriffen hatten. Es sind nämlich alle Patienten innerhalb des ersten Jahres nach der Operation, sieben nach Pneumonektomie und zwei nach Lobektomie, gestorben, und zwar sechs davon sicher an Metastasen, ein Patient an einer Pericarditis, einer an einem zweiten primären Carcinom und der Letzte aus uns nicht bekannten Ursachen. Es ergibt sich daher die Frage, ob es überhaupt einen Sinn hat, solche erweiterte Resektionen bei Infiltration des Tumors in die Thoraxwand noch durchzuführen. Auf Grund unserer wenigen Beobachtungen wäre sie eher zu verneinen. Ein Vergleich mit anderen veröffentlichten Ergebnissen ist schwierig, da nur ausnahmsweise die peripheren, in die Umgebung der Lunge eingebrochenen Carcinome, in einer speziellen Gruppe registriert sind. Der öfters gebrauchte Terminus „Palliativresektion" ist zu ungenau, da damit die verschiedensten Gründe umschrieben sind, welche eine Radikaloperation nicht zulassen. Neuhof und Aufses führten zwölf Lobektomien und eine Pneumonektomie bei peripheren, in die Umgebung der Lunge eingewucherten Carcinomen durch. Sieben Fälle starben an Rezidiven, drei an Metastasen und drei sind länger als zwei Jahre am Leben (die genaue Lebensdauer ist nicht angegeben). Die Schlußfolgerung dieser beiden Autoren ist: Eine radikalere Exzision des infiltrierten Gebietes ist notwendig und eine Pneumonektomie bietet keine besseren Chancen der Heilung als eine Lobektomie.

Die erweiterten Resektionen bei zentral gelegenen Tumoren ergeben dagegen etwas bessere Resultate. Wie aus den Tabellen hervorgeht, leben von neun Drüsenausräumungen drei, davon zwei zweieinhalb und einer ein Jahr nach der Operation. Ähnlich liegen die Verhältnisse bei den Pericard- und Vorhofresektionen, von denen derzeit sieben leben.

Bei der Beurteilung unserer nach Lungenresektion lebenden Patienten sind wir leider in der ungünstigen Lage, daß der nach der Operation verflossene Zeitraum noch sehr kurz ist. Es kann daher von einer Dauerheilung überhaupt nicht gesprochen werden, da unsere ersten acht Pneumonektomien des Jahres 1947 kaum vier Jahre zurückliegen. Es wird deshalb nur ein kurzer Überblick gegeben, um wenigstens einen Gesamteindruck zu vermitteln, unter welchen Bedingungen unsere Patienten leben und in welchem Zustand sie sich befinden.

Von insgesamt 161 Pneumonektomien der Jahre 1947 bis einschließlich 1950 sind bei der letzten Nachuntersuchung im Oktober 1951 noch 49 Patienten am Leben. Dazu kommen von 22 Lobektomien noch sieben Überlebende. Unsere längste Beobachtungszeit beträgt viereinhalb Jahre und die kürzeste zehn Monate. Auf Grund des Allgemeinzustandes, der körperlichen Leistungsfähigkeit und der Berufstätigkeit wurden die Überlebenden in drei verschiedene Gruppen eingestuft.

Zur ersten und besten Gruppe rechnen wir 25 Pneumonektomiefälle und einen Fall nach einer Lobektomie. Alle diese Patienten fühlen sich subjektiv wohl und sind, außer bei stärkerer körperlicher Anstrengung, weder kurzatmig, noch durch die Operation oder durch die Folgen des Eingriffes behindert. 15 dieser ehemaligen Patienten sind in ihrem früheren Beruf wieder tätig, wobei es sich zum Großteil um manuelle Arbeiter handelt: Ein Landwirt, ein Schlosser, ein Zimmermann, ein Hilfsarbeiter, ein Maler, ein Elektriker, ein Portier, ein Postarbeiter und zwei Geschäftsleute können die an sie gestellten Anforderungen ihres Berufes erfüllen. Drei Beamte und zwei Hausfrauen sind in ihrem Wirkungskreis voll tätig. Fünf Männer sind auf Grund ihres Dienstalters in Pension, gehen aber auch Gelegenheitsarbeiten nach. Die restlichen sechs Patienten haben bis jetzt noch keine regelmäßige Beschäftigung aufgenommen, doch deutet bei diesen bis jetzt nichts auf Metastasen oder ein Lokalrezidiv hin.

Bei 14 dieser aufgezählten Fälle ist das Mediastinum geringgradig nach links verzogen, einmal stark nach links verlagert, neunmal mäßig nach rechts abgewichen und zweimal stehen Cor und Mediastinum in der Medianlinie. Die Vitalkapazität beträgt im Durchschnitt 2100 ccm, im besten Falle 3100 ccm und im schlechtesten 1600 ccm.

Zur zweiten Gruppe wurden 14 Fälle nach Pneumonektomie und fünf nach Lobektomie gerechnet. Es finden sich darin ebenfalls Patienten, die wieder ihrem Berufe nachgehen (Monteur, Kraftfahrer), die aber nicht über dieselbe Atemreserve verfügen und deshalb schon bei mäßiger körperlicher Anstrengung Beschwerden haben. Die meisten dieser Gruppe werden z. B. beim Stiegensteigen nach dem zweiten Stockwerk kurzatmig, andere hingegen können wohl weitere Strecken per Rad zurücklegen oder gehen schwimmen, haben aber zeitweise dyspeptische Beschwerden. Bei einem Fall, der an Appetitlosigkeit leidet, kam es durch einen starken Zwerchfellhochstand auf der rechten Seite zu einer Verziehung des Pylorus nach oben und zu einer Querlagerung des Magens (s. S. 107, Abb. 23) und bei einem zweiten Fall ist die Cardia und der Magenfundus auf der linken Seite nach cranial verschoben. Bei beiden Patienten sind die Salzsäurewerte des Magensaftes vermindert.

Zwei Patienten klagen über Dyspnoe bei geringer Anstrengung, die sich im Laufe der Monate wohl nicht verschlechterte, jedoch auch nicht besser wurde. Zwei Patienten wurden ebenfalls hieher gerechnet, denen es subjektiv gut geht, die jedoch wegen einer stark geschrumpften und kaum mehr sezernierenden Resthöhle noch eine Drainage tragen müssen. Die durchschnittlichen Werte der Vitalkapazität betragen in dieser Gruppe 1900 ccm.

In die dritte und schlechteste Gruppe wurden zehn Fälle mit einer Pneumonektomie und ein Fall mit einer Lobektomie eingerechnet. Bei vier Patienten besteht der begründete Verdacht, daß Metastasen vorhanden sind, ohne daß dreimal der sichere Nachweis erbracht werden konnte. Ein Fall bekam supraklavikulär Drüsenmetastasen, welche durch Röntgenbestrahlungen vollkommen zurückgingen und bis jetzt nicht rezidivierten. Zwei Fälle haben eine sehr starke Verziehung des Mediastinums und des Herzens auf die operierte Seite und bei beiden wird deshalb eine operative Korrektur notwendig sein (Thorakoplastik oder Polystanprothese). An zahlreichen Patienten konnte die Beobachtung gemacht werden, daß ein nur geringer Erguß im Pleuraraum auf der operierten Seite, der nur langsam oder überhaupt nicht ansteigt, die Ursache für stärkere Verziehungen von Cor und Mediastinum bildet. Durch regelmäßige Luftnachfüllungen wurde versucht, die Verlagerung und die damit verbundene Überdehnung der gesunden Lunge zu verhindern, jedoch hatten wir dabei nur dreimal einen Erfolg zu verzeichnen. Den drei verbleibenden Patienten dieser Gruppe geht es von Seiten der Lunge und des Kreislaufes gut, trotzdem haben sie sich seit der Operation nicht richtig erholt und kaum an Gewicht zugenommen. Da der Eingriff zu kurze Zeit zurückliegt, kann vielleicht noch eine Besserung erwartet werden.

Da wir nicht über sogenannte Fünfjahresheilungen verfügen, sollen einige diesbezügliche Angaben aus der Literatur angeführt werden.

Nach Churchill und Mitarbeitern sind bei insgesamt 171 Lungenresektionen 22% der Pneumonektomiefälle und 26% der Lobektomiefälle zwei Jahre nach dem Eingriff noch am Leben. Von 48 Pneumonektomien überlebten 12% und von 21 Lobektomien 19% fünf Jahre und mehr. Von 53 Pneumonektomien Grahams, die länger als fünf Jahre zurückliegen, leben noch 28%. In der Statistik von Ochsner hingegen erreichten von 195 Resektionen, die aber zum Großteil noch nicht mehrere Jahre zurückliegen, 7,7% die Fünfjahresgrenze. Dabei klassifiziert er 70% der Resektionen als Palliativeingriffe. Alle Autoren sind sich einig, daß Patienten, bei denen bereits Hilusdrüsenmetastasen vorhanden sind, eine viel schlechtere Prognose haben als Patienten ohne carcinomatös veränderte Drüsen. Beim Pflasterzellcarcinom rechnet Ochsner mit einer Fünfjahresheilung von 20% und beim undifferenzierten Carcinom mit 10%. Bei Weglassung der postoperativen und der interkurrenten Todesfälle überlebten 20 von 49 Resektionen Crafoords fünf Jahre und mehr bei den zentralen Tumoren und von den 15 Resektionen bei peripheren Carcinomen überlebten fünf Patienten denselben Zeitraum.

Naturgemäß sind die veröffentlichten Zahlen von Fünfjahresheilung noch klein, da auch in Schweden und in den angloamerikanischen Ländern erst während und nach dem zweiten Weltkrieg die Lungenresektionen in stark zunehmendem Maße durchgeführt wurden.

Zusammenfassung: Das Schicksal der Patienten mit einem Bronchuscarcinom ist erschütternd. Für den größeren Teil dieser Kranken bedeutet die Diagnose ein Todesurteil und nur ein ganz geringer Teil konnte bisher durch chirurgische Behandlung geheilt werden. Wir sind uns bewußt, daß wir eher zu vielen als zu wenigen Patienten die Chance einer Heilung bieten wollten und selbst dort, wo der Verdacht auf Metastasen bestand, sich aber nicht beweisen ließ, noch operierten, in der Erkenntnis der absoluten Hoffnungslosigkeit jeder anderen Therapie.

Die einzige Hoffnung, diese betrübliche Lage zu verbessern, besteht darin, daß sich die Ärzte, welche als erste carcinomverdächtige Fälle sehen, ihrer ganzen Verantwortung voll bewußt werden und unverzüglich alle notwendigen Schritte zur Klärung der Diagnose veranlassen. Je früher die Kranken in chirurgische Behandlung kommen, desto größer ist die Wahrscheinlichkeit, daß noch keine Fernmetastasen aufgetreten sind. Nur wenige unserer operierten Patienten sind an Rezidiven, die meisten hingegen an einer generalisierten Metastasierung gestorben. Der Chirurg kann durch Verbesserung der Technik, durch die prä- und postoperative Behandlung das Seinige dazu beitragen, aber nicht die ihm gestellten Grenzen überschreiten.

Unsere Patienten, denen es nach Lungenresektionen gesundheitlich sehr gut geht, rechtfertigen jedoch den unendlichen Aufwand an Mühe, Arbeit und Unkosten, solange es keine bessere Behandlung des Bronchuscarcinoms gibt.

## Schlußwort.

Auf Grund unserer persönlichen Erfahrungen, die an einem Krankengut von 1200 Bronchuscarcinomen gewonnen und in diesem Buch mitgeteilt wurden, soll abschließend noch zu einigen, die Ärzteschaft allgemein interessierenden Fragen prinzipiell Stellung genommen werden.

Die Kardinalfrage, die immer wieder von praktischen Ärzten und Internisten an den Chirurgen gestellt wird und die die Problematik der Therapie des Bronchuscarcinoms beleuchtet, ist diese: Hat die chirurgische Therapie mit Rücksicht auf die bisher erzielten recht bescheidenen Erfolge überhaupt eine Berechtigung? Darauf kann nur mit einem klaren Ja geantwortet werden. So lange es keine andere Möglichkeit gibt, diesem innerhalb relativ kurzer Zeit zu einem qualvollen Ende führenden Leiden Herr zu werden, sind wir verpflichtet, dem einzelnen Kranken jede, wenn auch noch so kleine Chance einer Verbesserung seiner Lebenserwartung zu geben. Bedeutet doch für diese, zumeist in vorgerücktem Alter stehenden Menschen, jede Lebensverlängerung einen großen Gewinn. Dieser Standpunkt ist um so mehr berechtigt, als die primäre Operationsmortalität nicht hoch ist und die Überlebenden, auch wenn sie teilweise später an Metastasen oder Rezidiven zugrunde gehen, in der Zwischenzeit zum größten Teil ein menschenwürdiges, relativ beschwerdefreies Dasein führen.

Die zweite Hauptfrage, die gleichzeitig eine Forderung beinhaltet, ist folgende: Wie können die Resultate der operativen Therapie in der Zukunft verbessert werden? *Allein durch die Forcierung der Frühdiagnose.* Diese kann jedoch nur durch die verständnisvolle Mitarbeit von praktischen Ärzten, Internisten und Röntgenologen erreicht werden. Der Chirurg dagegen kann zur Verbesserung der Resultate kaum mehr wesentlich beitragen, da er mit der erweiterten Resektion ohnedies bis an die Grenzen der technischen Möglichkeiten geht. Die Frühdiagnose jedoch wird sich in doppelter Hinsicht auf die Prognose günstig auswirken. Einerseits wird die heute noch erschreckend große Anzahl der primär inoperablen Fälle zurückgehen, anderseits werden häufiger kleine beginnende Tumoren zur Operation kommen, die statt einer Pneumonektomie die Ausführung einer Lobektomie gestatten, die wesentlich günstigere funktionelle Resultate ergibt.

Wie kann nun eine möglichst frühzeitige Diagnose erreicht werden? Vor allem dadurch, daß der praktische Arzt, der Internist und der Röntgenologe bei jeder irgendwie atypischen Lungenerkrankung — besonders bei Männern über dem 45. Lebensjahr — die Möglichkeit des Vorliegens eines Bronchuscarcinoms in Betracht zieht und diesen Verdacht so lange aufrecht erhält, bis unter Zuhilfenahme aller einschlägigen Untersuchungsmethoden — insbesondere aber der Röntgenschichtaufnahme und der Bronchoskopie — *bewiesen* ist, daß der Verdacht nicht zu Recht besteht. Kann dieser Beweis nicht erbracht werden, dann ist der Fall unbedingt dem Chirurgen zuzuweisen. Nur dieser darf im Zweifelsfall zur Beobachtung des Krankheitsverlaufes eine kurze Zeit zuwarten. Es ist heute schon als Kunstfehler zu werten, wenn Verdachtsfälle auf internen Stationen so lange beobachtet werden, bis an der Diagnose kein Zweifel mehr besteht, weil es dann für eine Radikaloperation meist zu spät ist. Es sei daher noch einmal daran erinnert, daß viele zentrale Carcinome in einem Segmentbronchus beginnen und in diesem Stadium bereits typische Röntgenbefunde ergeben.

Wir sind überzeugt, daß sich die Prognose des Bronchuscarcinoms ganz wesentlich verbessern läßt, wenn die Ärzte allgemein nach den in diesem Buch gegebenen praktischen Ratschlägen handeln werden.

# Literaturverzeichnis.

Abbott, A.: J. thorac. Surg. (Am.) *22,* 1 (1951).
Adams, R.: J. amer. med. Assoc. *130,* 547 (1946).
Albertini, A. v.: Schweiz. med. Wschr. *81,* 659 (1951).
Anacker, H.: Fschr. Röntgenstr. *74,* 2 (1951).
Anderson, O. E.: Ann. Ot. etc. (Am.) *58,* 370 (1949).
Andrus, W. D. W.: Bull. Hopkins Hosp., Baltim. *34,* 119 (1923).
Antweiler, H. J.: Kolloid-Z. *115,* 130 (1949).
Auerswald, W., K. Strahberger u. M. Wenzl: Langenbecks Arch. (1952), im Druck.
Auerswald, W., u. M. Wenzl: Krebsarzt (1952), im Druck.
Atwell, R. J., J. B. Hickam, W. W. Pryor and E. B. Page: Amer. J. Physiol. *166,* 37 (1951).
Ascoli, M., Indovina: Klin. Wschr. *13,* 703, 956 (1934).
Aylwin, J. A.: Thorax *6,* 250 (1951).

Baronofsky, I. D., A. E. Treolar and O. H. Wangensteen: Surg. etc. *20,* 761 (1946).
Behrend, A., and F. C. Mann: J. thorac. Surg. (Am.) *6,* 685 (1937).
Benda, M. R., H. Aubin, F. Franchel, E. Orinstein et Cl. Bétourné: Société med. Hop., Paris *64,* 593 (1948).
Birath, G.: Acta med. scand. (Schwd.) 154 (1944).
Birath, G., and C. Crafoord: J. thorac. Surg. (Am.) *22,* 414 (1951).
Birath, G., C. Crafoord and P. Rudström: J. thorac. Surg. (Am.) *16,* 492 (1947).
Björk, V. O.: Acta chir. scand. (Schwd.) *95,* Suppl. 123 (1947).
Bloch, R. G., u. G. Bogardus: Zbl. Radiol. *32,* 658 (1941).
— — Arch. int. Med. (Am.) *66,* 39 (1940).
Bolt, W., A. Stanischeff u. A. Zorn: Münch. med. Wschr. *12,* 573 (1951).
Boyd, W.: Surg. Pathology. Philadelphia and London: W. B. Saunders Company, 1947.
Boyland, E., J. W. Clegg, P. C. Koller, E. Rhoden and O. H. Warwick: Brit. J. Cancer *2,* 17 (1948).
Bremer, J. L.: J. thorac. Surg. (Am.) *6,* 336 (1936/37).
Brewer, L. A., W. M. G. Jones and F. S. Dolley: J. thorac. Surg. (Am.) *17,* 439 (1948).
Brock, R. C.: Lancet *2,* 1103 (1938).
— Guy's Hosp. Rep., Lond. 90 (1940).
— Brit. med. J. *2,* 257 (1943).
— Brit. med. J. *1948,* 737.
Brooks, W. D. W., M. Davidson and Th. C. Price: Thorax *6,* 1 (1951).
Brunn, H., and A. Goldmann: Amer. J. Surg. (1941).
Brunner, A.: Vierteljahrsschrift der Naturforschenden Gesellschaft in Zürich, XCII (1947).
— Schweiz. med. Wschr. *81,* 653 (1951).
Brunner, W.: Schweiz. med. Wschr. *81,* 961 (1951).
Brünings: Laryng. Tagung Heidelberg 1907, Verhandlungen B. 2, 41, 5.
Buchholz, H. W., u. K. Th. Lesse: Chirurg *21,* 202 (1950).
— — Chirurg *22,* 229 (1951).
Buckingham, W. W., O. B. Crawford, P. Ottosen and C. A. Brasher: Anaesthesiology *12,* 73 (1951).
Burdzik, G.: Dtsch. med. Wschr. *10,* 293 (1951).
Burnett, W. E., J. H. Long, Ch. Norris, Sp. Rosemond and M. R. Wester: J. thorac. Surg. (Am.) *18,* 569 (1949).
Burstein, C. L.: Fundamental Considerations in Anaesthesia. New York: The Macmillan Comp., 1949, S. 113.
Burstein, C. L., S. J. Martin and E. A. Rovenstine: J. thorac. Surg. (Am.) *13,* 49 (1944).

Carlens, E., H. E. Hanson and B. Nordenström: J. thorac. Surg. (Am.) *22*, 527 (1951).
Chandler, F. G., and C. T. Potter: Lancet *213*, 596 (1927).
Chatton, P., et J. P. Jean: J. Radiol. (Belg.) *29*, 9—10, 452 (1948).
Christie, A. C.: Brit. J. Radiol. *10*, 141 (1937).
Churchill, E. D.: J. amer. med. Assoc. *137*, 455 (1948).
Churchill, E. D, R. H. Sweet, L. Soutter and J. G. Scannel: J. thorac. Surg. (Am.) *20*, 349 (1950).
Collis, L.: J. thorac. Surg. (Am.), Dez. 1944.
Cournand, A., and F. B. Berry: Ann. Surg. *1948*, 532.
Cournand, A., A. Himmelstein, R. L. Rilley and C. W. Lester: J. thorac. Surg. (Am.) *16*, 30 (1947).
Cournand, A., and D. W. Richards: Amer. Rev. Tbc. *44*, 26 (1921).
Cournand, A., R. L. Rilley, A. Himmelstein and R. Austrian: J. thorac. Surg. (Am.) *19*, 80 (1950).
Crafoord, C.: Acta chir. scand. (Schwd.) 54 (1938).
Craver, L. E.: Amer. J. Rad. Rad. Ther. *43* 469 (1940).

Denk, W.: Arch. klin. Chir. *160*, 254 (1930).
— Zbl. Chir. *70*, 470 (1943).
— Wien. klin. Wschr. *59*, 6 (1947).
— Wien. klin. Wschr. *62*, 2 (1950).
— Langenbecks Arch. 268, 150 (1951).
Derra, E.: Vortrag vor dem ärztlichen Fortbildungsverein Bochum 27, 6 (1951).
Dolley, F. S., and J. C. Jones: Amer. Rev. Tbc. *39*, 479 (1939).
Dosquet: Virchows Arch. *234*, 481 (1921).
Dotter, Ch., and D. Lucas: Amer. J. Physiol. *164*, 254 (1951).
Dudgeon, L. S., and C. H. Wirgley: J. Laryng. a. Ot. *50*, 752 (1935).
Dukes, C., H. R. Bussey and G. W. Lamb: Bull. internat. Assoc. med. Mus. (Kan. & Am.) *1948*, 28.

Eaton, R. M., E. W. Cebrinsky and J. R. Smith: J. thorac. Surg. (Am.) *14*, 339 (1945).
Edwards, A. T.: Thorax *1* (1946).
Eerland, L. D.: Arch. Chir. Neerlandicum *2*, 213 (1950).
Eicken, C.: Verhandlungen Verband südd. Laryngol. 1907, 410.
Eisenreich, F. X., u. H. Deininger: Langenbecks Arch. *269*, 425 (1951).
Engels, zit. nach Holfelder, Die Röntgentiefentherapie, Leipzig 1938.
— Strahlenther. *57*, 445 (1936).
Eppinger, H.: Die Permeabilitätspathologie. Wien: Springer-Verlag, 1949.

Farber, S. M., M. Rosenthal, E. F. Alston, M. A. Benioff and A. K. McGrath: Cytologic Diagnosis of Lung Cancer. Ch. C. Thomas, 1950.
Fischer, F. K.: Schweiz. med. Wschr. *1948*, 42.
Fischer, W.: Henke-Lubarsch, Handbuch der spez. pathol. Anatomie, 1931.
Freedmann, B.: Thorax *5*, 169 (1950).
Frey, E. K.: Langenbecks Arch. 264, 265 (1950).
— 57. Kongreß deutsch. Ges. Inn. Med., Wiesbaden (951).
— Dtsch. med. Wschr. *75*, 29 (1950).
Fried, B. M.: Medicine *10*, 373 (1931).

Gale, J. W., and R. M. Waters: Anesth. et Analg. *11*, 283 (1932).
Gänsler, E. A., and J. W. Strieder: J. thorac. Surg. (Am.) *22*, 1 (1951).
Geipel, P.: Frankf. Z. Path. *42* (1931).
Gibbon, J. H., L. H. Clerf, P. A. Herbut and J. De Tuerk: J. thorac. Surg. (Am.) *17*, 419 (1948).
Gilman, A., and F. S. Philips: Science *103*, 409 (1946).
Gowar, F. J. S.: Brit. J. Surg. *30*, 193 (1943).
Graham, E. A.: Ann. Surg. *103*, 1 (1936).
— J. thorac. Surg. (Am.) *17*, 318 (1948).
— Texas Cancer Bull. 1949.
— Ann. Surg. *132*, 176 (1950).

Graham, E. A., and J. J. Singer: J. amer. med. Assoc. *101*, 1, 371 (1933).
Graham, E. A., and N. A. Womack: J. thorac. Surg. (Am.). *14*, 106 (1945).
Graulich, W.: Strahlenther. *82*, 95 (1950).
Griffith, E. R., J. R. McDonald and O. T. Clagett: J. thorac. Surg. (Am.) *20*, 949 (1950).
Grindley, J. H., and O. T. Clagett: Proc. Staff Meet. Mayo Clin., Rochester *24*, 538 (1949).
Grow, J. B., M. L. Bradford and H. W. Mahon: J. thorac. Surg. (Am.) *17*, 480 (1948).
Gsell, O.: Schweiz. med. Wschr. *81*, 662 (1951).

Hajek, M.: Pathologie und Therapie der Erkrankungen des Kehlkopfes, der Luftröhre und der Bronchien. Leipzig: K. Kabitzsch, 1932.
Hamperl, H.: Virchows Arch. 300 (1937).
— 3. Österr. Ärztetagung, Salzburg 1949, Wien. klin. Wschr. 1949.
Haslinger, F.: Verh. Ges. dtsch. Hals- usw. Ärzte, X. Jahresvers. Berlin: Julius Springer, 1930.
— Mschr. Ohrenhk. u. Laryngo-Rhinol. *68*, 1157 (1934).
Haubrich, R.: Strahlenther. *79*, 233 (1949).
Herbut, P. A.: Amer. J. Path. *20*, 1911 (1944).
Herbut, P. A., and L. H. Clerf: J. amer. med. Assoc. *130*, 1006 (1946).
Herrnheiser, G.: Fschr. Röntgenstr. *51*, 301 (1935).
— Strahlenther. *52*, 425 (1935).
Hilton: J. Fr. med. et chir. thorac. *3*, 32 (1949).
Holfelder, H.: Strahlenther. *54*, 438 (1935).
Holinger, P. H., H. J. Hara u. E. F. Hirsch: Ann. Ot. etc. (Am.) *54*, 1, 5 (1945).
Homberger, F., and N. F. Young: Blood *3*, 1460 (1948).
Huguenin, R.: Le cancer primitif du poumon. Paris 1928.
Huizinga, E., and G. J. Smelt: Bronchography. Assen-Netherlands: Van Gorcum Comp., 1949.

Jackson, Chevalier, u. F. W. Konzelmann: J. thorac. Surg. (Am.) *6*, 312 (1937).
Jacobaeus, H. C., u. T. Bruce: Acta med. scand. (Schwd.) *105*, 193 (1940).
Jenny, R. H.: Wien. klin. Med. *8*, 290 (1949).
— Schweiz. med. Wschr. *79*, 604 (1949).
— Schweiz. med. Wschr., im Druck.

Kaufmann, E.: Lehrbuch der speziellen Pathologie. Berlin: W. de Gruyter u. Co., 1931.
McKay, Ware, Atwood and Harken: Cancer *2*, 208 (1948).
O'Keefe, J. J.: Laryngoscope (Am.) *60*, 931 (1950).
Killian, G.: Münchn. med. Wschr. *27* (1898).
Kirstein, A.: Laryngoskopie mit Inspektion der Carina. Berlin: W. Coblenz, 96, 1.
Kjaer, T., V. Dreyer u. J. L. Hansen: Acta med. scand. (Schwd.) 234, 177 (1950).
Kramer, K.: Z. Biol. *96*, 61 (1935).
Kucsko, L., u. K. Portele: Krebsarzt *5*, 183 (1949).
— — Krebsarzt *3/4*, 82 (1951).
Kühlmayer, R.: Wien. klin. Wschr. *28*, 501 (1951).

Landen, H. C.: Zbl. Chir. *76*, 9 (1951).
Lauda, E.: Lehrbuch der inneren Medizin. Wien: Springer-Verlag, 1949—1951.
Lee, I. A.: A Synopsis of Anaesthesia. Bristol: Wright and Sons, 1950, 293.
Lester, C. W., A. Cournand and R. L. Rilley: J. thorac. Surg. (Am.) *11*, 529 (1942).
Liavaag, K.: Acta chir. scand. (Schwd.) *98*, 182 (1949).
Lindberg, K.: Arbeiten des Pathol.-anat. Institutes Helsingfors *8*, 225 (1935).
Lindblom, S., zit. nach J. E. Farber: J. thorac. Surg. (Am.) 424 (1942).
Lindenschmidt, Th. O., u. G. Herrnring: Verh. dtsch. Ges. inn. Med., Bruns' Beitr. (1951).
Lindskog, G. E.: Ann. Surg. *124*, 667 (1946).
Löwy, A., u. H. Schrötter: Z. exper. Path. u. Physiol. *1*, 197 (1905).
Longarce, J. J., N. B. Carter and L. Mc. G. Quill: J. thorac. Surg. (Am.) *6*, 237 (1937).
Longarce, J. J., and R. Johansmann: J. thorac. Surg. (Am.) *10*, 131 (1940).
Lynch, J. P., P. F. Ware and E. A. Haensler: Surg. *27*, 368 (1950).

Magil, I. D.: Brit. J. Anaesth. *13,* 92 (1936).
Maier, H. C.: Anaesthiology *5,* 11 (1944).
Maier, H. C., and A. Cournand: Surg. *13,* 199 (1943).
Mason, G. A.: Lancet *1,* 587 (1949).
Matthes, K.: Naunyn-Schmiedebergs Arch. *179,* 698 (1935).
Mayrhofer, O.: Intratracheale Narkose. Wien: Deuticke, 1949.
— Wien. klin. Wschr. *63,* 413 (1951).
— Krebsarzt, Dez. 1951.
Mehl, J. W.: Texas Rep. Biol. a. Med. *8,* 169 (1950).
Du Mesnil de Rochemont: Fschr. Röntgenstr. *50,* 290 (1934).
Miller, B. J., J. H. Gibbon and F. F. Allbritten: J. thorac. Surg. (Am.) *18,* 605 (1949).
Milowsky, J., and E. A. Rovenstine: Anesth. et Analg. *21,* 353 (1942).
Monk, J.: Med. J. Austral. *2,* 461 (1949).
Mustakalio, E.: Yearbook 336 (1947).

Negus, V. W.: J. Laryng. a. Ot. *48,* 457 (1933).
Neuhof, H., and R. A. Nabatoff: J. thorac. Surg. (Am.) *17,* 799 (1948).
Neuhof, H., and A. Aufses: J. thorac. Surg. (Am.) *17,* 297 (1948).
Nosworthy, M. D.: Proc. R. Soc. Med. *34,* 479 (1941).

Obiditsch, H., u. E. Strahberger: Langenbecks Arch., 1952.
Ochsner, A., and M. De Bakey: J. thorac. Surg. (Am.) *11,* 357 (1942).
Ochsner, A., M. De Bakey and J. L. Dixon: J. amer. med. Assoc. *135,* 321 (1947).
Ochsner, A., M. De Bakey, C. E. Dunlap and I. Richman: J. thorac. Surg. (Am.) *17,* 573 (1948).
Ormerod, F. C.: J. Laryng. a. Ot. *48,* 733 (1933).
Ott, P.: Strahlenther. *1950,* 81.
Overholt, R. H.: Surg. etc. *70,* 497 (1940).

Papanicolaou, G. N.: J. amer. med. Assoc. *13,* 372 (1946).
Pape, R.: Fschr. 257 (1950).
Petermann, M. L., and K. R. Hogness: Cancer *1,* 100 (1948).
Peters, R. M., A. Roos, H. Block, Th. Burford and E. A. Graham: J. thorac. Surg. (Am.) *20,* 484 (1950).
Philips, F. J., W. E. Adams and L. S. Hrdina: Surg. *9,* 25 (1941).

Rabin, C. B., and H. Neuhof: J. thorac. Surg. (Am.) *4,* 147 (1934).
Riecker, O. E.: Z. Laryng. usw. *29,* H. 2 (1950).
Rienhoff, W. F.: J. thorac. Surg. (Am.) *6,* 254 (1937).
— J. thorac. Surg. (Am.) *8,* 254 (1939).
— Disc. zu J. u. M. Johnson, J. thorac. Surg. (Am.) 187 (1949).
Rienhoff, W. F., F. L. Reichert and G. J. Heuer: Bull. Hopkins Hosp., Baltim. *57,* 373 (1935).
Rilley, R. L., and A. Cournand: J. Applied physiol. *1,* 825 (1949).
Ruth, H. S., D. D. Grove and K. K. Keown: Anaesthiology *9,* 422 (1948).

Salzer, G.: Wien. med. Wschr. *101,* 102 (1951).
Saupe, E.: Fschr. Röntgenstr. *53,* 549 (1936).
Schmorl, Rostostki u. Saupe: Z. Krebsforsch. *23* (1926).
Schneidrzik, W. E. J.: Lungen- u. Ösophag.-Resektion. Jena: G. Fischer, 1950.
Sellors, T. H.: Lancet *253,* 119 (1947).
Semb, C., in Kirschner-Nordmann: Die Chirurgie *5,* 341 (1941).
Shorvon, L. M.: Brit. J. Radiol. *20,* 239 (1947).
Smidt, C. M.: Thoraxkir. Afd. Oresundhosp. Kobenhaven. Ugeskr. Laeg. (Dän.) 313 (1949).
Sprenger, F.: Schweiz. med. Wschr. *80,* 889 (1950).
Stangl, A.: Rad. clinica, Vol. XVIII, Nr. 4, 206 (1949).
Stanischeff, A.: Langenbecks Arch. *266,* 673 (1951).
Steinmann, E. P.: Schweiz. med. Wschr. *79,* 1126 (1949).
Strahberger, E.: Wien. klin. Wschr. *62* (1950).
Sweet, R. H.: Thoracic Surgery. Philadelphia and London: W. B. Saunders a. Comp., 1951.
Strieder, J. W.: Anaesthesiology *11,* 60 (1950).

**T**hornton, T. F., W. E. Adams and P. W. Schaber: Surg. etc. *79,* 368 (1944).
Tiegel, M.: Hippokrates *22,* 3, 57 (1951).
Torelli, G.: Clinica nuova, Rom *4,* 3 (1947).

**U**ngeheuer, E.: Strahlenther. *79,* 619 (1949).

**V**inson, P. P., and E. T. Leddy: Ann. Ot. etc. (Am.) *41,* 1259 (1932).
Vischer, W.: Schweiz. med. Wschr. *3,* 54 (1951).
Vogt, A.: Strahlenther. *82,* 173 (1950).

**W**enzl, M.: Langenbecks Arch. *266,* 349 (1950).
— Langenbecks Arch. *269,* 303 (1951).
— Wien. klin. Wschr. *62,* 261 (1950).
— Wien. klin. Wschr. *62,* 712 (1950).
— Wien. Klin. Wschr. *63,* 735 (1951).
— Krebsarzt *7/8,* 248 (1951).
White, M. L., R. W. Buxton and A. Arbor: J. thorac. Surg. (Am.) *12,* 198 (1942).
Wiklund, Th.: Acta chir. scand. (Schwd.) 162 (1951).
Willbold, O.: Fschr. Röntgenstr. *73,* 558 (1950).
Winzler, R. J., and D. Burk: J. nat. Cancer Inst. *4,* 417 (1944).
Womack, M. A., and E. A. Graham: Arch. Path. (Am.) *26* (1938).
Woolner, L. B., and J. R. McDonald: J. amer. med. Assoc. *139,* 497 (1949).
— — Surg. *3,* 274 (1949).

**Z**ängl, A.: Wien. klin. Wschr. *62,* 33 (1950).
— Wien. klin. Wschr. *62,* 895 (1950).
Zdansky, E.: Krebsarzt 265 (1949).
Zollinger, H. U.: Schweiz. med. Wschr. *9* (1951).
Züllig, R.: Dissertation aus der Oto-Rhino-Laryng. Klinik Zürich. Amriswil: Buchdruckerei W. Bächtold, 1949.

# RÖNTGENDIAGNOSTIK

## BILDTEIL

# DAS ZENTRALE CARCINOM

## Zentrales Carcinom des rechten Oberlappens, Ramus apicalis (apikaler Bronchus).

Abb. 1 a bis 1 c. 57jähriger Mann. Pneumonektomie 25. Juli 1951. Histologischer Befund: Undifferenziertes Carcinom.

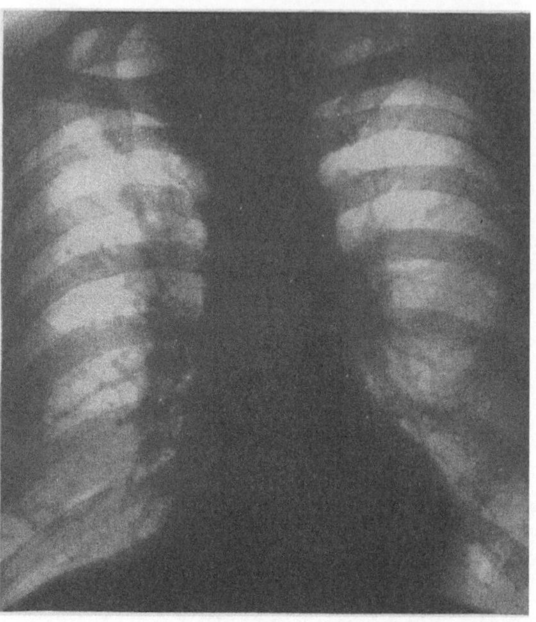

Abb. 1 a. P. a. Übersichtsaufnahme: Zarte, inhomogene, unscharf und unregelmäßig begrenzte Verschattung anschließend an den rechten oberen Hiluspol.

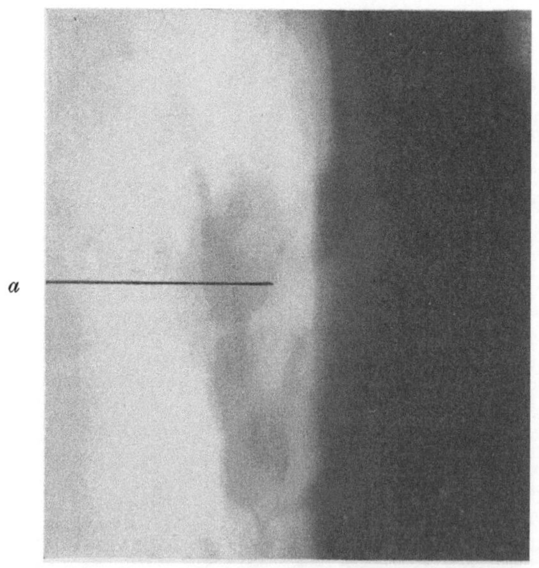


Abb. 1 b. Schichtaufnahme: Der rechte Hauptbronchus normal, rechter Oberlappenstammbronchus kurz, normal weit. Der apikale Ast *a* ist verschlossen, darunter der vordere Ast etwas eingeengt. Der Tumorkernschatten ist als zirka kirschgroße, dichte Verschattung am oberen Hiluspol zu erkennen.

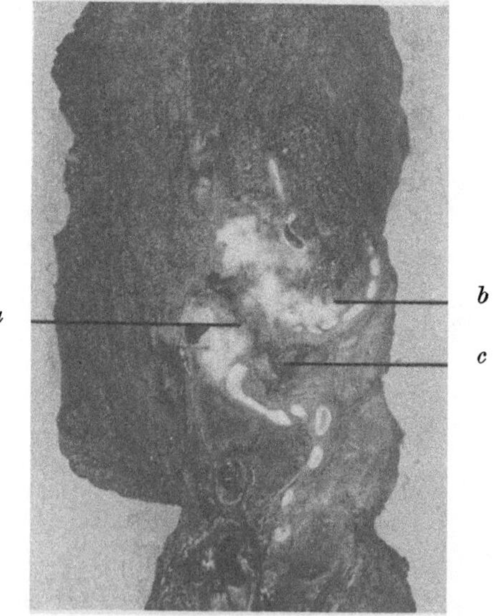


Abb. 1 c. Präparat: Peribronchial infiltrierendes Carcinom des apikalen Astes *a*, bis in die äußeren Schichten des rechten Hauptbronchus vorwachsend *b*. Oberlappenstammbronchus *c*.

Abb. 2 a und 2 b. 45jähriger Mann. Pneumonektomie 12. April 1951. Histologischer Befund: Pflasterepithelcarcinom.

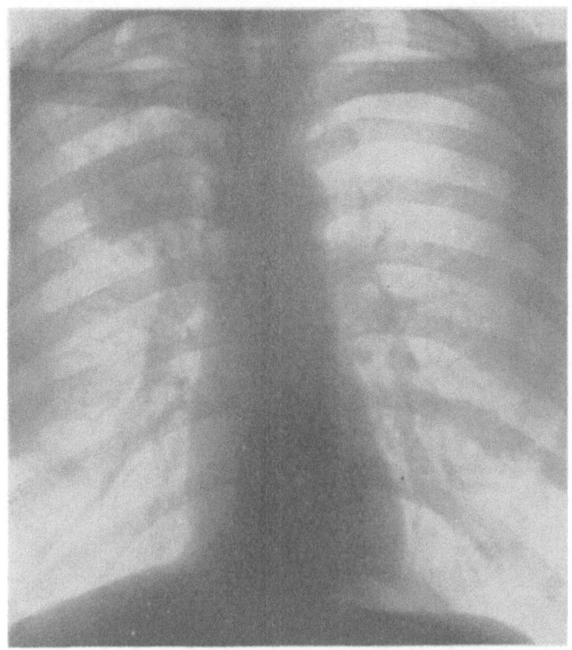

Abb. 2 a. P. a. Übersichtsaufnahme: Dichte, fast homogene, kugelige, etwas unscharf begrenzte Verschattung im Anschluß an den oberen Hiluspol rechts.

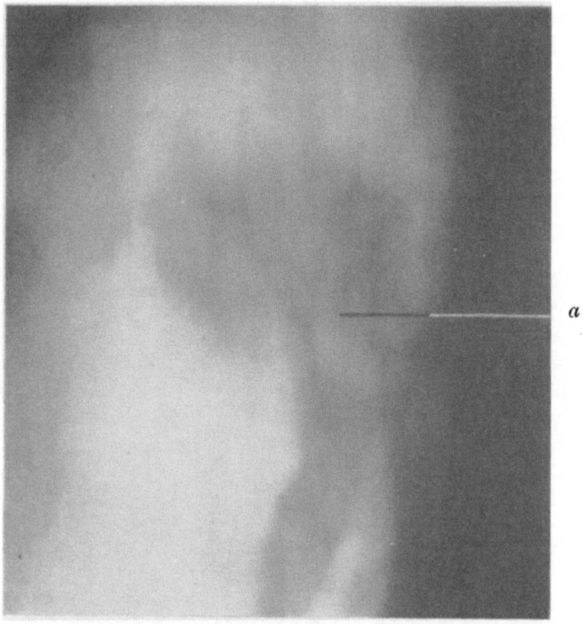

Abb. 2 b. Schichtaufnahme: Die Verschattung ist wolkig, unscharf begrenzt, in ihr mündet der apikale Ast *a* des Oberlappens.

Abb. 3 a und 3 b. 59jähriger Mann. Lobektomie 14. Dezember 1949. Histologischer Befund: Undifferenziertes Carcinom.

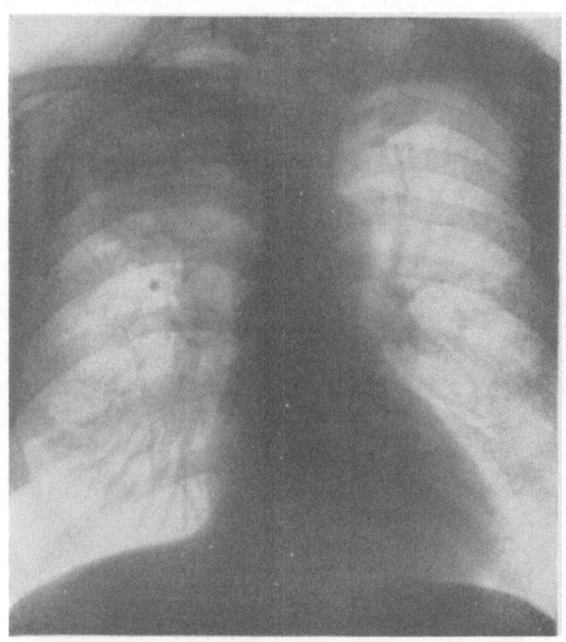

Abb. 3 a. Übersichtsbild: Sehr dichte, ziemlich homogene Verschattung des ganzen rechten Oberfeldes mit einer kleinen Aufhellung am unteren Rande der Verschattung.

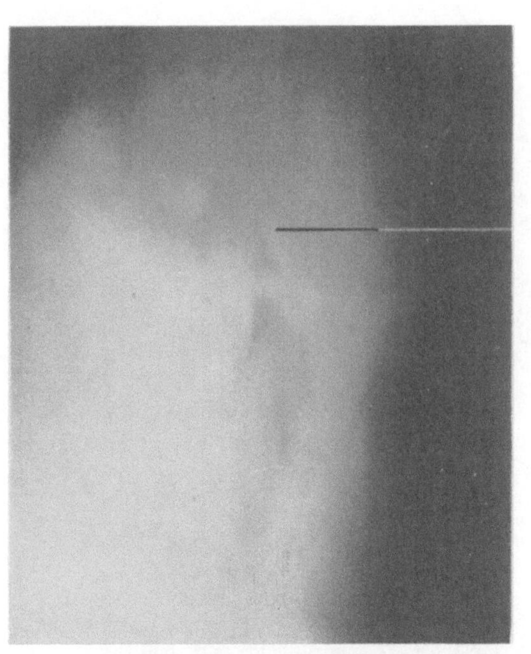


Abb. 3 b. Schichtaufnahme: Dichte homogene Verschattung des rechten Oberfeldes. Kirschgroßer Zerfallsherd am unteren Rand. Rechter Oberlappenstammbronchus normal. Der apikale Ast *a* ist kurz nach seinem Abgang blind verschlossen.

## Zentrales Carcinom des rechten Oberlappens, Ramus anterior (vorderer Bronchus).

Abb. 4 a bis 4 f. 54jähriger Mann. Pneumonektomie 26. Juli 1951. Histologischer Befund: Undifferenziertes Carcinom. Abb. 4 a und 4 b wurden im April 1951 aufgenommen, doch konnte sich der Patient damals nicht zu einem Eingriff entschließen. Die Aufnahmen 4 c bis 4 f wurden nach der Klinikaufnahme im Juli 1951 hergestellt.

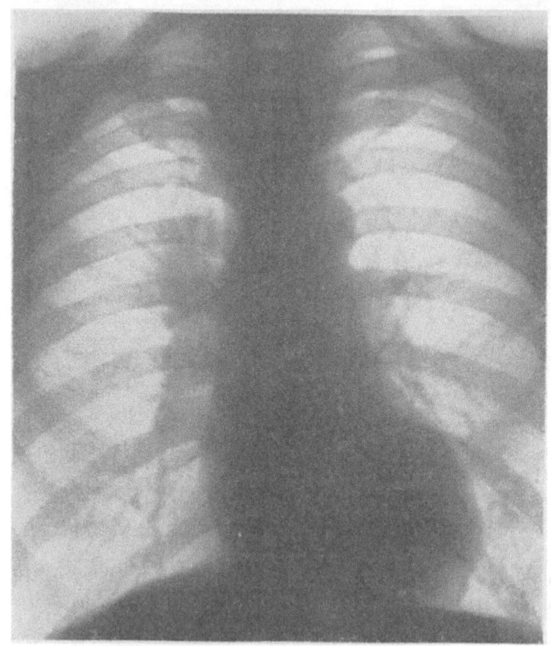

Abb. 4 a. Übersichtsbild: Kleine, inhomogen-streifige Verschattung am oberen Hiluspol rechts.

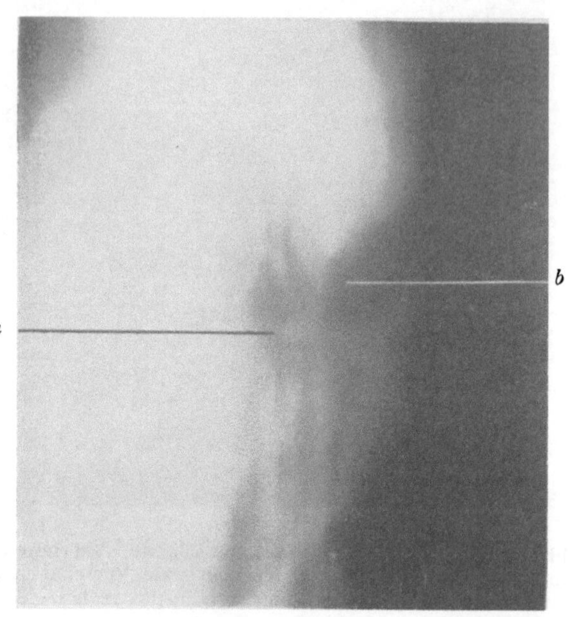


Abb. 4 b. Schichtaufnahme: Zirka haselnußgroße homogene Verschattung zwischen apikalem und vorderem Bronchus. Der vordere Ast *a* ist kurz nach seinem Abgang vom Oberlappenstammbronchus stark eingeengt. Drüsenschatten *b* neben der Vena azygos.

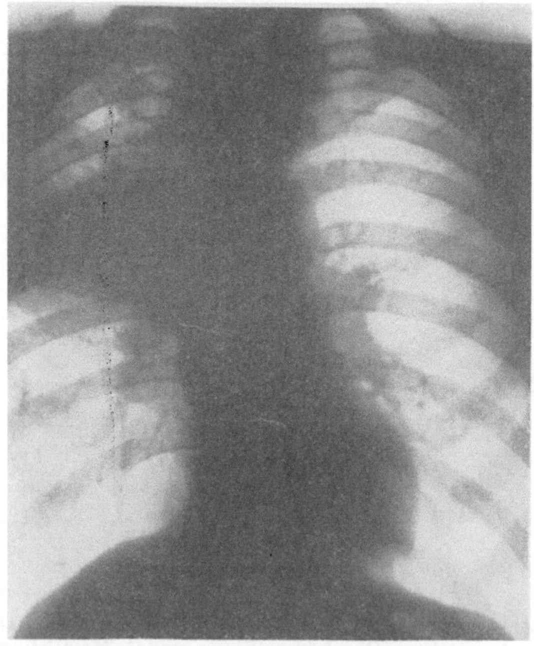

Abb. 4 c. Starke Progredienz. Dichte homogene Verschattung der rechten Oberlappenbasis.

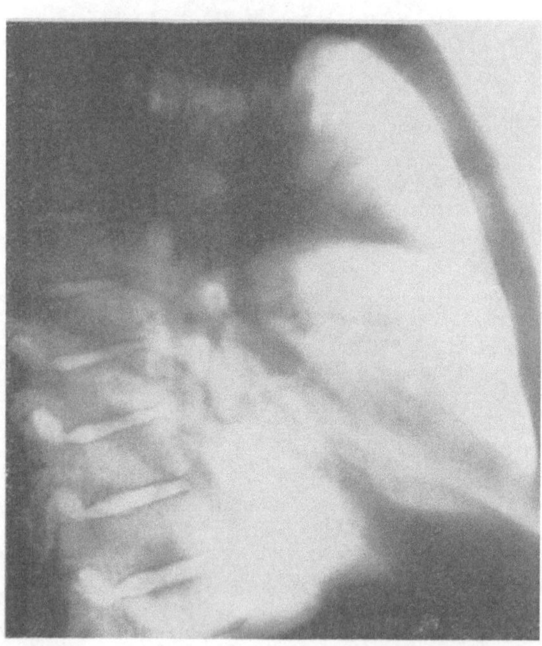

Abb. 4 d. Seitenbild: Die Verschattung reicht vom Hilus bis an die vordere Thoraxwand und liegt im vorderen Segment.

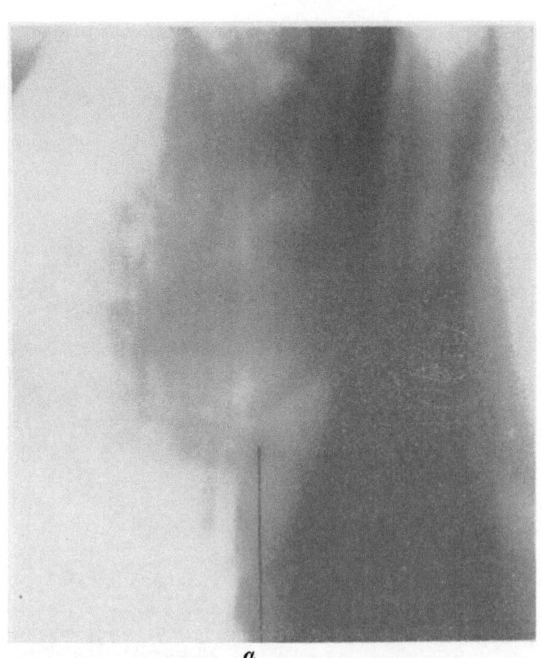


**Abb. 4 e. Schichtaufnahme:** Dichte, **inhomogene** Verschattung **der medialen und basalen Anteile des rechten Oberfeldes. Der** rechte Oberlappenstammbronchus stark **eingeengt** *a*. **Die Segmentbronchien** sind nicht zu erkennen.

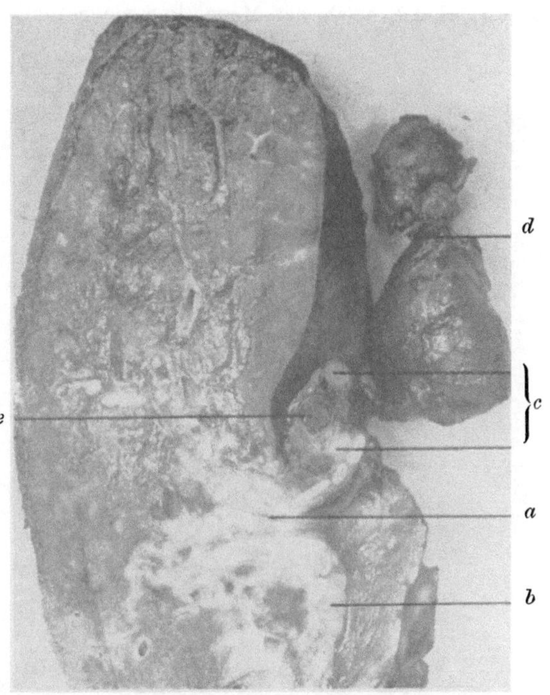


**Abb. 4 f.** Präparat: **Vorwiegend die Bronchialwand** infiltrierendes, **hochgradig stenosierendes** Carcinom des rechten Oberlappenstammbronchus *a*. **(Nach dem** Verlauf vom vorderen **Segmentbronchus ausgehend.)** Der Tumor **greift submukös auf den unteren Teil des rechten** Hauptbronchus *b* **über.** Die **Metastasen** in **den oberen** tracheobronchialen **Drüsen** *c* **und den paratrachealen** Drüsen *d* sind **mitentfernt.** Die von den **Drüsen** eingescheidete thrombosierte Vena azygos *e*.

**Abb. 5.** 55jähriger Mann. **Pneumonektomie 24. März** 1949. **Histologischer Befund:** Pflasterepithelcarcinom.

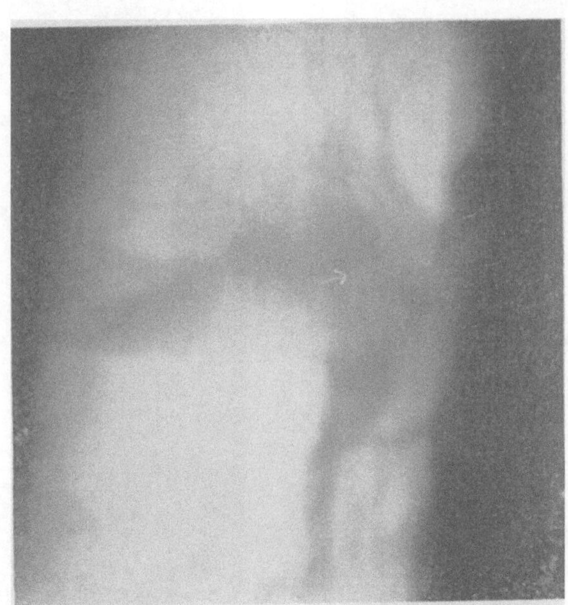

**Abb. 5. Schichtaufnahme:** Keilförmige, **homogene** Verschattung an der **Basis** des rechten Oberfeldes, die vom Hilus **bis zur lateralen** Thoraxwand **reicht und sich nach** kaudal zu **scharf linear mit der** Lappengrenze **absetzt.** Parahilär **ist die** Verschattung am **breitesten und** grenzt sich hier nach **kranial** zu leicht konvex ab (Tumorkernschatten). Der rechte Oberlappenstammbronchus normal weit, der apikale Ast frei durchgängig. Der vordere Ast (Pfeil) ist kurz nach seinem Abgang komplett verschlossen.

Abb. 6 a bis 6 d. 58jähriger Mann. Pneumonektomie 2. Juni 1951. Histologischer Befund: Pflasterepithelcarcinom.

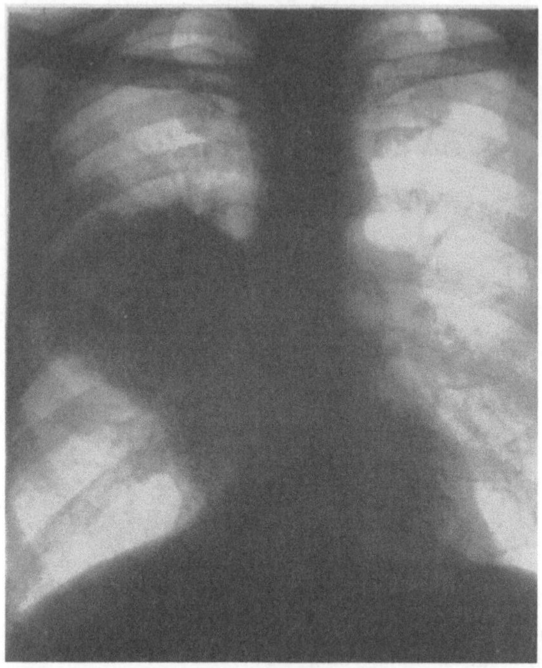

Abb. 6 a. **Übersichtsaufnahme: Dichte homogene Verschattung des ganzen rechten Lungenmittelfeldes, die sich nach allen Seiten konvex abgrenzt und mit dem Hilus in dichter Verbindung steht.**

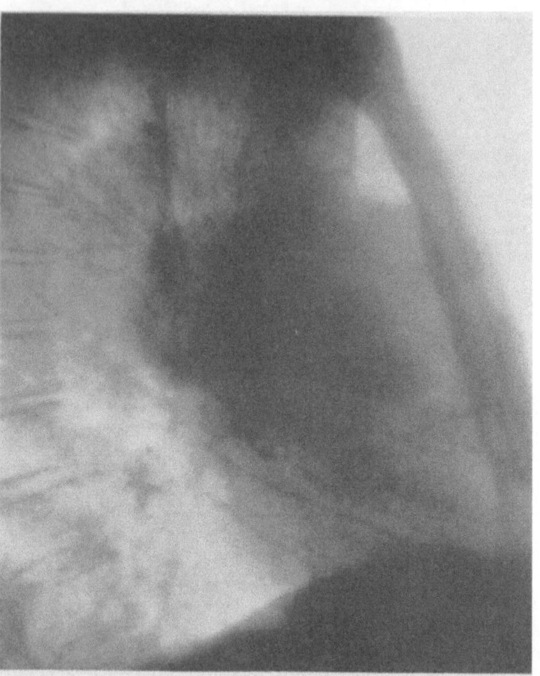

Abb. 6 b. Seitenbild: Die dichte **Verschattung liegt in den vorderen Teilen des Mittelfeldes rechts, im vorderen Segment. Die Oberlappenbasis ist nach kaudal vorgerückt.**

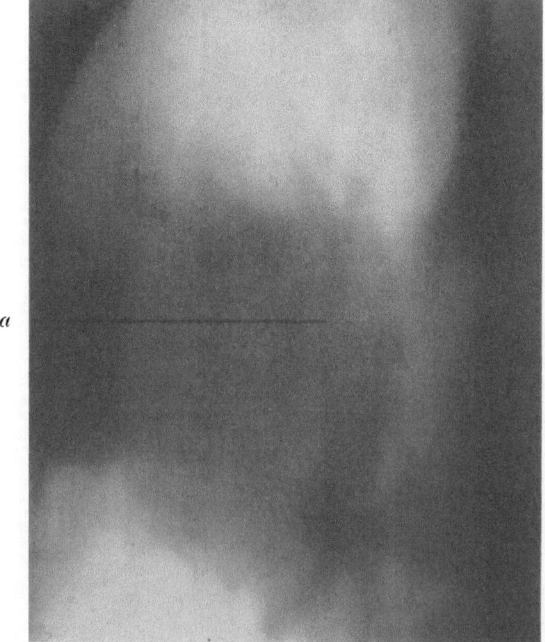


Abb. 6 c. Schichtaufnahme: **Dichte homogene Verschattung, anschließend an den Hilus und bis zur Thoraxwand reichend. Der rechte Hauptbronchus und Oberlappenstammbronchus normal. Der vordere Ast *a* ist kurz nach seinem Abgang komplett verschlossen.**

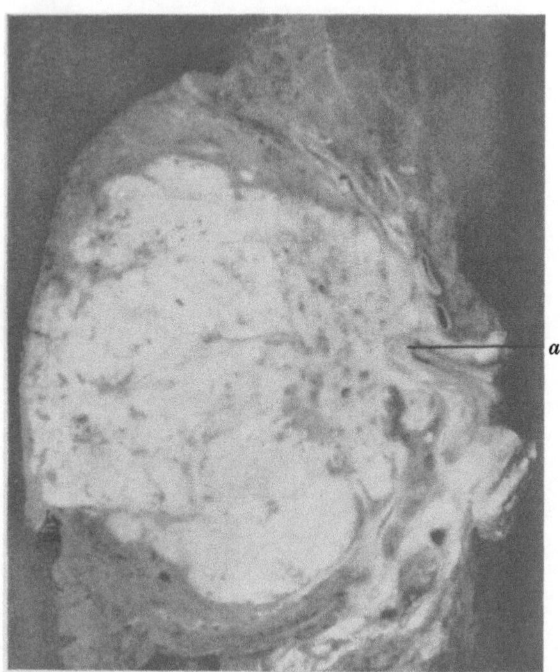


Abb. 6 d. **Präparat: Großes, vom vorderen Ast *a* des rechten Oberlappens ausgehendes Carcinom.**

Abb. 7 a und 7 b. 64jähriger Mann. Pneumonektomie 26. April 1951. Histologischer Befund: Pflasterepithelcarcinom.

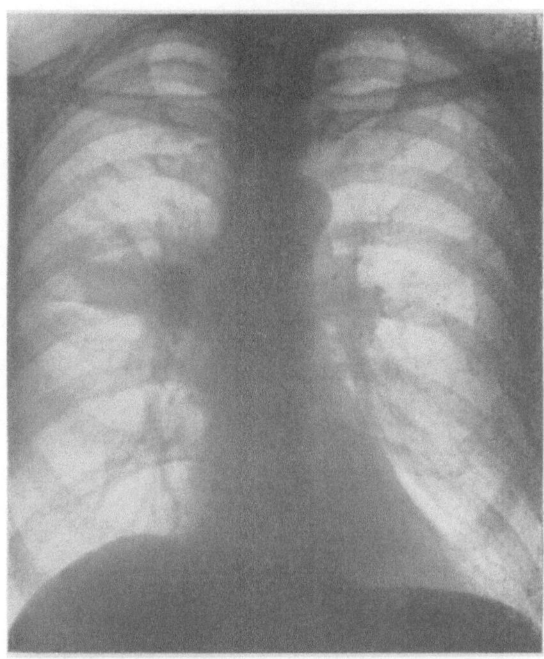

Abb. 7 a. Übersichtsaufnahme: Mäßig dichte, inhomogene Verschattung an der Basis des rechten Oberfeldes, die mit dem oberen Hiluspol in kontinuierlicher Verbindung steht. Lineare Begrenzung der Verschattung nach kaudal zu (Lappengrenze). Am oberen Hiluspol etwas dichterer Tumorkernschatten.

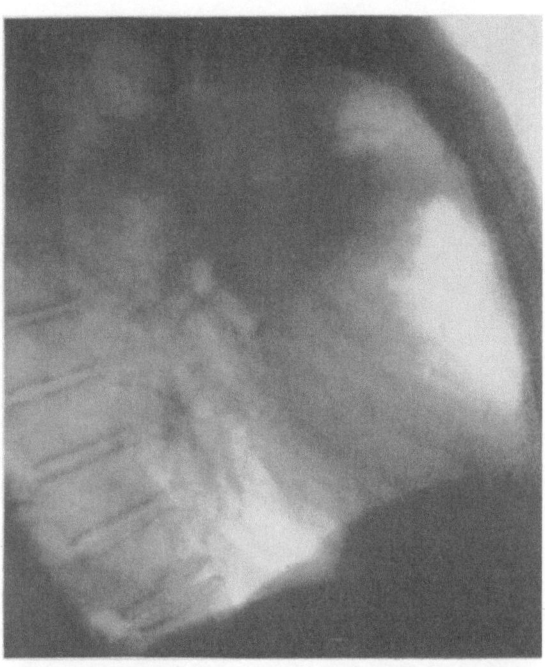

Abb. 7 b. Seitenbild: Die Verschattung zieht vom Hilus zur vorderen Thoraxwand und liegt demnach im vorderen Segment.

Abb. 8. 60jähriger Mann. Pneumonektomie 7. August 1950. Histologischer Befund: Undifferenziertes Carcinom.

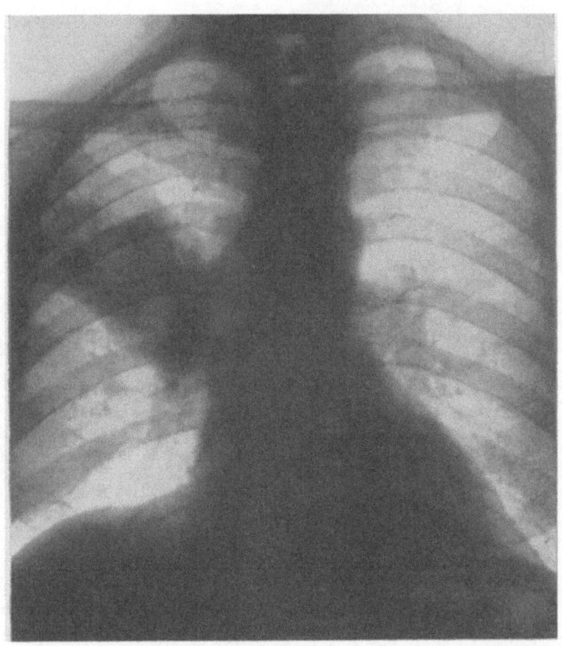

Abb. 8. Übersichtsaufnahme: Es besteht eine dichte, wolkige Verschattung an der Basis des rechten Oberlappens, die stark nach kaudal gerückt ist. Im Hilusbereich und parahilär wölbt sich die Verschattung konvex nach kaudal vor (Tumor).

## Zentrales Carcinom des rechten Oberlappens, ramus posterior (dorsaler Ast).

Abb. 9 a bis 9 d. 48jähriger Mann. Pneumonektomie 27. Juli 1951. Histologischer Befund: Kleinzelliges Carcinom.

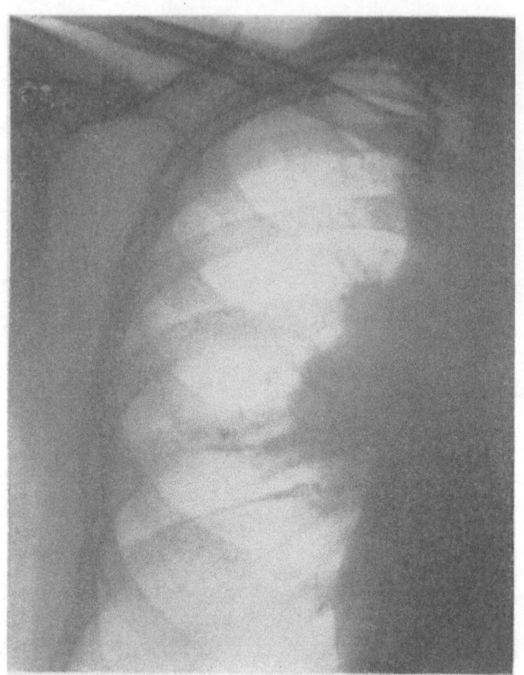

Abb. 9 a. P. a. Aufnahme der rechten Thoraxhälfte: Im Hilusbereich rechts zeigt sich eine dichte homogene Verschattung, die sich nach lateral ziemlich scharf und polizyklisch abgrenzt.

Abb. 9 b. Schichtaufnahme in sagittalem Strahlengang: Hinter dem Hilus ist die dichte, scharf konvex und polizyklisch begrenzte Verschattung deutlich sichtbar. Die scharfen Buckelbildungen deuten auf das Vorhandensein eines Tumors hin.

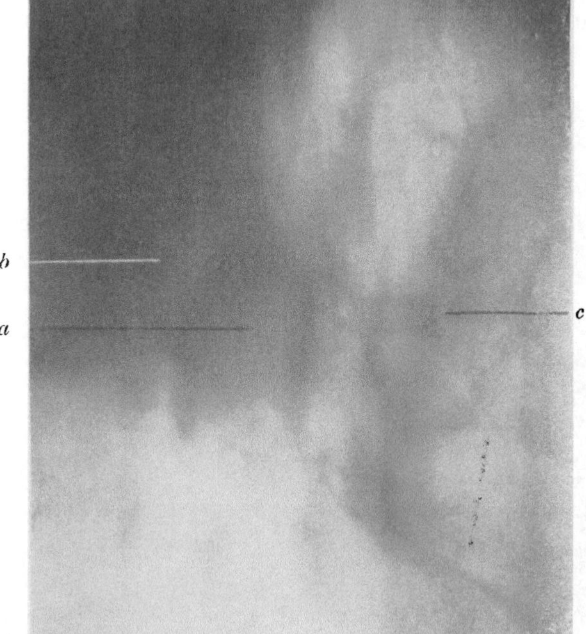


Abb. 9 c. Schichtaufnahme in frontalem Strahlengang: Der zirka nußgroße, scharf begrenzte Tumorkernschatten *a* knapp hinter dem Hilus grenzt sich deutlich gegen die distal davon gelegene Atelektaseverschattung *b* ab. Der vordere Ast des Oberlappens *c* gut sichtbar. Der dorsale Ast nicht zu erkennen, liegt mit seiner Abgangsstelle im Bereich des Tumorkernschattens.

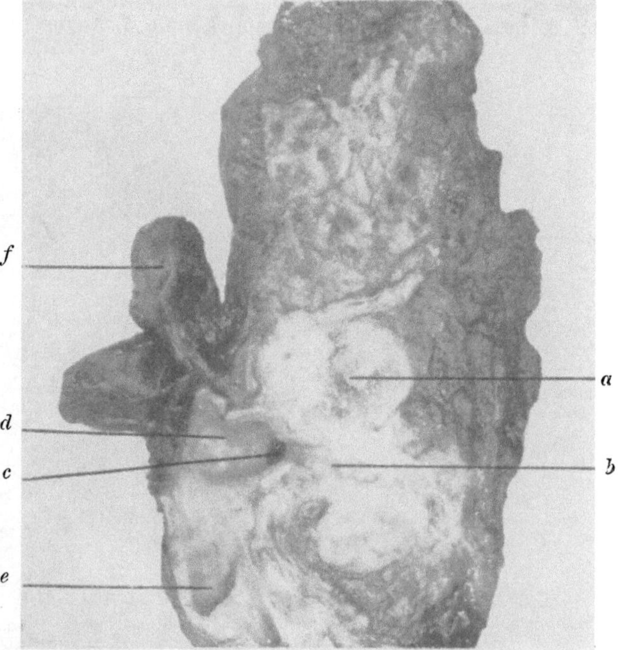


Abb. 9 d. Präparat, von medial gesehen: Zirka nußgroßer, relativ scharf begrenzter Tumor *a*, im Zentrum der carcinomatös infiltrierte dorsale Segmentbronchus *b*. Ostium des vorderen Astes *c*, Oberlappenstammbronchus *d*, unterer Teil des Hauptbronchus *e*, carcinomatöse Tracheobronchialdrüsen *f*.

Abb. 10 a bis 10 c. 62jähriger Mann. Pneumonektomie 13. Juni 1951. Histologischer Befund: Pflasterepithelcarcinom.

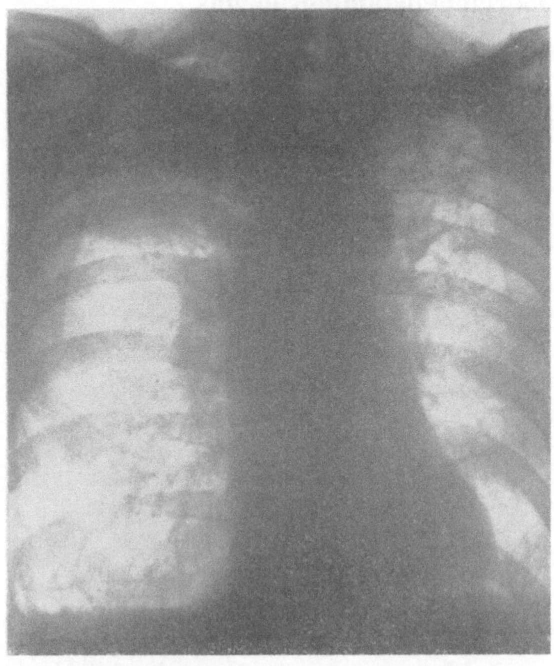

Abb. 10 a. Übersichtsaufnahme: Dichte, homogene Verschattung des rechten Oberfeldes, die sich gegen das Spitzenfeld zu etwas aufhellt und nach kaudal zu unscharf begrenzt ist.

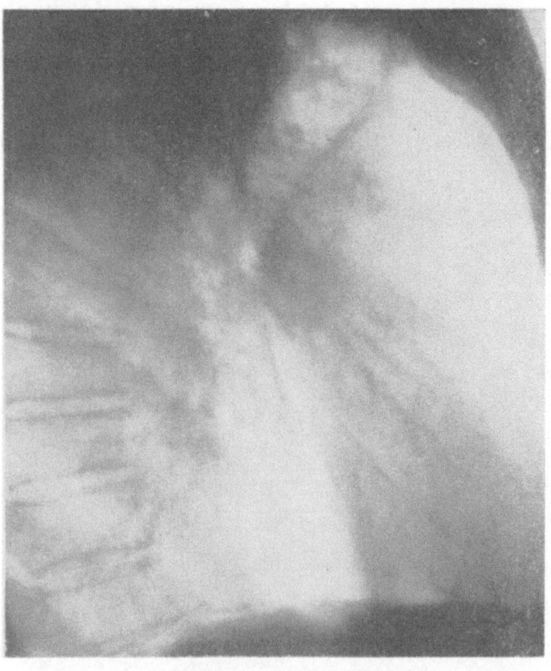

Abb. 10 b. Seitenbild: Die Verschattung liegt im dorsalen Teil des rechten Oberlappens und grenzt sich gegen den Unterlappen scharf linear ab.

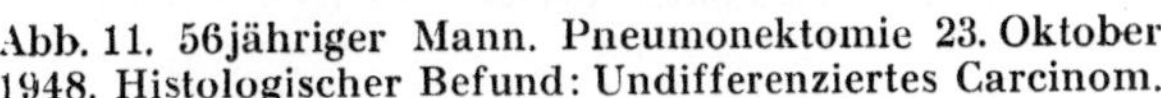

Abb. 11. 56jähriger Mann. Pneumonektomie 23. Oktober 1948. Histologischer Befund: Undifferenziertes Carcinom.

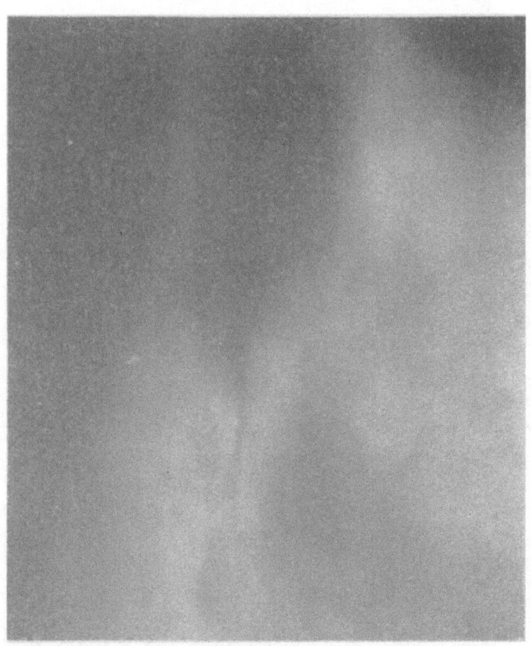

Abb. 10 c. Seitliche Schichtaufnahme: Die Verschattung ist deutlich zu erkennen. Der apikale Ast liegt am vorderen Rande derselben und ist etwas nach vorne verdrängt. Der dorsale Ast ist nicht sichtbar, an seiner Abgangsstelle verschlossen.

Abb. 11. Seitliche Schichtaufnahme: Dichte, homogene, kugelige Verschattung im dorsalen Segment des rechten Oberlappens. Der dorsale Segmentbronchus ist zirka $1^{1}/_{2}$ cm nach seinem Abgang verschlossen (Pfeil).

## Zentrales Carcinom des rechten Oberlappenstammbronchus.

Abb. 12 a und 12 b. 61jähriger Mann. Bronchoskopie und Probeexzision: Carcinom. Operation abgelehnt.

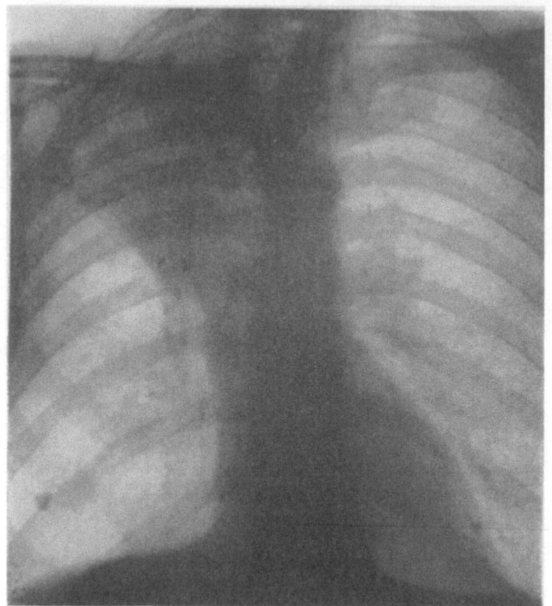

Abb. 12 a. Übersichtsaufnahme: Dichte homogene Verschattung des ganzen rechten Oberlappens, dessen Basis nach kranial geschrumpft ist. Verziehung der Trachea nach rechts. Verkalkter Primärherd rechts basal.

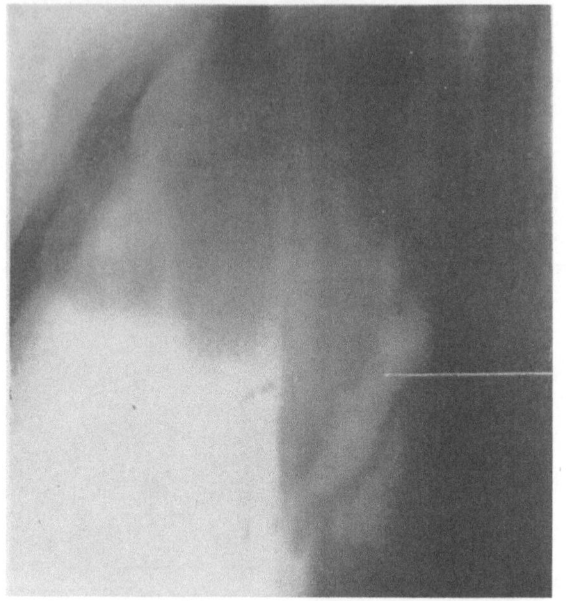


Abb. 12 b. Schichtaufnahme: Das rechte Oberfeld dicht verschattet. In das Lumen des rechten Hauptbronchus wölbt sich an der Abgangsstelle des Oberlappenstammbronchus eine höckerige Verschattung vor *a*. Diese entspricht dem Tumorschatten. Komplette Atelektase des Oberlappens.

Abb. 13 a und 13 b. 55jähriger Mann. Pneumonektomie 2. November 1950. Histologischer Befund: Nicht verhornendes Pflasterepithelcarcinom.

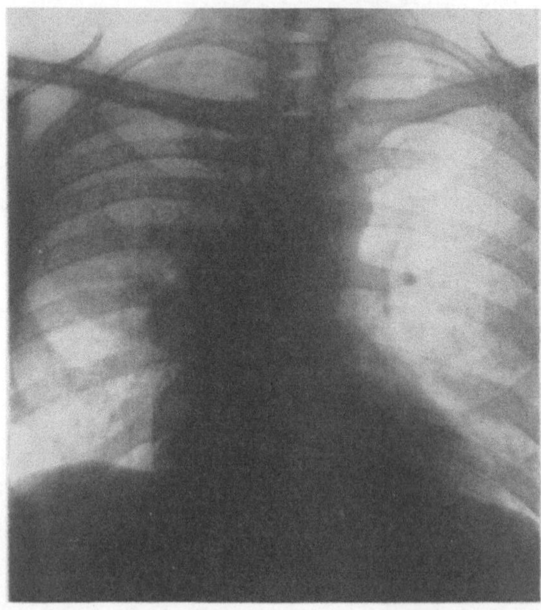

Abb. 13 a. Übersichtsaufnahme: Mäßig dichte, homogene Verschattung des Spitzen- und Oberfeldes. Dichter, verbreiterter Hilus.

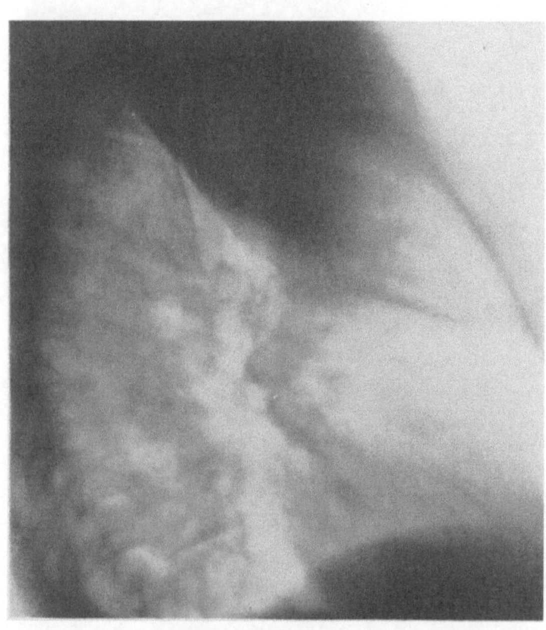

Abb. 13 b. Seitenbild: Der ganze Oberlappen deutlich geschrumpft. Im vorderen Segment mehrere kleine Aufhellungen. (Atelektase und Zerfallsherde im vorderen Segment.) Der Unterlappen ist überbläht.

Abb. 14 a bis 14 c. 60jährige Frau. Lobektomie des rechten Oberlappens 6. März 1951. Histologischer Befund: Undifferenziertes Carcinom.

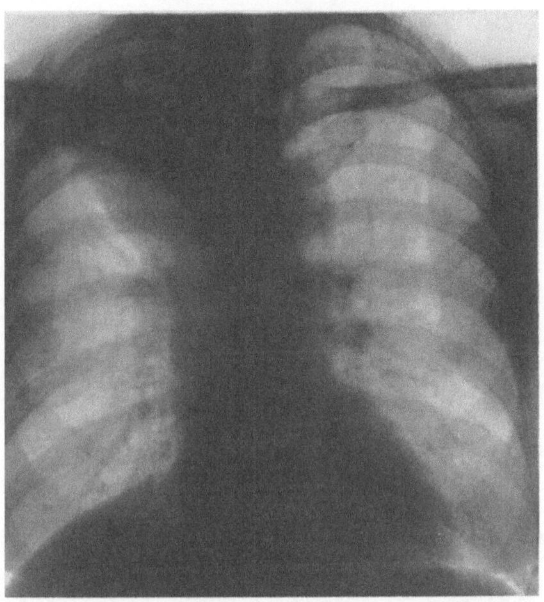

Abb. 14 a. Übersichtsaufnahme: Homogene, dichte Verschattung des ganzen rechten Oberlappens, der stark geschrumpft ist. Die Trachea ist nach rechts verzogen.

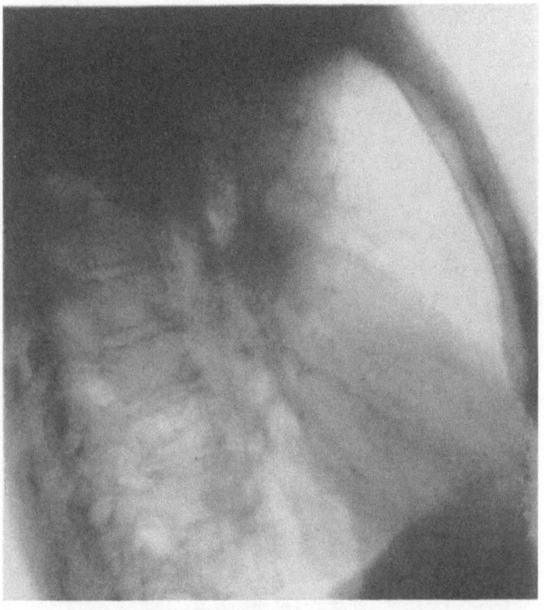

Abb. 14 b. Seitenbild: Der rechte Oberlappen stark verkleinert, dicht verschattet. Unter- und Mittellappen sind überbläht.

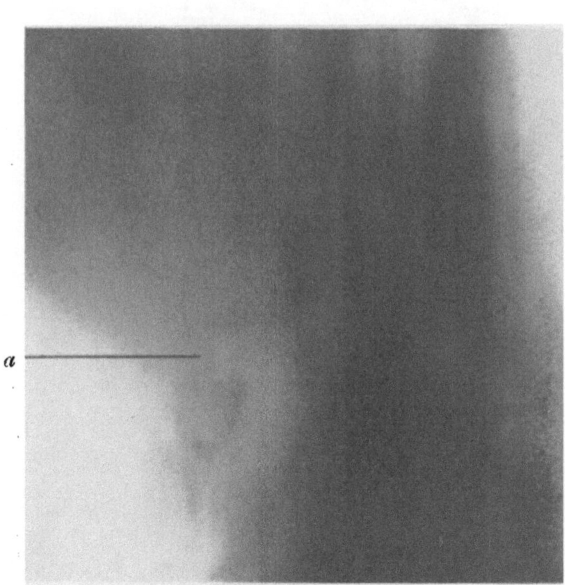


Abb. 14 c. Schichtaufnahme: Homogene Verschattung des rechten Oberfeldes. Die Trachea nach rechts verzogen, der rechte Hauptbronchus normal weit, der rechte Oberlappenstammbronchus *a* ist 1 cm nach seinem Abgang durch eine kugelig ins Lumen vorspringende Verschattung komplett verschlossen.

Abb. 15. 60jähriger Mann. Pneumonektomie 6. Dezember 1950. Histologischer Befund: Pflasterepithelcarcinom.

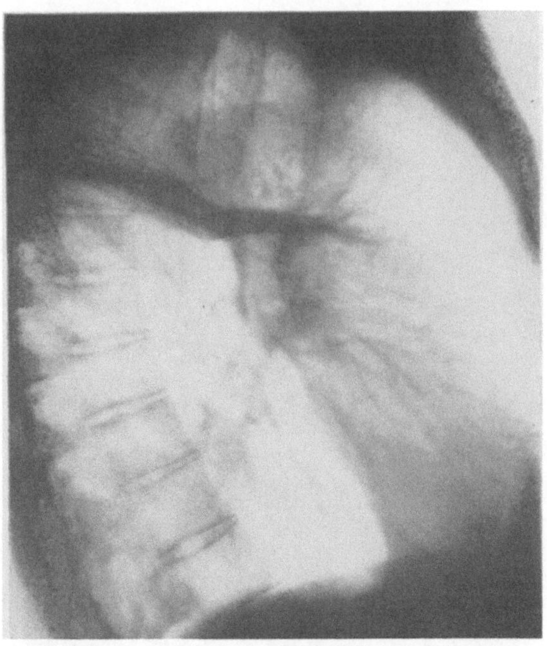

Abb. 15. Seitenbild: Es besteht eine plattenförmige Atelektase an der Basis des dorsalen und vorderen Segmentes. (Schwalbenfigur, typisch bei beginnendem Carcinom des Oberlappenstammbronchus.) Die Schichtaufnahme ergab eine hochgradige Stenose des rechten Oberlappenstammbronchus.

## Zentrales Carcinom des unteren Anteiles des rechten Hauptbronchus.

Abb. 16 a bis 16 d. 48jähriger Mann. Pneumonektomie 1. September 1950. Histologischer Befund: Verhornendes Pflasterepithelcarcinom.

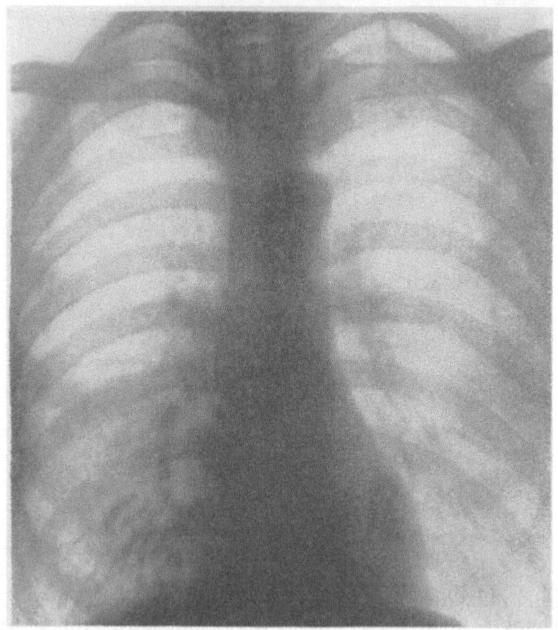

Abb. 16 a. Übersichtsaufnahme: Zarte, wolkige Verschattung der medialen Teile des rechten Unterfeldes, die mit dem unteren Hiluspol in Verbindung steht.

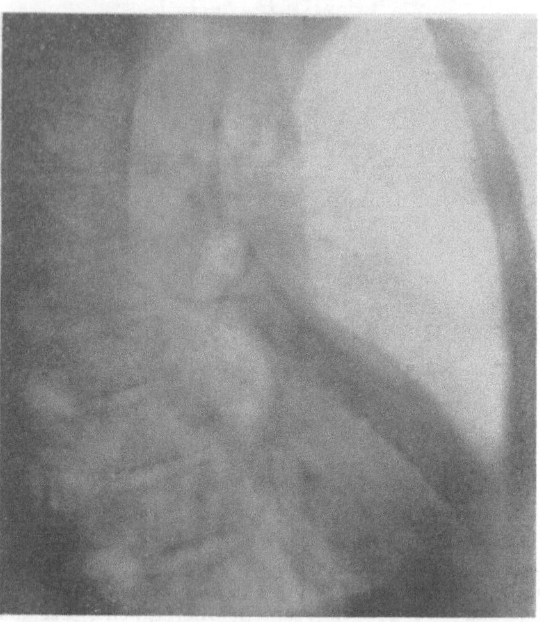

Abb. 16 b. Seitenbild: Homogene Verschattung des rechten Mittellappens, der stark verkleinert ist. Streifig-inhomogene zarte Verschattung des rechten Unterlappens. (Atelektase des Mittellappens und entzündliche Veränderungen im Unterlappen rechts.)

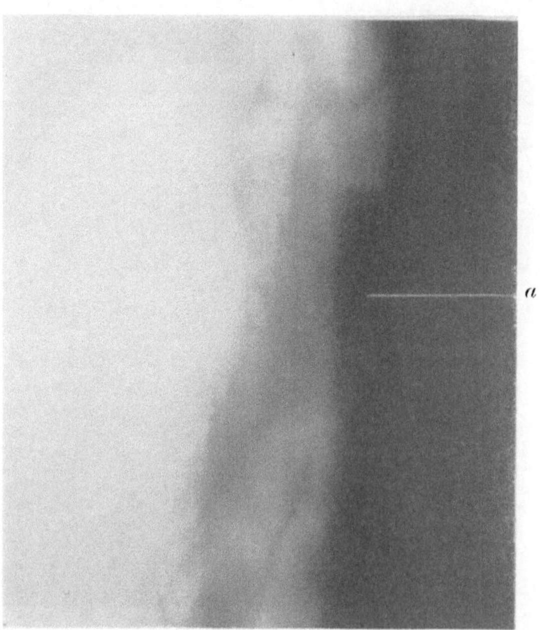


Abb. 16 c. Schichtaufnahme: Im rechten Hauptbronchus, knapp nach Abgang des Oberlappenstammbronchus, findet sich eine walzenförmige, scharf begrenzte, dichte Verschattung *a*.

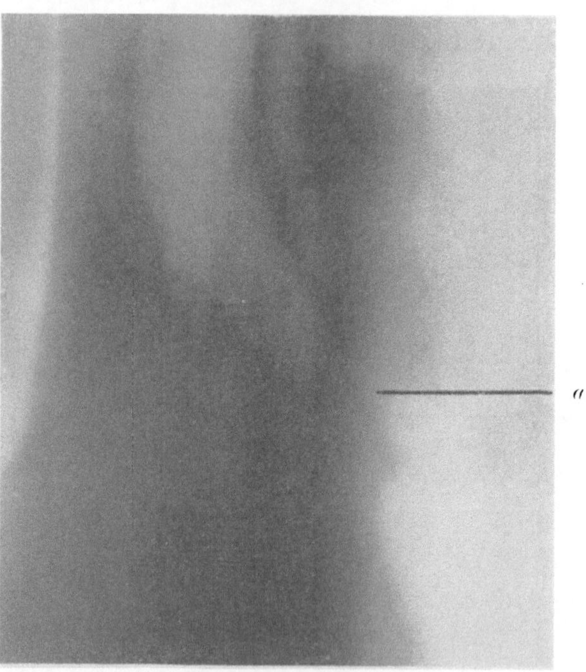


Abb. 16 d. Schichtaufnahme 5 Monate nach Pneumonektomie: Der Stumpf des rechten Hauptbronchus ist sichtbar. Im linken Hauptbronchus, zirka $1^1/_2$ cm distal von der Carina, ist eine halbkugelige Verschattung sichtbar: Metastase *a*.

Abb. 17 a und 17 b. 52jähriger Mann. Thorakotomie 26. August 1950. Histologischer Befund: Undifferenziertes Carcinom.

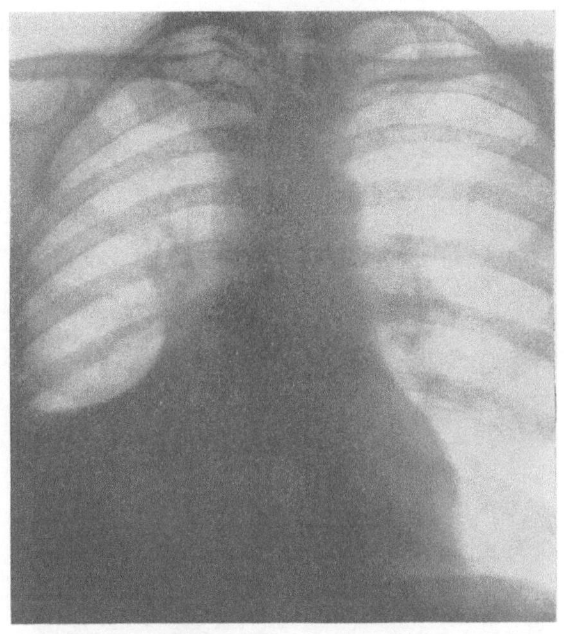

Abb. 17 a. Übersichtsaufnahme: Dichte homogene Verschattung des ganzen rechten Unterfeldes und der medialen Anteile des Mittelfeldes, den Hilus miteinschließend. Scharfe, lappenförmige Begrenzung nach kranial (Atelektase von Mittel- und Unterlappen).

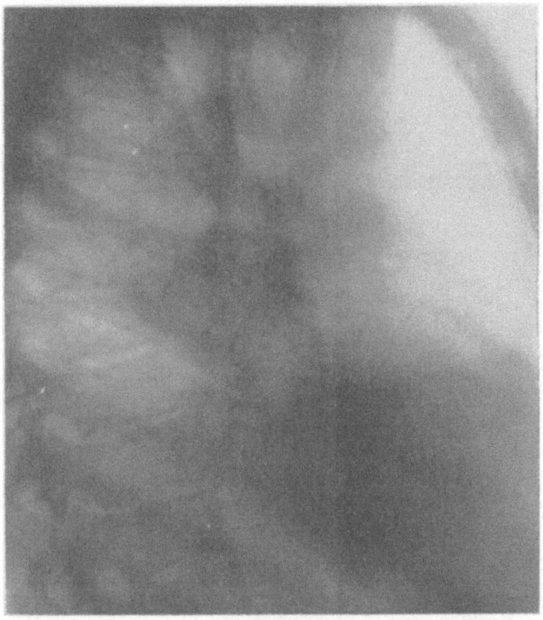

Abb. 17 b. Seitenbild: Die Aufnahme zeigt, daß die Verschattung von der vorderen bis zur dorsalen Thoraxwand reicht, daher Mittel- und Unterlappen einnimmt.

## Zentrales Carcinom des oberen Anteiles des rechten Hauptbronchus.

Abb. 18 a und 18 b. 55jähriger Mann. Bronchoskopie und Probeexzision: Pflasterepithelcarcinom. Da der Tumor zu weit an die Carina heranreicht, ist eine Operation unmöglich.

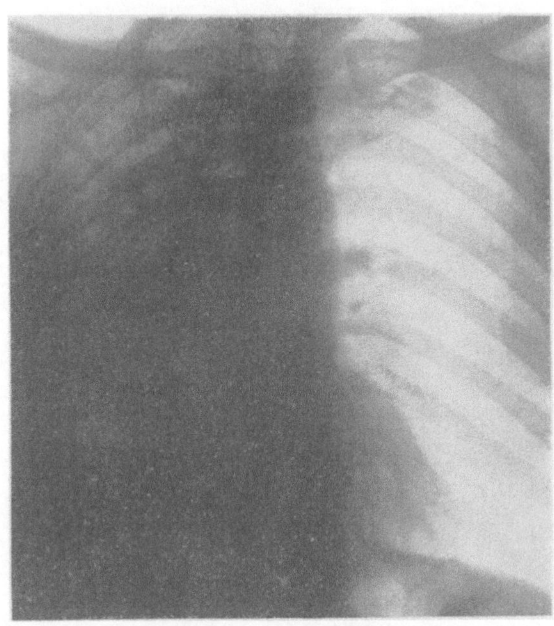

Abb. 18 a. Übersichtsaufnahme: Dichte Verschattung der ganzen rechten Lunge, die sich nur im Spitzen- und Oberfeld etwas aufhellt. Starke Verziehung von Cor und Mediastinum nach rechts: Inkomplette Atelektase der rechten Lunge.

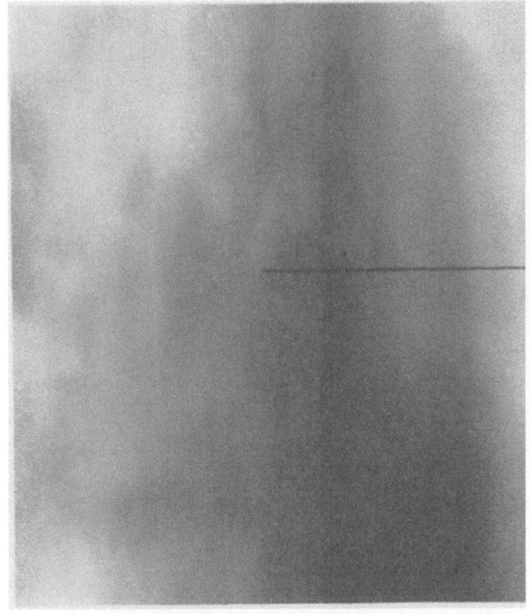

Abb. 18 b. Schichtaufnahme: Knapp an der Bifurkation verengt sich das Lumen des rechten Hauptbronchus *a* hochgradig und ist stricknadeldünn und unregelmäßig begrenzt noch weiter distalwärts zu verfolgen. Dichter Kernschatten im Hilusbereich.

## Carcinom des rechten Mittellappens.

Abb. 19 a bis 19 d. 56jährige Frau. Pneumonektomie 2. Dezember 1949. Histologischer Befund: Adenocarcinom.

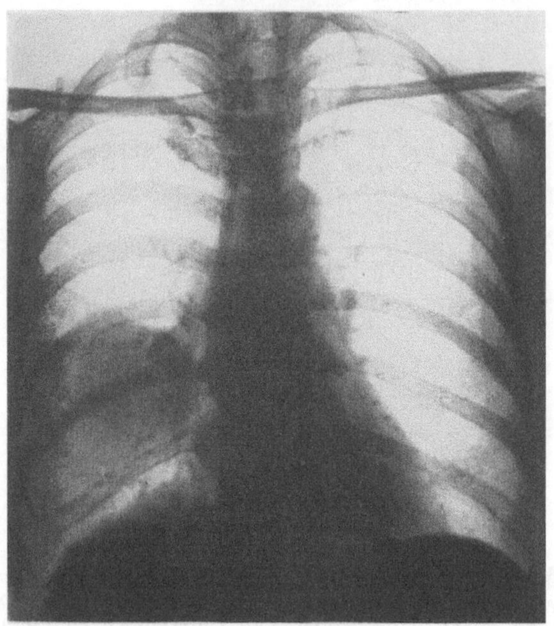

Abb. 19 a. Übersichtsaufnahme: Mäßig dichte Verschattung des rechten Unterfeldes mit einem kugeligen Kernschatten, der dem unteren Hiluspol anliegt.

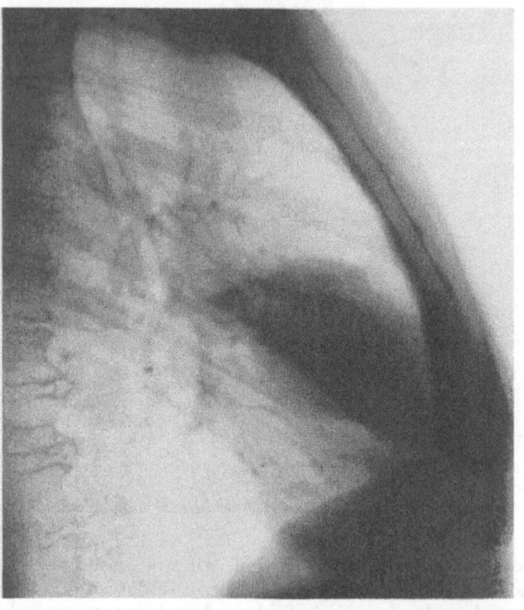

Abb. 19 b. Seitenbild: Die Verschattung liegt in den vorderen Teilen des Unterfeldes, ist keilförmig und zentral nach kranial und kaudal zu leicht konvex begrenzt. Die Lokalisation entspricht dem Mittellappen.

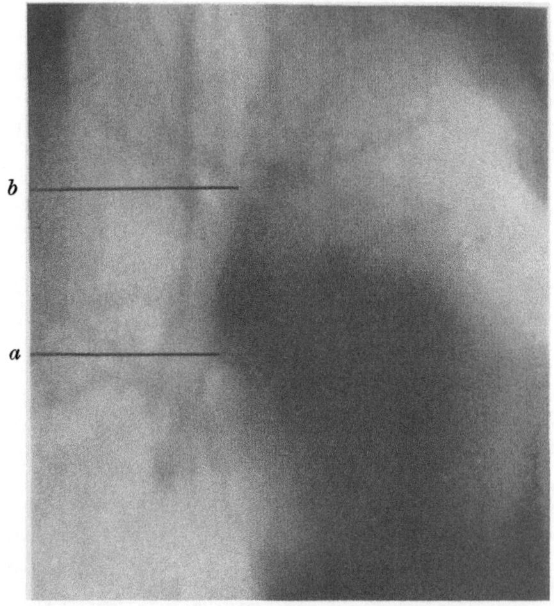


Abb. 19 c. Seitliche Schichtaufnahme: Die vorderen Anteile des Unterfeldes homogen verschattet. Das Zwerchfell vorne hochgezogen. Der Mittellappenbronchus *a* kurz nach seinem Abgang verschlossen. Der vordere Ast des Oberlappens *b* scharf getroffen und normal.

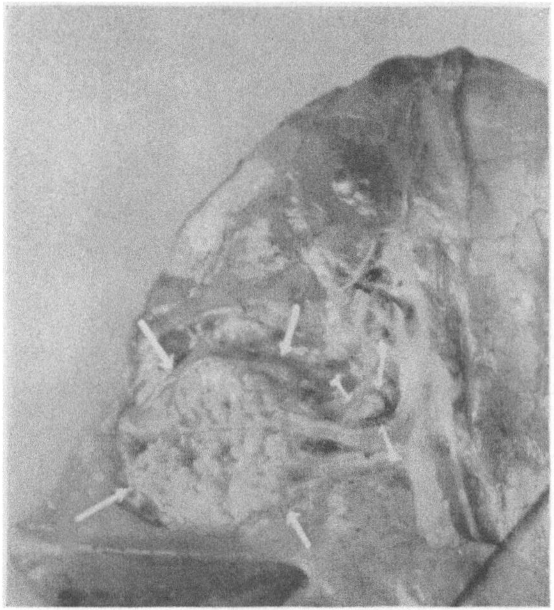

Abb. 19 d. Präparat: Kugelig scharf abgegrenzter Tumor im Mittellappen, in welchen der Mittellappenbronchus nach 1 cm langem Verlauf verschwindet (glatte Pfeile). Metastase in einer bronchopulmonalen Drüse (gefiederte Pfeile).

Abb. 20 a bis 20 c. 67jähriger Mann. Pneumonektomie 30. Juli 1951. Histologischer Befund: Undifferenziertes Carcinom.

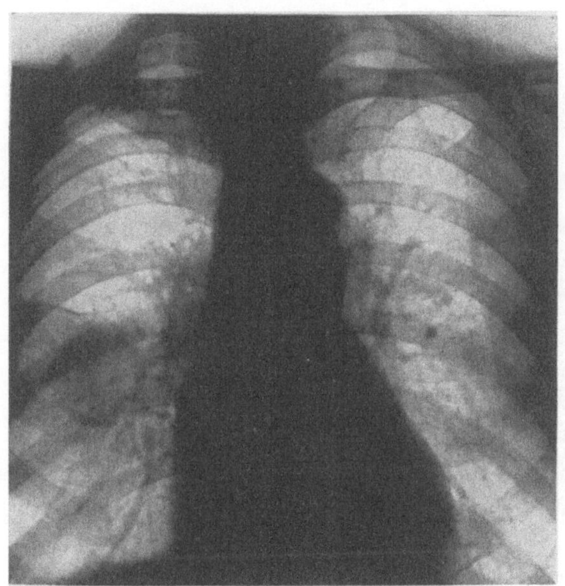

Abb. 20 a. Übersichtsaufnahme: Im Anschluß an den unteren Hiluspol rechts besteht eine mäßig dichte Verschattung mit einem kugelig scharf begrenzten Kernschatten medial.

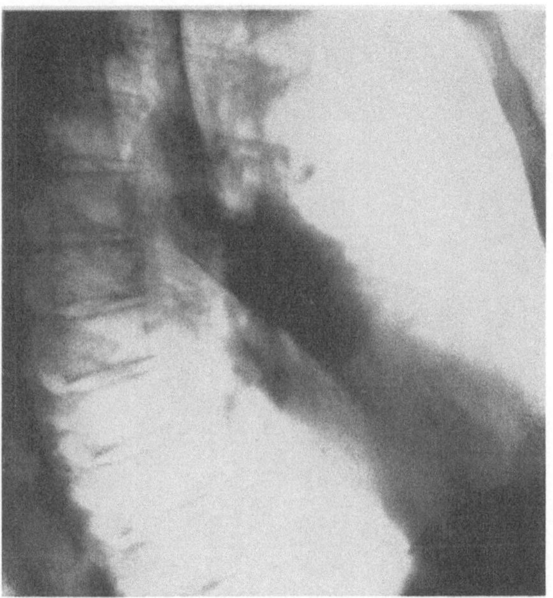

Abb. 20 b. Seitenbild: Dichter, scharf und leicht polizyklisch begrenzter Kernschatten zentral und vor dem Hilus. Scharfe lineare Begrenzung desselben gegen den Unterlappen. Wenig dichte wolkige Verschattung der übrigen Mittellappenanteile. (Zentraler Tumorkernschatten mit beginnender Atelektase des Mittellappens.)

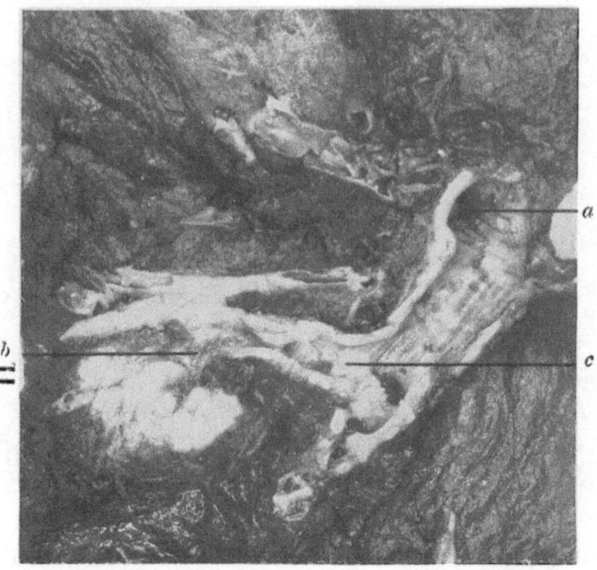


Abb. 20 c. Präparat: Tumor im Mittellappen. Ein Ast des Lappenbronchus *a* etwa 3 cm nach seinem Ursprung in den Tumor übergehend *b*. Abgang des Oberlappenstammbronchus *c*.

## Zentrales Carcinom des rechten Unterlappens.

Abb. 21 a bis 21 g. 50jähriger Mann. Pneumonektomie 11. August 1951. Histologischer Befund: Undifferenziertes Carcinom. Abb. 21 a und 21 b wurden am 27. Dezember 1950 aufgenommen, wo auch die Diagnose eines Carcinoms gestellt wurde. Der Patient konnte sich jedoch nicht zu einer Operation entschließen und kam erst im Juli 1951 wieder (Abb. 21 c bis 21 f).

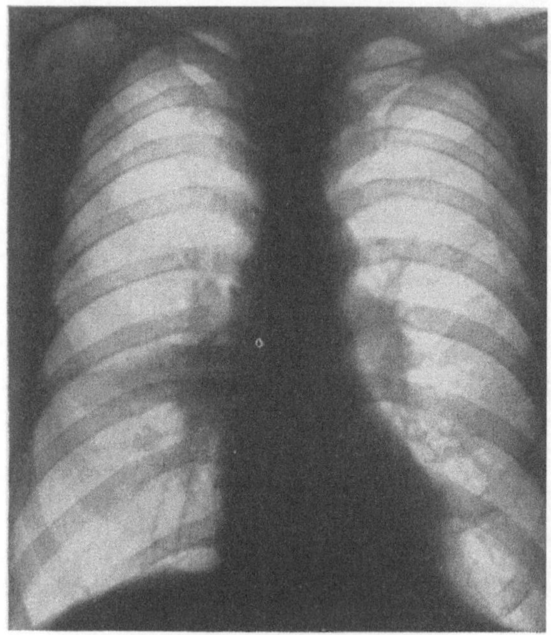

Abb. 21 a. Übersichtsaufnahme: Keilförmige, dichte, scharf begrenzte Verschattung im Hilusbereich, auf seitlicher Aufnahme jedoch dorsal vom Hilus (Unterlappenspitze).

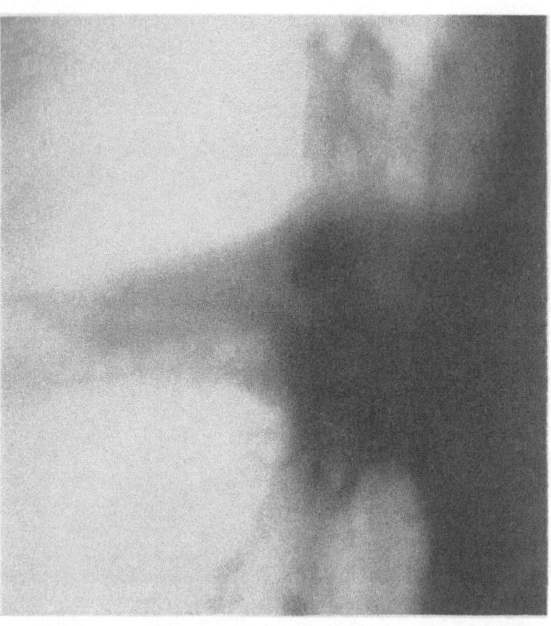

Abb. 21 b. Schichtaufnahme: Innerhalb der keilförmigen dichten Verschattung sind mehrere kleine Aufhellungen zu erkennen (Abszesse).

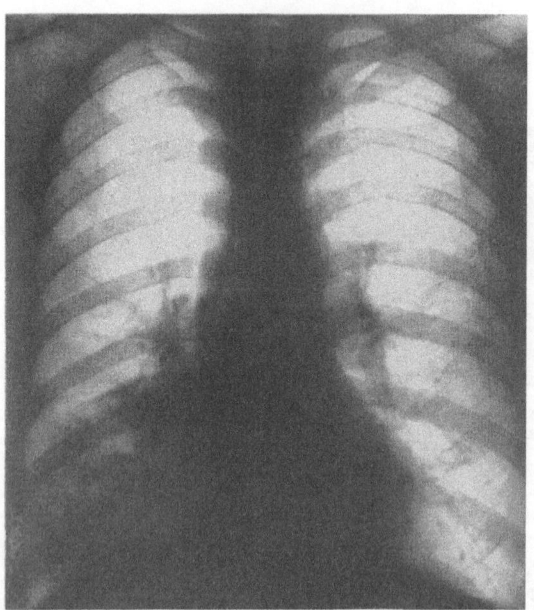

Abb. 21 c. Übersichtsaufnahme: Starke Progredienz. Das ganze rechte Unterfeld dicht wolkig verschattet. Einzelne scharf begrenzte Aufhellungen sind zu erkennen.

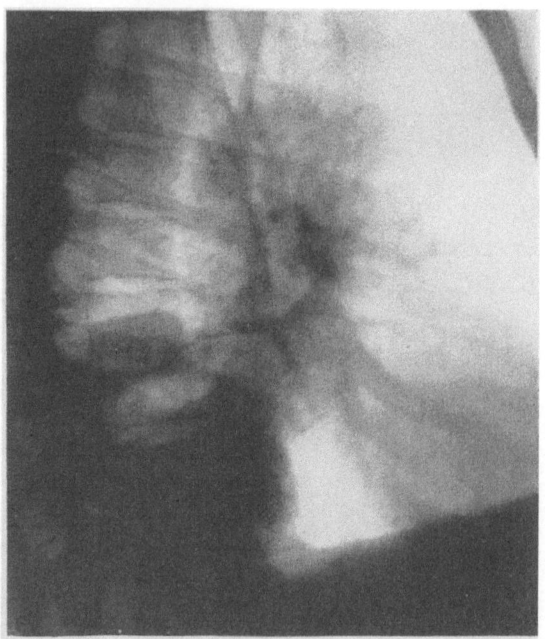

Abb. 21 d. Seitenbild: Die Verschattung liegt in den dorsalen Anteilen des Unterfeldes und zeigt deutlich mehrere Zerfallsherde. Auf beiden Aufnahmen steht die Verschattung mit dem unteren Hiluspol in dichter Verbindung.

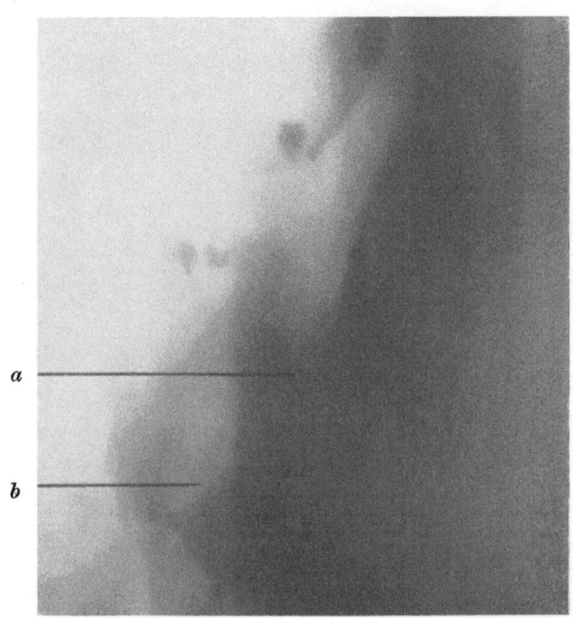


Abb. 21 e. Schichtaufnahme im Hilusbereich: Großer, polizyklisch begrenzter Kernschatten *b* am unteren Hiluspol. Kalkherde kranial davon. Der Unterlappenstammbronchus ist verschlossen *a*. Aus der Bilderserie geht jedoch hervor, daß der Tumor vom apikalen Ast des Unterlappenbronchus ausgegangen ist.

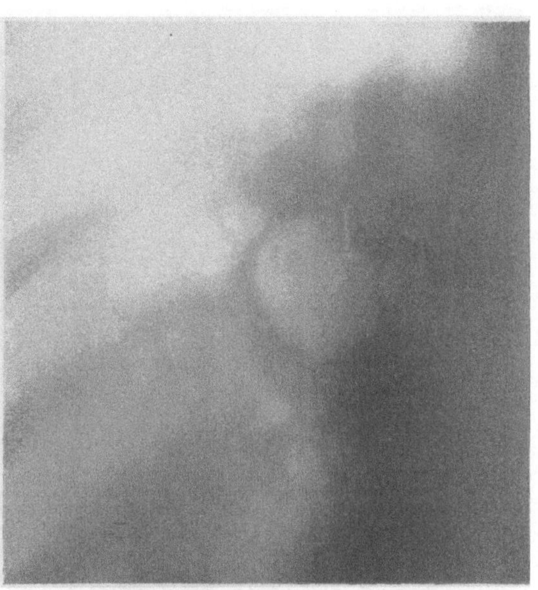

Abb. 21 f. Schichtaufnahme, ganz dorsal: Innerhalb der dichten Verschattung sind mehrere scharfrandige Aufhellungen (Zerfallshöhlen) sichtbar. Zentrales Carcinom des Unterlappens mit abszedierender Pneumonie peripher vom Tumor.

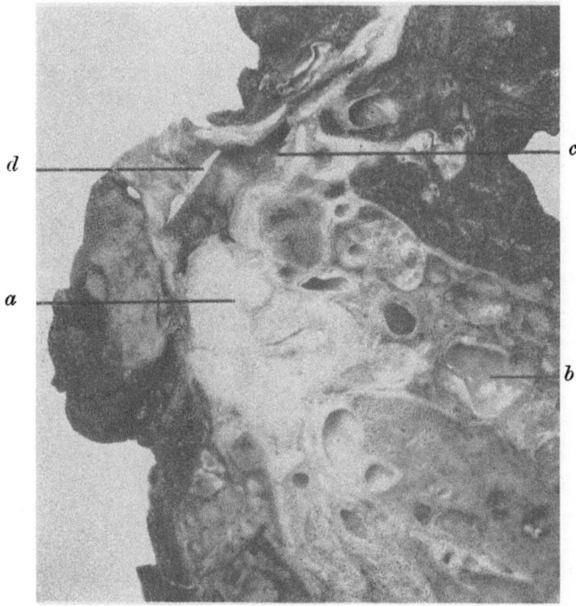


Abb. 21 g. Präparat: Von hinten gesehen. Kleiner, vorwiegend endobronchial entwickelter Tumor im rechten Unterlappen zentral *a*. Dahinter chronische Pneumonie mit mächtigen Bronchiektasien *b* und Abszedierung weiter in der Peripherie. Oberlappenstammbronchus *c*, Hauptbronchus *d*.

Abb. 22 a bis 22 c. 54jähriger Mann. Pneumonektomie 17. Oktober 1950. Histologischer Befund: Undifferenziertes Carcinom.

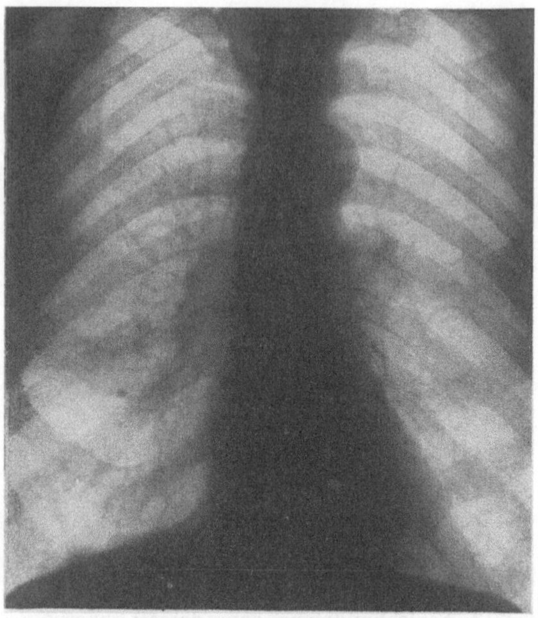

Abb. 22 a. **Übersichtsaufnahme: Geringe Verdichtung und Verbreiterung des rechten Hilus, besonders im unteren** Anteil. **Streifige, zarte Verschattung lateral vom unteren** Hiluspol (entzündliche Veränderungen).

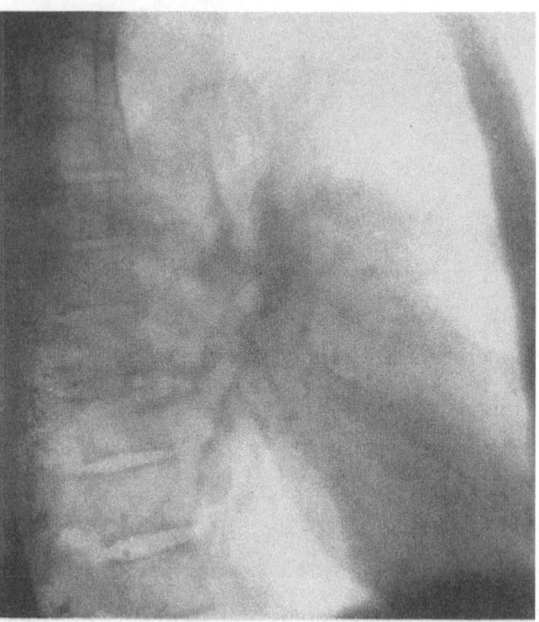

Abb. 22 b. **Seitenbild:** Geringe, **streifig** inhomogene Verschattung **dorsal** vom unteren **Hiluspol.** Ein Tumorschatten ist **nicht sichtbar.**

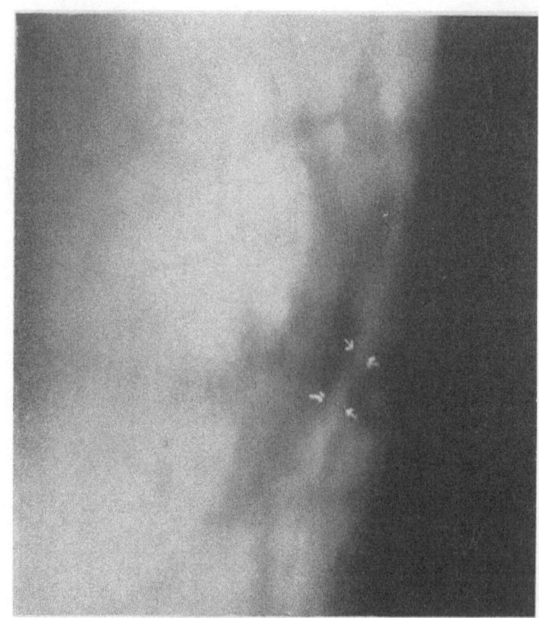

Abb. 22 c. **Schichtaufnahme:** Der **untere Anteil** des **rechten Hauptbronchus ist** normal weit und **scharf begrenzt.** Der **Unterlappenstammbronchus ist in seinen Anfangsteilen deutlich konzentrisch** eingeengt (Pfeile). **Lateral vom Bronchus ist** ein kleiner dichter Kernschatten **zu** erkennen. **Es handelt sich** noch um ein sehr kleines, **beginnendes** Carcinom.

Abb. 23 a bis 23 d. 46jähriger Mann. Pneumonektomie 30. November 1950. Histologischer Befund: Pflasterepithelcarcinom.

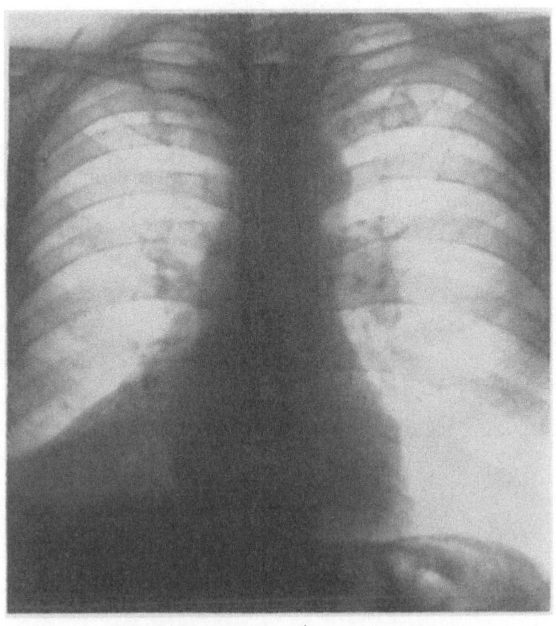

Abb. 23 a. Übersichtsaufnahme: Dichte, homogene, dreieckige Verschattung im rechten Unterfeld, die gegen den unteren Hiluspol spitz zuläuft. Das rechte Zwerchfell abgrenzbar und abgeflacht.

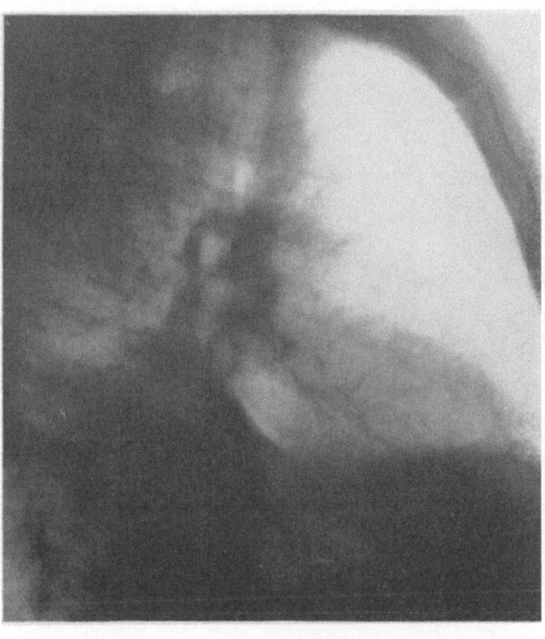

Abb. 23 b. Seitenbild: Die Verschattung liegt dorsal im Unterfeld und hängt mit dem unteren Hiluspol zusammen. (Komplette Atelektase des rechten Unterlappens mit starker Schrumpfung.)

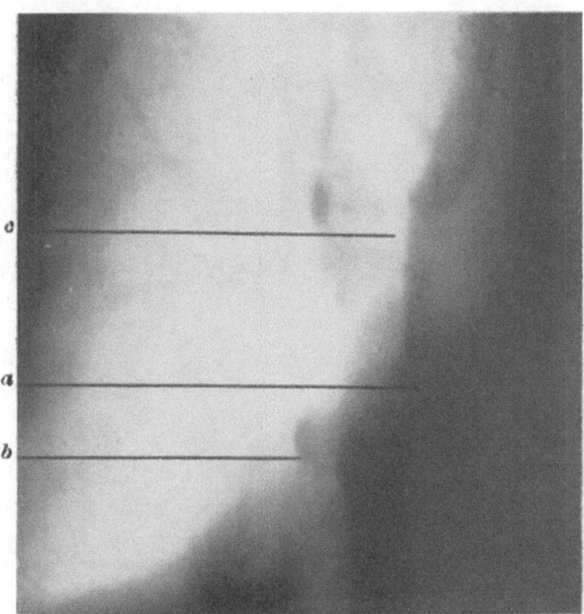


Abb. 23 c. Schichtaufnahme: Kompletter Verschluß des Unterlappenstammbronchus an seiner Abgangsstelle vom Hauptbronchus *a*. Lateral vom Bronchus ein kugeliger Kernschatten *b*. Der Oberlappenstammbronchus *c* ist normal weit.

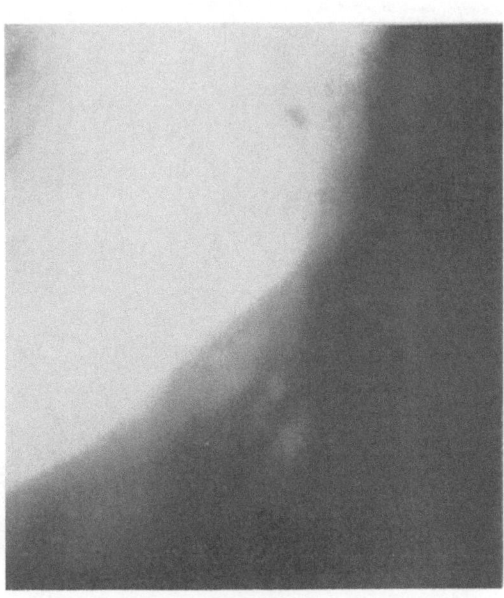

Abb. 23 d. Schichtaufnahme, dorsal: Es zeigt sich die Unterlappenspitze mit kleinen Zerfallshöhlen.

Abb. 24 a bis 24 d. 64jähriger Mann. Lobektomie 25. Februar 1950. Histologischer Befund: Undifferenziertes Carcinom. Die Aufnahme Abb. 24 a wurde im Jahre 1948 ambulant durchgeführt und die Diagnose eines Carcinoms gestellt. Der Patient kam erst 1950 zwecks Operation an die Klinik, zu welchem Zeitpunkt die folgenden Bilder aufgenommen wurden.

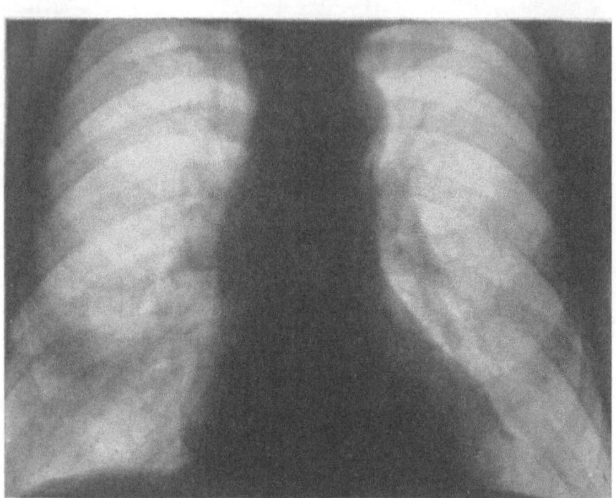

Abb. 24 a. Übersichtsbild 1948: Inhomogene, unscharf begrenzte Verschattung im rechten Unterfeld, die mit dem unteren Hiluspol durch zarte Streifenzüge in Verbindung steht.

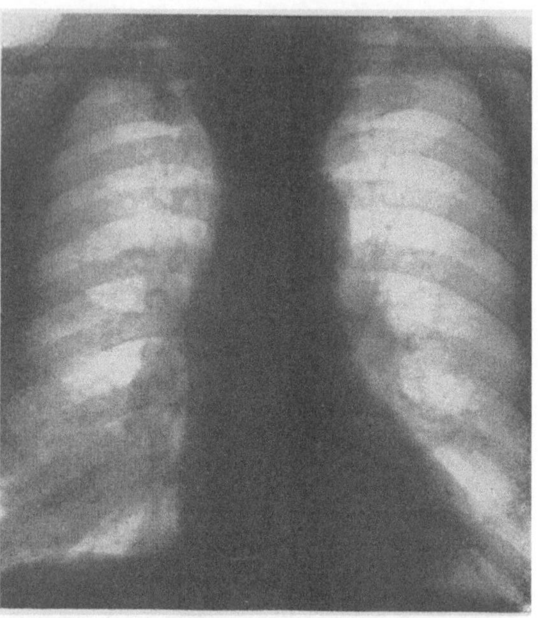

Abb. 24 b. Übersichtsbild, Februar 1950: Starke Vergrößerung der Verschattung rechts basal, die jetzt ziemlich scharf begrenzt und mehr homogen erscheint. Dichte Verbindung mit dem unteren Hiluspol.

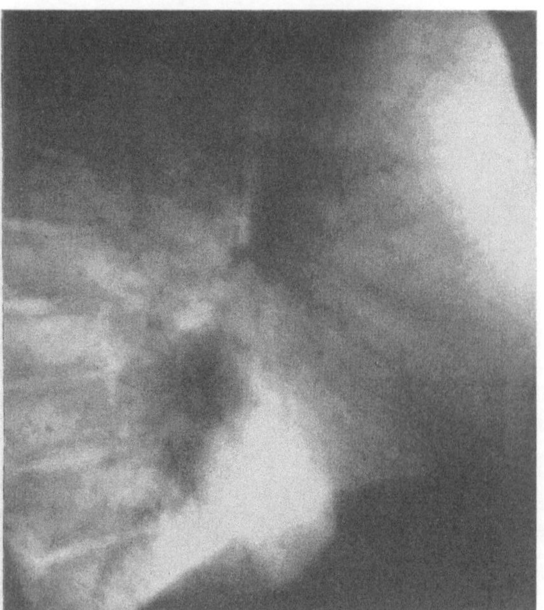

Abb. 24 c. Seitenbild: Die Verschattung ist oval, scharf begrenzt, liegt hinter dem unteren Hiluspol im Unterlappen.

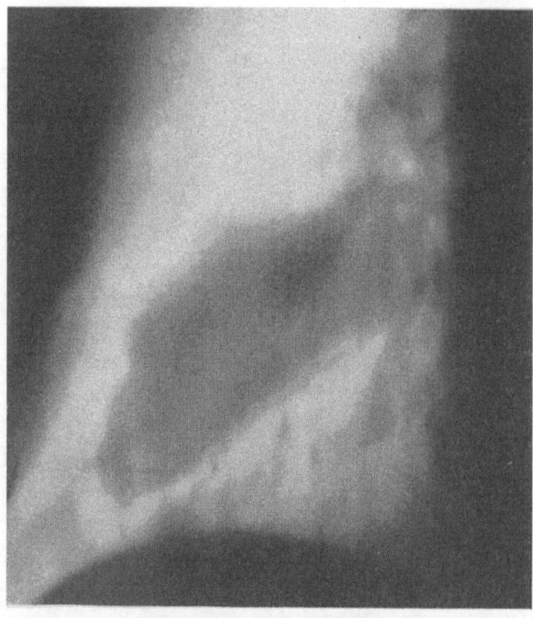

Abb. 24 d. Schichtaufnahme: Walzenförmige, dichte, homogene und buckelig scharf begrenzte Verschattung im rechten Unterfeld, die mit dem unteren Hiluspol eng zusammenhängt. Die Verschattung entspricht auf Grund der buckeligen und scharfen Begrenzung dem Tumorschatten selbst.

## Zentrales Carcinom des apikalen Unterlappensegmentes rechts.

Abb. 25 a bis 25 d. 60jähriger Mann. Pneumonektomie 7. August 1951. Histologischer Befund: Undifferenziertes Carcinom.

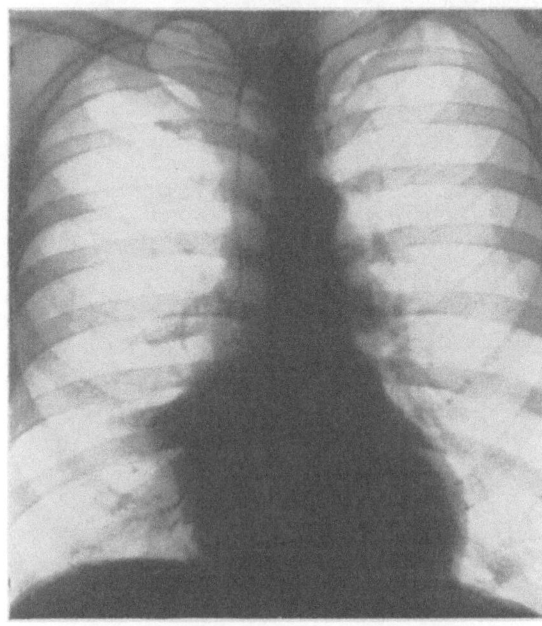

Abb. 25 a. Übersichtsaufnahme: In der Höhe des unteren Hiluspoles rechts besteht eine dreieckige, dichte, homogene Verschattung, die dem rechten Herzrand aufsitzt und gegen lateral spitz zuläuft.

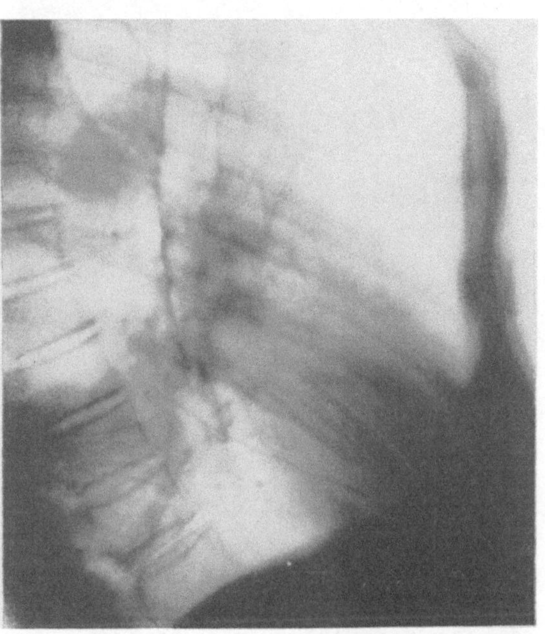

Abb. 25 b. Seitenbild: Die Verschattung liegt in den kranialen Teilen des rechten Unterlappens der dorsalen Thoraxwand an. Streifig inhomogene Verschattung gegen den unteren Hiluspol.

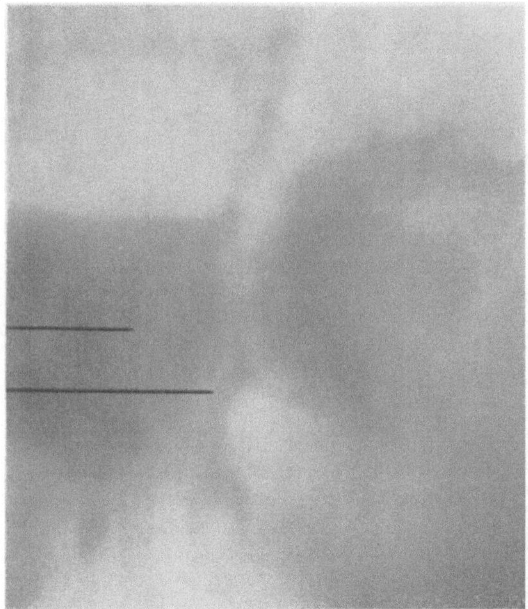

Abb. 25 c. Seitliche Schichtaufnahme: Dichte, homogene Verschattung der Unterlappenspitze, die sich nach kranial zu scharf linear abgrenzt *a*. Der apikale Ast des Unterlappens ist vollkommen verschlossen und nicht sichtbar. Der Unterlappenstammbronchus *b* ist stark eingeengt und etwas nach vorne verdrängt. Der Mittellappenbronchus (nach vorne abzweigend) ist frei durchgängig.

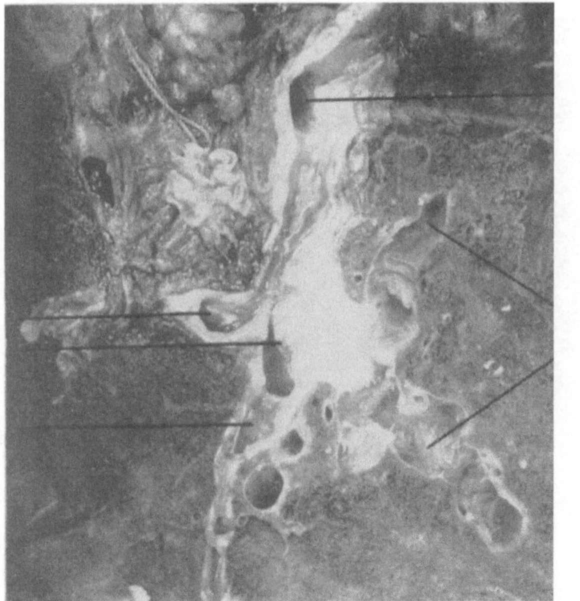


Abb. 25 d. Präparat, von medial gesehen: Kleiner Tumor des apikalen Segmentes des rechten Unterlappens, in den Stammbronchus sich vorwölbend *a*. Dahinter mächtige Ektasie der Segmentbronchien *b*. (Das eingedickte Sekret in denselben wurde vor der Aufnahme entfernt.) Abgang des Oberlappenbronchus *c*. Mittellappenbronchus *d*, Unterlappenbronchus *e*.

Abb. 26 a bis 26 d. 56jähriger Mann. Pneumonektomie 4. Mai 1951. Histologischer Befund: Undifferenziertes Carcinom.

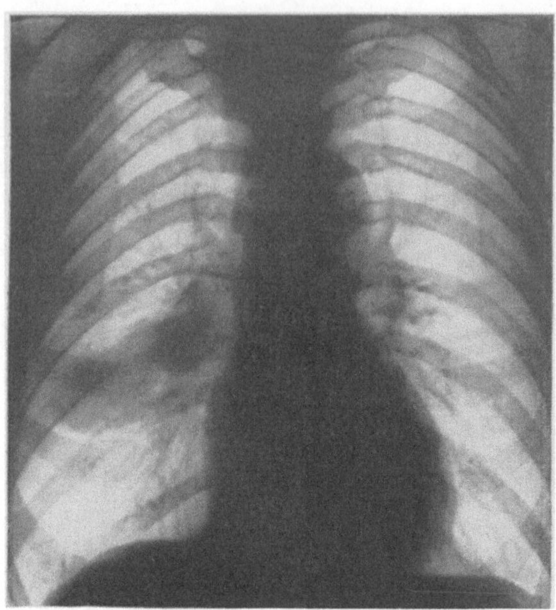

**Abb. 26 a. Übersichtsaufnahme:** Der rechte Hilus stark verbreitert und dicht. Anschließend an den unteren Hiluspol nach lateral und kaudal zu eine scharf begrenzte, ovale, hühnereigroße Verschattung.

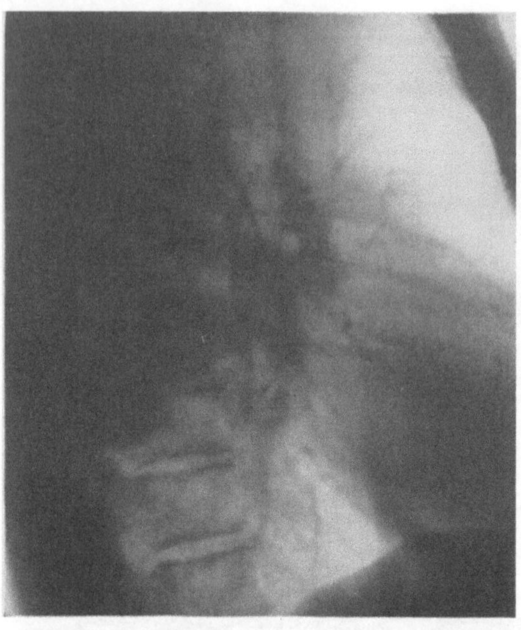

**Abb. 26 b. Seitenbild:** Dorsal vom Hilus, im apikalen Segment des rechten Unterlappens, besteht eine dichte homogene Verschattung, die zum Teil der dorsalen Thoraxwand anliegt.

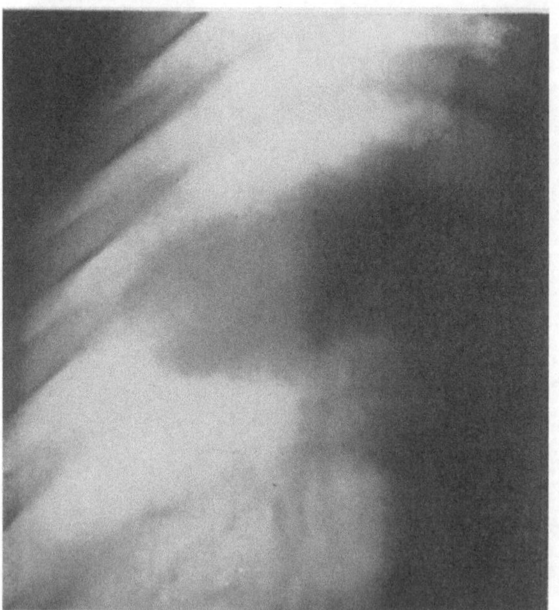

**Abb. 26 c. Schichtaufnahme, dorsal:** Den dorsalen Rippen eng anliegend, ist eine homogene, scharf begrenzte, walzenförmige Verschattung sichtbar. Die medialen Teile der Verschattung sind etwas dichter. Die Homogenität und kugelig scharfe Begrenzung sprechen dafür, daß die Verschattung vom Tumor allein gebildet wird und entzündliche Veränderungen peripher vom Tumor fehlen.

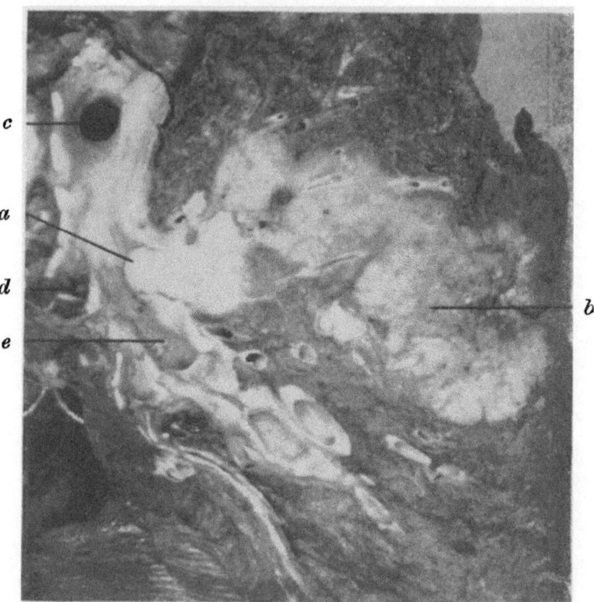


**Abb. 26 d. Präparat,** von hinten gesehen. **Tumor** vom apikalen Segmentbronchus des rechten **Unterlappens** ausgehend, einerseits endobronchial **gegen den Hauptbronchus** vorwachsend *a*, anderseits im **Lungenparenchym** nach Art eines peripheren **Tumors** sich ausbreitend *b*. Abgang des Oberlappenbronchus *c*, Mittellappenbronchus *d*, Unterlappenbronchus *e*.

Abb. 27 a bis 27 c. 60jähriger Mann. Pneumonektomie 12. September 1950. Histologischer Befund: Unreifes Pflasterepithelcarcinom.

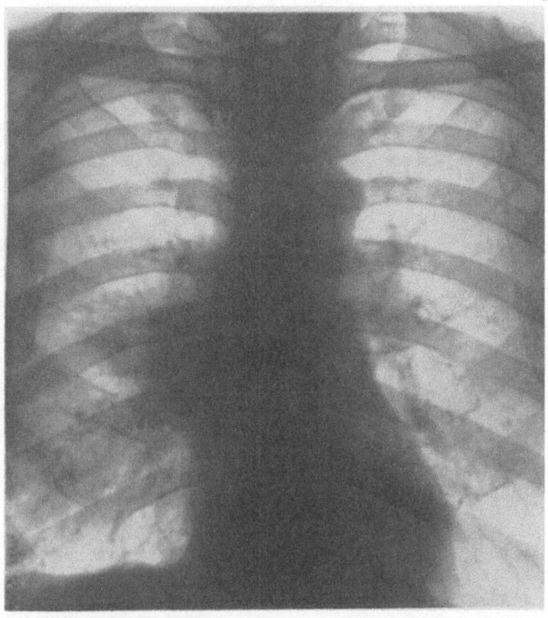

Abb. 27 a. Übersichtsaufnahme: Dichte, fast homogene Verschattung rechts parahilär, annähernd dreieckig, mit der Spitze gegen die laterale Thoraxwand gerichtet. Streifige zarte Verschattung des rechten Unterfeldes. Rechtes Zwerchfell abgeflacht, Sinus verlötet.

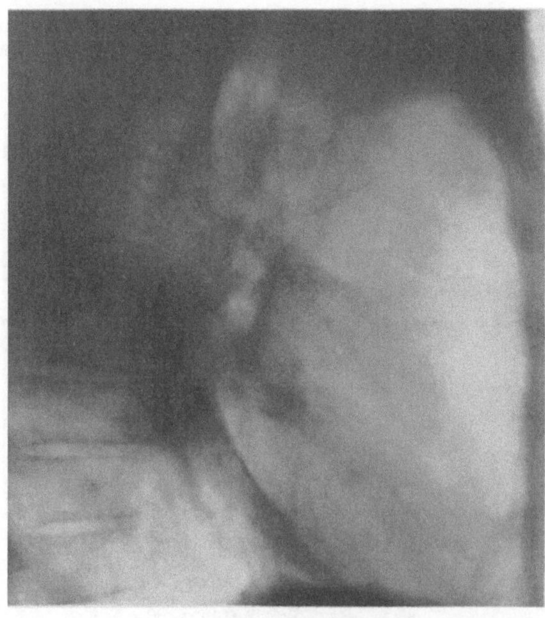

Abb. 27 b. Seitenbild: Die dichte Verschattung liegt dorsal hinter dem Hilus. Bandförmige Verschattung zwischen Mittel- und Unterlappen (kleiner Erguß).

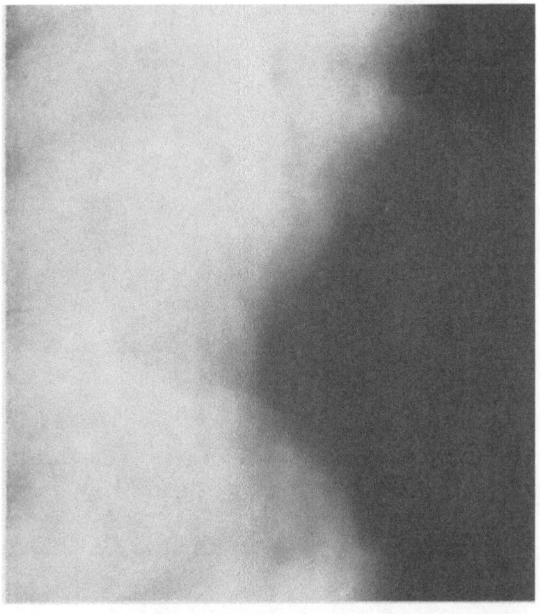

Abb. 27 c. Schichtaufnahme, dorsal: Dreieckige, der Wirbelsäule dicht anliegende, homogene Verschattung im rechten Mittelfeld mit geringer buckeliger Begrenzung nach kranial. Diese Begrenzung erweckt den Verdacht auf einen Tumor.

Abb. 28. 60jähriger Mann. Pneumonektomie 24. Januar 1950. Histologischer Befund: Pflasterepithelcarcinom.

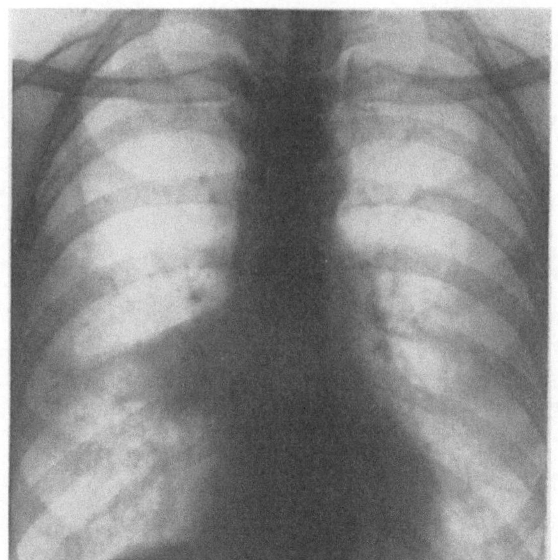

Abb. 28. Übersichtsaufnahme: Dichte, homogene Verschattung im rechten Mittelfeld medial, dreieckig, nach kranial zu schräg und scharf linear, der Unterlappenspitze entsprechend, abgegrenzt. Die Seitenaufnahme zeigte die Verschattung hinter dem Hilus. Die Schichtaufnahme ergab eine konvexe Begrenzung der Verschattung nach kaudal, die auf der Übersichtsaufnahme andeutungsweise zu erkennen ist.

## Zentrales Carcinom des linken Oberlappens, Ramus apicalis.

Abb. 29 a bis 29 d. 51jähriger Mann. Pneumonektomie 30. Mai 1951. Histologischer Befund: Undifferenziertes Carcinom.

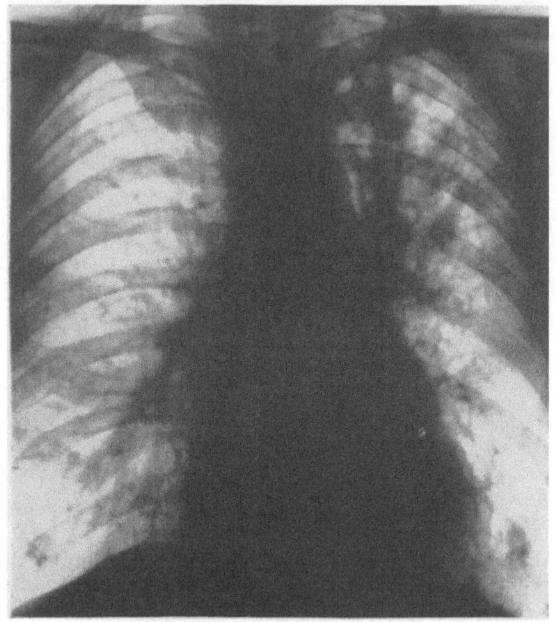

Abb. 29 a. Übersichtsaufnahme: Ausgedehnte, stark inhomogene Verschattung des linken Oberfeldes, die mit dem oberen Hiluspol in Verbindung steht. Die Verschattung erscheint streifig, fächerförmig gegen die Peripherie zu.

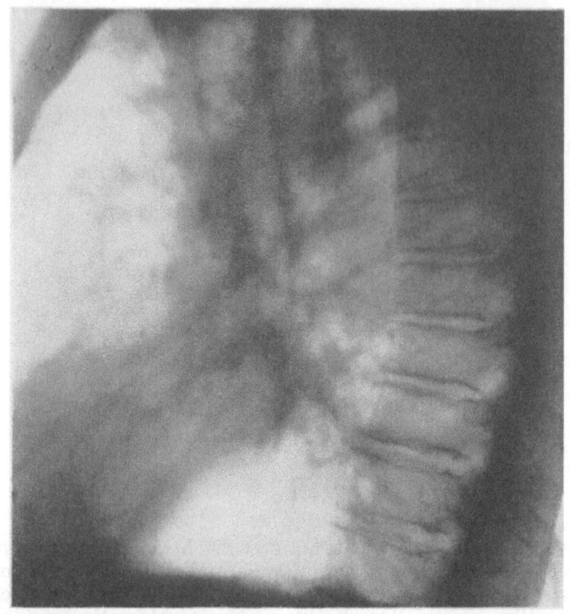

Abb. 29 b. Seitenbild: Die Verschattung liegt direkt ober dem Hilus, also im apikalen Segment. Die inhomogene Verschattung auf beiden Aufnahmen spricht für entzündliche Veränderungen.

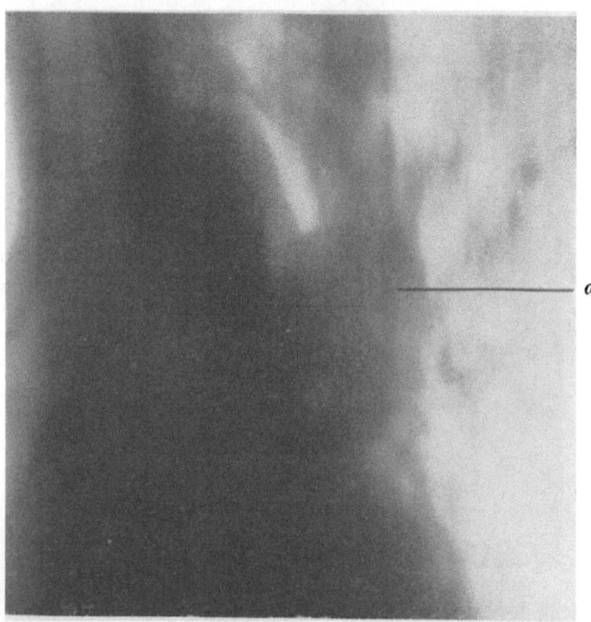


Abb. 29 c. Schichtaufnahme: Am oberen Hiluspol ist ein dichter, kugeliger, relativ scharf begrenzter Kernschatten *a* sichtbar, der für einen Tumor spricht. Der apikale Ast ist wohl noch durchgängig, aber in seinen Anfangsteilen stark eingeengt. Peripher vom Tumor-Kernschatten ausgedehnte entzündliche Veränderungen.

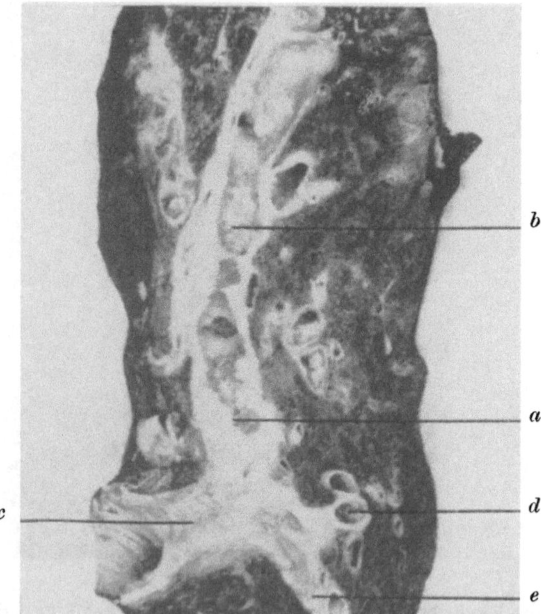


Abb. 29 d. Präparat: Kleines, ausschließlich endobronchial gelegenes obturierendes Carcinom des apikalen Astes des linken Oberlappenbronchus *a* mit mächtigen Bronchiektasien hinter der Stenose *b*. (Das Sekret vor der Aufnahme entfernt.) Oberlappenstammbronchus *c*, vorderer Segmentbronchus *d*, Lingulabronchus *e*.

Abb. 30 a bis 30 c. 61jähriger Mann. Pneumonektomie 15. November 1949. Histologischer Befund: Pflasterepithelcarcinom.

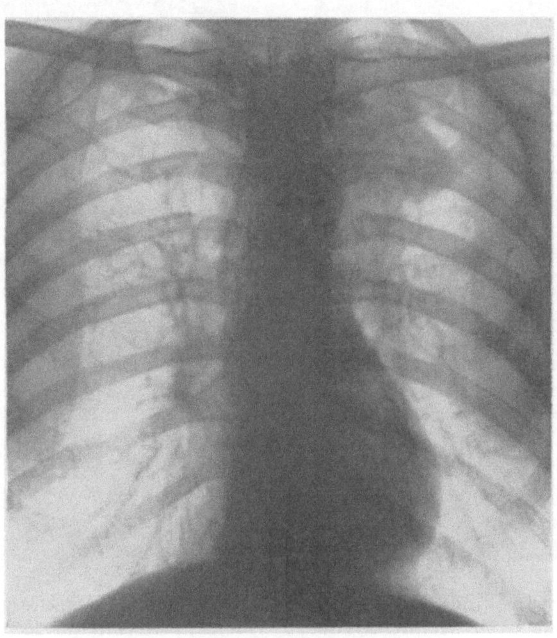

Abb. 30 a. Übersichtsaufnahme: Infraklavikulär medial im linken Oberfeld ist eine querovale, hühnereigroße, dichte, homogene und scharf begrenzte Verschattung sichtbar, die mit dem oberen Hiluspol durch eine wenig dichte, wolkige Verschattung in Verbindung steht.

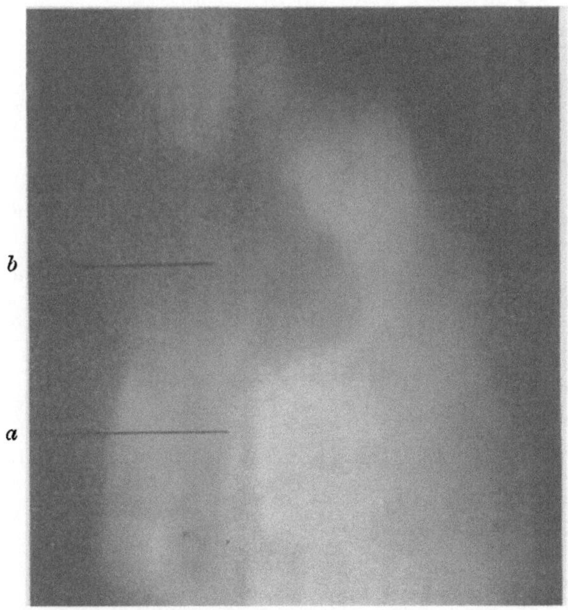


Abb. 30 b. Schichtaufnahme: Der apikale Ast *a* des Oberlappenbronchus erscheint stark eingeengt und mündet direkt in eine ovale, scharf begrenzte, homogene Verschattung medial im Oberfeld *b*. Diese entspricht dem Tumorschatten. *Zentrales Carcinom von peripherem Typ.*

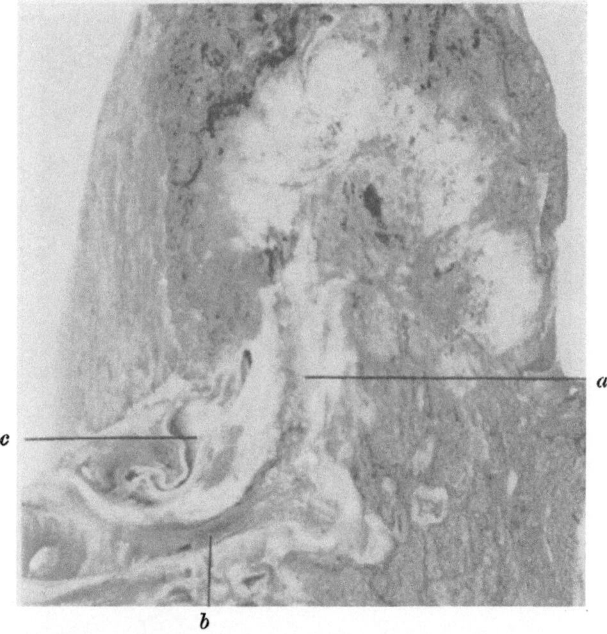


Abb. 30 c. Präparat: Annähernd kugeliger, relativ scharf abgegrenzter Tumor im apikalen Segment des linken Oberlappens, in welchen der apikale Segmentbronchus *a* etwa 3 cm nach seinem Abgang verschwindet. Oberlappenstammbronchus *b*. Querschnitt der Art. pulmonalis *c*.

Abb. 31 a und 31 b. 51jähriger Mann. Lobektomie 19. Juli 1950. Histologischer Befund: Undifferenziertes Carcinom.

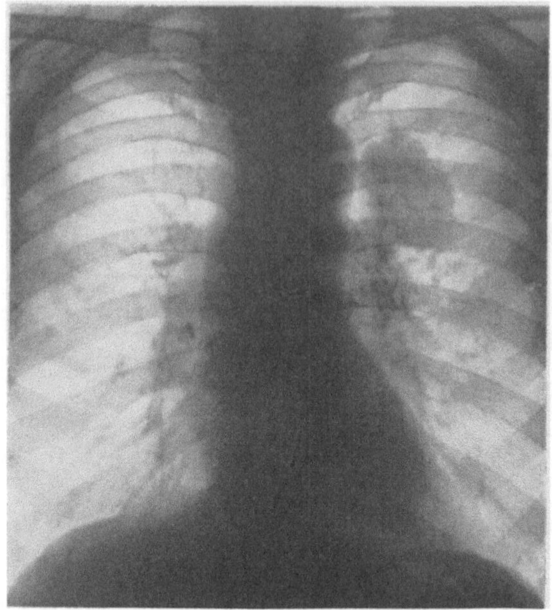

Abb. 31 a. Übersichtsaufnahme: Im Anschluß an den oberen Hiluspol links besteht eine ovale, hühnereigroße, dichte, homogene, scharf begrenzte Verschattung.

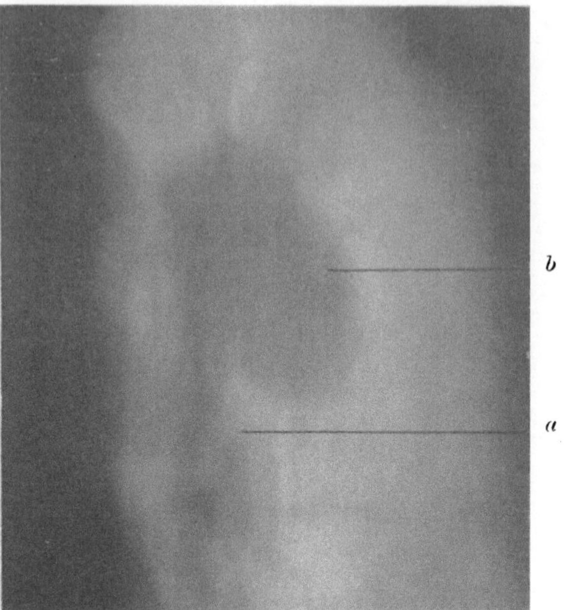


Abb. 31 b. Schichtaufnahme: Der apikale Ast *a* des Oberlappenbronchus ist in seinen Anfangsteilen sichtbar, etwas eingeengt und mündet sodann in einen ovalen, dichten und scharf begrenzten Tumorkernschatten *b*. *Zentrales Carcinom von peripherem Typ.*

Abb. 32 a und 32 b. 58jähriger Mann. Pneumonektomie 3. Januar 1951. Histologischer Befund: Kleinzelliges Carcinom.

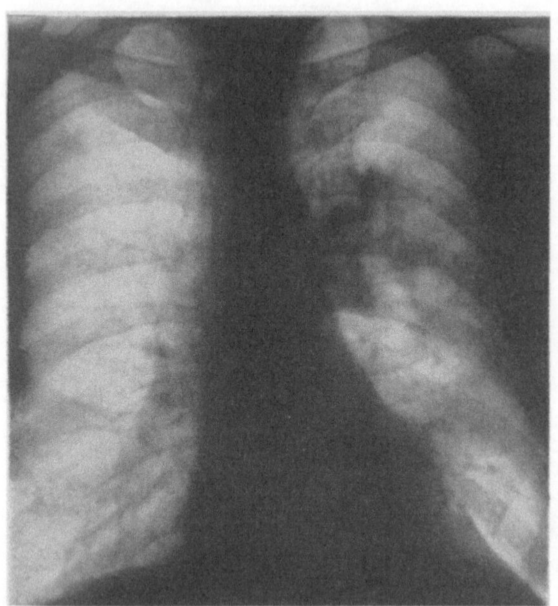

Abb. 32 a. Übersichtsaufnahme: Vom oberen Hiluspol ausgehend besteht eine handtellergroße, inhomogene, unscharf begrenzte Verschattung mit einem dichteren kugeligen Kernschatten direkt am oberen Hiluspol.

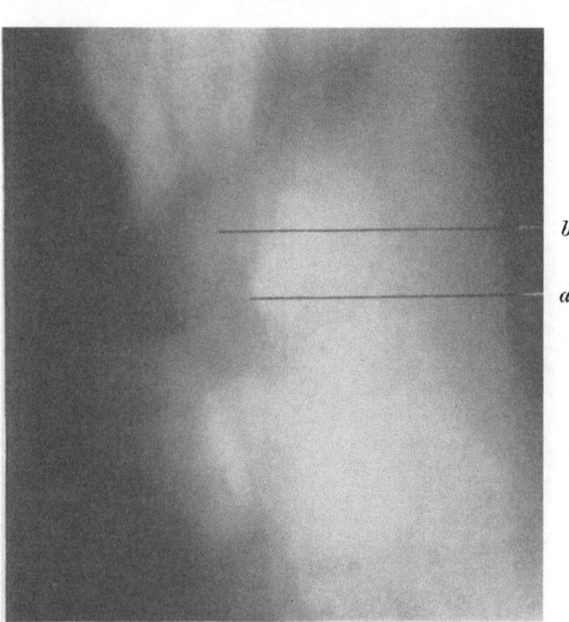


Abb. 32 b. Schichtaufnahme: Der apikale Ast des Oberlappens *a* ist in seinen Anfangsteilen normal weit, mündet jedoch nach kurzem Verlauf in einen kirschgroßen, nach kranial zu scharf begrenzten Kernschatten *b*. Lateral und kranial von diesem ist eine inhomogene, unscharf begrenzte Verschattung sichtbar (entzündlich).

Abb. 33 a bis 33 c. 47jähriger Mann. Pneumonektomie 24. August 1950. Histologischer Befund: Pflasterepithelcarcinom.

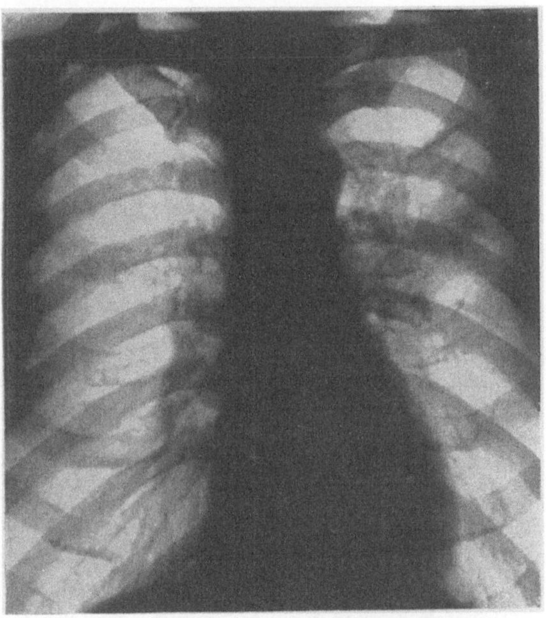

Abb. 33 a. Übersichtsaufnahme: Wenig dichte, inhomogen wolkige Verschattung im Anschluß an den oberen Hiluspol links, die mit streifigen Ausläufern weit nach lateral reicht. Kein Tumorkernschatten sichtbar.

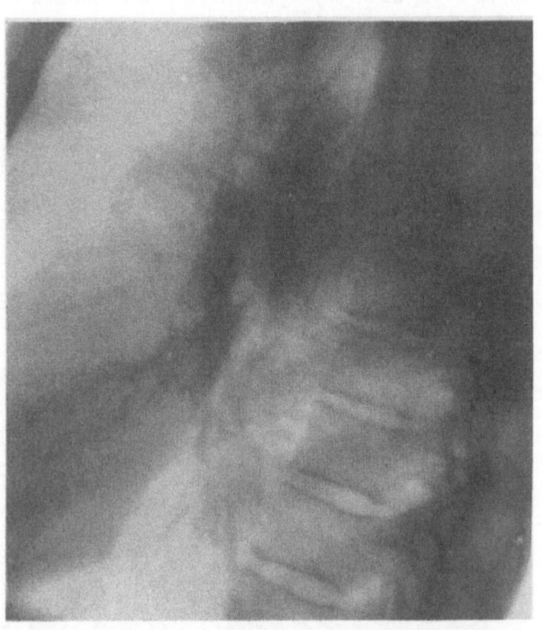

Abb. 33 b. Seitenbild: Die Verschattung liegt oberhalb des Hilus und ist streifig inhomogen, unscharf begrenzt.

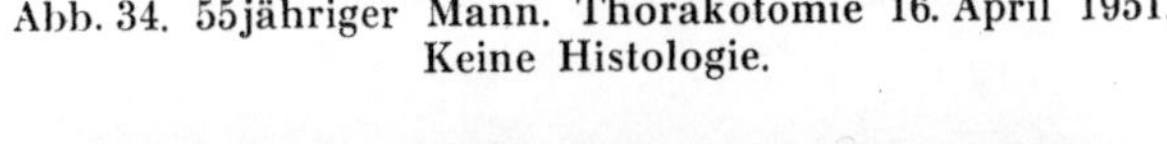

Abb. 34. 55jähriger Mann. Thorakotomie 16. April 1951. Keine Histologie.

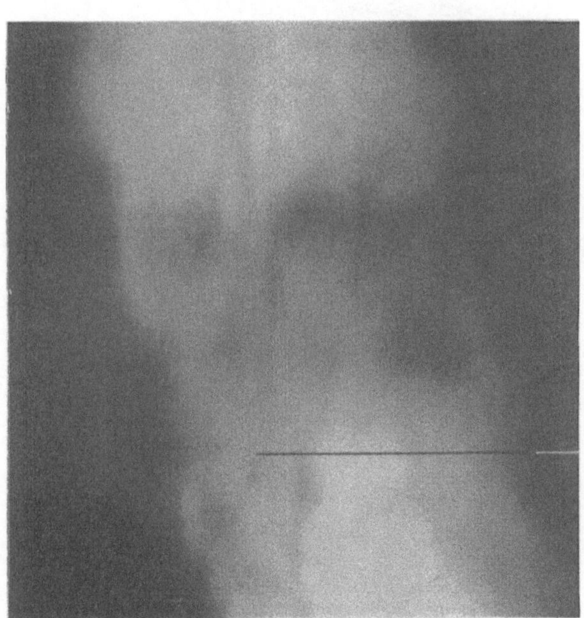

Abb. 33 c. Schichtaufnahme: Der linke Oberlappenstammbronchus ist normal weit und scharf begrenzt. Der apikale Ast *a* ist von seiner Abgangsstelle an hochgradig eingeengt und unscharf, sowie leicht unregelmäßig begrenzt. Im Anschluß an den oberen Hiluspol besteht eine wolkig inhomogene Verschattung.

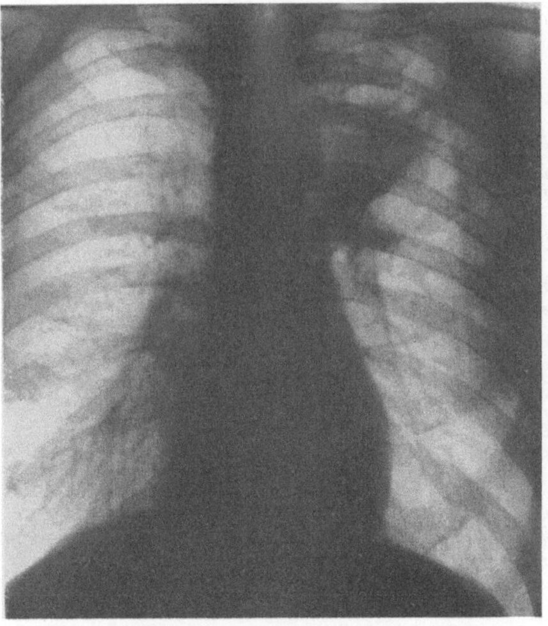

Abb. 34. Übersichtsaufnahme: Im linken Oberfeld medial besteht eine dichte, leicht inhomogene Verschattung, die sich nach lateral zu scharf linear, nach kranial zu unscharf abgrenzt und vom oberen Hiluspol ausgeht. Die Schichtaufnahme ergab den Verschluß des apikalen Bronchus.

## Zentrales Carcinom des linken Oberlappens, Ramus anterior (vorderer Bronchus).

Abb. 35 a bis 35 d. 53jähriger Mann. Pneumonektomie 12. Oktober 1948. Histologischer Befund: Adenocarcinom.

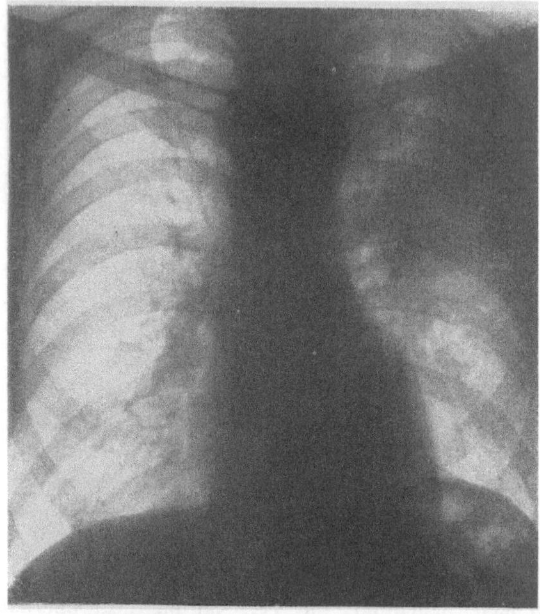

Abb. 35 a. Übersichtsaufnahme: Dichte, fast homogene Verschattung der Basis des linken Oberfeldes, die sich nach kranial zu etwas aufhellt. Zwerchfellhochstand links, keine paradoxe Verschieblichkeit.

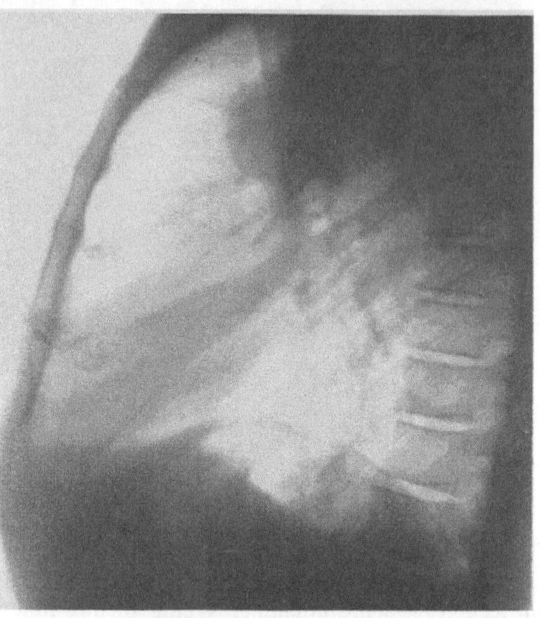

Abb. 35 b. Seitenbild: Es grenzt sich ein kugeliger Tumorkernschatten zentral im vorderen Segment ab.

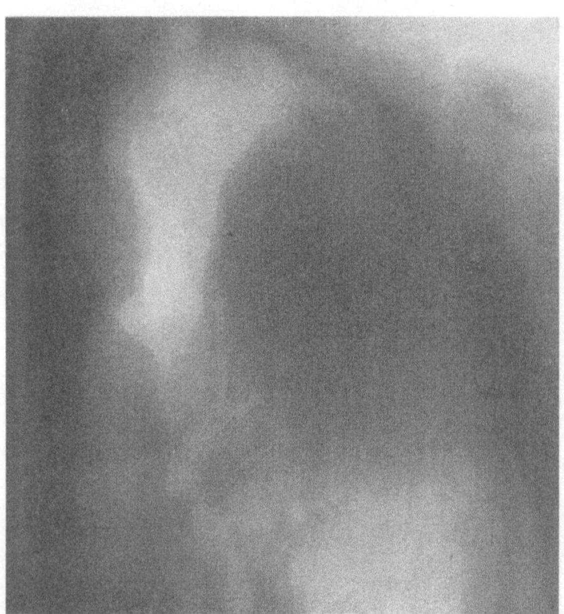

Abb. 35 c. Schichtaufnahme: Dichte homogene Verschattung der lateralen Anteile des Oberfeldes, die mit dem oberen Hiluspol in Verbindung steht. Linker Hauptbronchus und Oberlappenstammbronchus normal weit. Apikaler Ast und Lingulabronchus deutlich sichtbar und frei. Der vordere Ast einige Millimeter nach seinem Abgang komplett verschlossen.

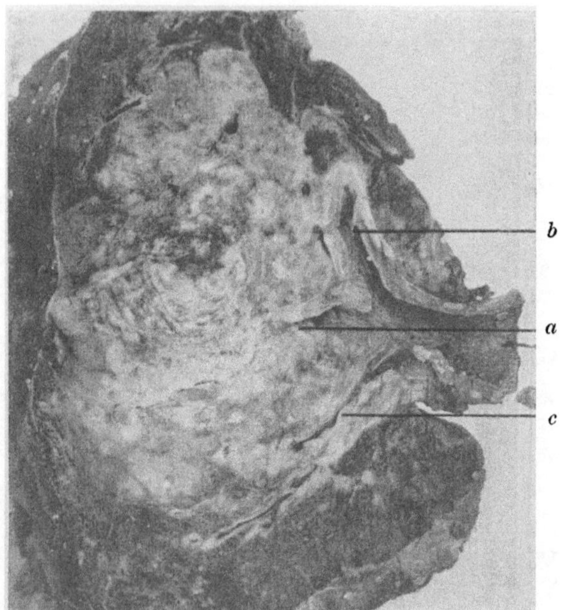


Abb. 35 d. Präparat: Frontal geschnitten, von hinten gesehen. Großer, vom vorderen Ast des linken Oberlappens ausgehender Tumor *a*. Der apikale Ast *b* nach medial, der Lingulabronchus *c* nach kaudal verdrängt. Die Wand desselben von außen her bereits carcinomatös infiltriert.

Abb. 36 a bis 36 d. 55jähriger Mann. Pneumonektomie 22. Mai 1951. Histologischer Befund: Undifferenziertes Carcinom.

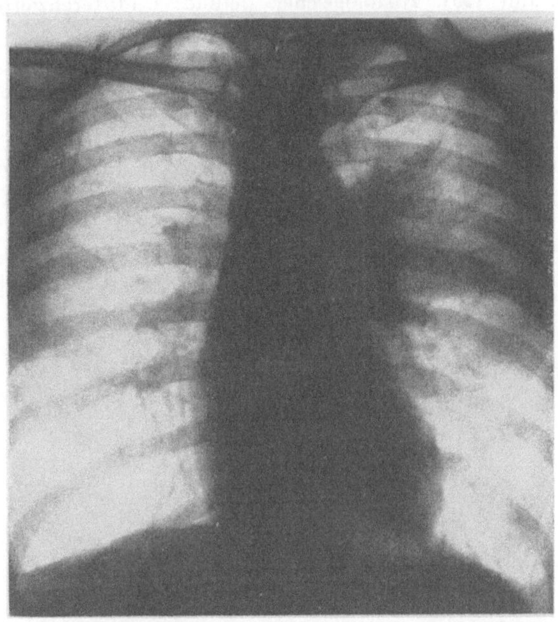

Abb. 36 a. Übersichtsaufnahme: Starke Verbreiterung des linken oberen Hiluspoles. Von ihm ausgehend eine dichte, unscharf und unregelmäßig begrenzte Verschattung, die bis zur lateralen Thoraxwand reicht und sich nach kaudal zu ziemlich scharf und linear abgrenzt.

Abb. 36 b. Seitenbild: Die Verschattung zieht vom oberen Hiluspol nach vorne zu, ist keilförmig und liegt im vorderen Segment des Oberlappens.

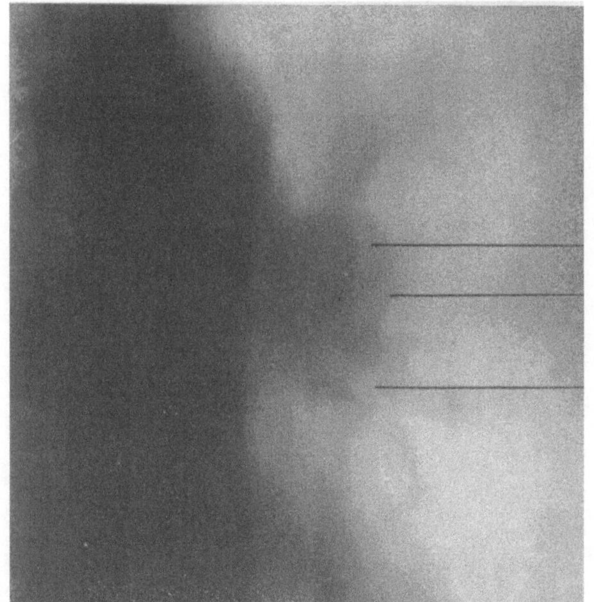


Abb. 36 c. Schichtaufnahme: Die segmentförmige Verschattung ist auf dieser Schicht nicht sichtbar und liegt weiter vorne. Der Oberlappenstammbronchus, der apikale Ast *a* und der Lingulabronchus *c* sind frei durchgängig. Der vordere Ast *b* ist einige Millimeter nach seinem Abgang verschlossen und auch auf den anderen Schichtaufnahmen nicht weiter zu verfolgen.

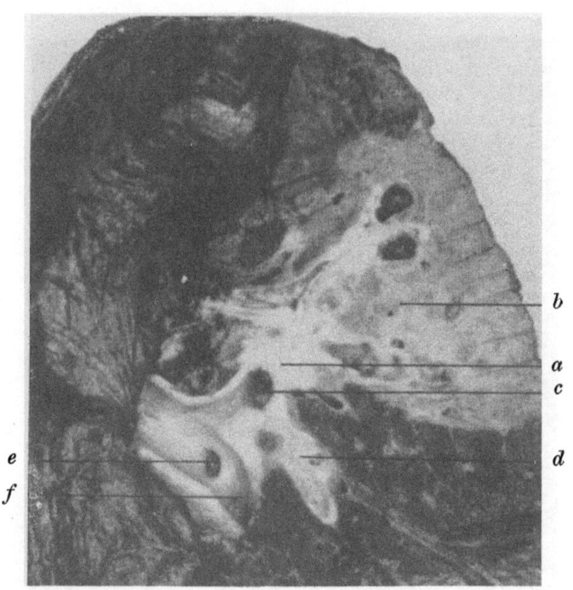


Abb. 36 d. Präparat: Frontal geschnitten, von vorne gesehen. Kleiner obturierender Tumor des vorderen Astes des linken Oberlappenbronchus *a*. Peripher davon die Bronchien erweitert. Scharf segmental begrenzte chronische Indurativpneumonie *b*. Abgang des dorsalen Astes *c*, Lingulabronchus *d*, Ostium des apikalen Unterlappenbronchus *e*, Unterlappenstammbronchus *f*.

## Zentrales Carcinom des linken Oberlappens, ramus posterior (dorsaler Bronchus).

Abb. 37 a bis 37 d. 60jähriger Mann. Pneumonektomie 30. Juli 1951. Histologischer Befund: Undifferenziertes Carcinom.

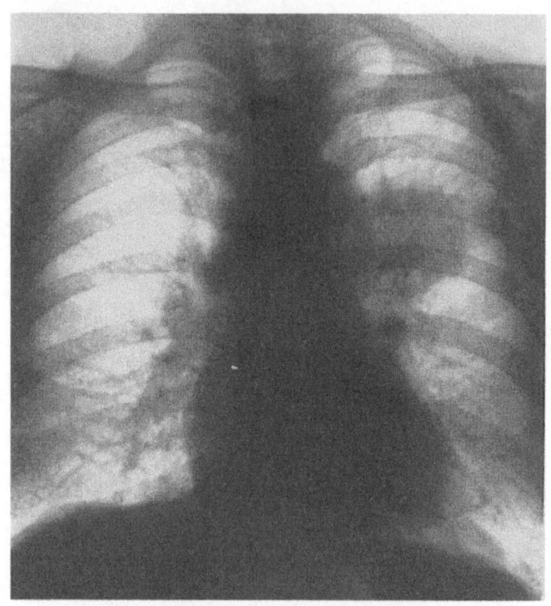

Abb. 37 a. Übersichtsaufnahme: Im linken Oberfeld medial, dem oberen Hiluspol und der Aorta descendens eng anliegend, besteht eine dichte, homogene, apfelgroße, scharf begrenzte Verschattung. *Sogenanntes zentrales Carcinom von peripherem Typ.*

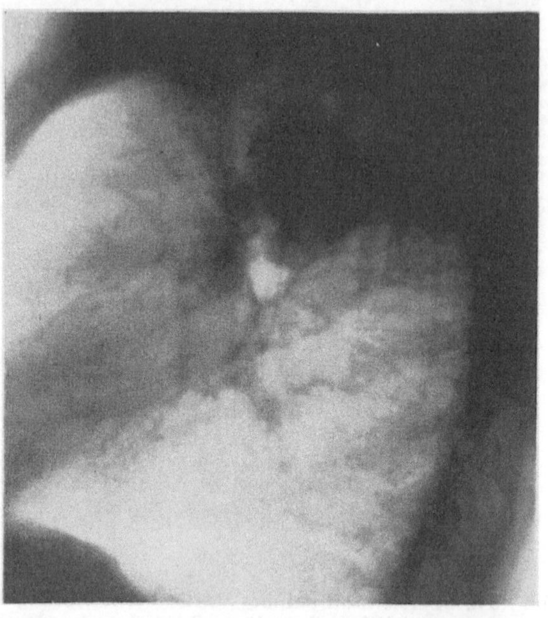

Abb. 37 b. Seitenbild: Die Verschattung liegt dorsal und kranial vom oberen Hiluspol und grenzt sich gegen die Unterlappenspitze scharf linear ab.

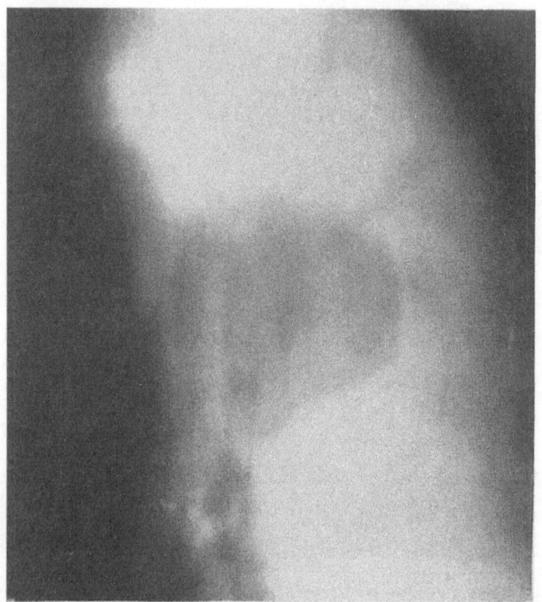

Abb. 37 c. Schichtaufnahme, dorsal vom Hilus: Der Tumorschatten ist scharf getroffen sichtbar, scharf kugelig begrenzt und homogen. Der dorsale Bronchus ist in dieser Aufnahmerichtung nicht dargestellt.

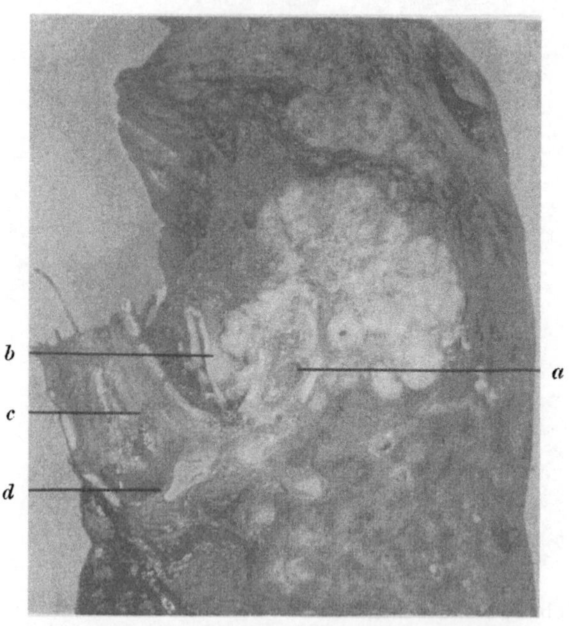


Abb. 37 d. Präparat: Sagittal geschnitten, von lateral gesehen. Vom dorsalen Ast des linken Oberlappenbronchus ausgehender Tumor *a*. *Sogenanntes zentrales Carcinom von peripherem Typ.* Art. pulmonalis *b*, Hauptbronchus *c*, Abgang des Unterlappenbronchus *d*.

## Zentrales Carcinom der Lingula.

Abb. 38 a bis 38 c. 49jähriger Mann. Pneumonektomie 12. Oktober 1949. Histologischer Befund: Undifferenziertes Carcinom.

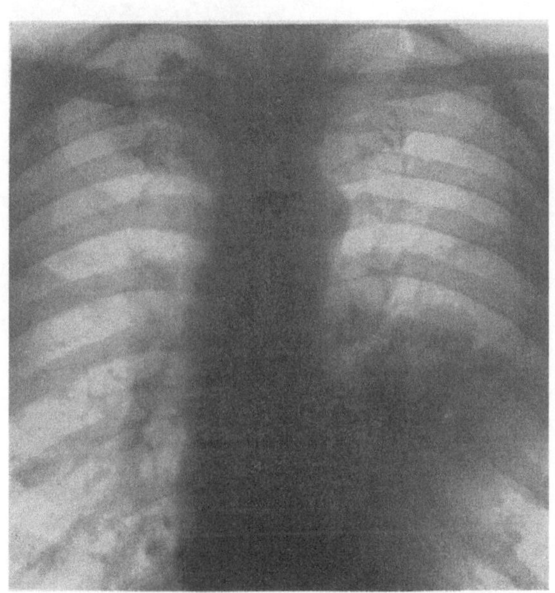

Abb. 38 a. Übersichtsaufnahme: Dichte, unscharf begrenzte Verschattung im linken Mittel- und Unterfeld, die sich gegen das Zwerchfell zu aufhellt. Apfelgroßer kugeliger Kernschatten innerhalb der Verschattung, die vom unteren Hiluspol bis zur lateralen Thoraxwand reicht.

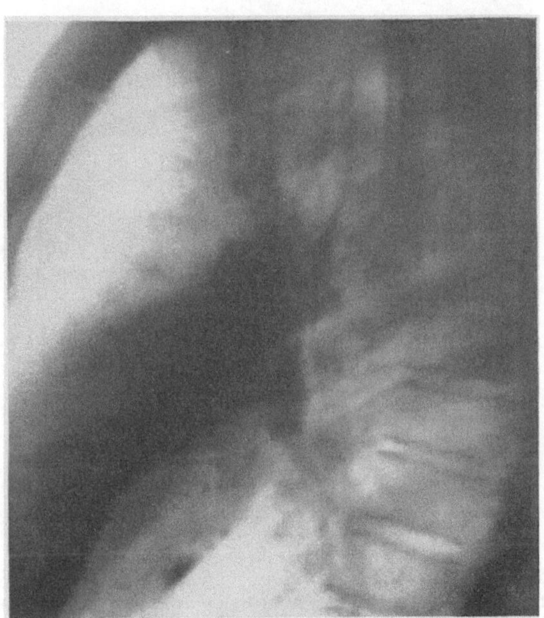

Abb. 38 b. Seitenbild: Dichte homogene Verschattung der Lingula. Die Lappengrenze gegen den Unterlappen zu ist etwas nach cranial gerückt.

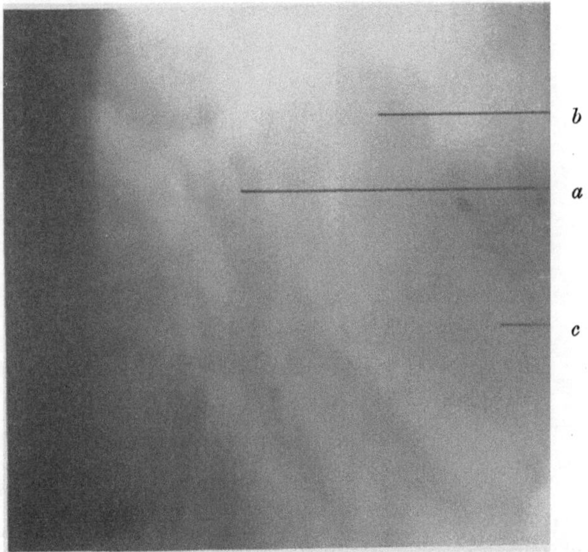


Abb. 38 c. Schichtaufnahme: Dichte, etwas wolkige Verschattung des linken Mittelfeldes, die mit dem Hilus breit in Verbindung steht. Parahilär grenzt sich die Verschattung nach cranial zu konvex ab. Tumorkernschatten *b*, Atelektaseschatten *c*. Der linke Hauptbronchus normal weit, ebenso der linke Ober- und Unterlappenstammbronchus. Der Lingulabronchus *a* ist kurz nach seinem Abgang komplett verschlossen.

Abb. 39 a bis 39 d. 63jähriger Mann. Pneumonektomie 18. Mai 1951. Histologischer Befund: Kleinzelliges Carcinom.

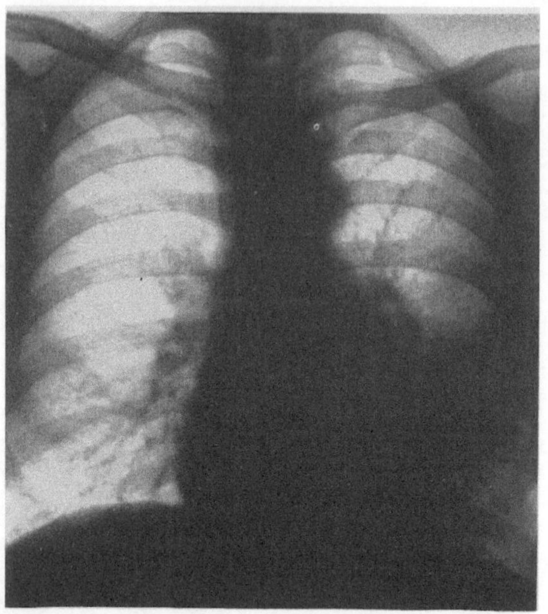

Abb. 39 a. Übersichtsaufnahme: Dichte homogene Verschattung des gesamten Unterfeldes links, auf das Mittelfeld übergreifend und gegen cranial zu unscharf abgegrenzt.

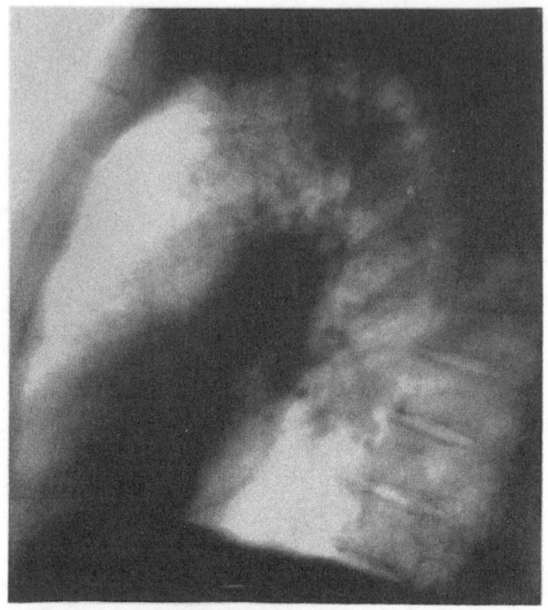

Abb. 39 b. Seitenbild: Dichte homogene Verschattung der ganzen Lingula.

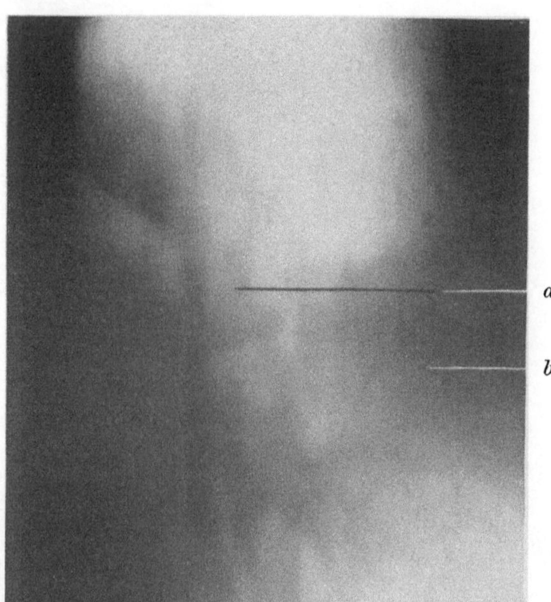


Abb. 39 c. Schichtaufnahme: In der Gabel zwischen Ober- und Unterlappenstammbronchus kleiner, dichter und homogener Tumorkernschatten *a*. Peripher davon weniger dichter, etwas inhomogener Atelektaseschatten *b*. Der Lingulabronchus im Bereich des Tumorkernschattens an seiner Abgangsstelle verschlossen und nicht sichtbar.

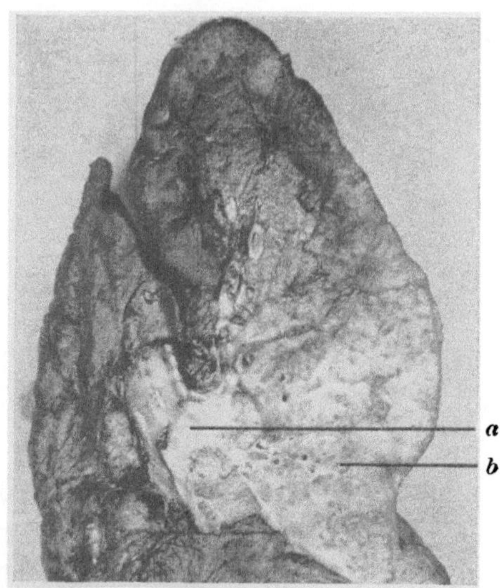


Abb. 39 d. Präparat: Kleines, vom Lingulabronchus ausgehendes Carcinom, in den Oberlappenstammbronchus sich vorwölbend *a*. Dahiner chronische Pneumonie *b*.

Abb. 40. 50jähriger Mann. Pneumonektomie 5. Oktober 1950. Histologischer Befund: Undifferenziertes Carcinom.

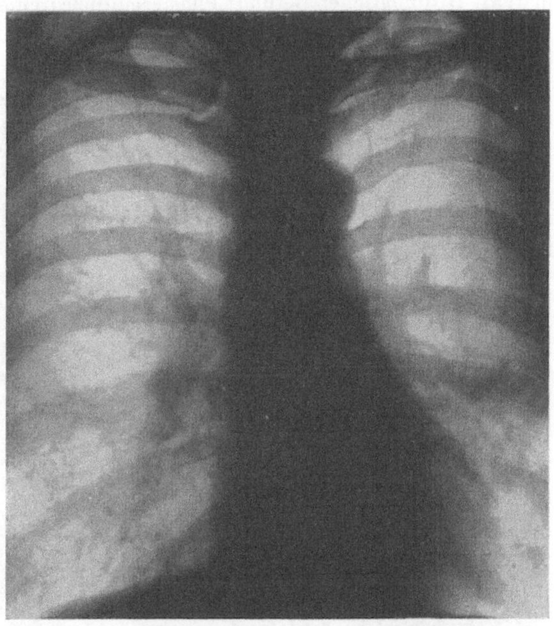

Abb. 40. Übersichtsaufnahme: Lateral vom unteren Hiluspol links besteht eine wenig dichte, inhomogene, unscharf begrenzte Verschattung (entzündliche Veränderungen). Die Schichtaufnahme ergab den Verschluß des Lingulabronchus.

Abb. 41. 53jähriger Mann. Pneumonektomie 7. Januar 1950. Histologischer Befund: Pflasterepithelcarcinom.

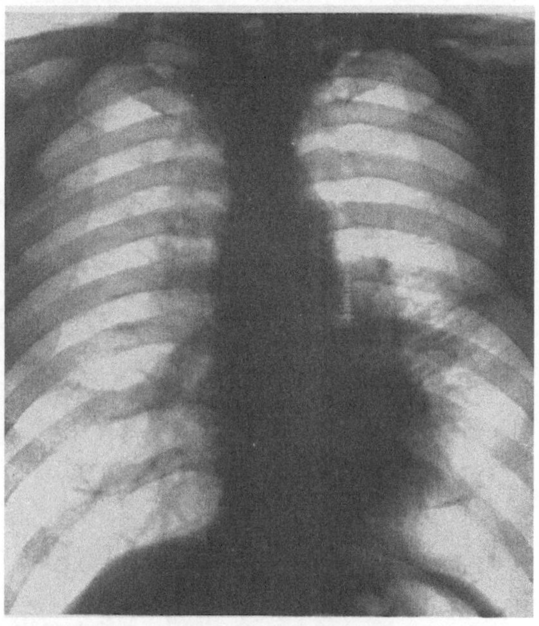

Abb. 41. Übersichtsaufnahme: Hart strukturierte, streifige Verschattung lateral vom unteren Hiluspol links. Die Schichtaufnahme ergab eine Einengung des Lingulabronchus.

Abb. 42 a und 42 b. 57jähriger Mann. Pneumonektomie 7. Februar 1951. Histologischer Befund: Pflasterepithelcarcinom.

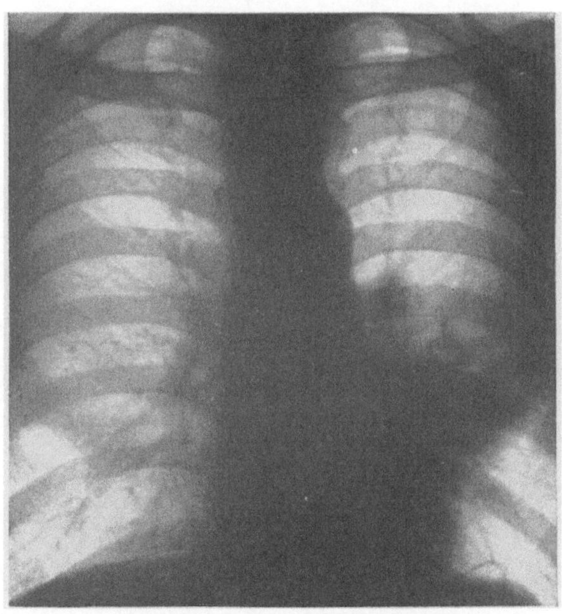

Abb. 42 a. Übersichtsaufnahme: Lateral vom unteren Hiluspol links, vom Herzrand nicht abgrenzbar und bis zur lateralen Thoraxwand reichend, besteht eine dichte, teilweise wolkige Verschattung, die sich nach cranial zu unscharf, nach caudal zu schräg und linear abgrenzt.

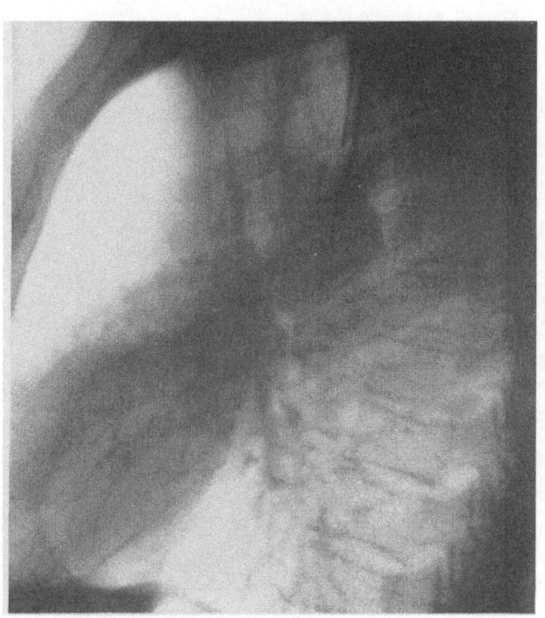

Abb. 42 b. Seitenbild: Die Aufnahme ergibt, daß die Verschattung im Lingulabereich liegt. Die Schichtaufnahme ergab einen Verschluß des Lingulabronchus.

## Zentrales Carcinom des linken Oberlappenstammbronchus.

Abb. 43 a bis 43 d. 60jähriger Mann. Pneumonektomie 9. Mai 1951. Histologischer Befund: Pflasterepithelcarcinom.

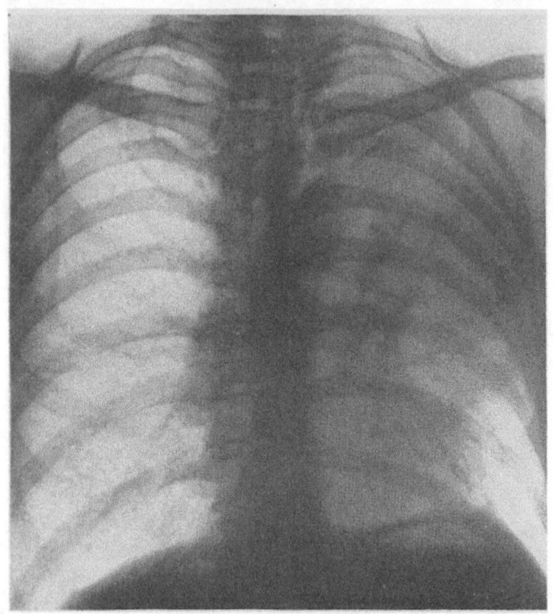

Abb. 43 a. Übersichtsaufnahme: Dichte, homogene Verschattung des linken Spitzen-, Ober- und Mittelfeldes, dem ganzen Oberlappen entsprechend. Verziehung von Cor und Mediastinum nach links. Geringer Zwerchfellhochstand links, keine paradoxe Verschieblichkeit.

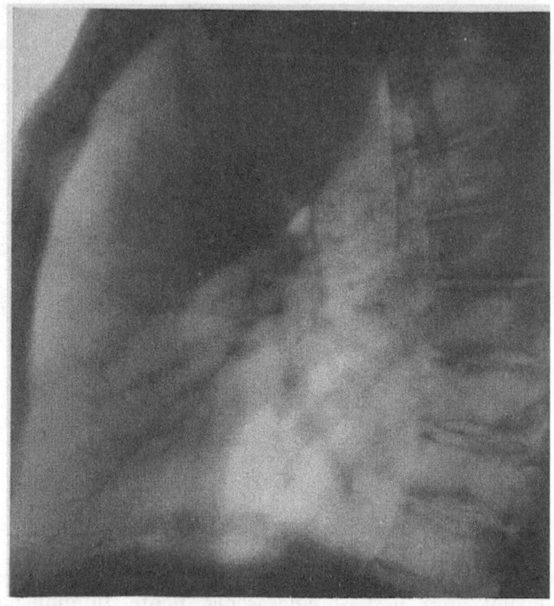

Abb. 43 b. Seitenbild: Der ganze linke Oberlappen ist dicht verschattet und stark geschrumpft. Der linke Unterlappen ist überbläht.

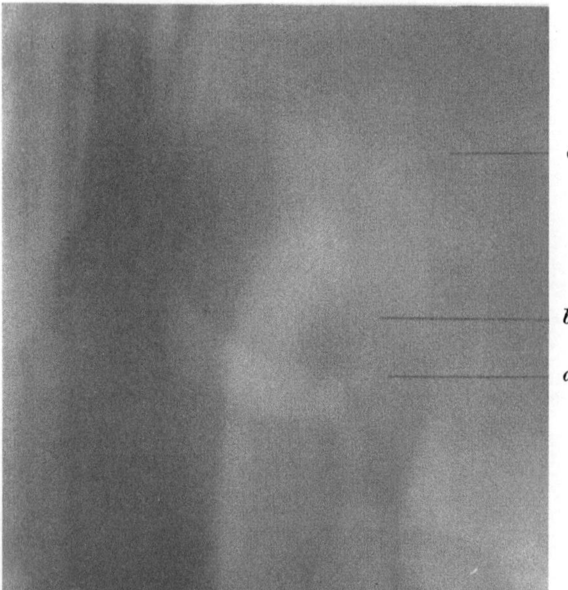


Abb. 43 c. Schichtaufnahme: Der linke Hauptbronchus normal weit und scharf begrenzt. Der linke Oberlappenstammbronchus kurz nach seinem Abgang komplett verschlossen *a*. Oberhalb desselben dichter, rund begrenzter Tumorkernschatten *b*. Etwas weniger dicht die homogene Verschattung, die der Atelektase *c* entspricht.

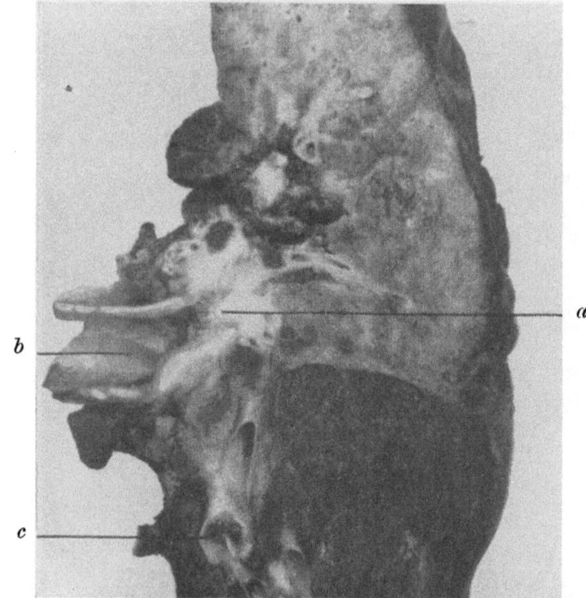


Abb. 43 d. Präparat: Kleines Carcinom des linken Oberlappenstammbronchus *a* mit chronischer Indurativpneumonie des ganzen Oberlappens. Hauptbronchus *b*, Unterlappenbronchus c.

Abb. 44 a und 44 b. 54jähriger Mann. Pneumonektomie 30. November 1949. Histologischer Befund: Undifferenziertes Carcinom.

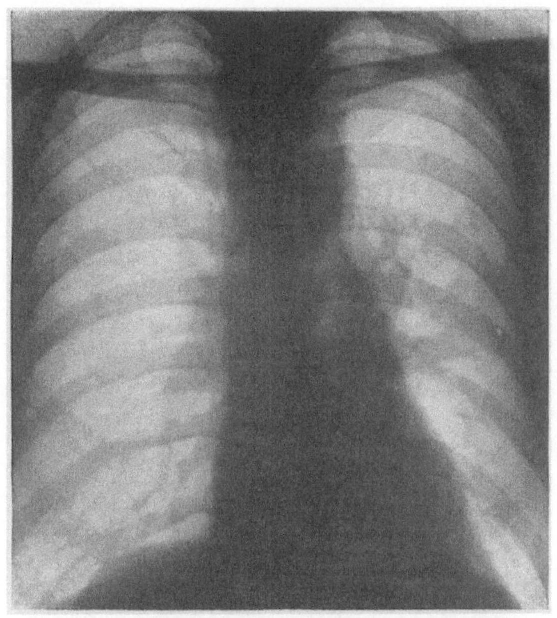

Abb. 44 a. Übersichtsaufnahme: Kleine, inhomogene, unscharf begrenzte Verschattung am linken oberen Hiluspol.

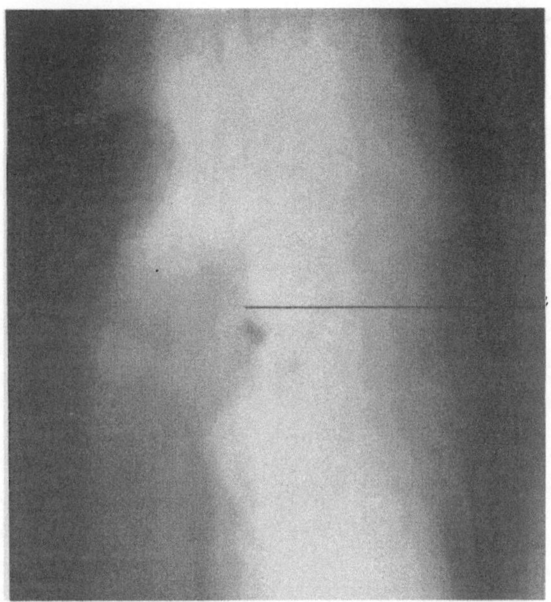

Abb. 44 b. Schichtaufnahme: Nußgroßer, dichter, scharf begrenzter Tumorkernschatten *a* am oberen Hiluspol. Der Oberlappenstammbronchus ist anfangs höchstgradig eingeengt und erscheint auf der Aufnahme kurz nach seinem Abgang vom linken Hauptbronchus blind verschlossen.

## Zentrales Carcinom des linken Hauptbronchus.

Abb. 45 a und 45 b. 55jähriger Mann. Pneumonektomie 8. Januar 1949. Histologischer Befund: Undifferenziertes Carcinom.

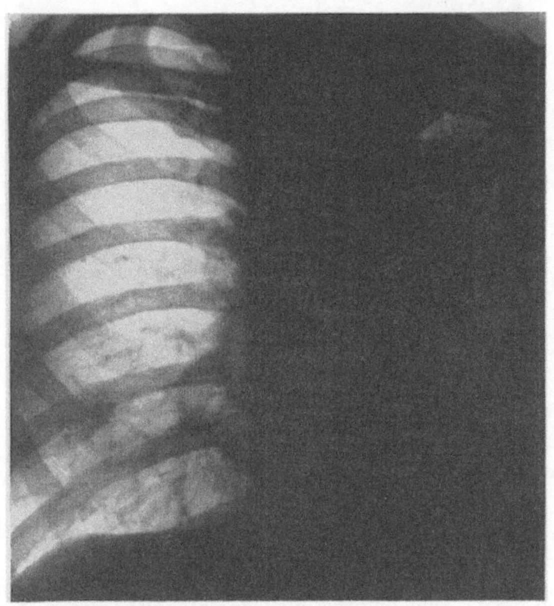

Abb. 45 a. Übersichtsaufnahme: Totale Verschattung der linken Lunge, die sich nur gegen das Spitzenfeld zu geringgradig aufhellt. Cor und Mediastinum sind nach links verzogen.

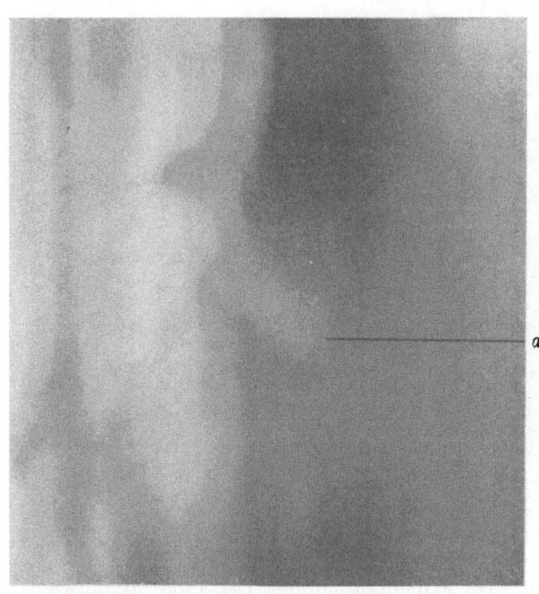


Abb. 45 b. Schichtaufnahme: 2 cm distal der Bifurkation ist der linke Hauptbronchus durch einen ins Lumen vorspringenden Tumorschatten komplett verschlossen *a*.

## Zentrales Carcinom des linken Unterlappens.

Abb. 46 a bis 46 d. 54jähriger Mann. Pneumonektomie 17. Dezember 1949. Histologischer Befund: Pflasterepithelcarcinom.

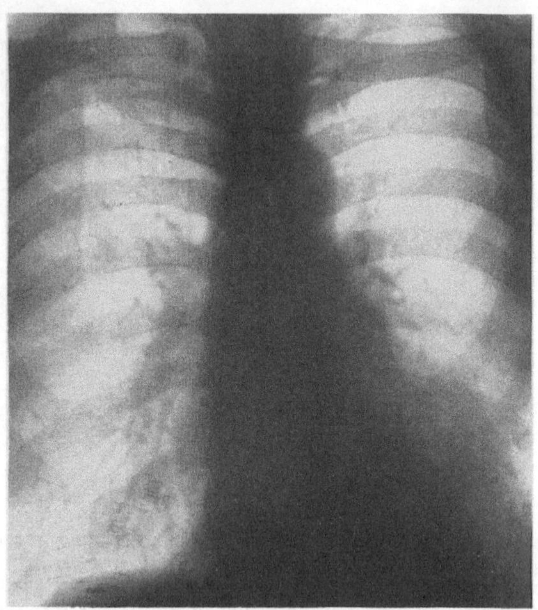

Abb. 46 a. Übersichtsaufnahme: Dichte, homogene Verschattung des linken Unterfeldes, die sich gegen den unteren Hiluspol zu verschmälert und gegen lateral relativ scharf linear abgegrenzt ist. Der größte Teil der Verschattung liegt retrokardial.

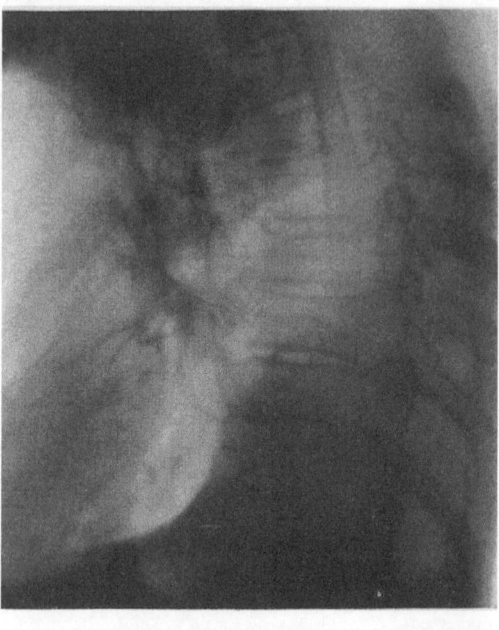

Abb. 46 b. Seitenbild: Die Aufnahme zeigt die Verschattung in Dreiecksform dorsal im Unter- und Mittelfeld, der dorsalen Thoraxwand anliegend. Sie nimmt den ganzen Unterlappen ein, der deutlich verkleinert ist (Atelektase).

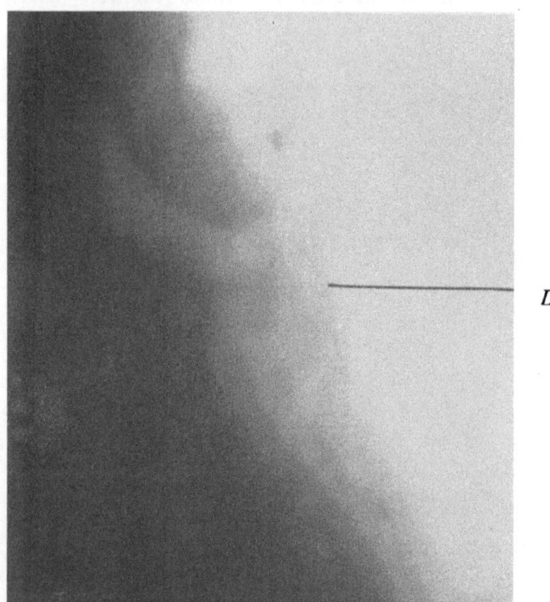


Abb. 46 c. Schichtaufnahme: Der linke Hauptbronchus ist scharf getroffen und normal, ebenso die Oberlappenbronchien. Der Lingulabronchus $L$ ist zu erkennen. Medial davon sollte der Unterlappenstammbronchus zu sehen sein, doch ist dieser nicht dargestellt und komplett verschlossen.

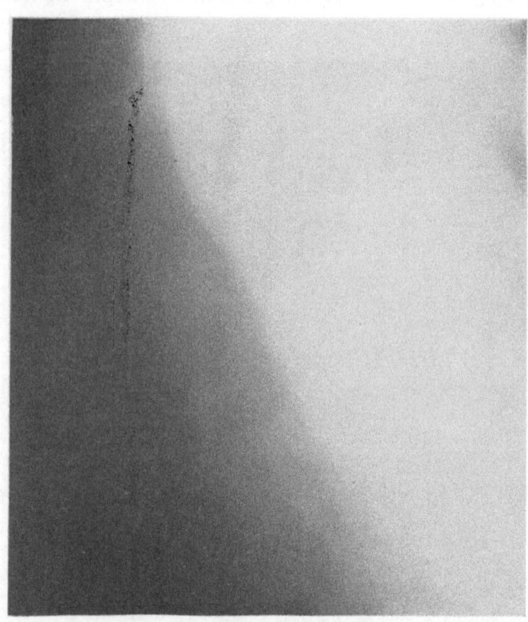

Abb. 46 d. Schichtaufnahme, dorsal: Auf dieser Aufnahme ist der dicht verschattete, in seinem Volumen verkleinerte Unterlappen deutlich sichtbar. Atelektase und Bronchialverschluß wiesen auf das Bronchuscarcinom hin.

Abb. 47 a und 47 b. 59jähriger Mann. Pneumonektomie 5. August 1950. Histologischer Befund: Undifferenziertes Carcinom.

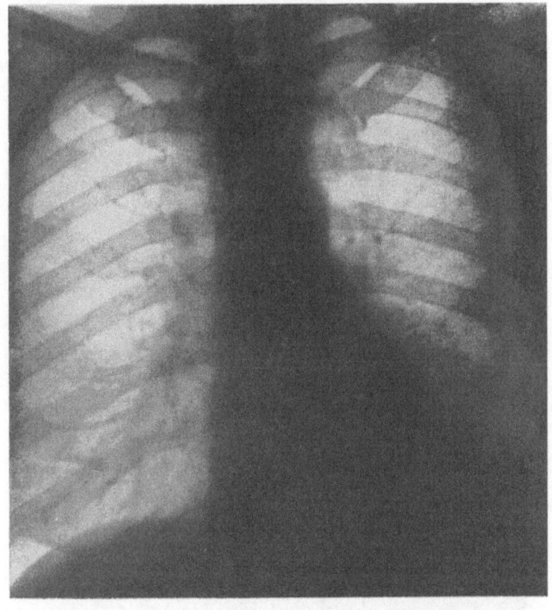

Abb. 47 a. Übersichtsaufnahme: Gleich dem vorhergehenden Fall besteht eine dichte, homogene Verschattung des linken Unterlappens, die etwas über den Herzrand hervorragt (Atelektase).

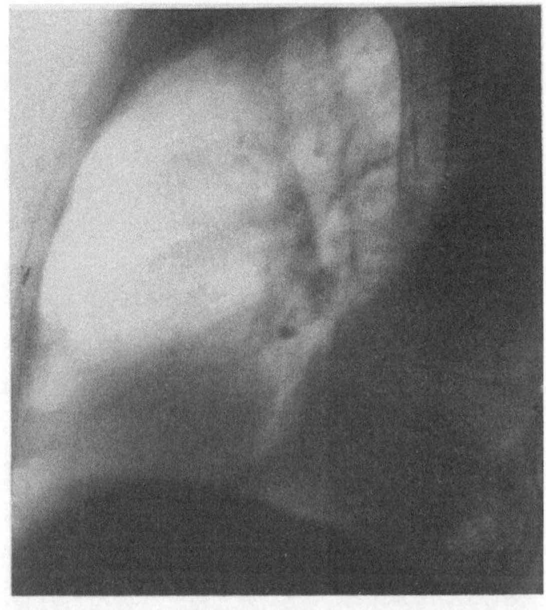

Abb. 47 b. Seitenbild: Die Aufnahme läßt noch deutlicher den dicht verschatteten, verkleinerten Unterlappen erkennen. Die Schichtaufnahme ergab den Verschluß des Unterlappenstammbronchus.

Abb. 48 a und 48 b. 47jähriger Mann. Pneumonektomie 20. Februar 1951. Histologischer Befund: Pflasterepithelcarcinom.

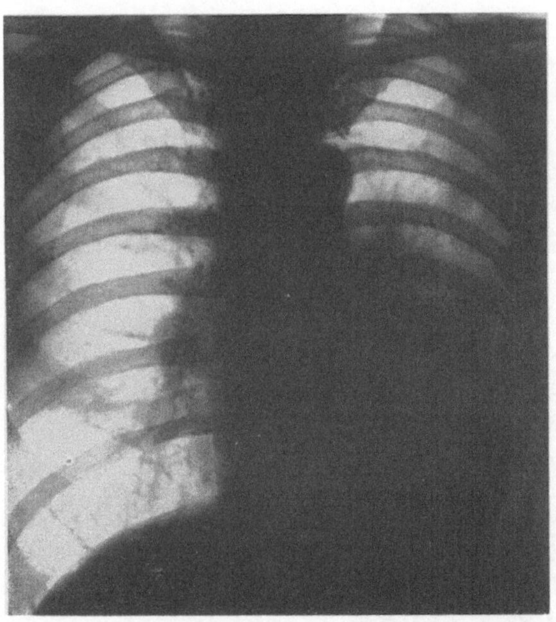

Abb. 48 a. Übersichtsaufnahme: Es besteht eine dichte, homogene Verschattung des linken Mittel- und Unterfeldes, die sich nach cranial zu unscharf abgrenzt. Das Herz ist nach links verzogen.

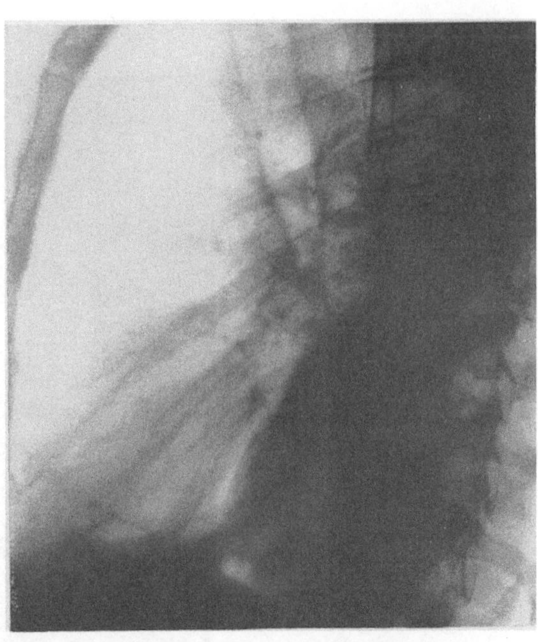

Abb. 48 b. Seitenbild: Auch hier zeigt die Seitenaufnahme deutlicher als das p. a. Bild den stark geschrumpften, dicht verschatteten atelektatischen Unterlappen. Der Verschluß des Bronchus wurde durch die Schichtaufnahme nachgewiesen.

Abb. 49 a bis 49 c. 55jähriger Mann. Pneumonektomie 18. November 1950. Histologischer Befund: Kleinzelliges Carcinom.

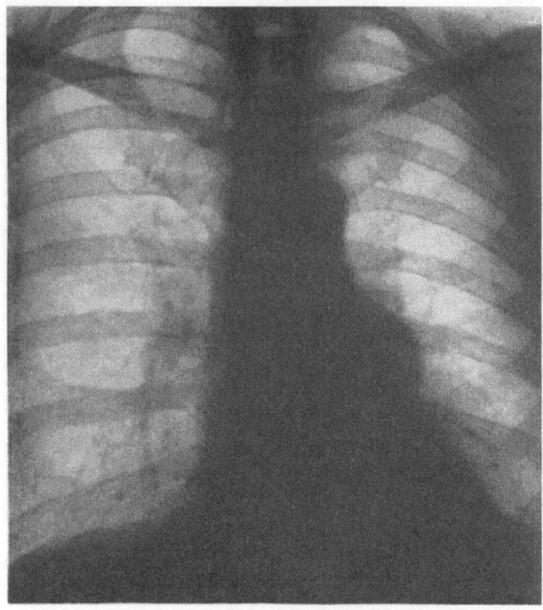

Abb. 49 a. Übersichtsaufnahme: In der Höhe des Pulmonalisbogens wölbt sich über den Herzrand eine dichte, homogene, kalottenförmige Verschattung vor. Durchleuchtung und Seitenbild ergaben einen stark verkleinerten linken Unterlappen, der dicht homogen verschattet ist, aus dem sich der zirka apfelgroße Tumor vorbuckelt.

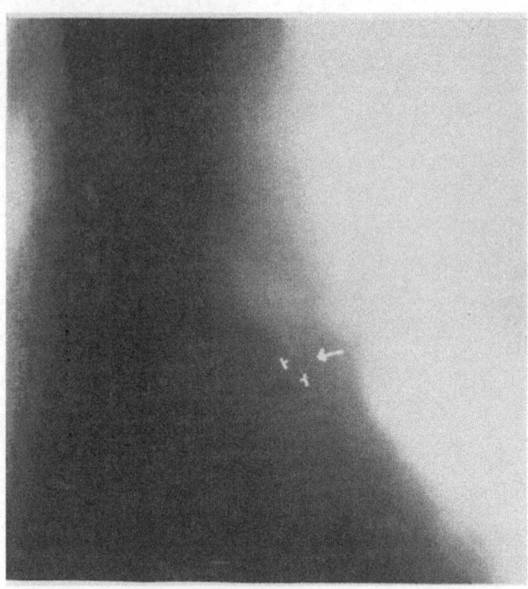

Abb. 49 b. Schichtaufnahme: Die Carina ist spitz, der linke Hauptbronchus normal weit, ebenso die Oberlappenbronchien. Vom linken Unterlappenstammbronchus ist eben noch die Abgangsstelle sichtbar, dann verengt sich jedoch das Lumen spitz und verschwindet in einer dichten Verschattung (Pfeile).

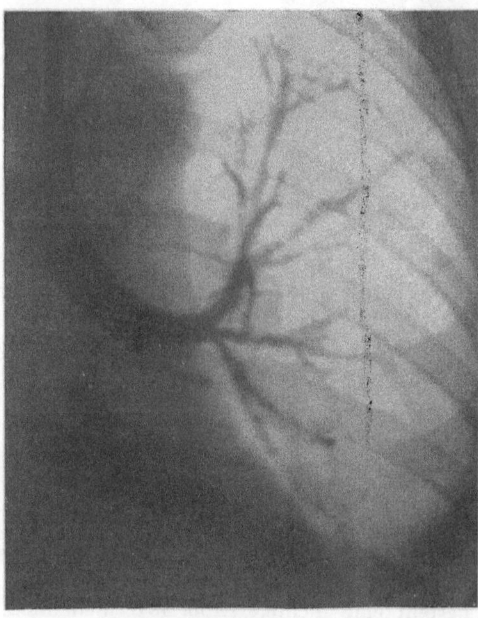

Abb. 49 c. Bronchographie: Es zeigt sich ebenso wie auf der Schichtaufnahme der spitz zulaufende Bronchialverschluß. Die Bronchien des Oberlappens sind normal, der Lingulabronchus ist durch die Schrumpfung des Unterlappens etwas nach medial verzogen.

## Zentrales Carcinom des apikalen Unterlappensegmentes links.

Abb. 50 a und 50 b. 51jähriger Mann. Pneumonektomie 12. Oktober 1950. Histologischer Befund: Nicht verhornendes Pflasterepithelcarcinom.

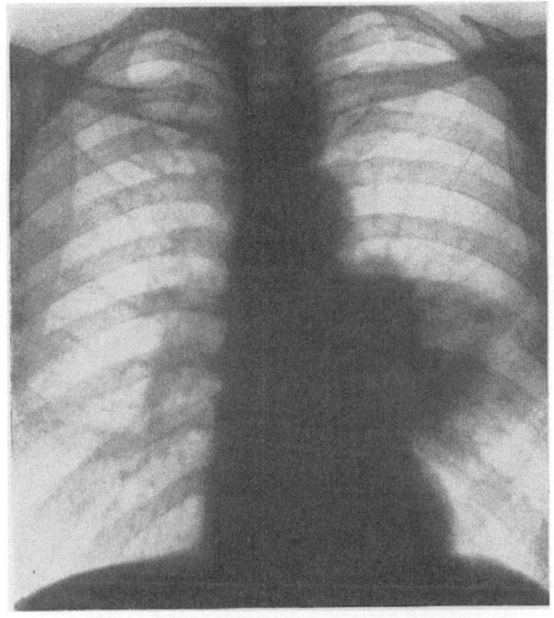

Abb. 50 a. Übersichtsaufnahme: Im Hilusbereich links und parahilär besteht eine dichte, fast homogene, bis zur lateralen Thoraxwand reichende Verschattung, die sich teilweise buckelig abgrenzt (Tumorzeichen).

Abb. 50 b. Seitenbild: Die Verschattung liegt dorsal der Thoraxwand an und in der Höhe des Hilus, daher in der Unterlappenspitze.

Abb. 51 a und 51 b. 57jähriger Mann. Pneumonektomie 26. Februar 1951. Histologischer Befund: Pflasterepithelcarcinom.

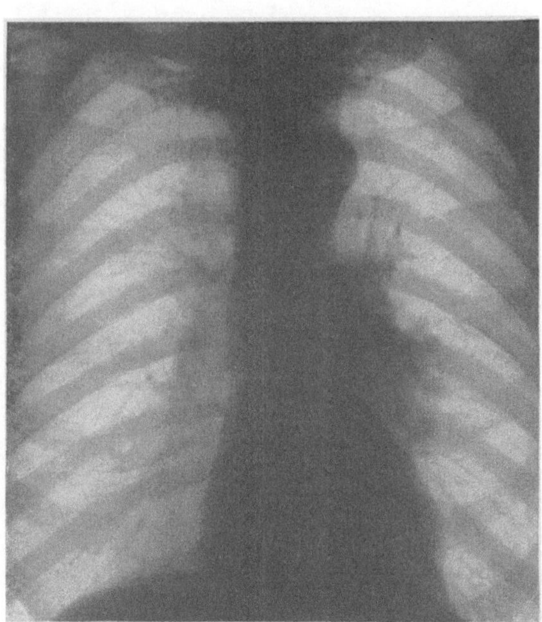

Abb. 51 a. Übersichtsaufnahme: Starke Verbreiterung und Verdichtung des linken Hilus. Durchleuchtung und seitliche Aufnahme ergeben, daß die Verschattung hinter dem Hilus liegt.

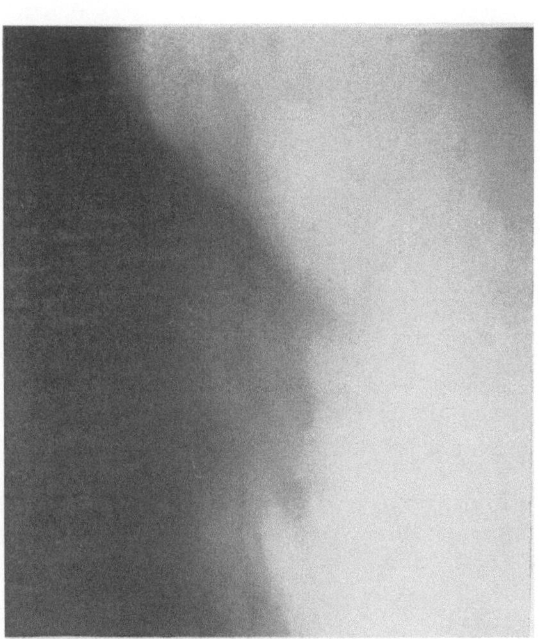

Abb. 51 b. Schichtaufnahme, dorsal: Es ist die dicht verschattete, nach cranial spitz zulaufende Unterlappenspitze dargestellt. Die seitliche Schichtaufnahme ergab den Verschluß des apikalen Unterlappenbronchus.

# DAS PERIPHERE CARCINOM

## Peripheres Carcinom des rechten Oberlappens.

Abb. 52 a und 52 b. 46jähriger Mann. Pneumonektomie 2. Januar 1950. Histologischer Befund: Nicht verhornendes Pflasterepithelcarcinom.

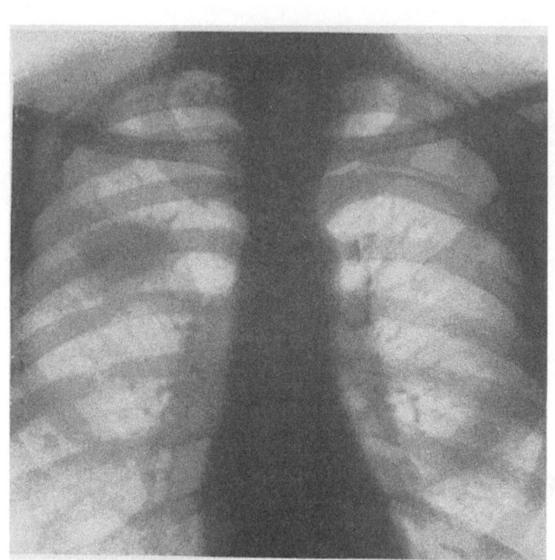

Abb. 52 a. Übersichtsaufnahme: Im rechten Oberfeld ist eine zirka nußgroße, dichte und homogene, etwas unscharf begrenzte Verschattung sichtbar.

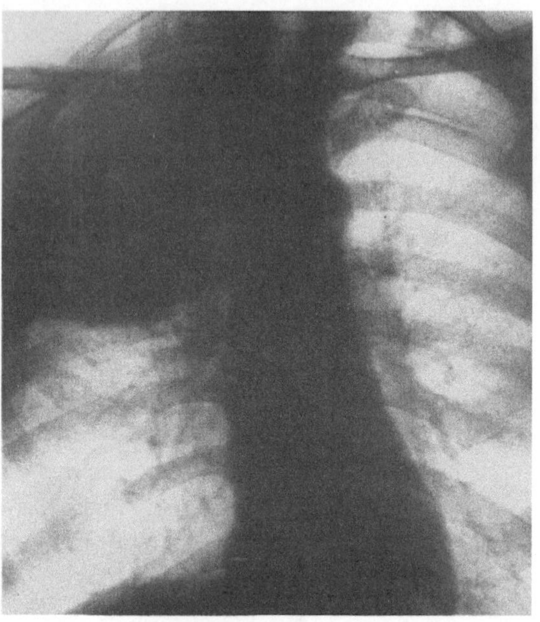

Abb. 52 b. Übersichtsaufnahme: Vier Monate später, nachdem der Patient auswärts bestrahlt wurde, kommt er erstmalig an die Klinik und es findet sich im rechten Oberfeld eine fast kindskopfgroße dichte, kugelig scharf begrenzte Verschattung, die den ganzen Oberlappen ausfüllt.

Abb. 53 a und 53 b. 58jähriger Mann. Pneumonektomie 12. März 1951. Histologischer Befund: Kleinzelliges Carcinom.

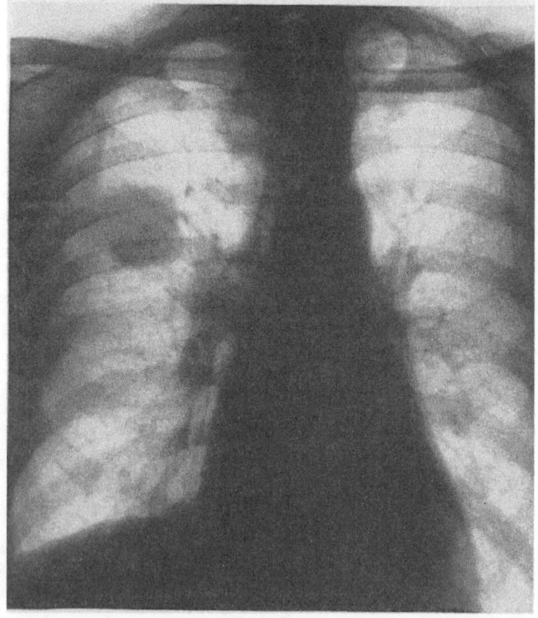

Abb. 53 a. Übersichtsaufnahme: Im rechten Oberfeld, lateral vom oberen Hiluspol, besteht eine kugelig scharf begrenzte dichte Verschattung. Der rechte obere Hiluspol ist verbreitert. Zwerchfellhochstand rechts, jedoch keine Paradoxie.

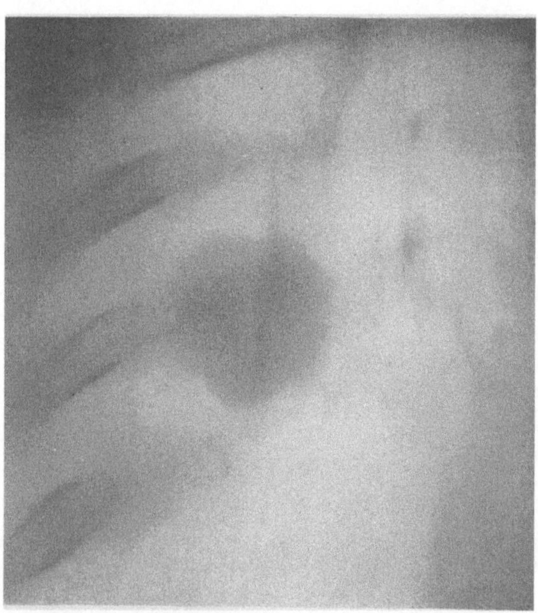

Abb. 53 b. Schichtaufnahme: Der Tumorschatten ist homogen, scharf begrenzt und zeigt flache, aber deutliche Buckelbildungen besonders nach caudal zu.

Abb. 54a bis 54d. 52jähriger Mann. Pneumonektomie 15. Juni 1951. Histologischer Befund: Undifferenziertes Carcinom.

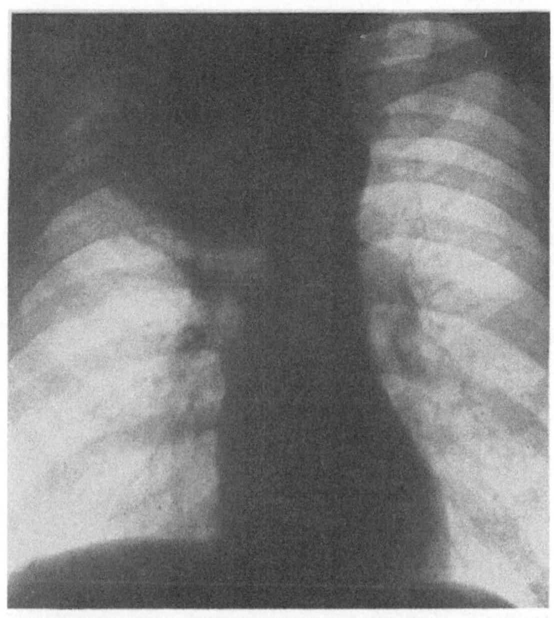

Abb. 54a. Übersichtsaufnahme: Faustgroße, dichte, scharf begrenzte Verschattung medial im Spitzen- und Oberfeld.

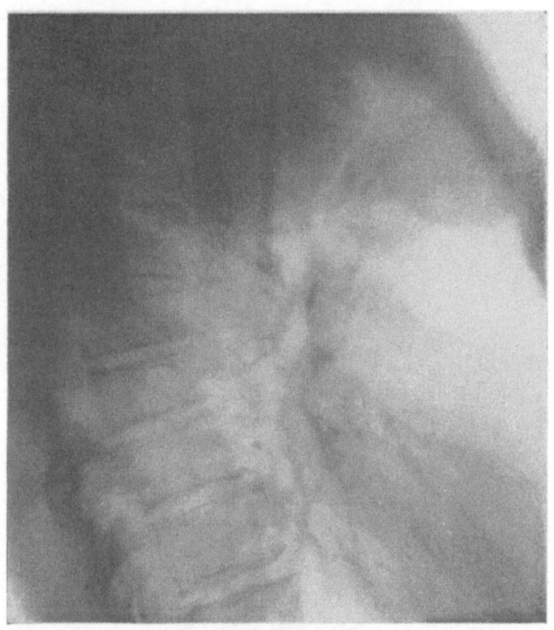

Abb. 54b. Seitenbild: Die Verschattung liegt oberhalb des Hilus, daher im apikalen Segment. Streifig-inhomogene zarte Verschattung im vorderen Segment.

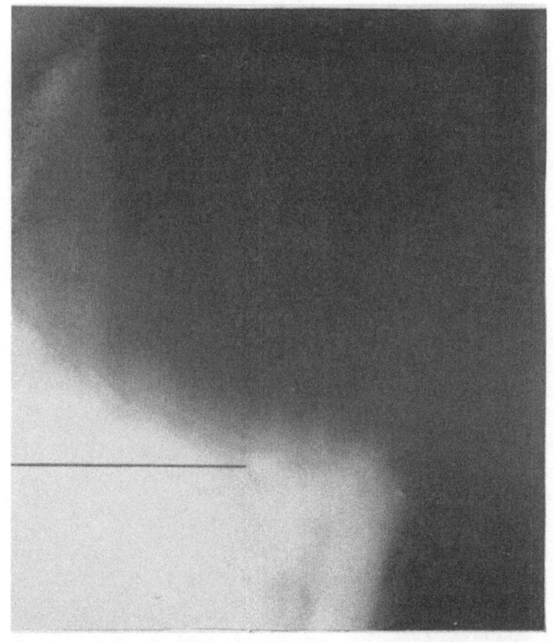


Abb. 54c. Schichtaufnahme: Homogene, rund und scharf begrenzte Verschattung, die bis zum oberen Hiluspol reicht und den apikalen Bronchus *a* nach lateral verdrängt. Dieser erscheint durch den Tumorschatten knapp nach seinem Abgang verschlossen.

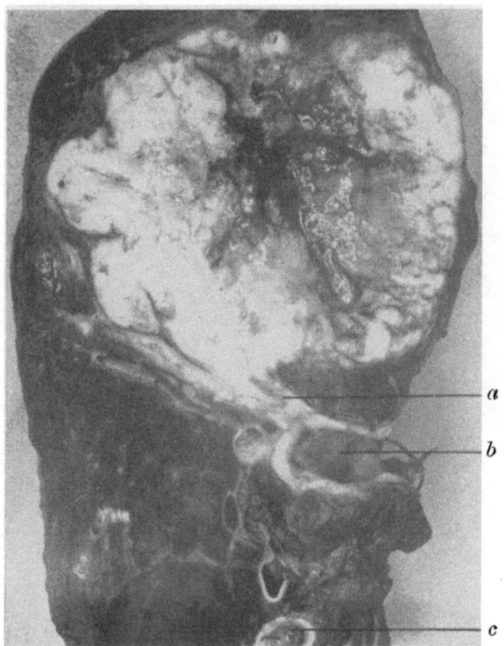


Abb. 54d. Präparat: $7^1/_2$ cm im Durchmesser haltender, relativ scharf buckelig begrenzter Tumor mit zentraler Nekrose. Der Tumor in den nach lateral verdrängten apikalen Segmentbronchus *a* eingebrochen. Oberlappenstammbronchus *b*, Unterlappenbronchus *c*.

## Tumoren der Lungenspitze rechts und links.

(Tumoren mit Pancoastsyndrom — Pancoasttumoren.)

Abb. 55 a und 55 b. 43jähriger Mann. **Pneumonektomie** 22. März 1949. Histologischer Befund: Globozelluläres, großzelliges Carcinom.

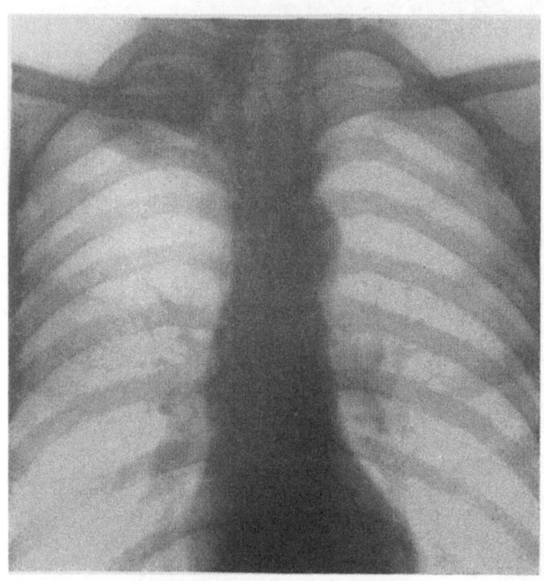

Abb. 55 a. Übersichtsaufnahme: Kugelig scharf begrenzte, dichte, homogene Verschattung im rechten Spitzenfeld.

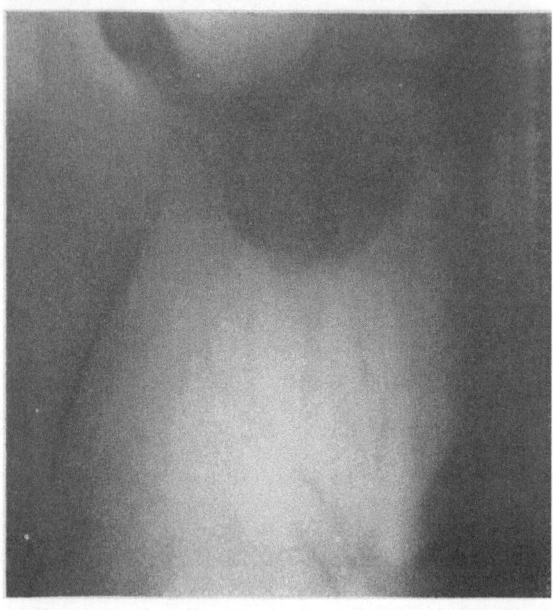

Abb. 55 b. Schichtaufnahme: Der Tumor **deutlich sichtbar** und in der Lunge gelegen.

Abb. 56 a und 56 b. 55jähriger Mann. Probeexzision einer supraklavikulären Drüse links: Metastase eines großzelligen, soliden Carcinoms. Patient wurde deshalb nicht operiert.

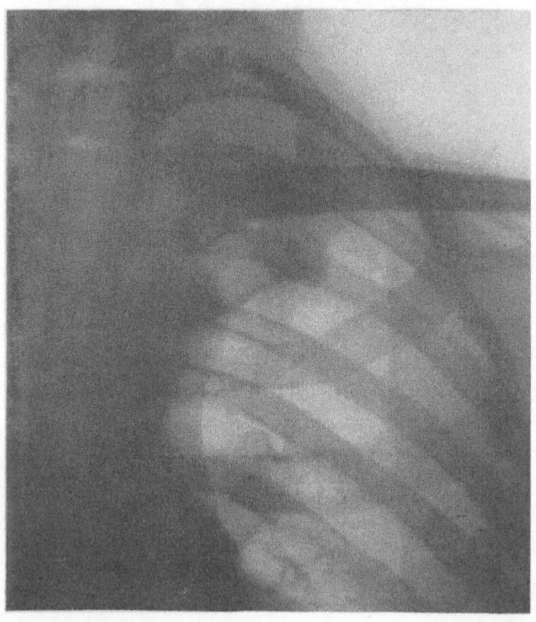

Abb. 56 a. Gezielte Aufnahme des linken Spitzen- und Oberfeldes: Wenig dichte, homogene Verschattung des ganzen Spitzenfeldes, die sich nach caudal zu nicht deutlich abgrenzen läßt. (Spitzenschwiele? Tumor?)

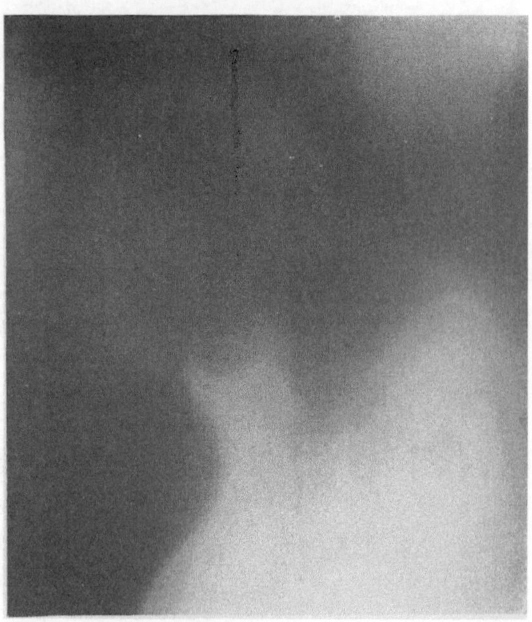

Abb. 56 b. Schichtaufnahme: Erst diese **Aufnahme läßt** deutlich eine nach caudal konvex und **buckelig** begrenzte Verschattung erkennen (**Tumorzeichen**).

Abb. 57 a und 57 b. 59jähriger Mann. Keine Histologie.

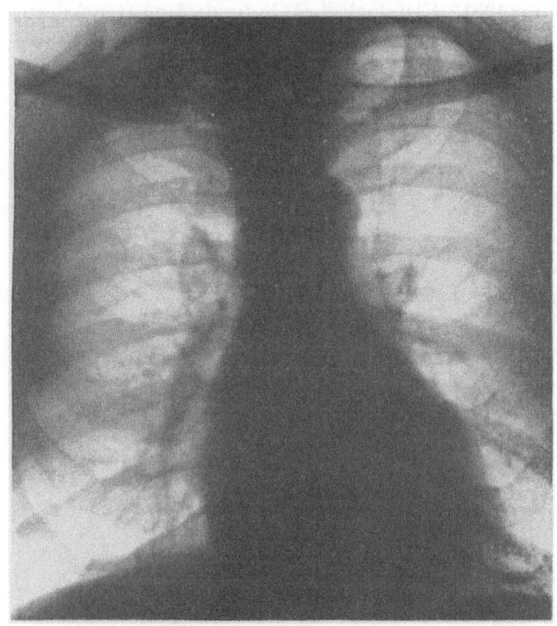

Abb. 57 a. Übersichtsaufnahme: Es zeigt sich eine dichte, homogene Verschattung des rechten Spitzenfeldes, die sich nach medial und caudal konvex scharf abgrenzt. Die zweite Rippe weist an der unteren Kontur eine Defektbildung auf.

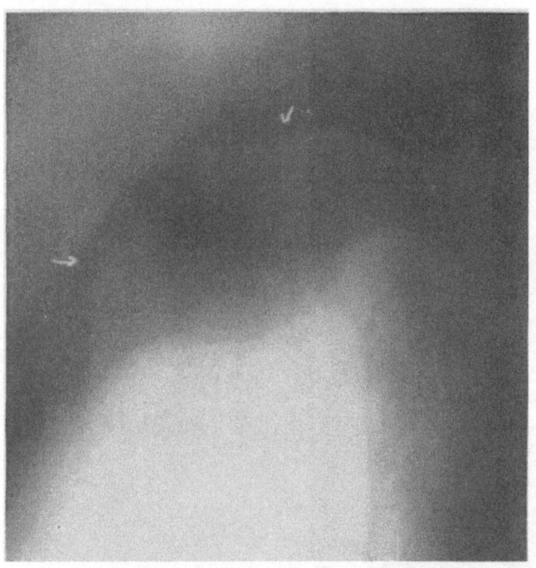

Abb. 57 b. Schichtaufnahme: Der Tumorschatten deutlich sichtbar. Da er breitbasig der Thoraxwand aufsitzt, ist anzunehmen, daß er von der Pleura ausgeht. Die Destruktion der Rippe ist deutlich zu erkennen.

Abb. 58 a und 58 b. 50jähriger Mann. Pneumonektomie 22. Dezember 1949. Histologischer Befund: Nicht verhornendes Pflasterepithelcarcinom.

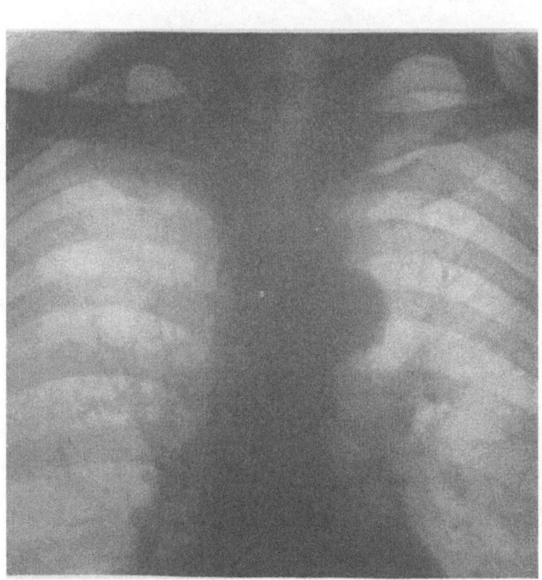

Abb. 58 a. Übersichtsaufnahme: Dichte, homogene Verschattung des rechten Spitzenfeldes, nicht deutlich abgrenzbar.

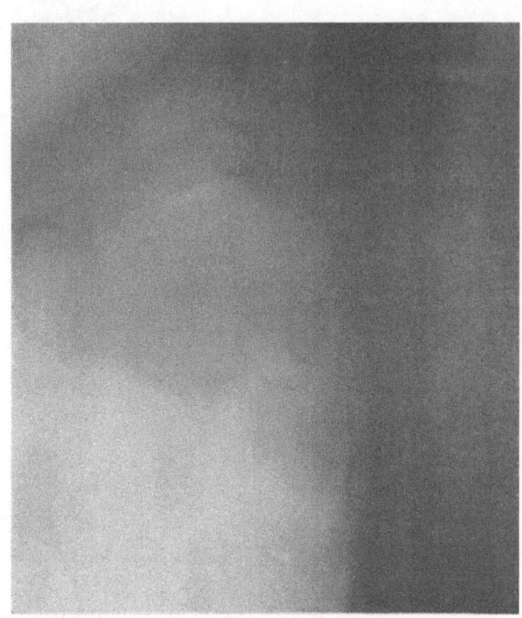

Abb. 58 b. Schichtaufnahme: Im Spitzenfeld ist ein wenig dichter, kugelig scharf begrenzter Tumorschatten sichtbar, der in der Lunge liegt.

## Peripheres Carcinom des rechten Unterlappens.

Abb. 59 a bis 59 d. 54jähriger Mann. Pneumonektomie 30. Juli 1951. Histologischer Befund: Undifferenziertes Carcinom.

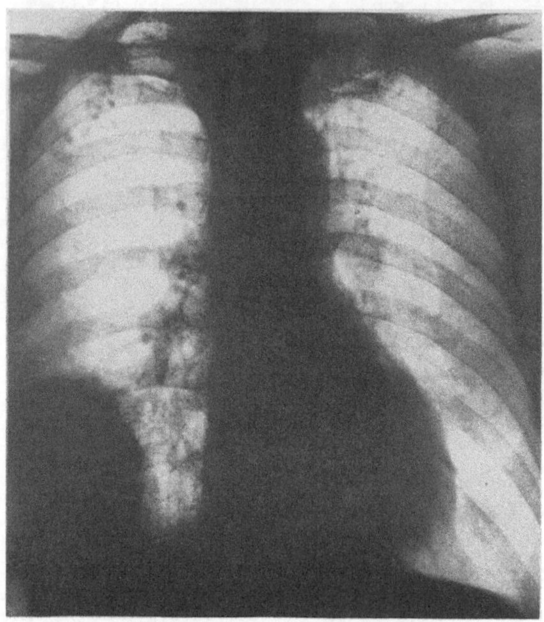

Abb. 59 a. Übersichtsaufnahme: Im rechten Unterfeld lateral besteht eine dichte, homogene Verschattung, die sich nach medial und cranial scharf konvex abgrenzt, und vom Zwerchfell nicht zu trennen ist.

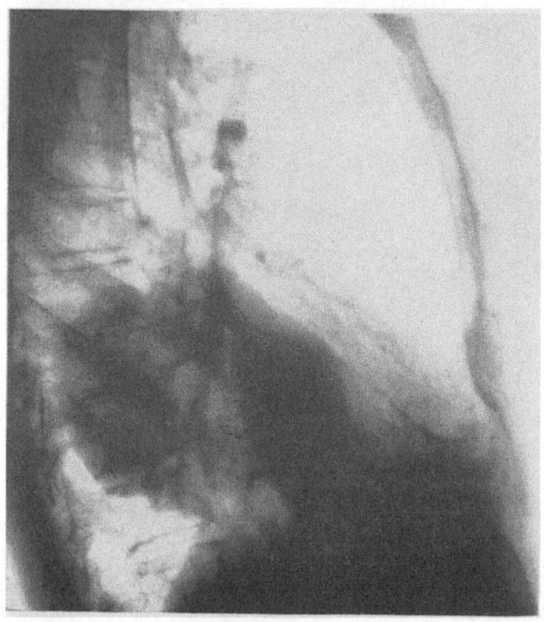

Abb. 59 b. Seitenbild: Überfaustgroßer, buckelig scharf begrenzter Tumorschatten im rechten Unterlappen. Zarte Interlobärschwiele zwischen Mittel- und Unterlappen.

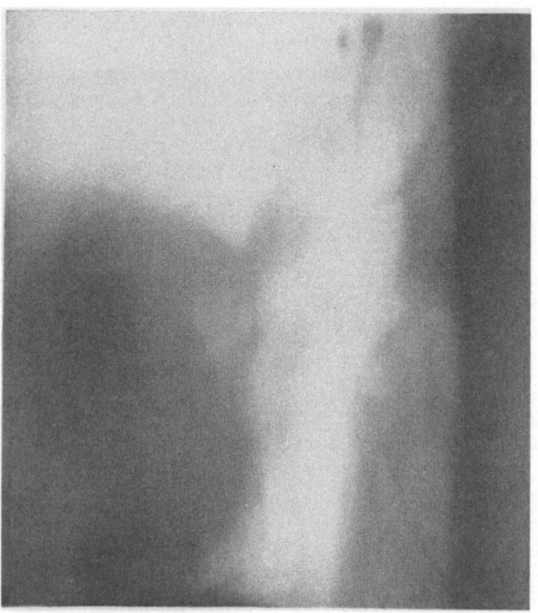

Abb. 59 c. Schichtaufnahme: Außer dem Tumorschatten sind keine Besonderheiten sichtbar.

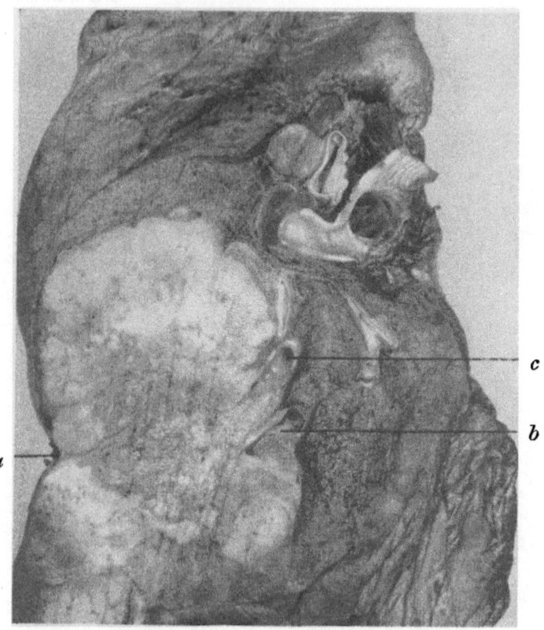


Abb. 59 d. Präparat: Großes peripheres Carcinom des rechten Unterlappens, bis an die Pleura heranreichend. Diese an einer Stelle nabelförmig eingezogen *a*. Keine pleuralen Verwachsungen. Ein größerer Venenast *b* und ein Bronchus *c* teilweise vom Tumor eingescheidet.

Abb. 60 a bis 60 c. 57jähriger Mann. Pneumonektomie 10. August 1950. Histologischer Befund: Undifferenziertes Carcinom.

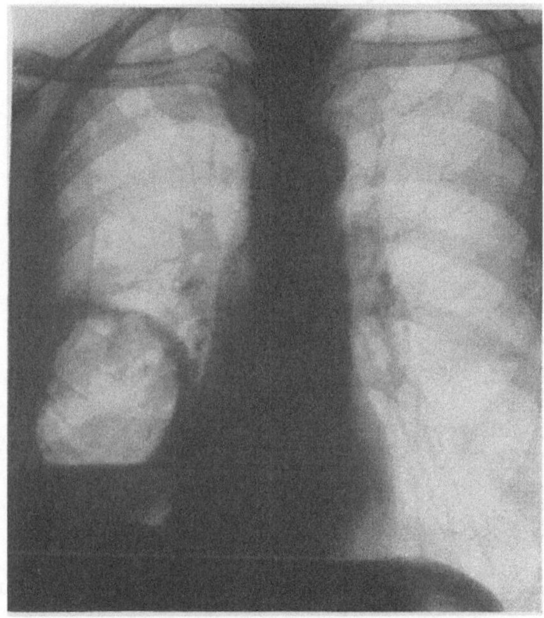

Abb. 60 a. Übersichtsaufnahme: Im rechten Mittel- und Unterfeld ist eine doppelfaustgroße, dickwandige Zerfallshöhle mit Sekretspiegel sichtbar.

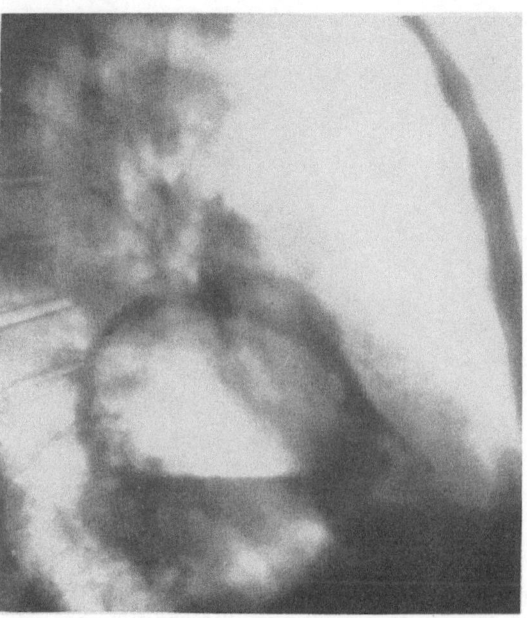

Abb. 60 b. Seitenbild: Die Zerfallshöhle nimmt fast den ganzen rechten Unterlappen ein.

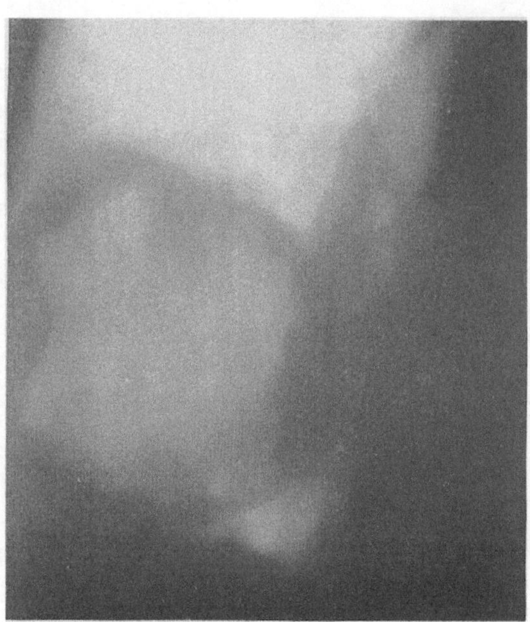

Abb. 60 c. Schichtaufnahme: Die Zerfallshöhle ist scharf getroffen, der Randwall dicht, verschieden dick, unregelmäßig, aber scharf nach innen zu begrenzt. Die buckelig vorspringenden Verschattungen des Randwalles sprechen eher für einen zerfallenen Tumor als für einen Abszeß.

Abb. 61 a und 61 b. 55jähriger Mann. Pneumonektomie 21. Dezember 1949. Histologischer Befund: Undifferenziertes Carcinom.

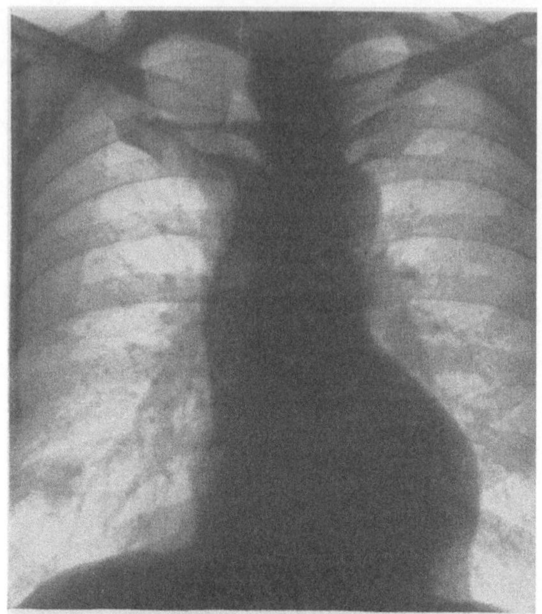

Abb. 61 a. Übersichtsaufnahme: Im rechten Unterfeld mehr lateral ist ein kirschgroßer, homogener, scharf begrenzter Rundschatten sichtbar.

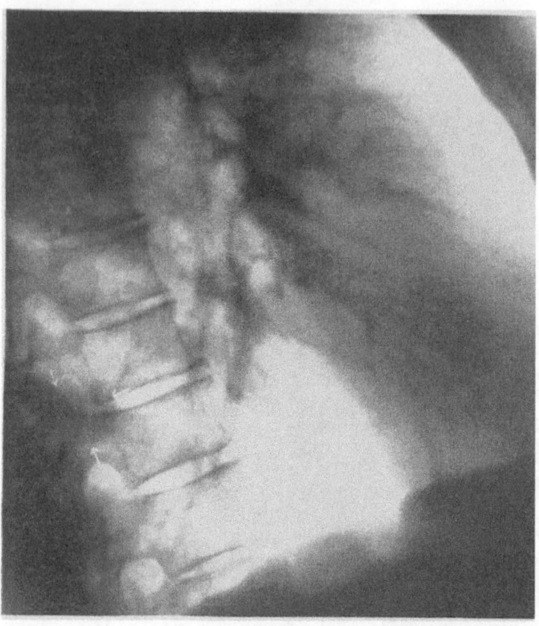

Abb. 61 b. Seitenbild: Der Rundschatten liegt ganz dorsal im Unterlappen. Differentialdiagnose: Metastase, Tuberkulom.

Abb. 62 a und 62 b. 57jähriger Mann. Lobektomie 15. Mai 1950. Histologischer Befund: Undifferenziertes Carcinom.

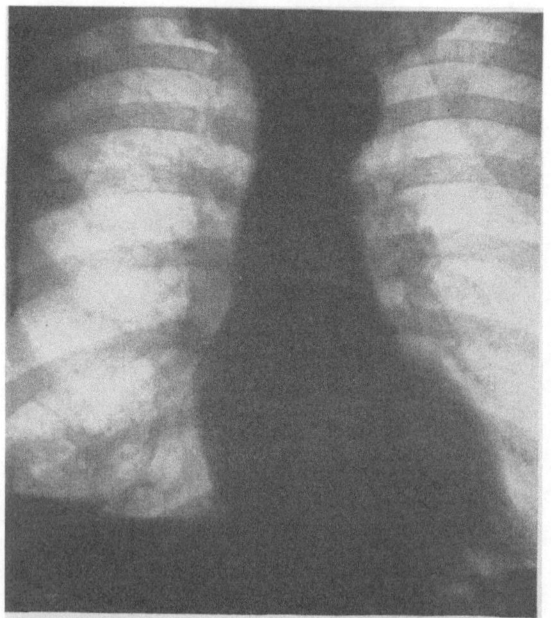

Abb. 62 a. Übersichtsaufnahme: Basal und lateral im rechten Unterfeld ist eine unscharf begrenzte, rundliche Verschattung mit zentraler Aufhellung und Sekretspiegel sichtbar.

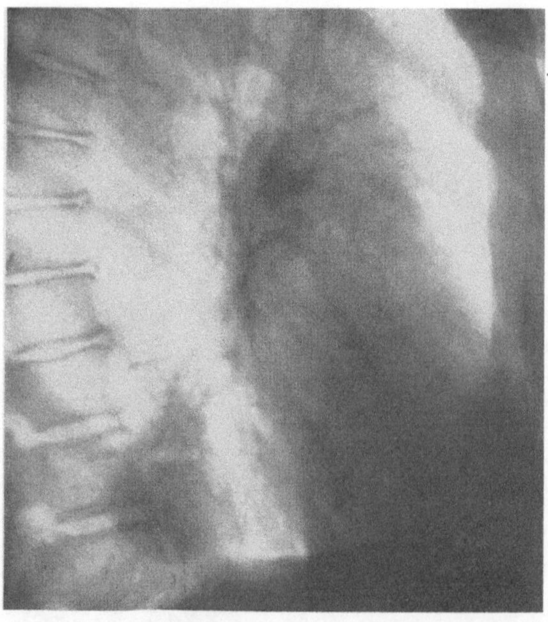

Abb. 62 b. Seitenbild: Die Verschattung ist kugelig, scharf begrenzt und liegt basal im Unterlappen. Die reaktionslose Umgebung ließ eher an einen Tumor, als an einen Abszeß denken. Gegen die Metastase sprach der Zerfall.

Abb. 63 a bis 63 d. 65jähriger Mann. Lobektomie 31. März 1950. Histologischer Befund: Pflasterepithelcarcinom.

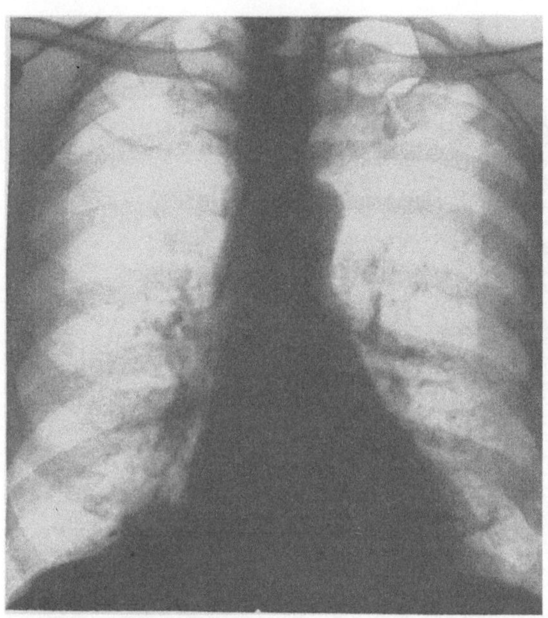

Abb. 63 a. Übersichtsaufnahme: Im Herz-Zwerchfellwinkel rechts ist eine flache, dichte, homogene Verschattung sichtbar, die sich nach cranial zu konvex abgrenzt.

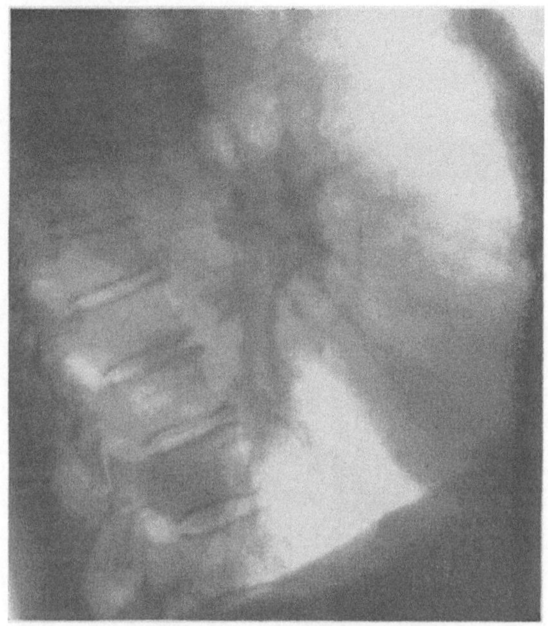

Abb. 63 b. Seitenbild: Die Verschattung liegt dorsal und basal im Unterlappen und läßt sich vom Zwerchfell deutlich abgrenzen.

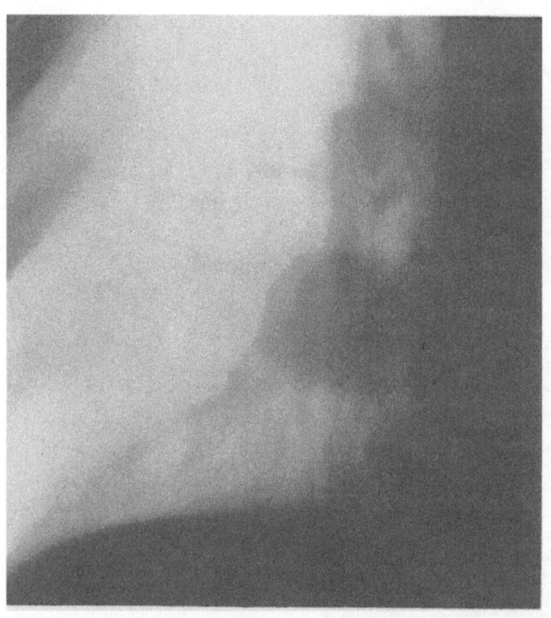

Abb. 63 c. Schichtaufnahme, dorsal: Ganz medial im Unterfeld, gerade noch von der Wirbelsäule abgrenzbar, ist ein runder, scharf und leicht buckelig begrenzter Tumorschatten sichtbar.

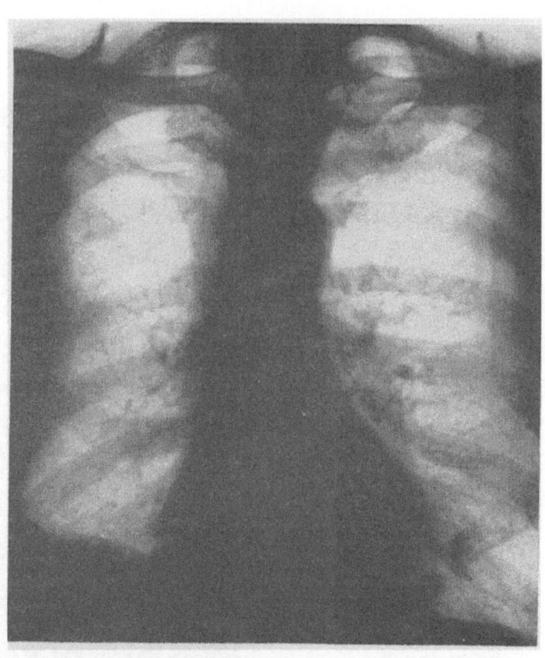

Abb. 63 d. Übersichtsaufnahme drei Wochen nach der Lobektomie: Ober- und Mittellappen füllen den rechten Pleuraraum vollkommen aus. Es besteht noch eine wandständige Verschattung im rechten Mittel- und Unterfeld, die einem schmalen Erguß entspricht.

## Peripheres Carcinom des rechten Unterlappens, apikales Segment.

Abb. 64 a bis 64 c. 42jähriger Mann. Pneumonektomie 31. Mai 1951. Histologischer Befund: Undifferenziertes Carcinom.

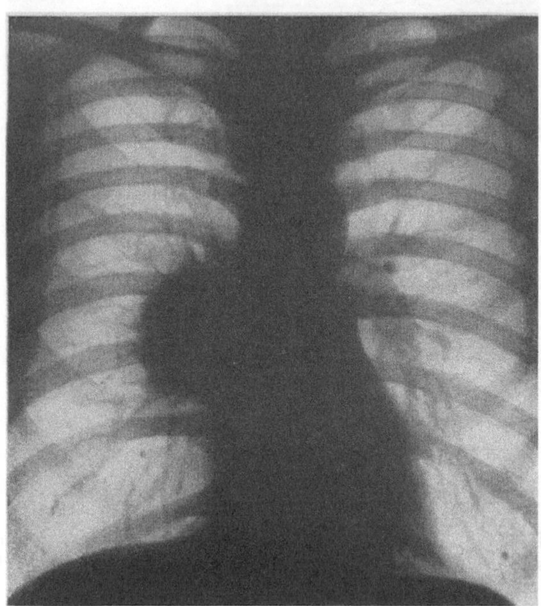

Abb. 64 a. Übersichtsaufnahme: Im Hilusbereich rechts besteht eine hühnereigroße, dichte, homogene, nach lateral zu scharf konvex begrenzte Verschattung.

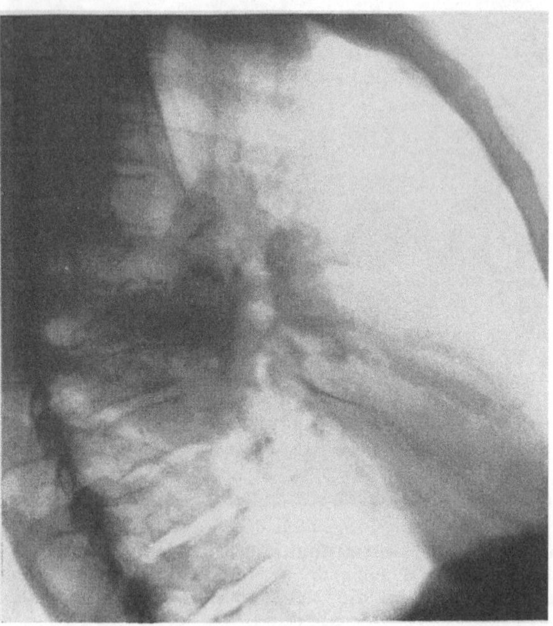

Abb. 64 b. Seitenbild: Die Verschattung liegt dorsal vom Hilus (Unterlappenspitze) und ist kugelig scharf begrenzt.

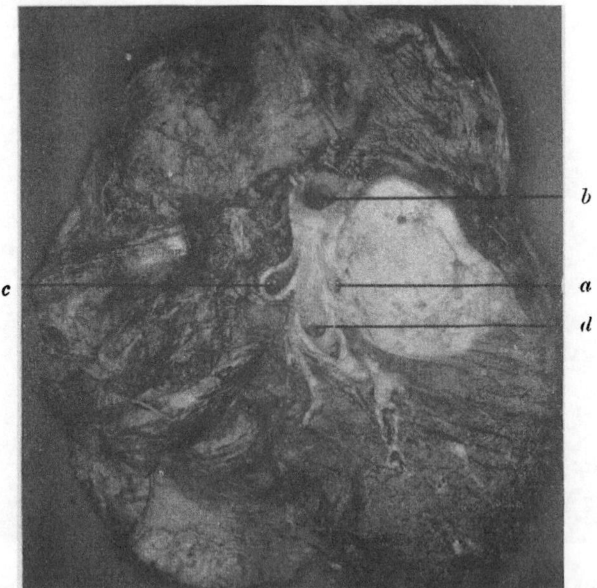


Abb. 64 c. Präparat: In sagittaler Richtung geschnitten, von medial gesehen. Kugeliger Tumor in der Unterlappenspitze rechts. Der apikale Segmentbronchus *a* geringfügig nach vorne und unten verdrängt. Oberlappenbronchus *b*, Mittellappenbronchus *c*, Unterlappenbronchus *d*.

Abb. 65 a und 65 b. 52jähriger Mann. Pneumonektomie 6. November 1950. Histologischer Befund: Undifferenziertes Carcinom.

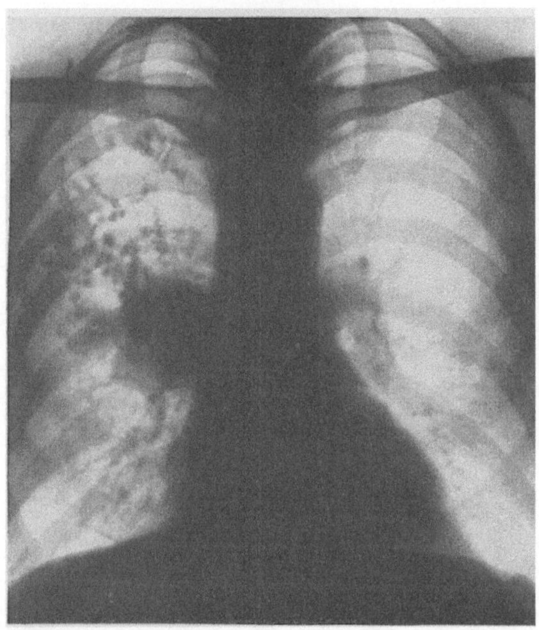

Abb. 65 a. Übersichtsaufnahme: Im Hilusbereich rechts medial ist eine apfelgroße, homogene, scharf begrenzte Verschattung sichtbar. Bronchographiereste einer auswärts durchgeführten Untersuchung. Das Seitenbild zeigte die Verschattung dorsal vom Hilus in der Unterlappenspitze.

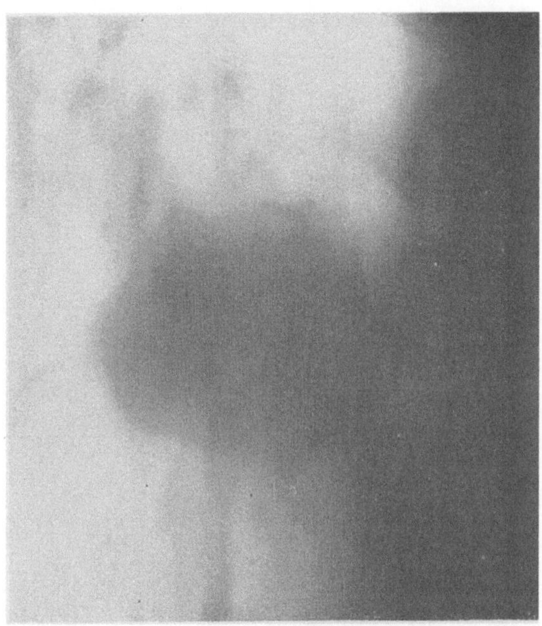

Abb. 65 b. Schichtaufnahme, dorsal: Der Tumorschatten ist buckelig, scharf begrenzt und liegt knapp neben der Wirbelsäule, von dieser jedoch abgrenzbar.

Abb. 66 a und 66 b. 66jähriger Mann. Pneumonektomie 1. Juli 1949. Histologischer Befund: Nicht verhornendes Pflasterepithelcarcinom.

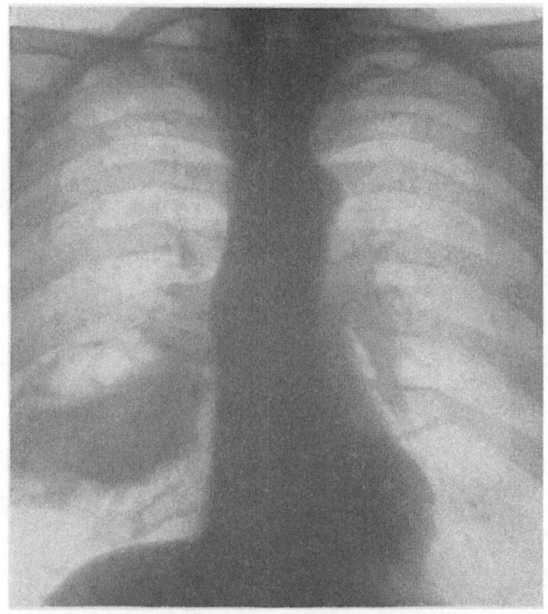

Abb. 66 a. Übersichtsaufnahme: In der Höhe des unteren Hiluspoles rechts ist eine apfelgroße kugelige Verschattung sichtbar, die cranial eine Luftsichel aufweist.

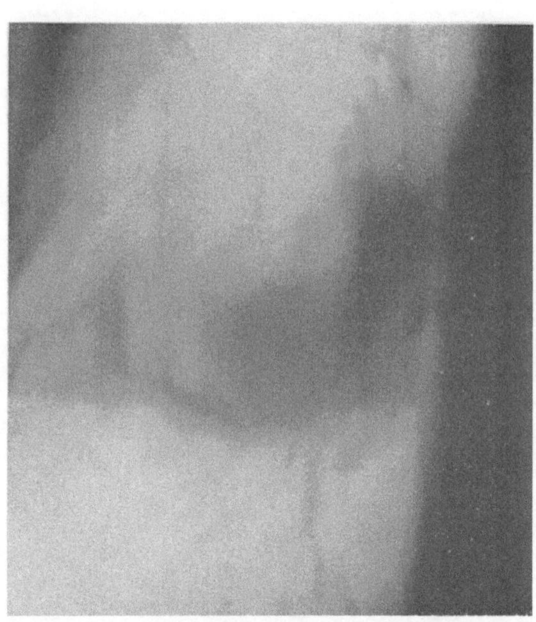

Abb. 66 b. Schichtaufnahme: Ganz dorsal und medial im Bereich der Unterlappenspitze liegt die beschriebene Verschattung mit Luftsichel. Der solide Anteil grenzt sich gegen den lufthaltigen buckelig scharf ab (Tumorzeichen).

## Peripheres Carcinom des linken Oberlappens, Ramus anterior (vorderer Bronchus).

Abb. 67 a bis 67 d. 67jähriger Mann. Pneumonektomie 18. Mai 1951. Histologischer Befund: Undifferenziertes Carcinom.

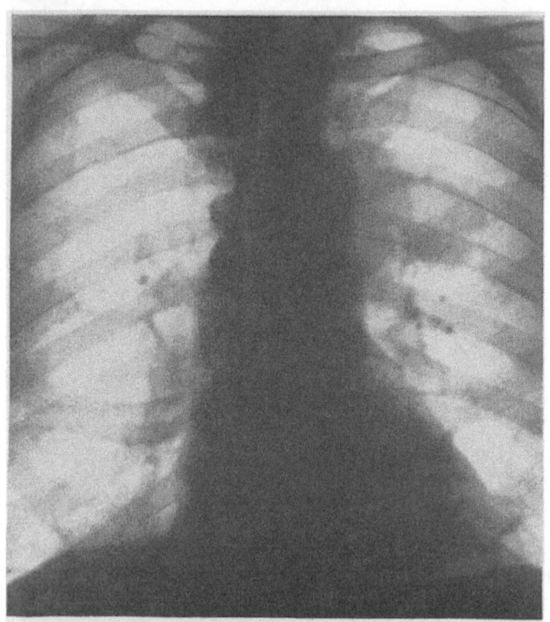

Abb. 67 a. Übersichtsaufnahme: Ganz medial im linken Oberfeld ist eine hühnereigroße, scharf begrenzte Verschattung sichtbar, die mit ihrem unteren Pol an den Hilus heranreicht.

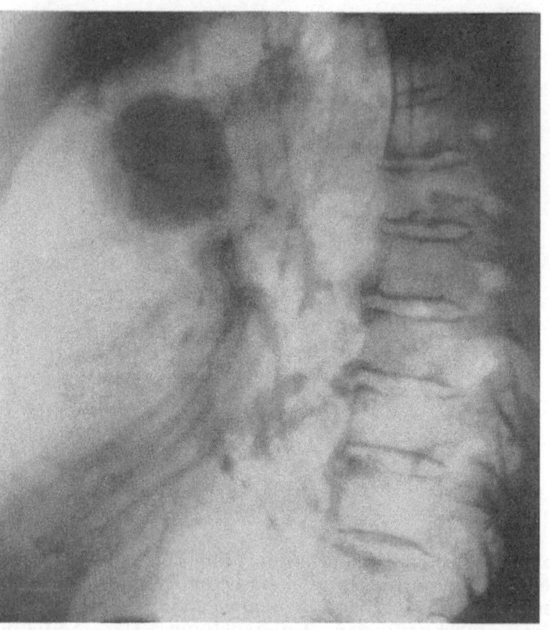

Abb. 67 b. Seitenbild: Die Verschattung ist kugelig rund, vollkommen scharf begrenzt und liegt vor dem oberen Hiluspol, daher im vorderen Segment des Oberlappens.

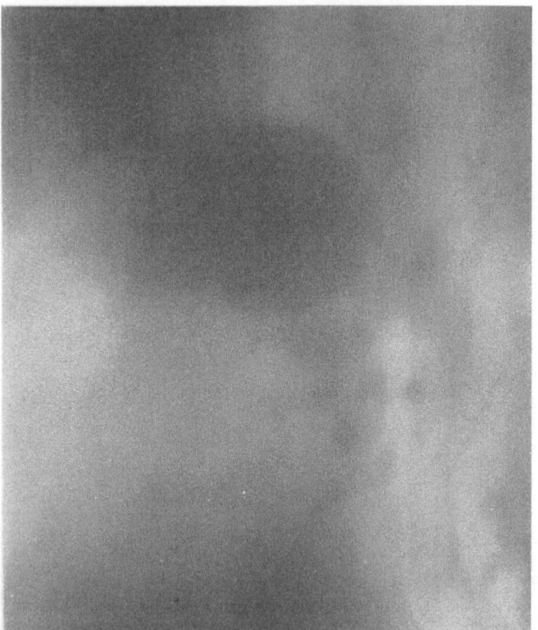

Abb. 67 c. Schichtbild in Seitenlage: Der Tumorschatten ist deutlich sichtbar, nach vorne zu etwas unscharf abgegrenzt.

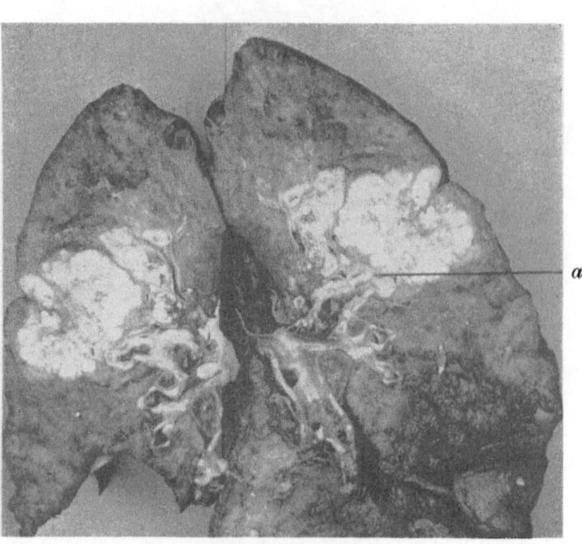


Abb. 67 d. Präparat: Zirka apfelgroßer, bis an die Pleura reichender Tumor. Der vordere Ast des Oberlappenbronchus in den Tumor eintretend, seine Wand von außen her zerstört *a*.

Abb. 68 a und 68 b. 56jähriger Mann. Pneumonektomie 13. März 1951, Histologischer Befund: Kleinzelliges Carcinom.

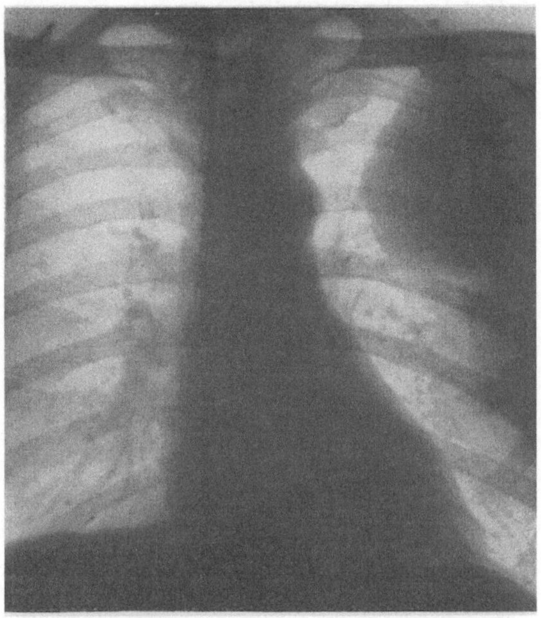

Abb. 68 a. Übersichtsaufnahme: Die lateralen Anteile des linken Oberfeldes sind dicht homogen verschattet. Scharf konvexe Begrenzung nach medial. Der Tumorschatten sitzt breitbasig der Thoraxwand auf.

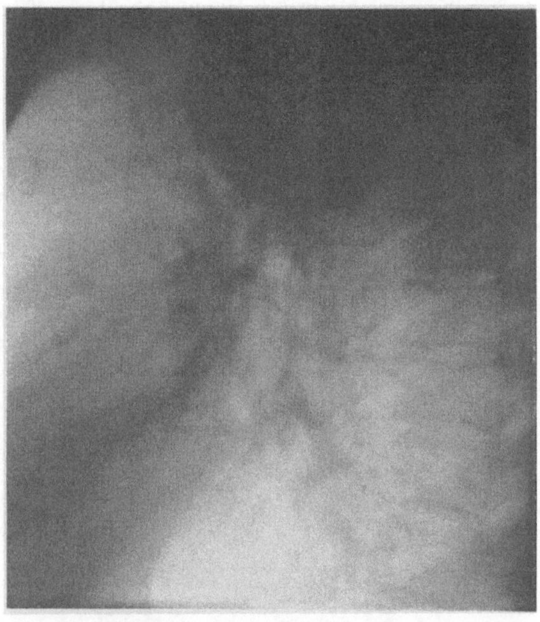

Abb. 68 b. Seitenbild: Die Verschattung ist rund, scharf begrenzt und projiziert sich direkt ober den Hilus. Diese Lokalisation allein entspräche dem apikalen Segment. Im Verein mit der p. a. Aufnahme liegt der Tumor jedoch in den dorsalen und lateralen Teilen des vorderen Segmentes.

Abb. 69 a und 69 b. 55jähriger Mann. Pneumonektomie 13. November 1950. Histologischer Befund: Undifferenziertes Carcinom.

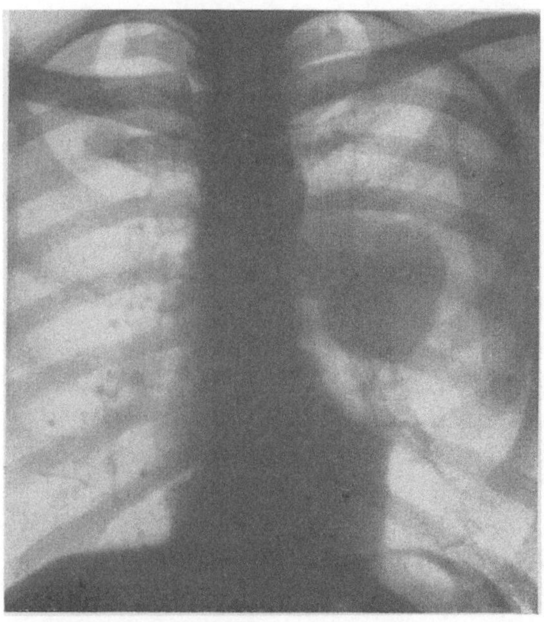

Abb. 69 a. Übersichtsaufnahme: Apfelgroße, dichte, scharf und buckelig begrenzte Verschattung links neben dem oberen Hiluspol.

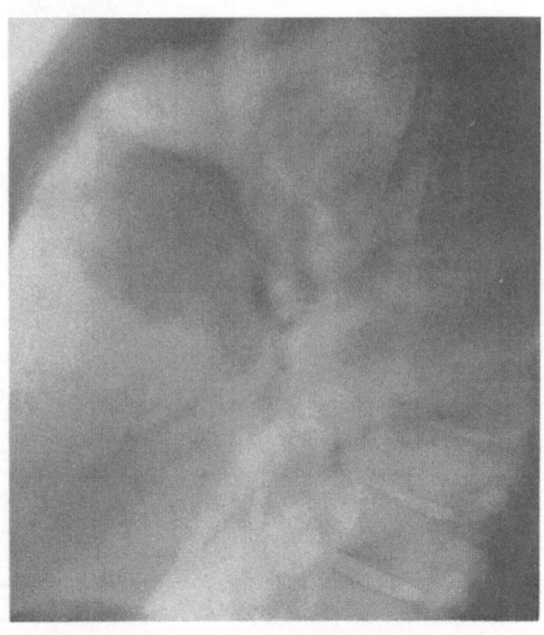

Abb. 69 b. Seitenbild: Die Verschattung liegt vor dem Hilus. Der Tumor liegt daher ganz zentral im vorderen Segment des linken Oberlappens.

## Peripheres Carcinom des linken Oberlappens, dorsales Segment.

Abb. 70 a bis 70 c. 51jähriger Mann. Lobektomie 27. Juni 1951. Histologischer Befund: Undifferenziertes Carcinom.

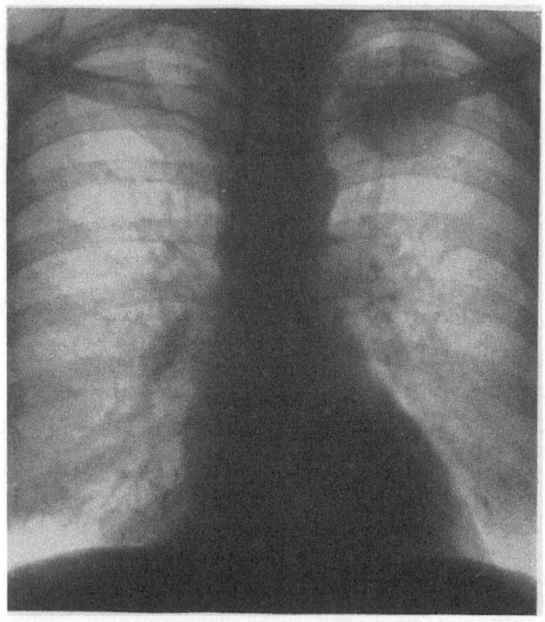

**Abb. 70 a. Übersichtsaufnahme: Links in Claviculahöhe eine apfelgroße, dichte, homogene, vollkommen scharf begrenzte Verschattung. Zart vermehrte Streifenzeichnung zum oberen Hiluspol, der etwas verbreitert ist (Drüsen im Hilus?).**

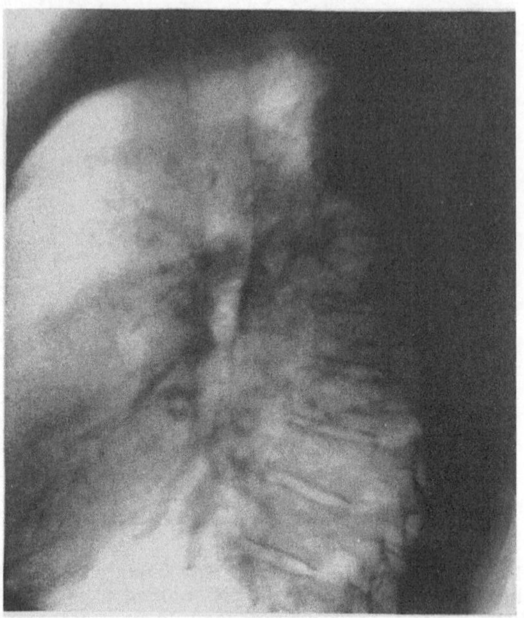

**Abb. 70 b. Seitenbild: Die Verschattung liegt der dorsalen Thoraxwand an, ist rund und scharf begrenzt. In solchen Fällen genaue Inspektion der dem Tumor anliegenden Rippen.**

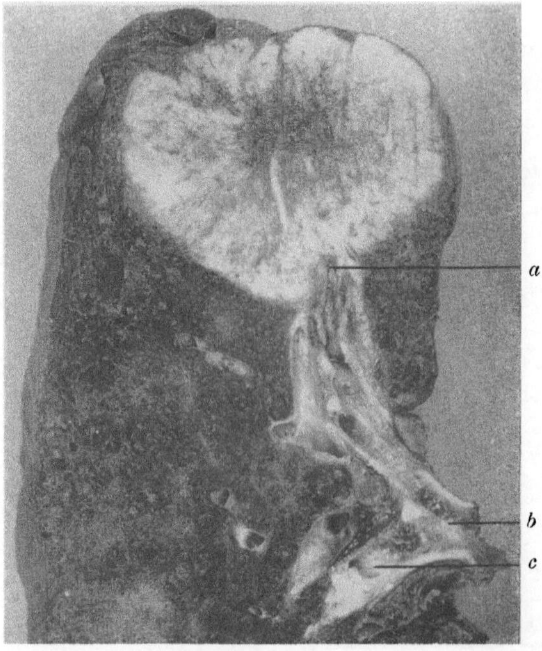


**Abb. 70 c. Präparat: In sagittaler Richtung geschnitten, von lateral gesehen. Apfelgroßer Tumor, bis an die Pleura heranreichend. Ein kleiner Ast des dorsalen Oberlappenbronchus *a* in den Tumor eintretend. Oberlappenstammbronchus *b*, Lingulabronchus *c*.**

Abb. 71 a und 71 b. 44jähriger Mann. Pneumonektomie 20. Januar 1951. Histologischer Befund: Pflasterepithelcarcinom.

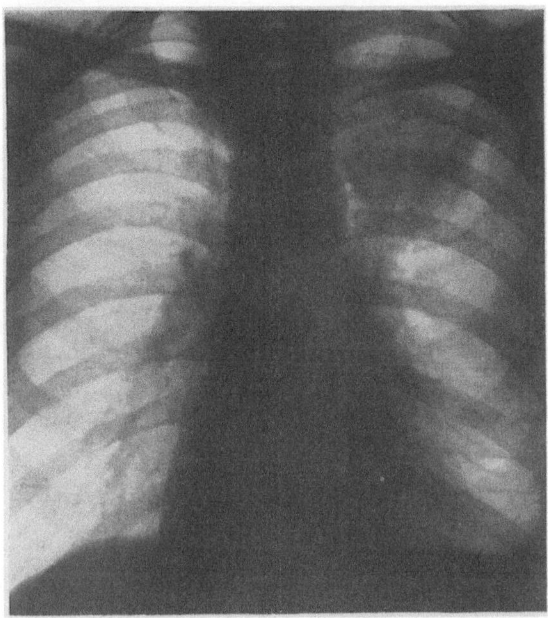

Abb. 71 a. Übersichtsaufnahme: Medial im linken Oberfeld ist eine apfelgroße homogene, scharf begrenzte Verschattung sichtbar. Sie grenzt direkt an den oberen Hiluspol. Außerdem besteht eine Pleuraschwiele links mit Verlötung des Sinus von einer früheren Pleuritis.

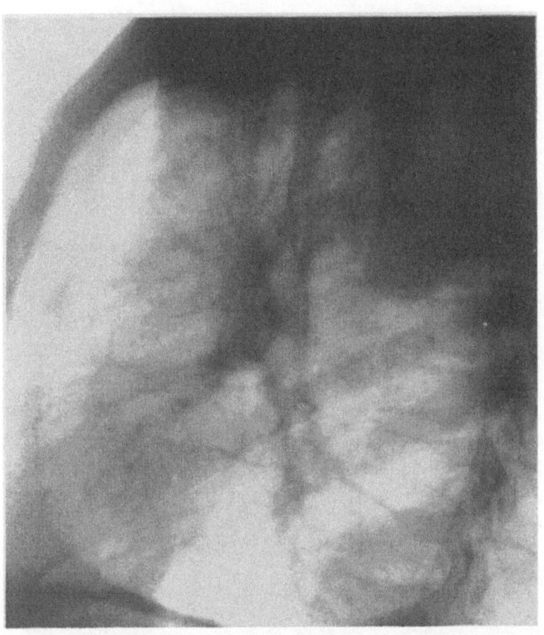

Abb. 71 b. Seitenbild: In den dorsalen Anteilen des linken Oberlappens ist die Verschattung, scharf abgegrenzt, zu erkennen.

## Peripheres Carcinom der Lingula.

Abb. 72 a und 72 b. 63jähriger Mann. Pneumonektomie 23. August 1950. Histologischer Befund: Undifferenziertes Carcinom.

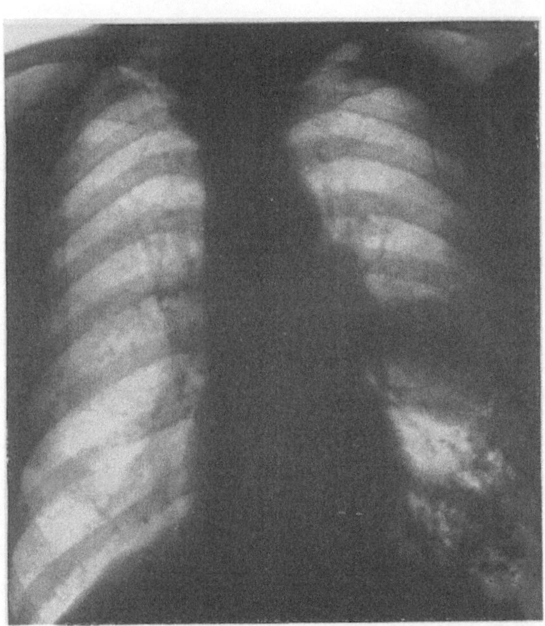

Abb. 72 a. Übersichtsaufnahme: Im linken Lungenmittelfeld apfelgroße, dichte, scharf begrenzte Verschattung. Im Unterfeld Kontrastmittelreste einer auswärts durchgeführten Bronchographie.

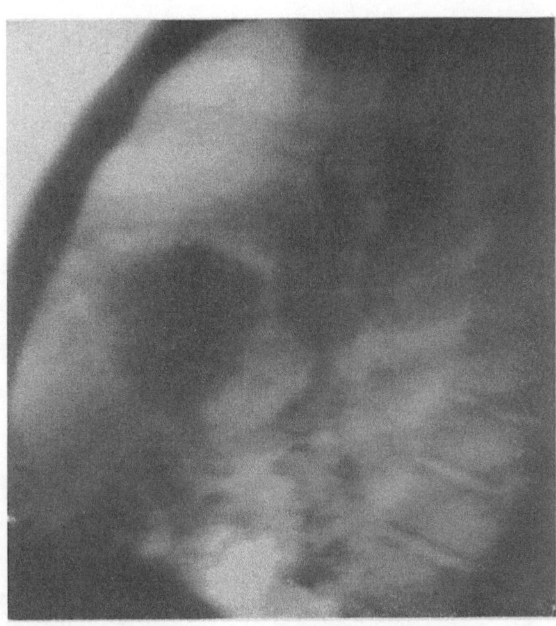

Abb. 72 b. Seitenbild: Der Tumorschatten ist scharf abgegrenzt, zeigt geringe Buckelbildung und liegt vor dem unteren Hiluspol im Lingulabereich.

## Peripheres Carcinom des linken Unterlappens, basale Segmente.

Abb. 73 a bis 73 c. 66jähriger Mann. Lobektomie 4. November 1949. Histologischer Befund: Nicht verhornendes Pflasterepithelcarcinom.

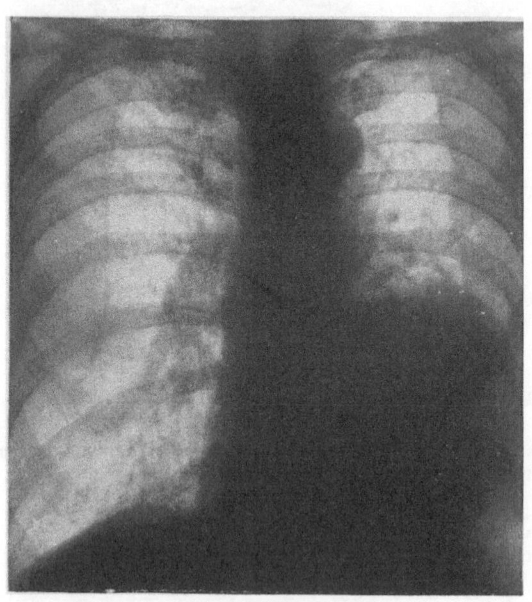

Abb. 73 a. Übersichtsaufnahme: Das ganze linke Mittel- und Unterfeld ist von einer dichten, homogenen Verschattung eingenommen, die sich nach cranial scharf konvex abgrenzt und den linken Sinus frei läßt.

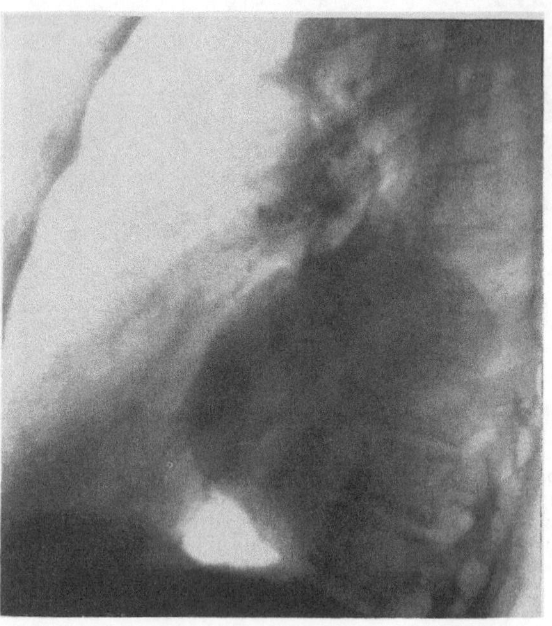

Abb. 73 b. Seitenbild: Der Tumorschatten füllt fast den ganzen Unterlappen aus und ist leicht buckelig, scharf begrenzt.

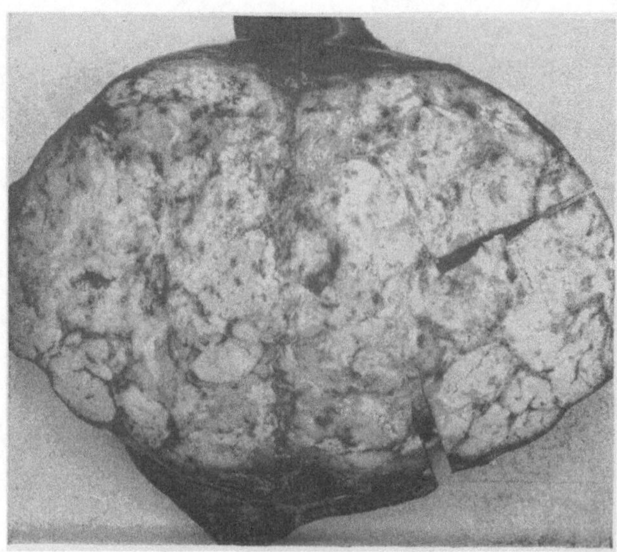

Abb. 73 c. Präparat: Fast der ganze Unterlappen vom Tumor eingenommen.

Abb. 74 a und 74 b. 57jähriger Mann. Pneumonektomie 5. März 1951. Histologischer Befund: Undifferenziertes Carcinom.

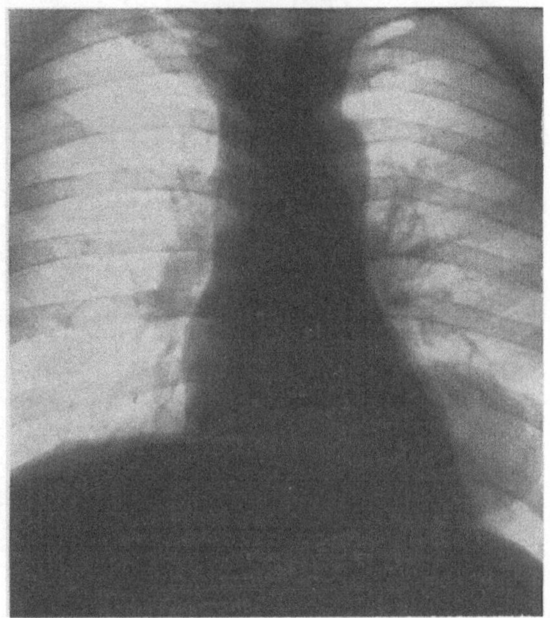

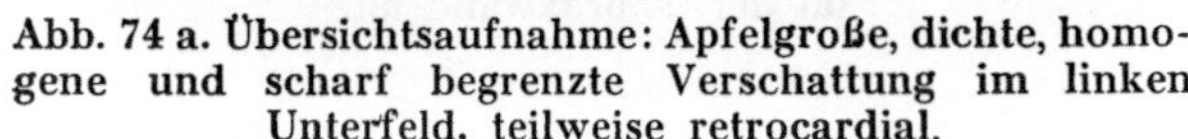

Abb. 74 a. Übersichtsaufnahme: Apfelgroße, dichte, homogene und scharf begrenzte Verschattung im linken Unterfeld, teilweise retrocardial.

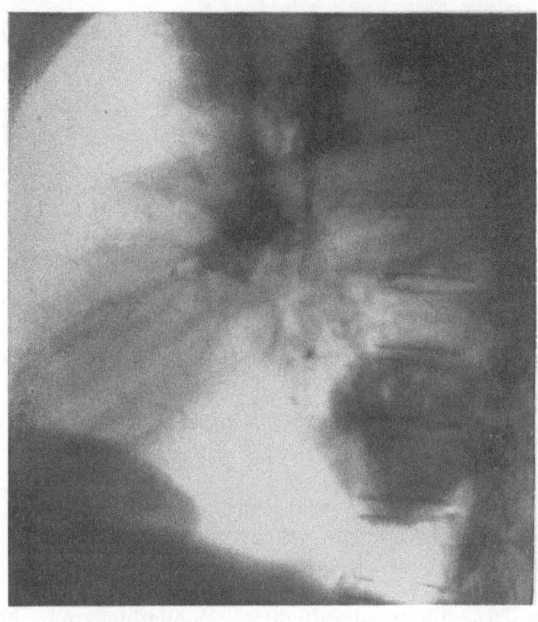

Abb. 74 b. Seitenbild: Der apfelgroße Tumorschatten liegt basal und ganz dorsal im Unterlappen der Thoraxwand an.

Abb. 75 a und 75 b. 64jähriger Mann. Lobektomie 12. Juni 1950. Histologischer Befund: Pflasterepithelcarcinom.

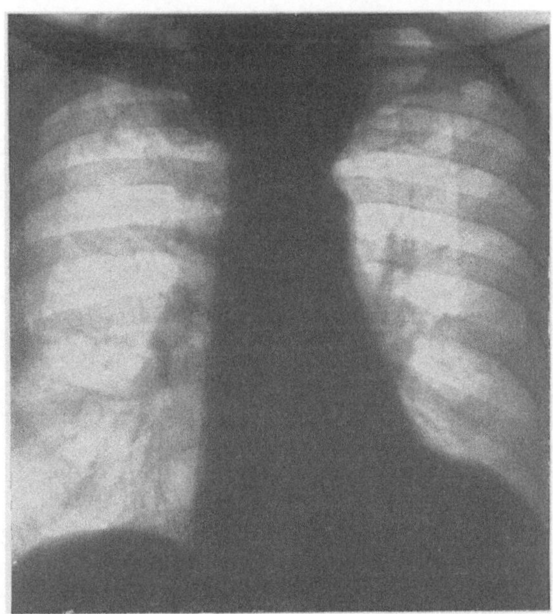

Abb. 75 a. Übersichtsaufnahme: Die Aufnahme zeigt lediglich eine dichte Verschattung basal links, die ebensogut einem Zwerchfellhochstand entsprechen könnte. Die Durchleuchtung jedoch ließ einen abgrenzbaren Tumorschatten ganz basal und dorsal im Unterlappen erkennen.

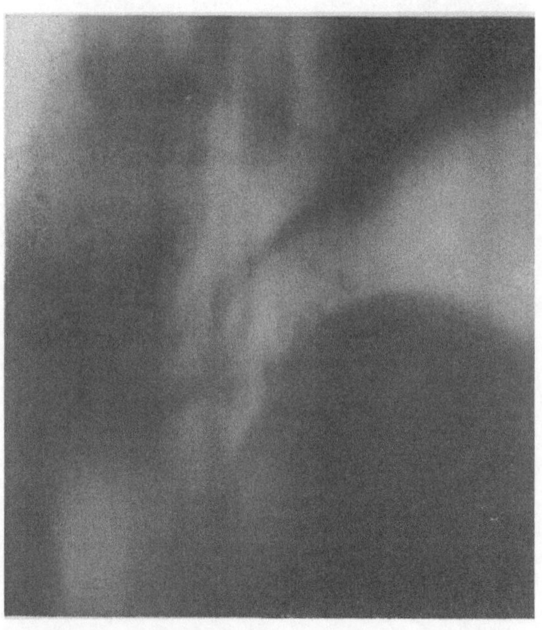

Abb. 75 b. Seitliche Schichtaufnahme: Der Tumorschatten ist sichtbar, sitzt breit dem Zwerchfell auf, die Mitte des Tumors liegt oberhalb des Zwerchfelles, so daß anzunehmen ist, daß der Tumor intrapulmonal liegt. Eine zarte Interlobärschwiele ist sichtbar.

Abb. 76 a bis 76 c. 58jähriger Mann. Lobektomie 11. April 1950. Histologischer Befund: Undifferenziertes Carcinom.

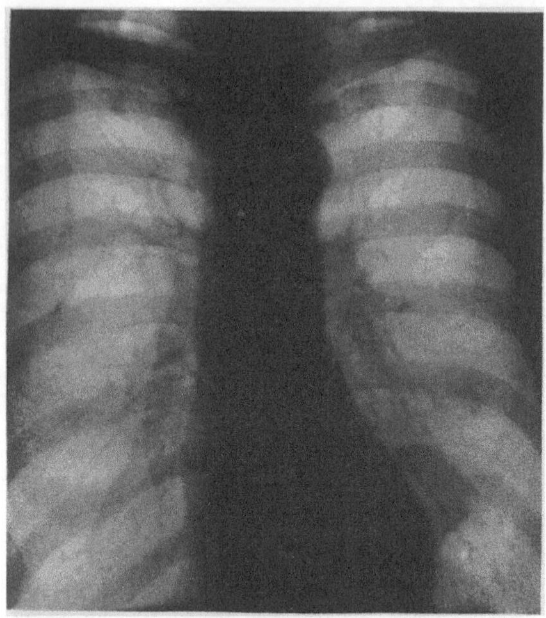

Abb. 76 a. Übersichtsaufnahme: Mandarinengroße homogene, scharf begrenzte Verschattung im linken Unterfeld medial, teilweise retrokardial.

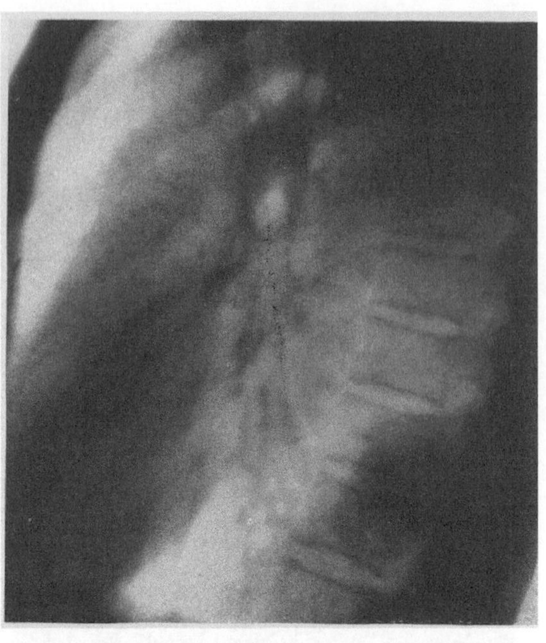

Abb. 76 b. Seitenbild: Der Tumorschatten liegt ganz dorsal der Thoraxwand an.

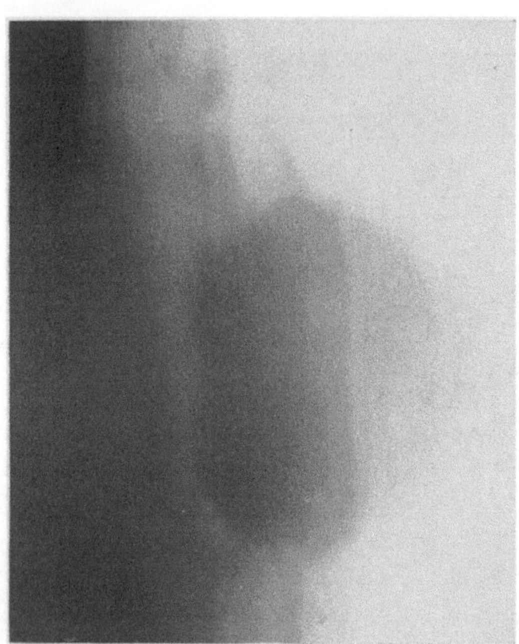

Abb. 76 c. Schichtaufnahme: Der Tumorschatten erscheint homogen, scharf begrenzt und zeigt geringe Buckelbildung.

## Peripheres Carcinom des linken Unterlappens, apikales Segment.

Abb. 77. 59jähriger Mann. Pneumonektomie 2. Mai 1950. Histologischer Befund: Undifferenziertes Carcinom.

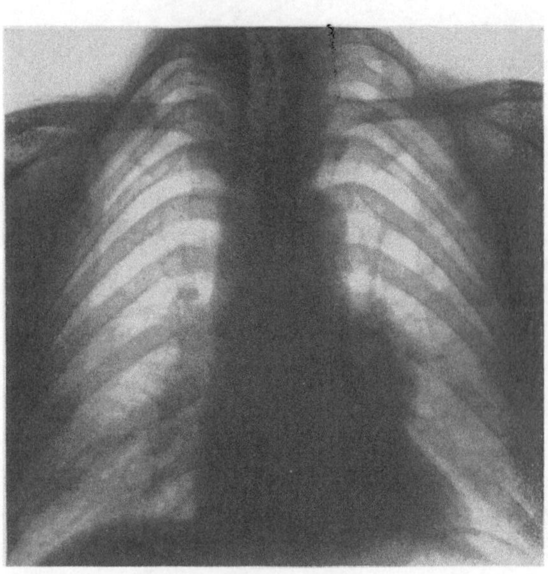

Abb. 77. Übersichtsaufnahme: Dichte, homogene Verschattung im Bereich des linken Hilus, die sich nach lateral zu scharf konvex abgrenzt. Seitenbild und Schichtaufnahme ließen den scharf abgegrenzten kugeligen Tumorschatten in der Unterlappenspitze deutlich erkennen.

# MEDIASTINALE UND ÖSOPHAGUSFORM DES BRONCHUSCARCINOMS

# INOPERABLE FORMEN DES BRONCHUSCARCINOMS

## Mediastinale Form des Bronchuscarcinoms.

Zentrales Carcinom des rechten Oberlappens, apikales Segment.

Abb. 78 a und 78 b. 64jähriger Mann. Keine Histologie.

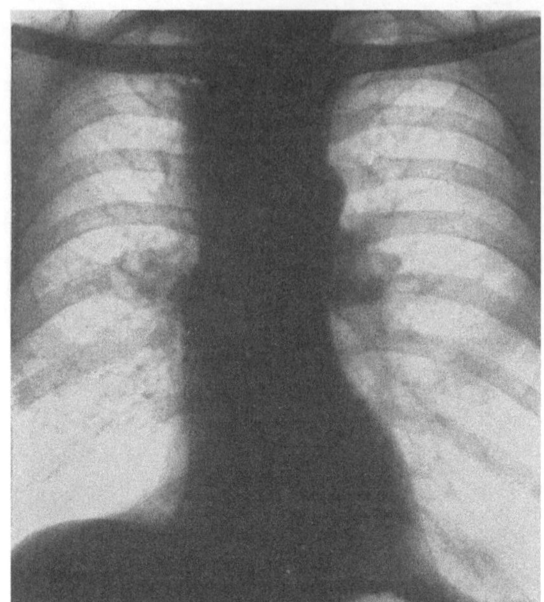

Abb. 78 a. Übersichtsaufnahme: Das Mediastinum ist stark nach rechts verbreitert, die Verschattung dicht, homogen, nach lateral zu scharf und leicht konvex begrenzt, reicht bis zum oberen Hiluspol.

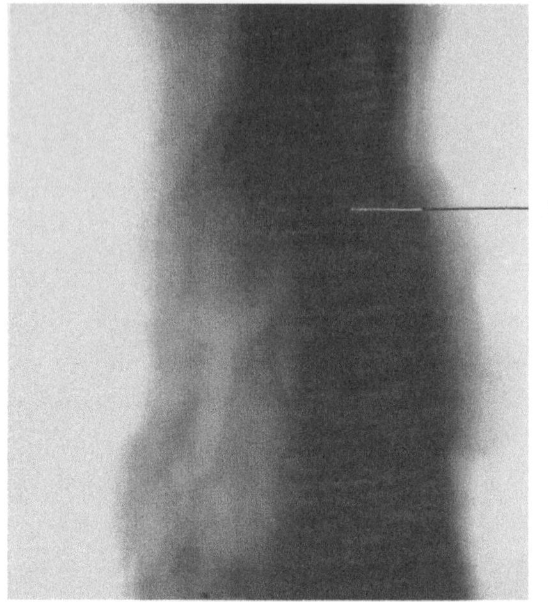


Abb. 78 b. Schichtaufnahme: Im Tracheobronchialwinkel hühnereigroßer, dichter, relativ scharf begrenzter Kernschatten. Die Trachea *T* in diesem Bereich stark von rechts nach links verdrängt, ihre Wand unscharf, das Lumen stark eingeengt. Der obere Teil des rechten Hauptbronchus von oben her komprimiert und ebenfalls unscharf begrenzt. Die Abgangsstelle des apikalen Oberlappenbronchus liegt im Bereich des dichten Kernschattens.

Abb. 79 a und 79 b. 57jähriger Mann. Probeexzision einer Drüse supraklavikulär: Kleinzelliges, solides Carcinom. Einflußstauung.

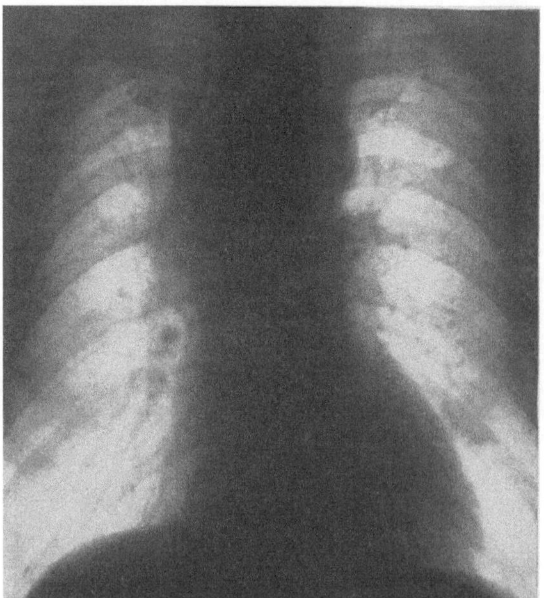

Abb. 79 a. Übersichtsaufnahme: Starke Verbreiterung des Mediastinalschattens nach rechts, mit scharfer, teils leicht konvexer Begrenzung der Verschattung.

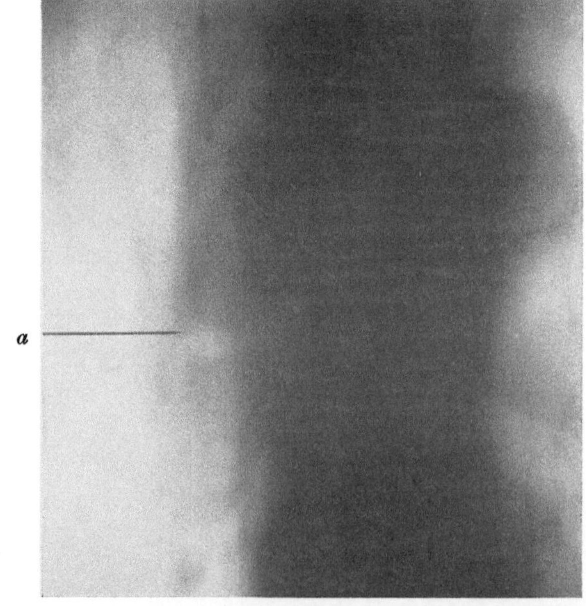


Abb. 79 b. Schichtaufnahme: Dichte, bandförmige Verschattung rechts paramediastinal mit einem pflaumengroßen Kernschatten im Tracheobronchialwinkel. Der apikale Ast *a* an seiner Abgangsstelle gerade noch sichtbar, dann jedoch verschlossen.

## Ösophagusform des Bronchuscarcinoms.

Zentrales Carcinom des rechten Unterlappenstammbronchus mit Drüsen im Mediastinum, die zu einer Kompression des Ösophagus führen.

Abb. 80 a bis 80 c. **64jähriger Mann.** Keine Histologie. Recurrensparese.

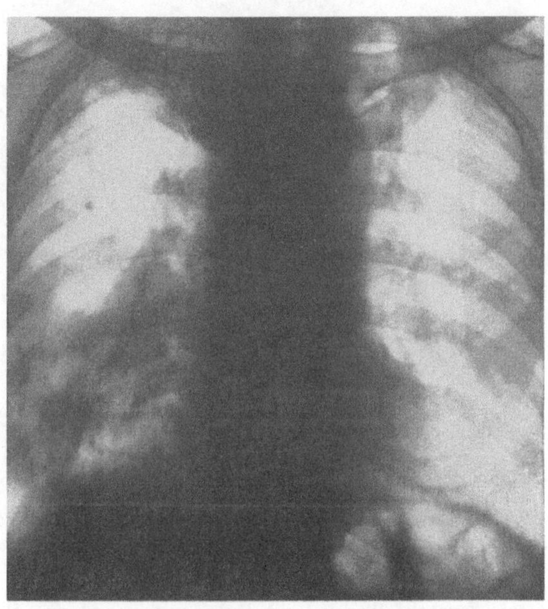

Abb. 80 a. **Übersichtsaufnahme: Dichte, wolkige Verschattung rechts parahilär und im rechten Unterfeld.** Hochgradiges Emphysem. Verbreiterung der Aorta descendens.

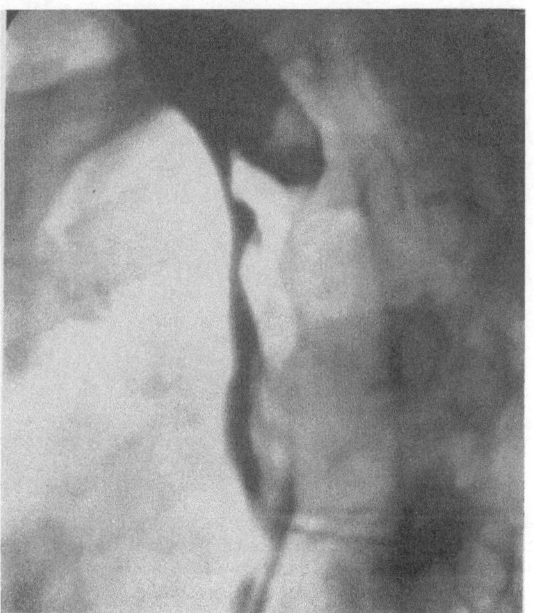

Abb. 80 b. Aufnahme des Ösophagus: **Die Speiseröhre ist im mittleren Drittel hochgradig komprimiert, die Konturen** in diesem Bereich unregelmäßig, aber scharf.

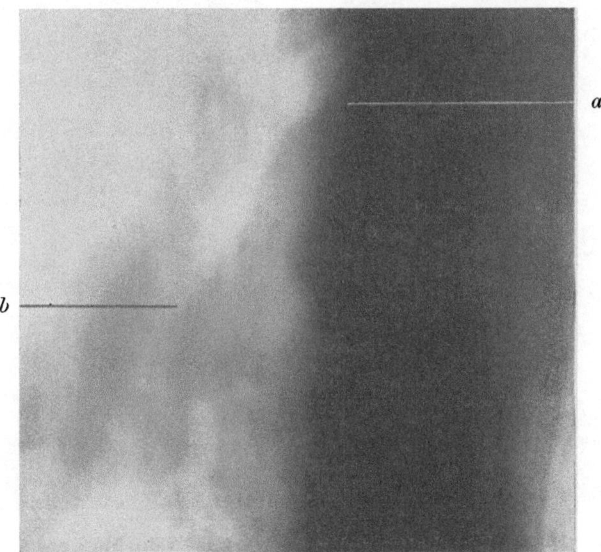


Abb. 80 c. Schichtaufnahme: Die Carina *a* **ist abgerundet. Höchstgradige Einengung des rechten Unterlappenstammbronchus** *b*. **Unregelmäßig begrenzter, dichter Tumorkernschatten um den Bronchus herum. Die abgerundete Carina weist auf Drüsen unterhalb der Bifurkation hin.**

## Beispiele inoperabler Fälle von Bronchuscarcinom.

Abb. 81. Zentrales Carcinom des rechten Unterlappenstammbronchus mit Metastase im linken Unterlappen. 67jähriger Mann. Keine Histologie.

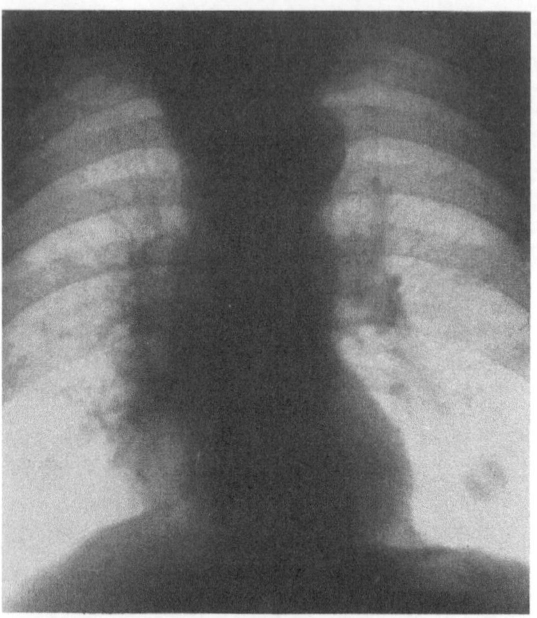

Abb. 81. Übersichtsaufnahme: Starke Verbreiterung des rechten Hilus und inhomogen-wolkige Verschattung, vom unteren Hiluspol ausgehend. Kirschgroßer Rundherd im linken Unterfeld.

Abb. 82. Zentrales Carcinom des linken Oberlappens mit Drüsen im linken Tracheobronchialwinkel, Zwerchfelllähmung links. 46jähriger Mann. Keine Histologie.

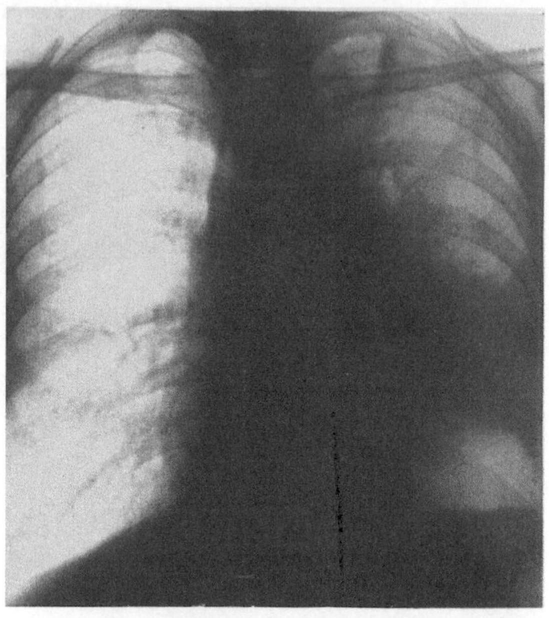

Abb. 82. Übersichtsaufnahme: Dichte, ausgedehnte Verschattung links zentral im Hilusbereich, unscharf abgegrenzt. Schleierförmige Verschattung des Spitzen- und Oberfeldes. Verdrängung der Trachea im unteren Drittel. Zwerchfellhochstand links mit paradoxer Verschieblichkeit.

Abb. 83 a und 83 b. Zentrales Carcinom des linken Oberlappenstammbronchus. 53jähriger Mann. Keine Histologie.

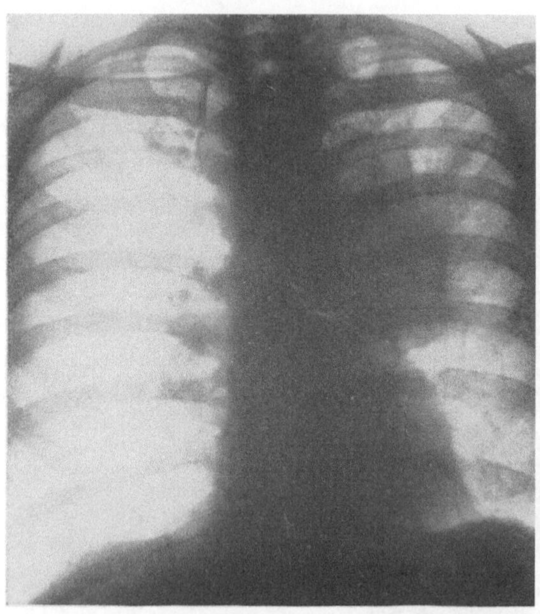

Abb. 83 a. Übersichtsaufnahme: Dichte Verschattung der medialen Teile des linken Ober- und Mittelfeldes, den Hilus mit einschließend. Unscharfe Begrenzung nach lateral.

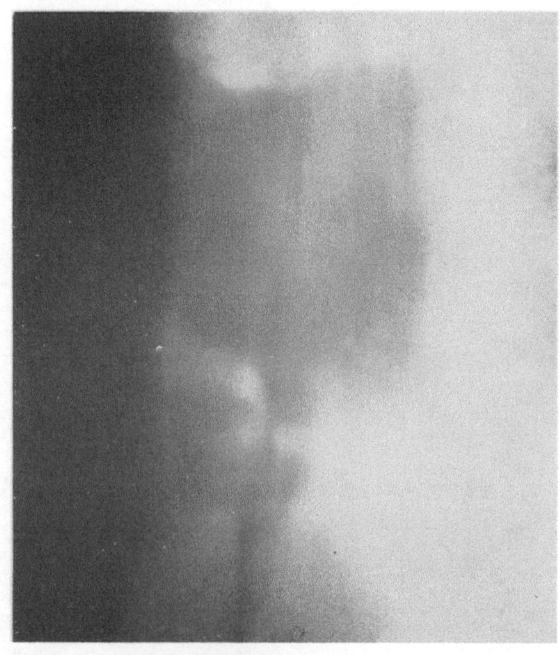

Abb. 83 b. Schichtaufnahme: Der Tumorkernschatten ist apfelgroß, dicht, homogen, scharf und etwas unregelmäßig begrenzt und greift breit auf das Mediastinum über. Der linke Oberlappenstammbronchus ist an seiner Abgangsstelle verschlossen.

# BRONCHIALADENOME UND HÄMANGIOENDOTHELIOME

## Bronchialadenome (Carcinoide).

Abb. 84 a bis 84 d. Röntgendiagnose: Bronchialadenom im oberen Anteil des rechten Hauptbronchus. 54jährige Frau. Pneumonektomie 14. März 1951. Histologischer Befund: Bronchialadenom.

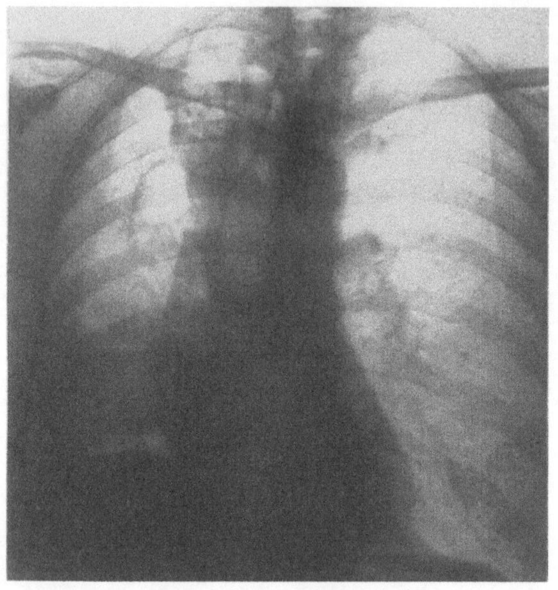

Abb. 84 a. Übersichtsaufnahme: Das rechte Spitzenfeld und die medialen Teile des Oberfeldes inhomogen verschattet mit mehreren Aufhellungen. Eine nußgroße, zartwandige Ringfigur im rechten Oberfeld. Dichte, wolkige Verschattung des rechten Unterfeldes. Starke Verziehung von Cor und Mediastinum nach rechts. Zwerchfellhochstand rechts, keine paradoxe Verschieblichkeit.

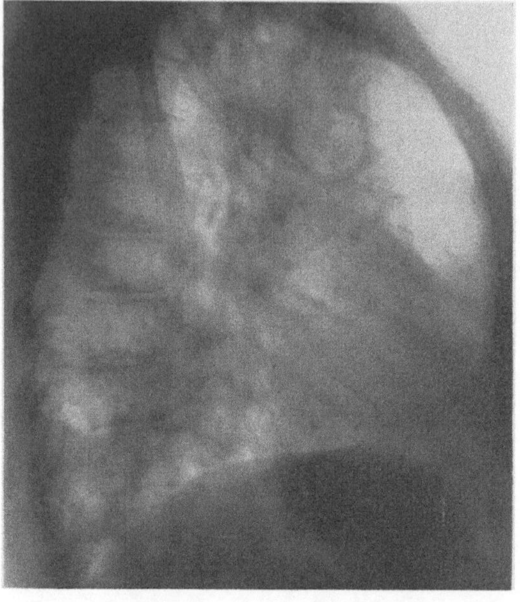

Abb. 84 b. Seitenbild: Im dorsalen und apikalen Segment des Oberlappens zahlreiche wabige Aufhellungen. Die nußgroße Ringfigur ist im vorderen Segment. Der Unterlappen wolkig inhomogen verschattet, der Mittellappen normal.

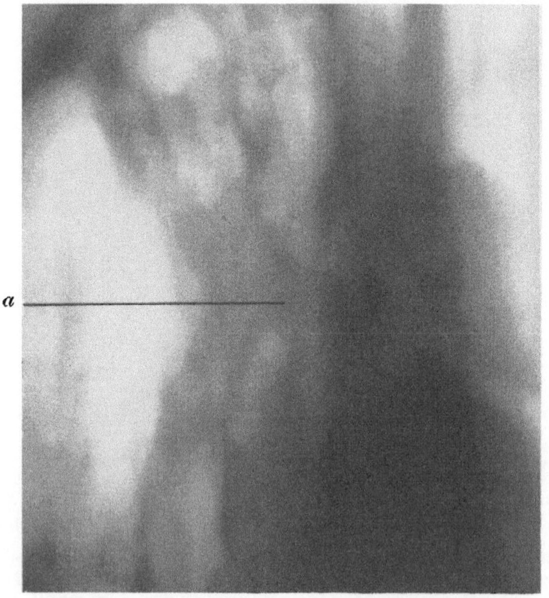


Abb. 84 c. Schichtaufnahme: Im oberen Teil des rechten Hauptbronchus ist eine scharf begrenzte, fast dattelgroße Verschattung. Ausgedehnte Bronchiektasien und Cysten im rechten Oberlappen. Die dattelgroße Verschattung im Bronchus *a* entspricht dem Adenom.

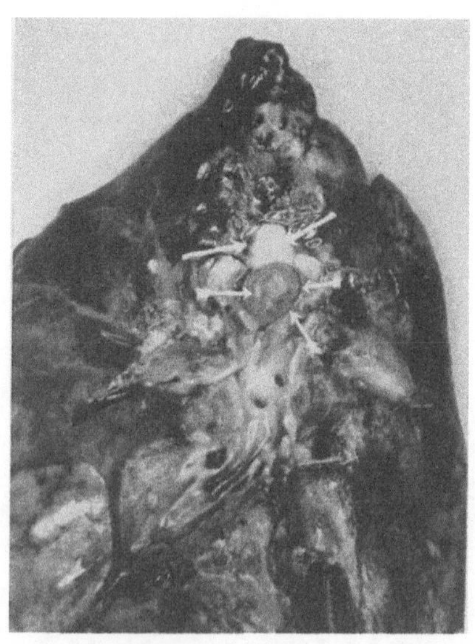

Abb. 84 d. Präparat: Der kugelige, oberflächlich von Schleimhaut überzogene Tumor ragt aus dem Oberlappenstammbronchus in den Hauptbronchus vor (gefiederte Pfeile). Hauptbronchus: Glatte Pfeile.

**Abb. 85 a und 85 b. Maligen degeneriertes Adenom, das vom linken Oberlappenstammbronchus ausgeht und später den linken Hauptbronchus fast komplett verschließt. 36jährige Frau. Pneumonektomie 8. April 1948. Histologischer Befund: Größtenteils kleinrundzelliges, solides Carcinom. Das morphologische Aussehen der Geschwulstzellen erinnert bis zu einem gewissen Grad an die sogenannten Carcinoide.**

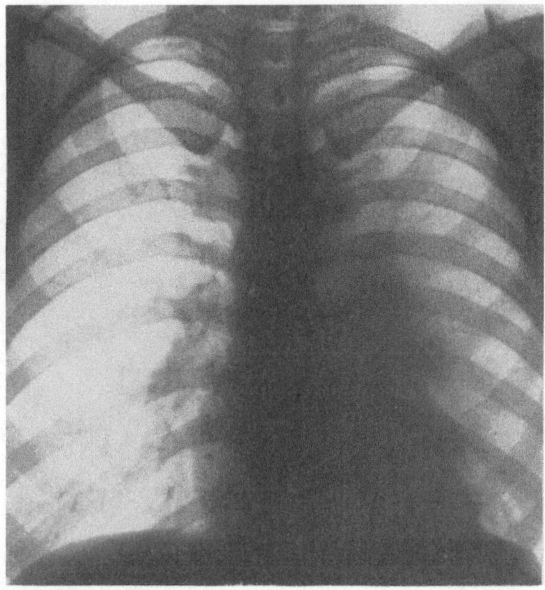

Abb. 85 a. Übersichtsaufnahme: Dichte Verschattung links im Hilusbereich, die sich unscharf und unregelmäßig abgrenzt. Schleierförmig homogene Verschattung der ganzen linken Lunge.

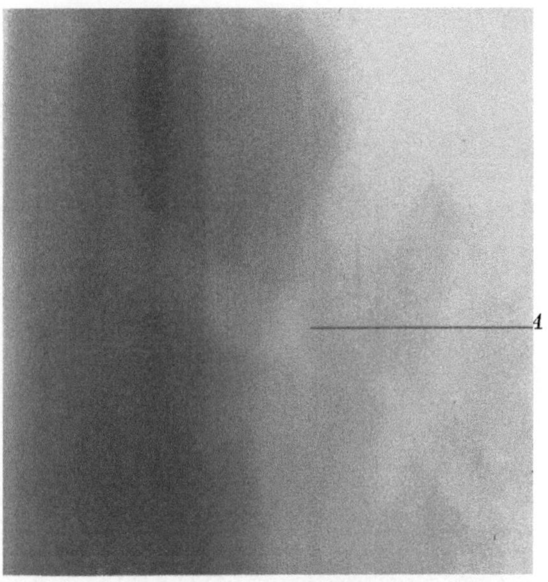


Abb. 85 b. Schichtaufnahme: In das Lumen des linken Hauptbronchus wölbt sich eine dichte, scharf konvex begrenzte Verschattung vor *A*. Die Verschattung geht vom Oberlappenstammbronchus aus und läßt im Hauptbronchus noch ein spaltförmiges Lumen frei.

**Abb. 86 a und 86 b. Adenom des rechten Oberlappenstammbronchus. 47jährige Frau. Probeexzision bei Bronchoskopie: Tumor, der einem Carcinom entsprechen könnte. Thorakotomie 24. März 1948. Wegen flächenhafter Verwachsungen des Oberlappens mit der Thoraxwand war eine Resektion unmöglich. Vier Jahre nachher ist Patientin gesund und der Röntgenbefund unverändert. Es handelt sich daher mit größter Wahrscheinlichkeit um ein Adenom.**

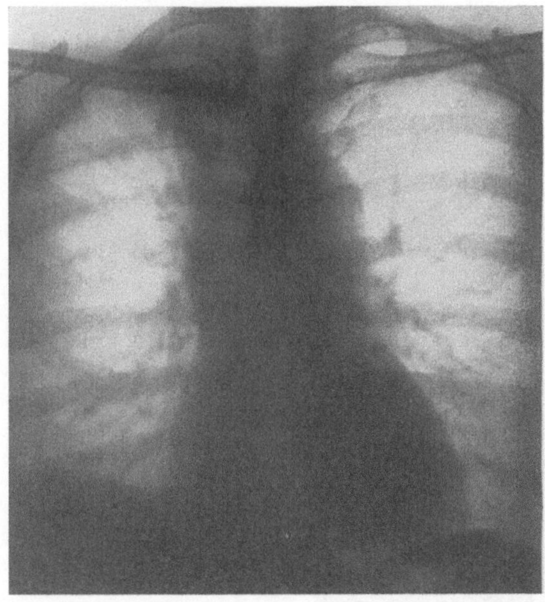

Abb. 86 a. Übersichtsaufnahme nach der Thorakotomie: Starke Schrumpfung und dichte Verschattung des ganzen rechten Oberlappens. Verziehung der Trachea nach rechts

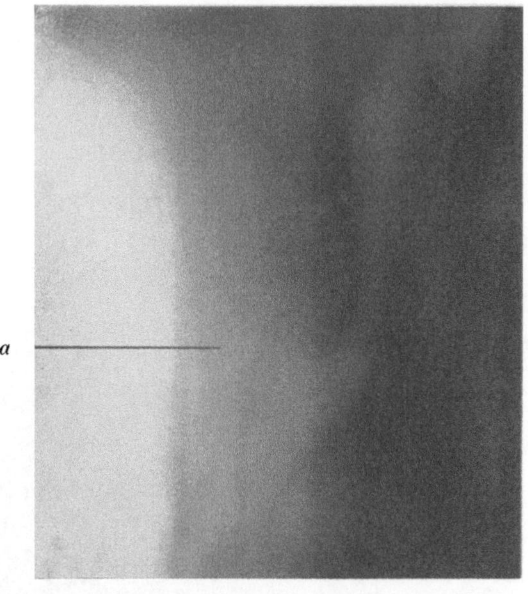


Abb. 86 b. Schichtaufnahme: Dichte homogene Verschattung des rechten Oberlappens. Der rechte Oberlappenstammbronchus *a* ist 1 cm nach seinem Abgang verschlossen. Die Verschattung im Bronchus ist zentralwärts scharf konvex begrenzt.

Abb. 87 a bis 87 c. Adenom des rechten Mittellappenbronchus, das sich in den unteren Anteil des rechten Hauptbronchus vorwölbt. 38jährige Frau. Lobektomie von Mittel- und Unterlappen 2. Oktober 1950. Histologischer Befund: Carcinoid.

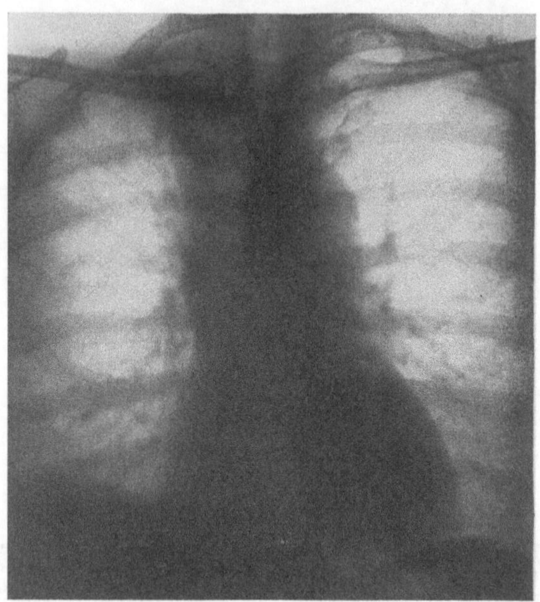

Abb. 87 a. Übersichtsaufnahme: Dreieckige dichte, ziemlich scharf begrenzte Verschattung medial im rechten Unterfeld, dem Herzschatten breitbasig aufsitzend.

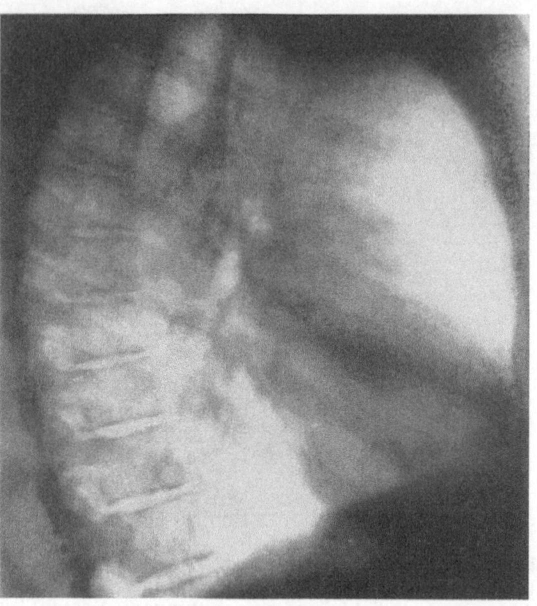

Abb. 87 b. Seitenbild: Der Mittellappen dicht verschattet, stark verkleinert, das Zwerchfell vorne hochgezogen (Atelektase des Mittellappens).

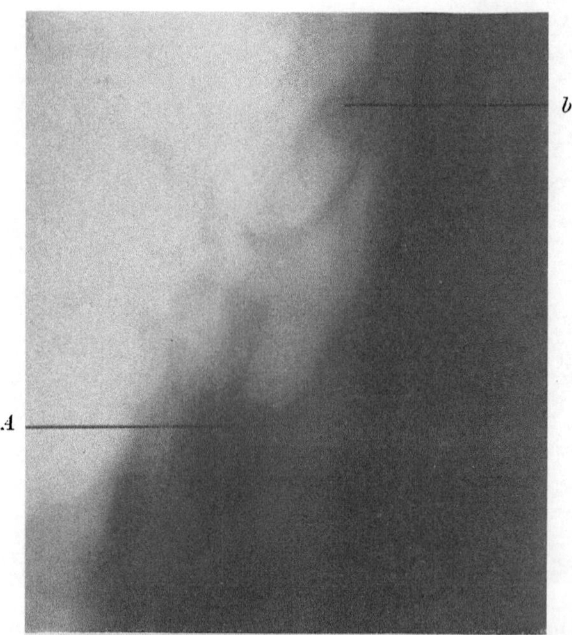


Abb. 87 c. Schichtaufnahme: Im untersten Anteil des rechten Hauptbronchus, an der Abgangsstelle des Mittellappensbronchus, ist eine erbsgroße, kugelig scharf begrenzte Verschattung sichtbar *A*. Der rechte Oberlappenstammbronchus normal. Rechts paratracheal der bohnengroße Schatten der Vena azygos *b*.

## Hämangioendotheliome der Lunge.

Die Röntgenbilder zeigen scharf begrenzte Tumoren in der Lunge, die wie periphere Carcinome oder Metastasen aussehen. Die hier abgebildeten Fälle wurden unter der Diagnose: „peripheres Carcinom" operiert und erst der histologische Befund ergab die Diagnose des Hämangioendothelioms.

Abb. 88 a und 88 b. 52jährige Frau. Pneumonektomie 10. August 1949. Histologischer Befund: Hämangioendotheliom.

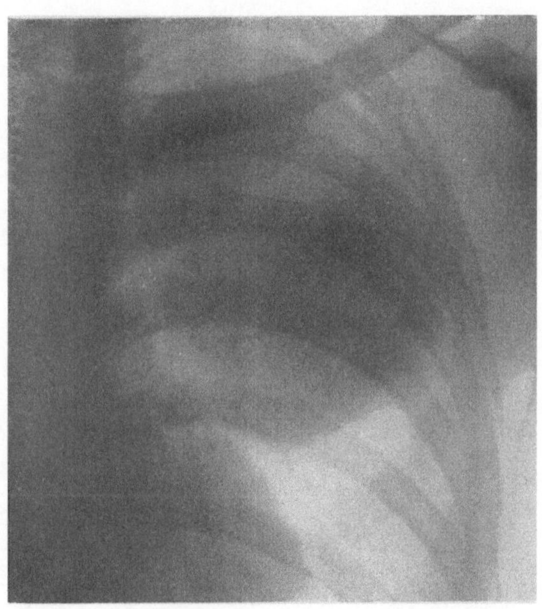

Abb. 88 a. Gezielte Aufnahme des linken Oberlappens: Überfaustgroßer, dichter, scharf begrenzter Tumorschatten im linken Oberlappen.

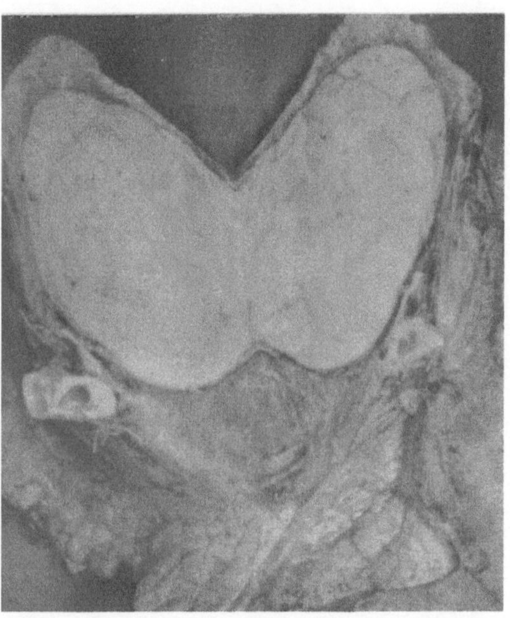

Abb. 88 b. Präparat: Vollkommen scharf begrenzter ovoider Tumor mit fischfleischähnlicher, gelblich-weißer homogener Schnittfläche.

Abb. 89 a und 89 b. 46jährige Frau. Thorakotomie 21. November 1950. Histologischer Befund: Hämangioendotheliom.

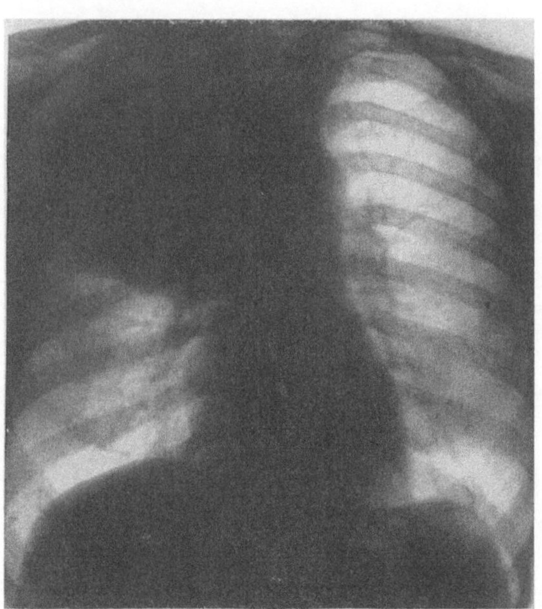

Abb. 89 a. Übersichtsaufnahme: Dichte homogene Verschattung des rechten Spitzen- und Oberfeldes. Die Oberlappenbasis nach caudal verschoben. Cor und Mediastinum stehen median.

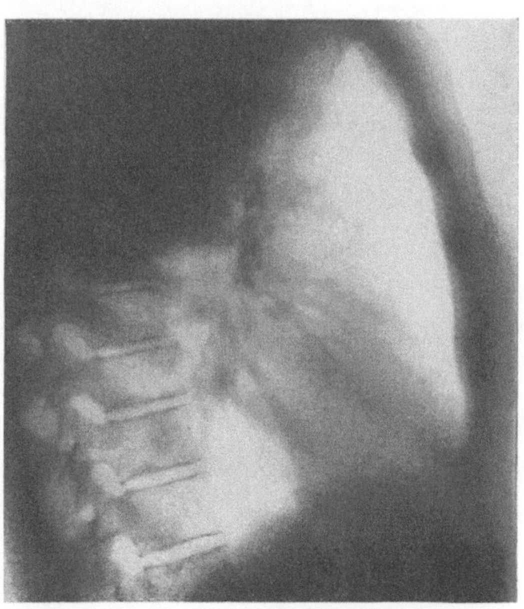

Abb. 89 b. Seitenbild: Der Tumorschatten liegt in den dorsalen Teilen des Oberlappens und grenzt sich nach vorne und caudal scharf konvex ab.

# DIFFERENTIALDIAGNOSE

## Differentialdiagnose zwischen entzündlichen Prozessen der Lunge und Carcinomen.

Abb. 90 a und 90 b. Einweisungsdiagnose: Verdacht auf zentrales Carcinom des rechten Oberlappens. 58jähriger Mann. Röntgendiagnose: Zentrales Carcinom des rechten Oberlappenstammbronchus. Thorakotomie am 30. März 1949: Wegen Übergreifen des Tumors auf die Thoraxwand inoperabel.

Post operationem langsames Zurückgehen der pathologischen Veränderung in der rechten Lunge. Laufende Kontrollen ergeben normalen Befund. Patient gesund und arbeitsfähig.

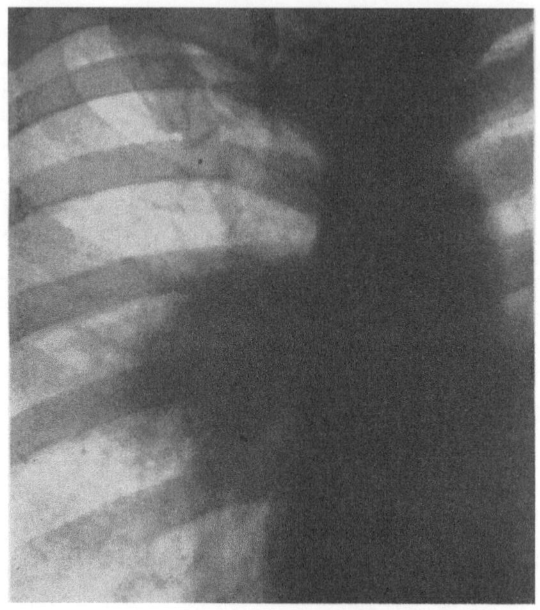

Abb. 90 a. Gezielte Aufnahme des rechten Hilus: Dichte, homogene, unscharf begrenzte Verschattung, die vom oberen Hiluspol ausgeht.

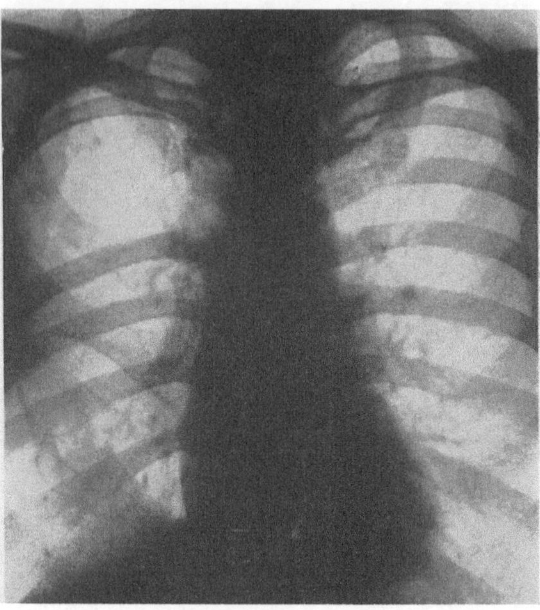

Abb. 90 b. Übersichtsaufnahme 1951: Die sechste Rippe rechts dorsal reseziert. Keine pathologische Verschattung im Hilusbereich rechts. Zipfelförmige Ausziehung der vorderen Zwerchfellanteile rechts.

Abb. 91 a und 91 b. Einweisungsdiagnose: Verdacht auf zentrales Carcinom des linken Oberlappens. 50jähriger Mann. Röntgendiagnose: Zentrales Carcinom des linken Oberlappens, vom apikalen Ast ausgehend. Lobektomie am 22. September 1950. Histologischer Befund: Chronische Pneumonie des linken Oberlappens.

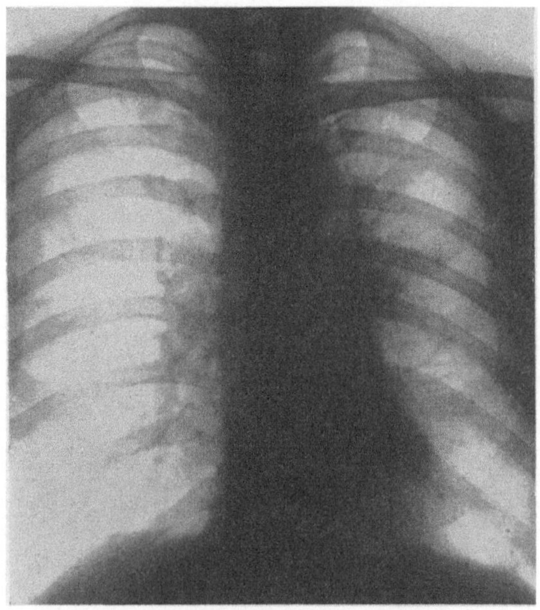

Abb. 91 a. Übersichtsaufnahme: Links zentral, vom oberen Hiluspol ausgehend, besteht eine mäßig dichte, stark unregelmäßig und unscharf begrenzte Verschattung mit strahligen Ausläufern.

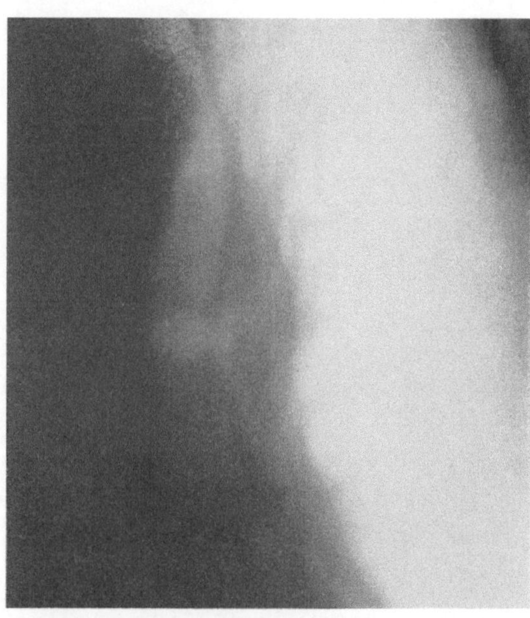

Abb. 91 b. Schichtaufnahme: Am oberen Hiluspol links besteht eine dichte Verschattung, die irrtümlicherweise als Tumorkernschatten gedeutet wurde. Der apikale Ast, der durch diese Verschattung hindurchzieht, ist deutlich eingeengt.

Abb. 92 a bis 92 c. Einweisungsdiagnose: Verdacht auf Carcinom im rechten Unterlappen. 41jähriger Mann. Röntgendiagnose: Peripheres Carcinom in der Unterlappenspitze rechts. Eine bei der Thorakotomie exstirpierte und histologisch untersuchte Drüse ergab den Befund: Carcinom. Es wurde daher die Pneumonektomie (17. März 1951) durchgeführt. Histologischer Befund des Präparates: Chronische Pneumonie im rechten Unterlappen.

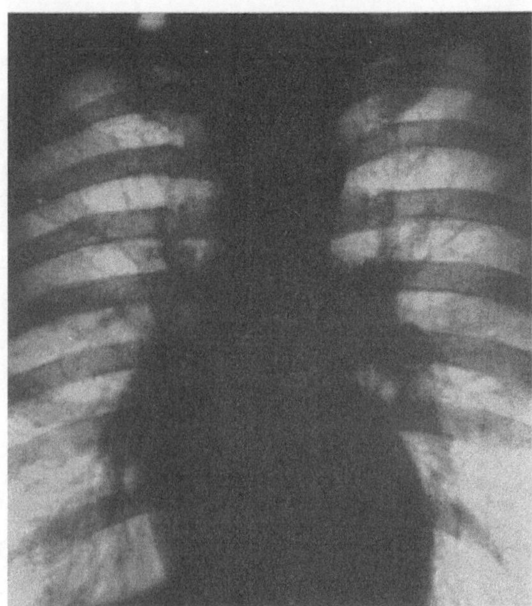

Abb. 92 a. Übersichtsaufnahme: Beide Hili verdichtet, sonst kein pathologischer Befund. Bei der Durchleuchtung hinter dem Hilus eine scharf begrenzte aprikosengroße Verschattung.

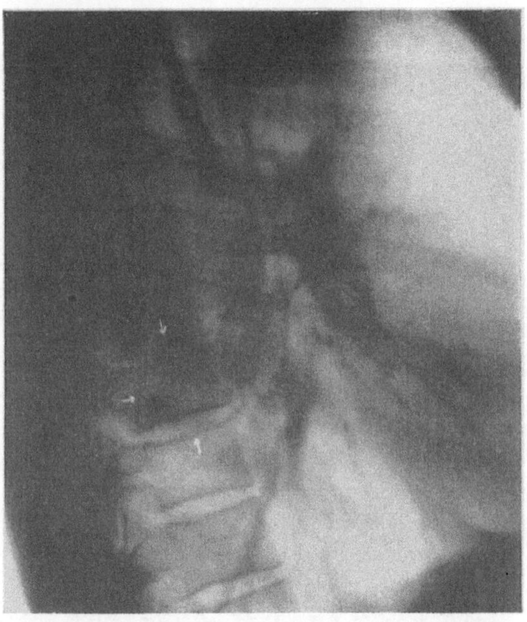

Abb. 92 b. Seitenbild: Die Verschattung ist undeutlich zu erkennen und projiziert sich auf die Wirbelsäule in der Höhe des Hilus.

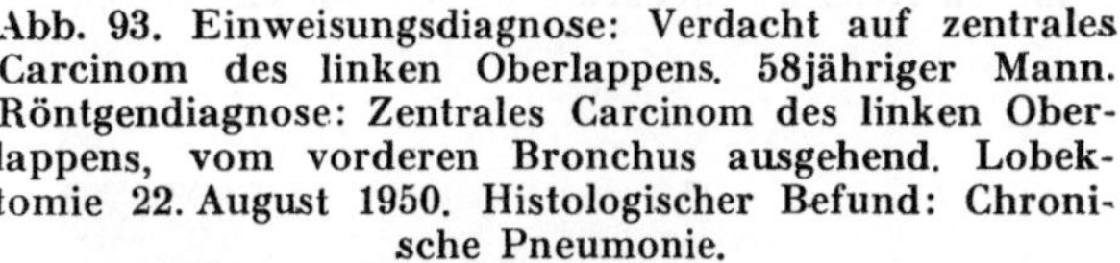

Abb. 93. Einweisungsdiagnose: Verdacht auf zentrales Carcinom des linken Oberlappens. 58jähriger Mann. Röntgendiagnose: Zentrales Carcinom des linken Oberlappens, vom vorderen Bronchus ausgehend. Lobektomie 22. August 1950. Histologischer Befund: Chronische Pneumonie.

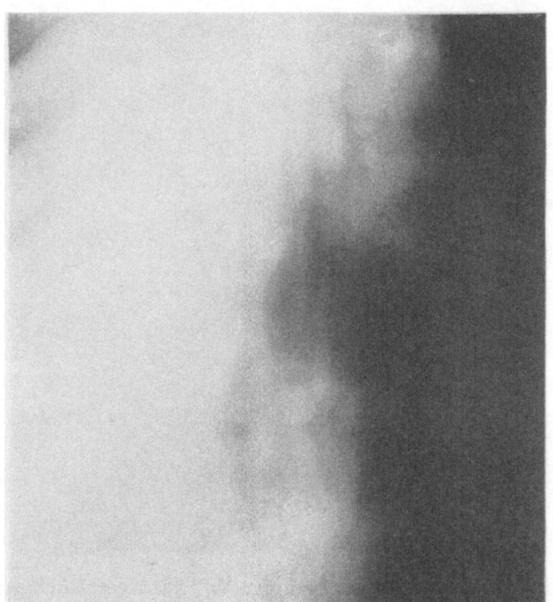

Abb. 92 c. Schichtaufnahme: Die als Tumor gedeutete Verschattung liegt knapp neben der Wirbelsäule, ist dicht, homogen und scharf begrenzt. Eine Unterscheidung gegenüber einem Tumor röntgenologisch nicht möglich.

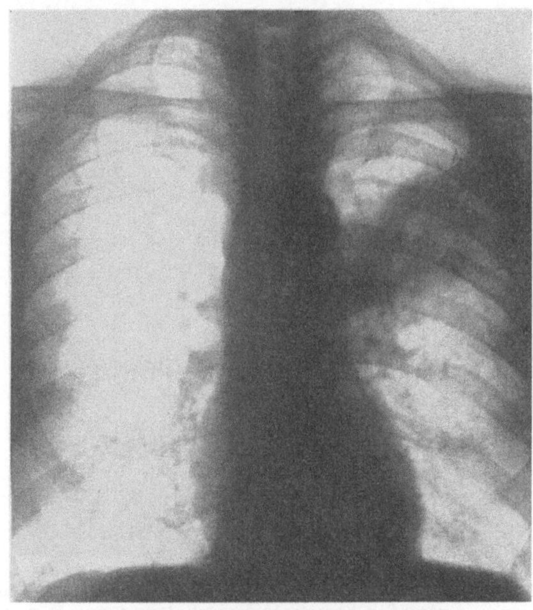

Abb. 93. Übersichtsaufnahme: Dichte, inhomogen-wolkige Verschattung an der Basis des Oberfeldes links, die vom oberen Hiluspol bis zur lateralen Thoraxwand reicht. Dichter kirschgroßer Kernschatten am oberen Hiluspol.

Abb. 94 a bis 94 d. Einweisungsdiagnose: Verdacht auf Carcinom im rechten Unterlappen. 49jähriger Mann. Röntgendiagnose: Entzündlicher, unspezifischer Prozeß an der Basis des dorsalen Oberlappensegmentes rechts. Abb. 94 a bis 94 c am 21. November 1950, Abb. 94 d am 20. Juni 1951 aufgenommen.

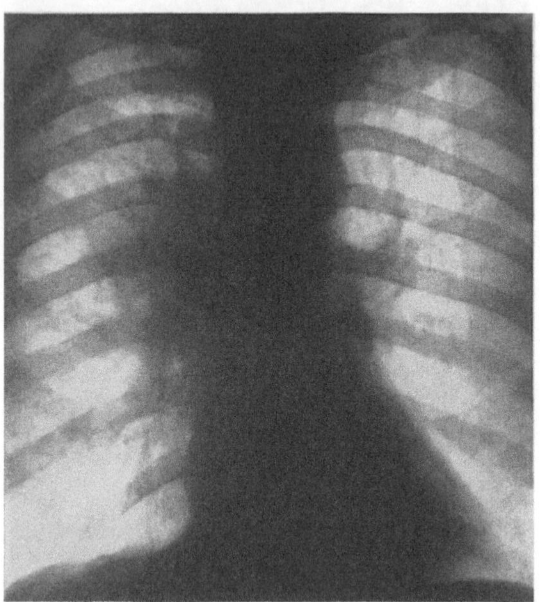

Abb. 94 a. Übersichtsaufnahme: Dichte, wolkige, unscharf und unregelmäßig begrenzte Verschattung medial im Oberfeld, anschließend an den oberen Hiluspol.

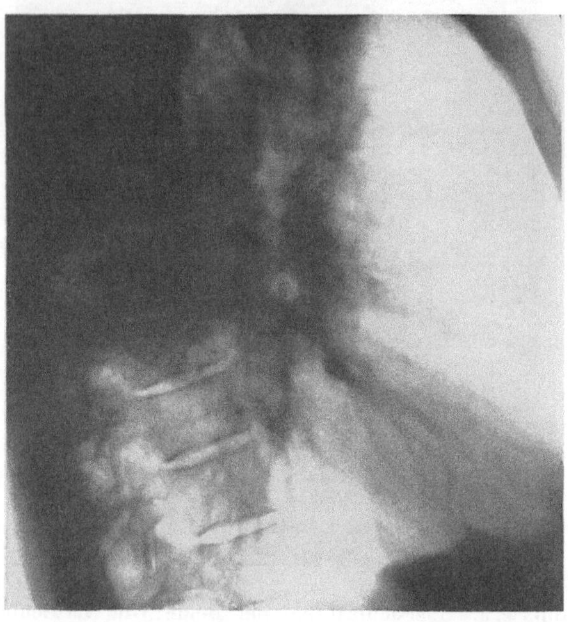

Abb. 94 b. Seitenbild: Die Verschattung liegt in den dorsalen Anteilen des Oberlappens.

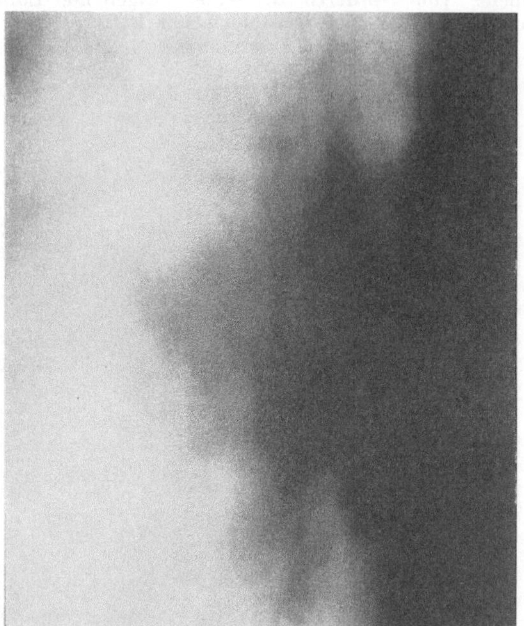

Abb. 94 c. Schichtaufnahme: Wolkige, unscharf und stark unregelmäßig begrenzte Verschattung rechts paravertebral. Da ein Tumorkernschatten fehlte und die Verschattung auch bei der Durchleuchtung stark inhomogen und ohne Kernschatten war, wurde ein Carcinom eher für unwahrscheinlich gehalten, der Patient jedoch kurzfristig (alle 14 Tage) kontrolliert.

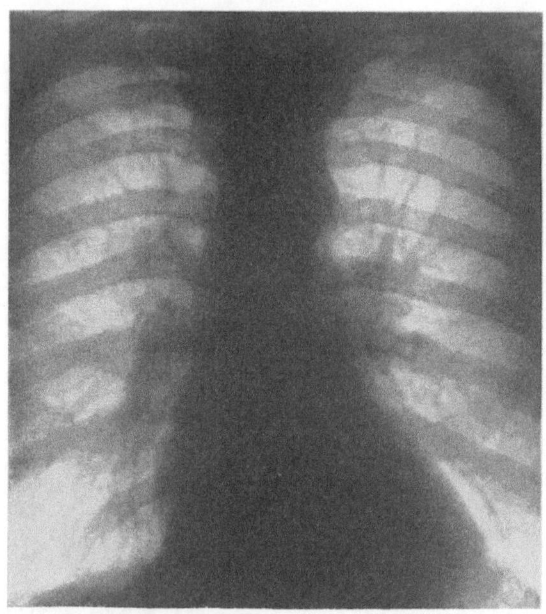

Abb. 94 d. Übersichtsaufnahme: Vollständiger Rückgang der Verschattung nach einem halben Jahr. Der Patient klinisch gesund.

Abb. 95 a bis 95 h. Einweisungsdiagnose: **Verdacht auf Carcinom des rechten Unterlappens. 42jähriger Mann.** Röntgendiagnose: Entzündlicher, **unspezifischer Prozeß in der Unterlappenspitze rechts. Abb. 95 a bis 95 d vom 25. Januar 1951. Abb. 95 e und 95 f vom 17. März 1951. Abb. 95 g und 95 h vom 20. Juni 1951.**

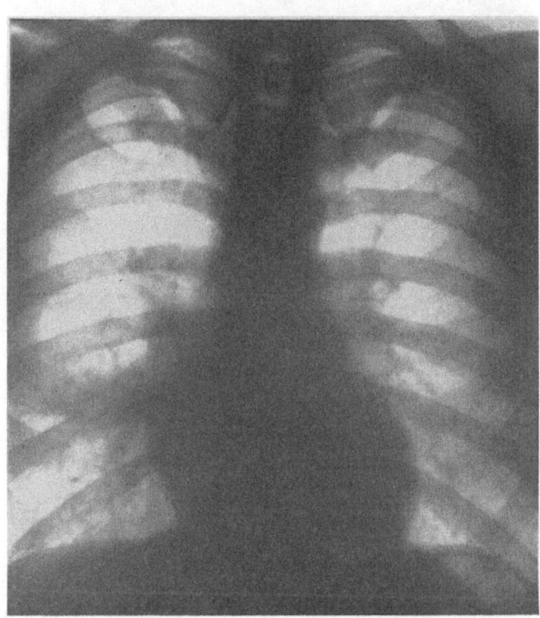

Abb. 95 a. Übersichtsaufnahme: **Dreieckige, inhomogene** Verschattung im rechten Unterfeld **medial, in der Höhe** des unteren Hiluspols. **Kirschgroßer homogener,** scharf begrenzter Rundschatten im rechten Hilus.

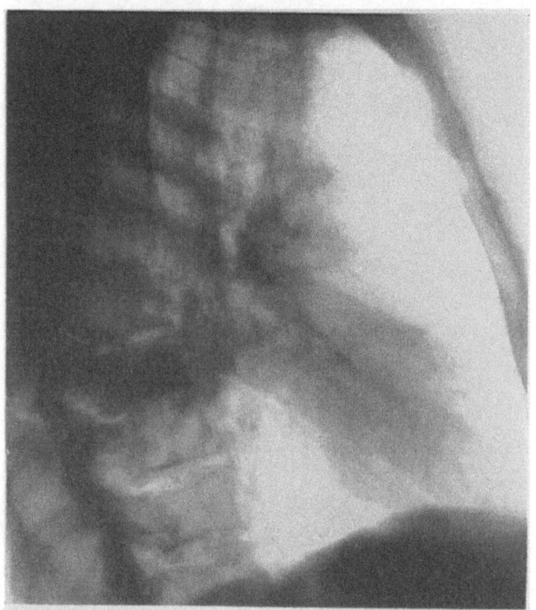

Abb. 95 b. Seitenbild: Die beschriebene Verschattung liegt dorsal in der Unterlappenspitze, ist wolkig inhomogen und unscharf begrenzt.

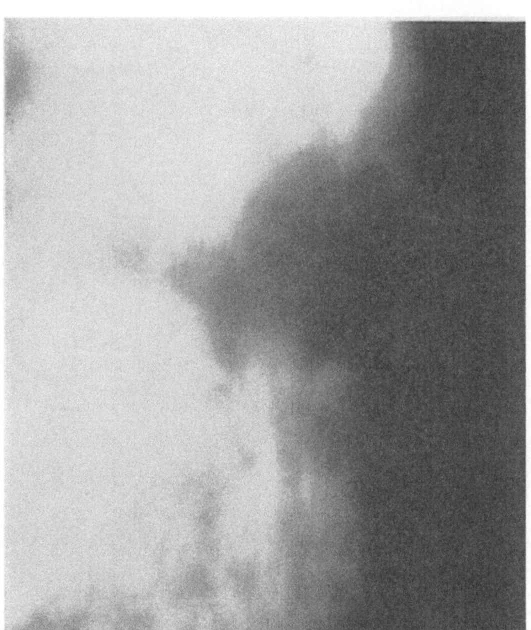

Abb. 95 c. Schichtaufnahme knapp hinter dem Hilus: Innerhalb der Verschattung sind **deutlich mehrere** Bronchiallumina sichtbar. Der **Drüsenschatten aus** dem Hilus ist noch auf dieser Schicht **sichtbar. Streifige,** zarte Verschattung im Unterfeld basal und medial.

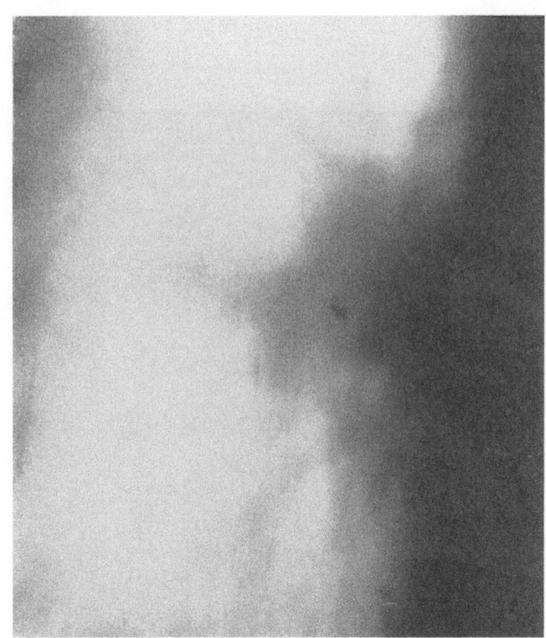

Abb. 95 d. Schichtaufnahme im Hilusbereich: Neben dem Unterlappenstammbronchus sind zwei kirschgroße, scharf begrenzte Drüsenschatten sichtbar.

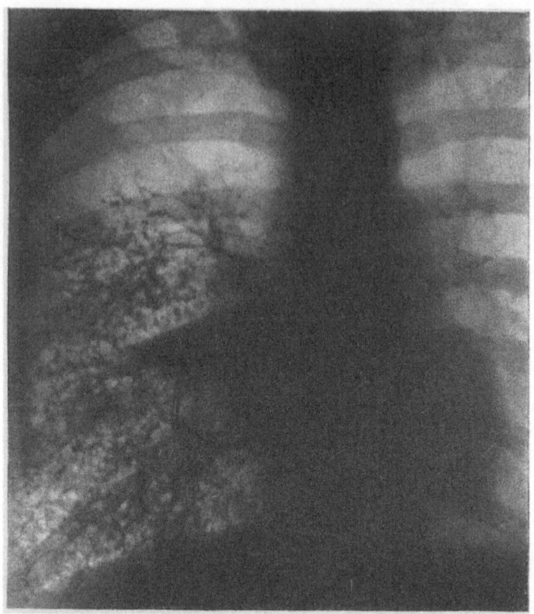

Abb. 95 e. Bronchographie, p. a. Aufnahme: Das apikale Unterlappensegment ist dicht homogen, keilförmig verschattet, scharf linear begrenzt. Die Bronchien des Unterlappens sind gefüllt, doch das apikale Segment auf der p. a. Aufnahme nicht sicher zu beurteilen.

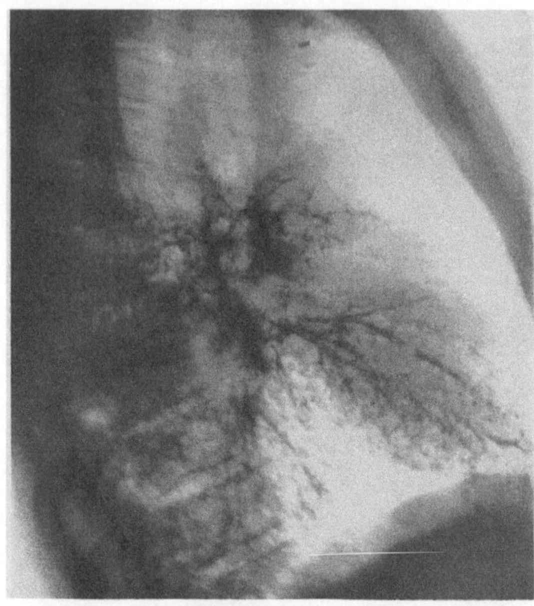

Abb. 95 f. Seitenbild der Bronchographie: Das apikale Unterlappensegment zeigt keine Füllung (Verschluß des Bronchus entweder durch Sekret oder durch entzündliche Veränderungen im Bronchus). Die basalen Unterlappensegmente, der Mittellappen und das vordere und dorsale Oberlappensegment normal gefüllt.

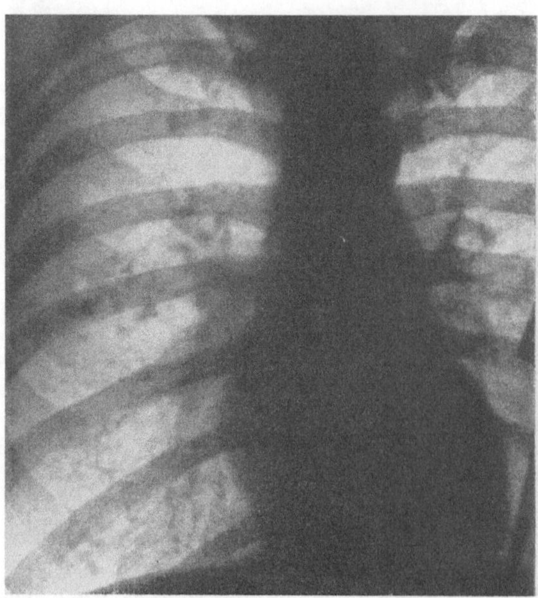

Abb. 95 g. Übersichtsaufnahme fünf Monate nach dem ersten Bild: Es besteht noch eine Verdichtung des rechten Hilus und parahilär vermehrte Streifenzeichnung.

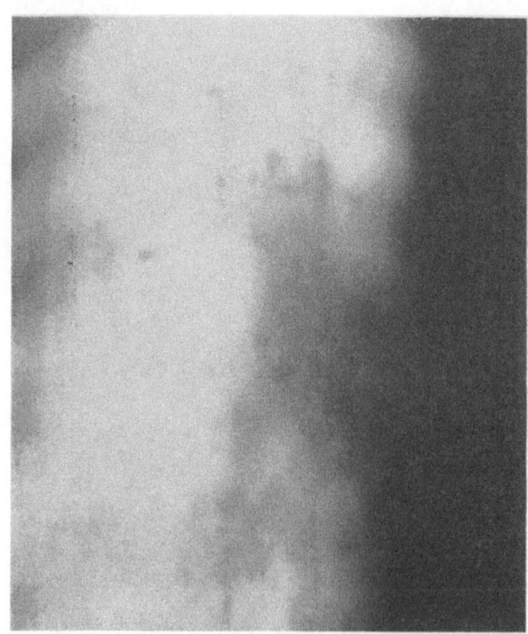

Abb. 95 h. Schichtaufnahme der Unterlappenspitze: Kleine, hart strukturierte Verschattung ganz medial mit kleinen bronchiektatischen Aufhellungen.

Abb. 96 a bis 96 f. 58jähriger Mann. Erste Untersuchung 17. März 1951 (Abb. 96 a und 96 b). Röntgendiagnose: Verdacht auf zentrales Carcinom des rechten Oberlappens, vom dorsalen Bronchus ausgehend.

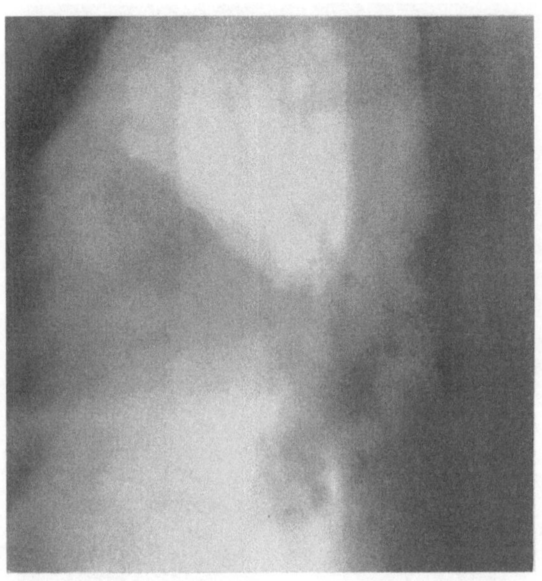

Abb. 96 a. Schichtaufnahme in sagittalem Strahlengang: Segmentförmige, homogene Verschattung dorsal und basal im rechten Oberlappen.

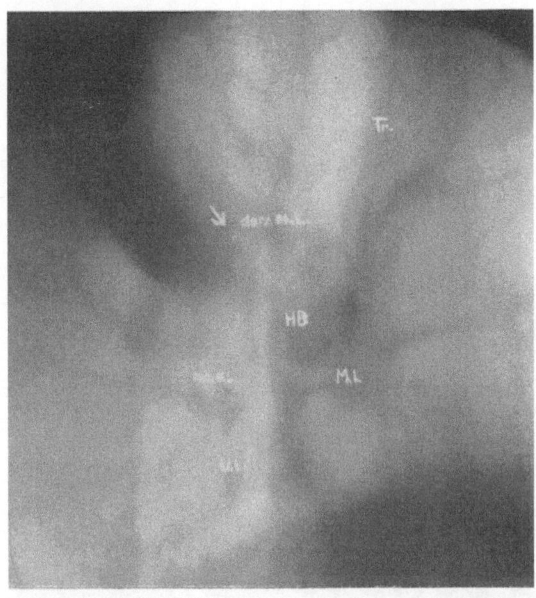


Abb. 96 b. Schichtaufnahme in frontalem Strahlengang: Homogene, dichte Verschattung des dorsalen Oberlappensegmentes. Der dorsale Bronchus (Pfeil) verschlossen. Hauptbronchus *HB*, Mittellappenbronchus *ML*, apikaler Unterlappenbronchus *apUL*, Unterlappenstammbronchus *UL*, Trachea *Tr*.

Zweite Untersuchung 29. März 1951 (Abb. 96 c und 96 d). Röntgendiagnose: Der dorsale Ast des Oberlappens ist frei durchgängig, die Verschattung wesentlich kleiner. Ein entzündlicher Prozeß mit vorübergehendem Bronchialverschluß wahrscheinlich. Weiterhin kurzfristige Kontrollen.

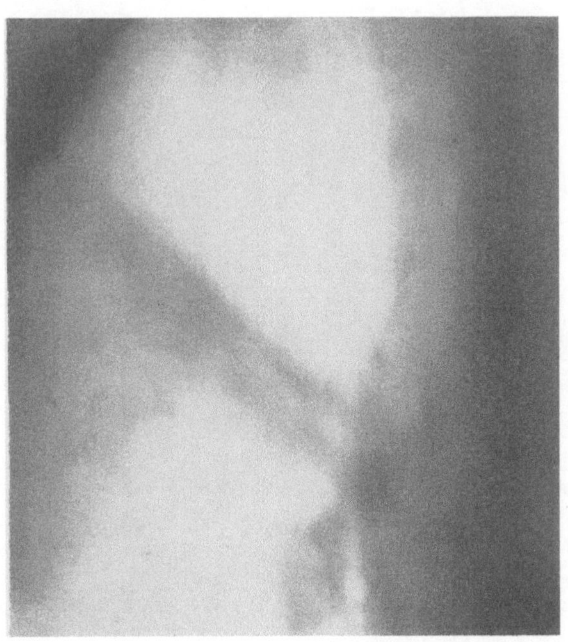

Abb. 96 c. Schichtaufnahme, sagittal: Die Verschattung kleiner, der Bronchus auf eine lange Strecke sichtbar und frei durchgängig.

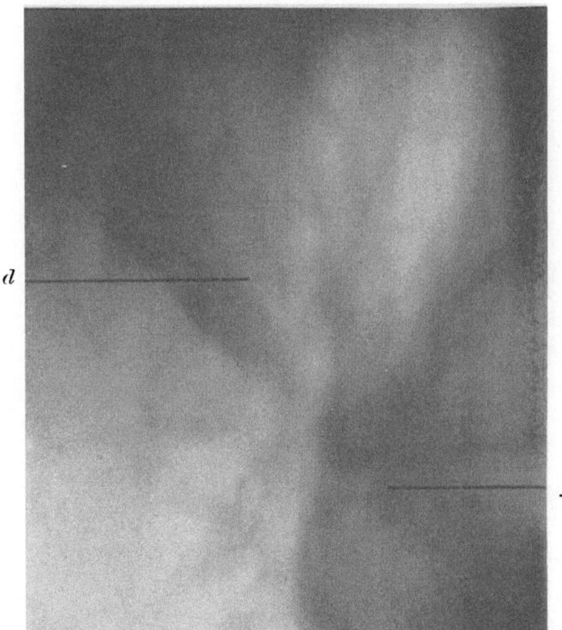


Abb. 96 d. Schichtaufnahme, frontal: Die Verschattung kleiner, der dorsale Ast *d* frei durchgängig. Mittellappenbronchus *M*.

Letzte Kontrolle 28. August 1951 (Abb. 96 e und 96 f)

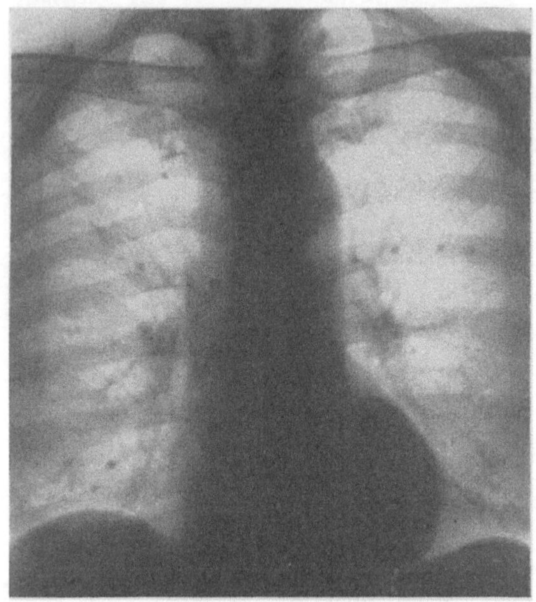

Abb. 96 e. Übersichtsaufnahme: Zarte streifige Verschattung im rechten Oberfeld, schräg vom oberen Hiluspol nach cranial und lateral ziehend.

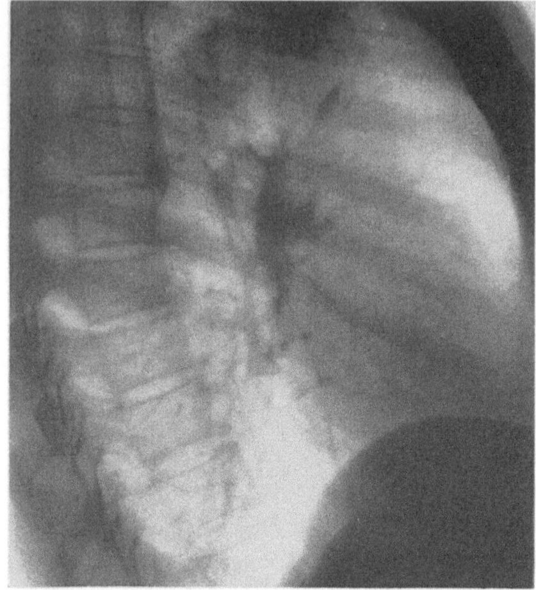

Abb. 96 f. Seitenbild: Eine pathologische Verschattung ist nicht mehr zu erkennen.

Abb. 97 a und 97 b. 53jähriger Mann. Röntgendiagnose, Juni 1950: Entzündliche Infiltration des rechten Oberlappens. Ein Tumorschatten ist zentral nicht sichtbar. Da kurzfristige Kontrollen keinen Rückgang der Infiltration ergaben, wurde ein Carcinom für wahrscheinlich gehalten. Thorakotomie am 31. August 1950. Histologischer Befund einer Drüse aus dem Mediastinum: Undifferenziertes Carcinom. Es bestand ein sehr kleines Carcinom des rechten Oberlappens, mit ausgedehnten Drüsen im Mediastinum, die eine Radikaloperation unmöglich machten.

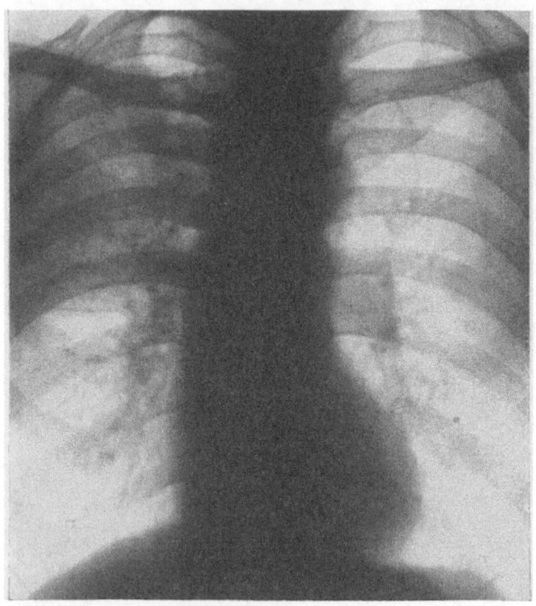

Abb. 97 a. Übersichtsaufnahme: Dichte, wolkige Verschattung des rechten Oberlappens, dessen Volumen vergrößert ist.

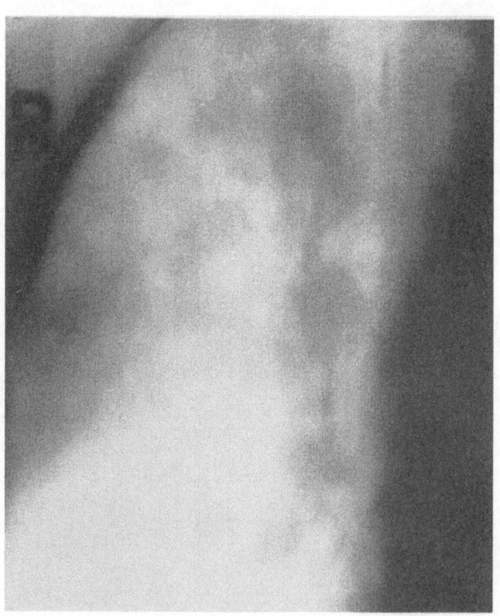

Abb. 97 b. Schichtaufnahme: Wolkige, weiche Verschattung des Spitzen- und Oberfeldes. Im Hilusbereich kein Kernschatten und kein Bronchialverschluß erkennbar.

## Das Mittellappensyndrom.

Abb. 98 a bis 98 d. 52jährige Frau. Einweisung wegen Carcinomverdacht im August 1951. Dauer des Leidens (hauptsächlich Husten) sechs Jahre. Röntgendiagnose: Mittellappensyndrom, d. h. Atelektase des Mittellappens, wobei im rechten Hilus mehrere Kalkherde sichtbar sind, von denen einer an der Abgangsstelle des Mittellappenbronchus liegt, so daß eine narbige Einengung oder ein kompletter Verschluß desselben anzunehmen ist. Röntgenaufnahmen aus dem Jahre 1945 zeigten schon denselben Befund.

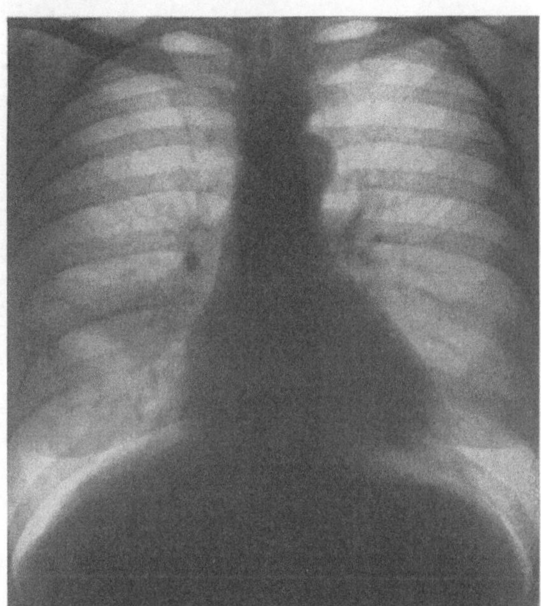

Abb. 98 a. Übersichtsaufnahme: Rechts medial im Mittel- bzw. Unterfeld besteht eine dreieckige dichte, nach lateral spitz zulaufende Verschattung. Im rechten Hilus kleine Kalkherde. Unscharfe Begrenzung der medialen Zwerchfellanteile.

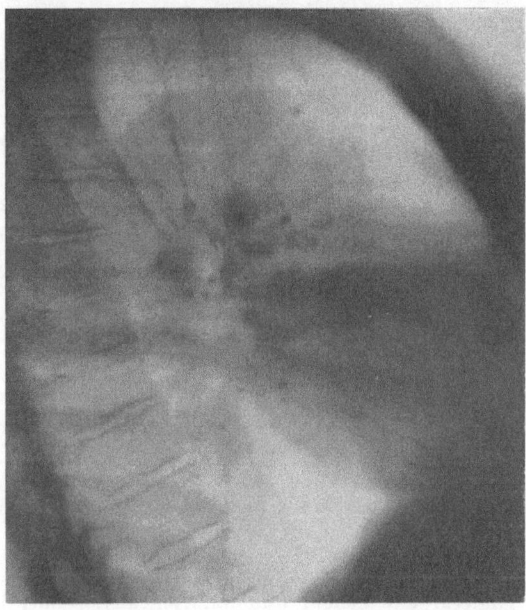

Abb. 98 b. Seitenbild: Der stark geschrumpfte und dicht verschattete Mittellappen ist sichtbar. Das Zwerchfell vorne ist hochgezogen.

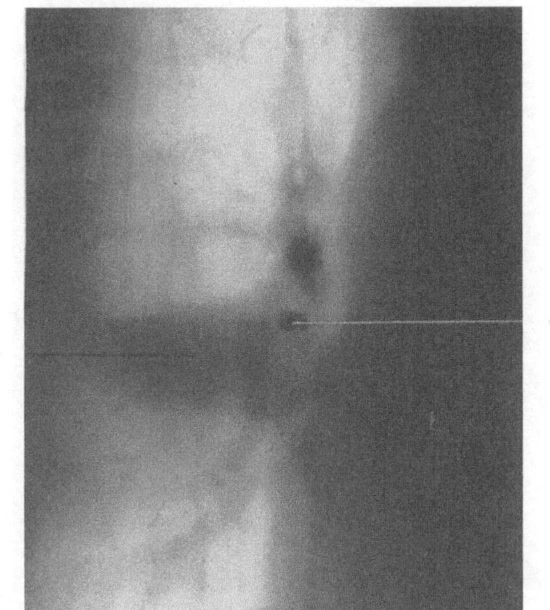


Abb. 98 c. Schichtaufnahme im sagittalen Strahlengang: Keilförmige, homogene, scharf begrenzte Verschattung, die vom unteren Hiluspol bis zur lateralen Thoraxwand zieht *b*. Ein kleiner Kalkherd liegt in der Höhe des Abganges vom Mittellappenbronchus *a*. Weiter cranial davon ein zweiter größerer Kalkschatten.

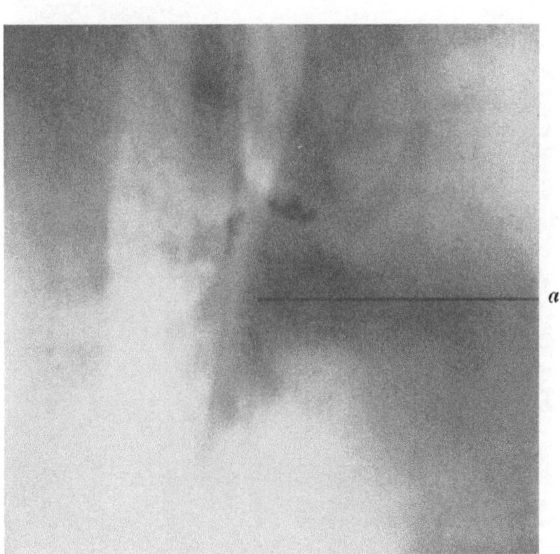


Abb. 98 d. Schichtaufnahme in frontalem Strahlengang. Dichte Verschattung, die vom unteren Hiluspol nach vorne zieht. Der Mittellappenbronchus ist an seiner Abgangsstelle verschlossen, wo ein kleiner Kalkschatten *a* zu erkennen ist.

## Differentialdiagnose zwischen Lungenabszeß und zerfallendem Carcinom.

Abb. 99 a bis 99 c. 57jähriger Mann. Röntgendiagnose: Zerfallendes Carcinom zentral im Lingulasegment. Pneumonektomie 29. September 1949. Histologischer Befund: Undifferenziertes Carcinom.

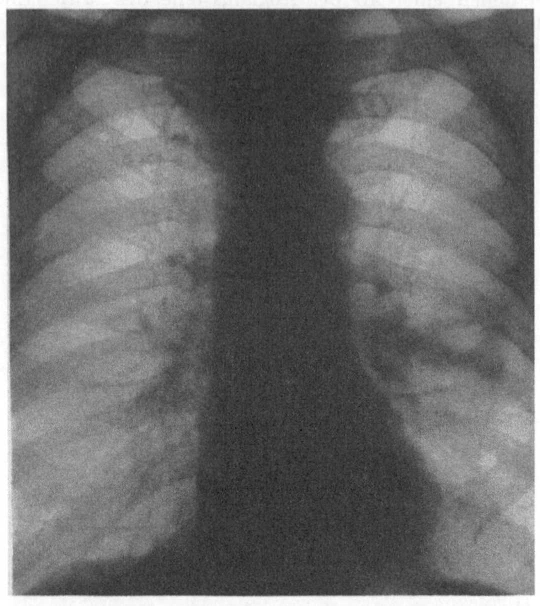

Abb. 99 a. Übersichtsaufnahme: Parahilär links pflaumengroße Verschattung mit einer buckeligen Ausbuchtung nach lateral und caudal und mit zentraler, scharf begrenzter Aufhellung.

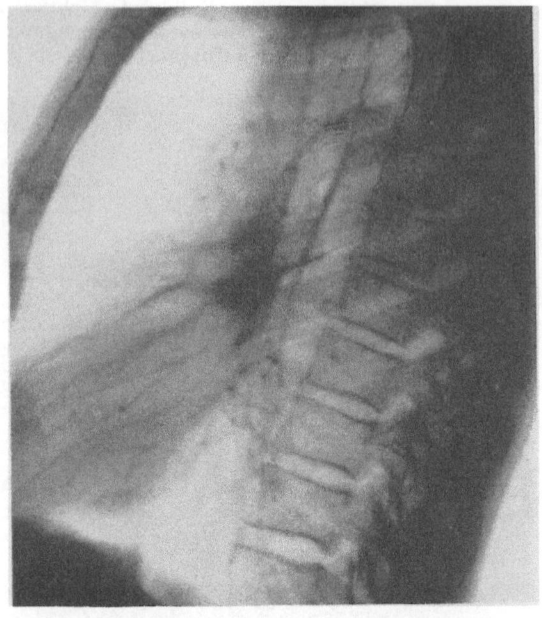

Abb. 99 b. Seitenbild: Verdichtung vor dem Hilus mit scharf begrenzter, zentraler Aufhellung.

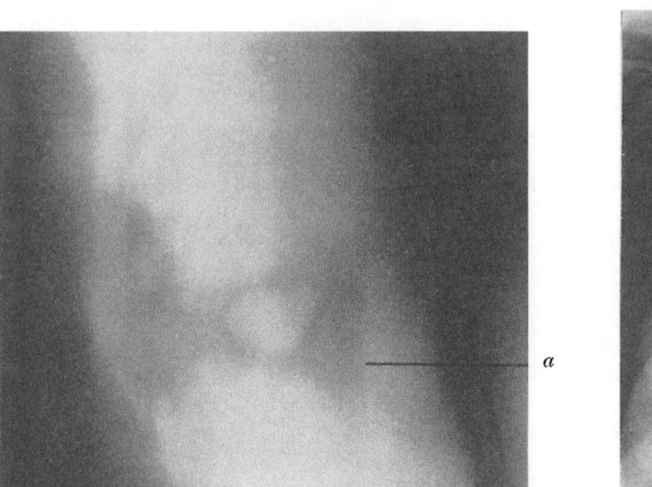


Abb. 99 c. Schichtaufnahme: Die Verschattung zeigt zentral eine scharf und etwas unregelmäßig begrenzte Zerfallshöhle. Der Randwall nach lateral zu dick, nach caudal zu besteht eine kugelig scharf begrenzte Vorvorwölbung *a*, die für das Vorhandensein eines Tumors spricht.

Abb. 100. 68jähriger Mann. Pneumonektomie am 9. Oktober 1950. Histologischer Befund: Pflasterepithelcarcinom. Röntgendiagnose: Zerfallendes peripheres Carcinom im linken Oberlappen.

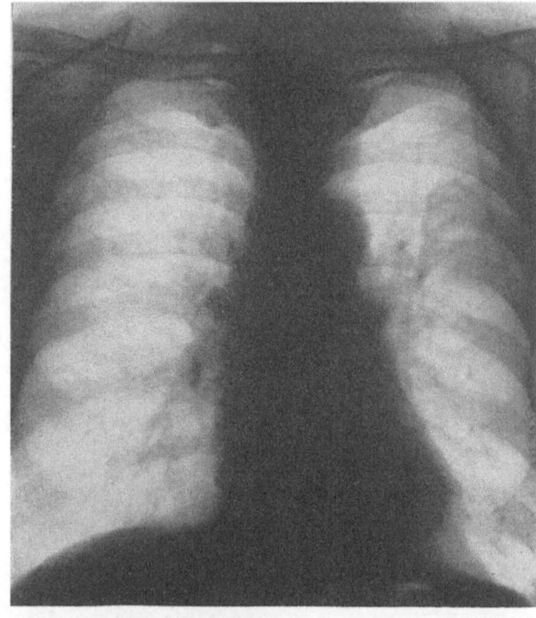

Abb. 100. Übersichtsaufnahme: Zartwandige, nußgroße Ringfigur im linken Oberfeld mit kleinem Sekretspiegel. Die zartwandige Zerfallshöhle spricht wohl eher gegen das Carcinom, doch bestand diese vor unserer ersten Untersuchung unverändert schon einige Wochen, so daß ein Abszeß mit größter Wahrscheinlichkeit ausgeschlossen werden konnte.

Abb. 101 a und 101 b. 58jähriger Mann. Röntgendiagnose bei den ersten kurzfristigen Kontrollen: Abszeß in der Unterlappenspitze rechts. Da sich nach einigen Wochen der Befund nicht änderte, wurde ein Carcinom für wahrscheinlich gehalten. Pneumonektomie am 10. Juli 1950. Histologischer Befund: Undifferenziertes Carcinom.

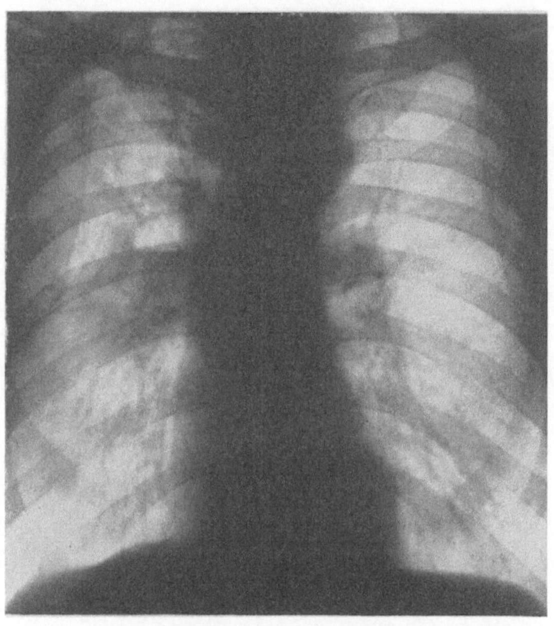

Abb. 101 a. Übersichtsaufnahme: Dichte, unscharf begrenzte Verschattung rechts parahilär mit zartwandiger Zerfallshöhle mit Sekretspiegel am oberen Rande der Verschattung. Streifige, zarte Verschattung im Oberfeld rechts.

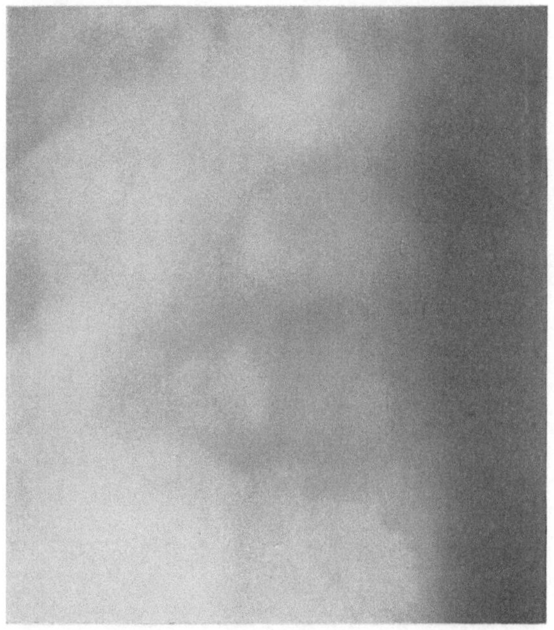

Abb. 101 b. Schichtaufnahme, dorsal: Zwei zartwandige, durch ein Septum getrennte Zerfallshöhlen sind sichtbar. Entzündliche Veränderungen peripher davon. Kein Tumorwall, kein Tumorkernschatten sichtbar.

Abb. 102 a und 102 b. 60jähriger Mann. Röntgendiagnose: Peripheres Carcinom im dorsalen Segment des rechten Oberlappens. Drüsen im Hilus. Pneumonektomie am 17. Oktober 1950. Histologischer Befund: Lungenabszeß.

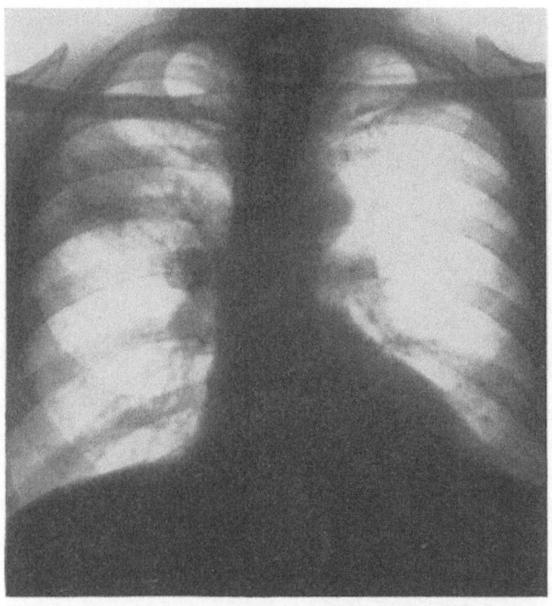

Abb. 102 a. Übersichtsaufnahme: Wolkig inhomogene, unscharf begrenzte Verschattung lateral im rechten Oberfeld mit streifiger Verbindung zum oberen Hiluspol. Im Hilus zwei scharf begrenzte Drüsenschatten.

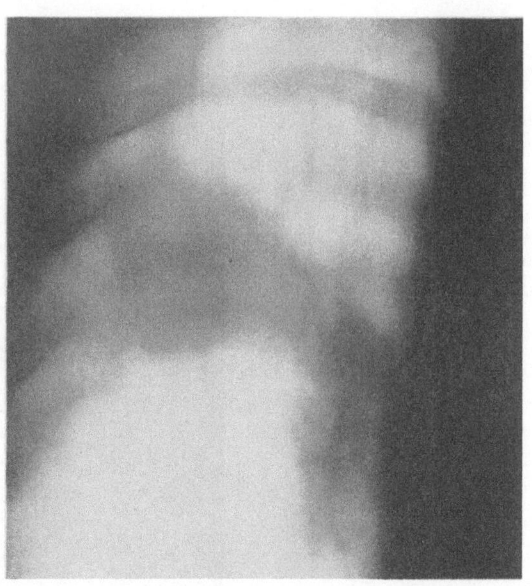

Abb. 102 b. Schichtaufnahme: Ganz dorsal und lateral im Oberlappen ist ein nußgroßer, homogener, nach caudal und lateral zu scharf konvex begrenzter Kernschatten sichtbar, der zu Unrecht ein Carcinom vermuten ließ. Die bandförmig streifige Verschattung zum Hilus wurde als Lymphangitis carc. gedeutet.

Abb. 103 a bis 103 c. 57jähriger Mann. Röntgendiagnose: Zerfallendes Carcinom im dorsalen Segment des rechten Oberlappens. Interlobärer Erguß rechts. Pneumonektomie am 13. September 1950. Histologischer Befund: Undifferenziertes Carcinom.

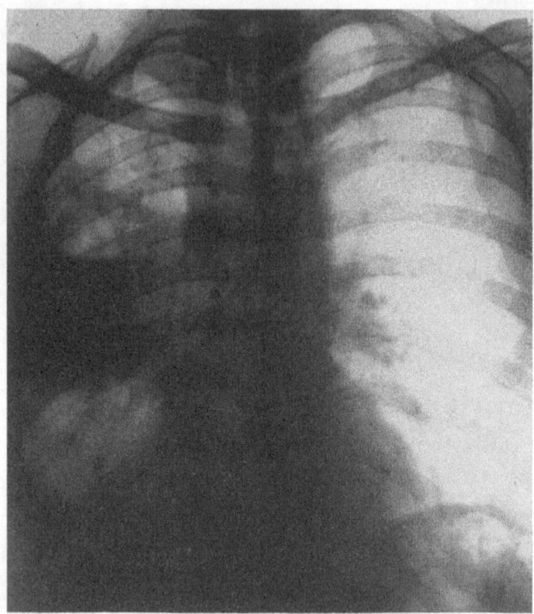

Abb. 103 a. Übersichtsaufnahme: Dichte Verschattung des rechten Lungenmittelfeldes mit zentraler Aufhellung und Sekretspiegel. Mäßig dichte, homogene Verschattung des rechten Unterfeldes. Verziehung von Cor und Mediastinum nach rechts. Diese starke Verziehung sprach für einen langdauernden Prozeß, so daß ein Lungenabszeß auf Grund derselben eher anzunehmen gewesen wäre. Gegen diesen sprach jedoch der dicke, unregelmäßige Randwall der Zerfallshöhle.

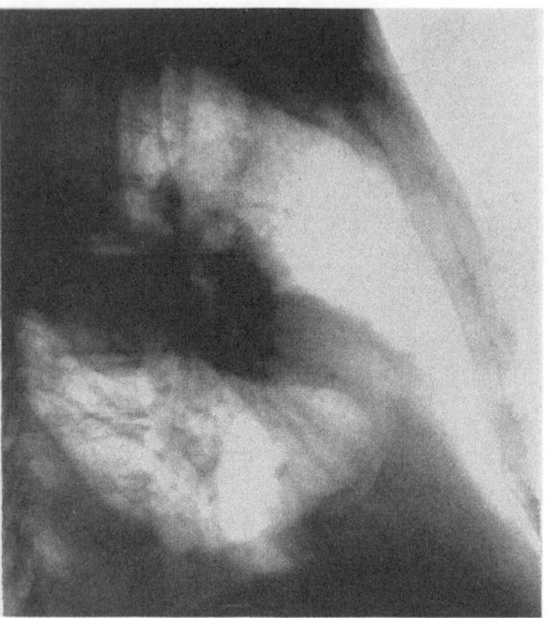

Abb. 103 b. Seitenbild: Die Verschattung mit Zerfall liegt im dorsalen Segment des Oberlappens. Bandförmige, leicht konvex begrenzte Verschattung zwischen Mittel- und Unterlappen (Erguß).

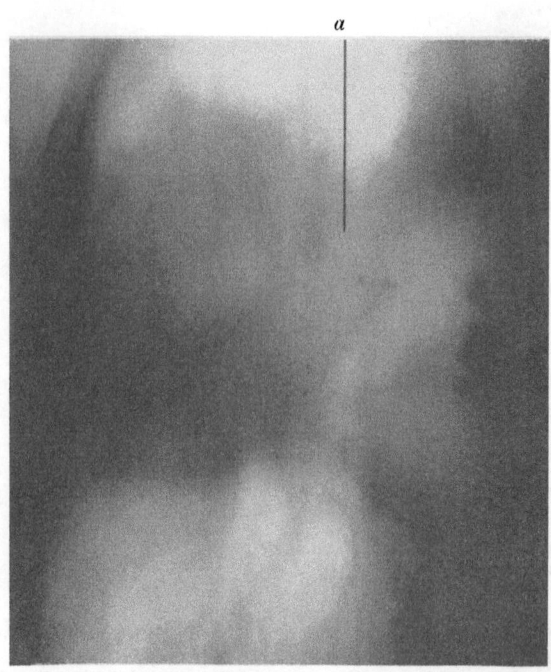


Abb. 103 c. Schichtaufnahme: Der dichte Randwall mit seiner unregelmäßigen Begrenzung nach innen und der leicht buckeligen Begrenzung nach außen ließ einen Tumor vermuten. Die sichtbaren Bronchien (*a* apikaler Ast) erscheinen normal. Verkalkte Drüsen unterhalb der Bifurkation.

Abb. 104 a bis 104 c. 53jähriger Mann. Röntgendiagnose: Peripheres Carcinom im rechten Mittellappen. Pneumonektomie am 24. April 1951. Histologischer Befund: Lungenabszeß.

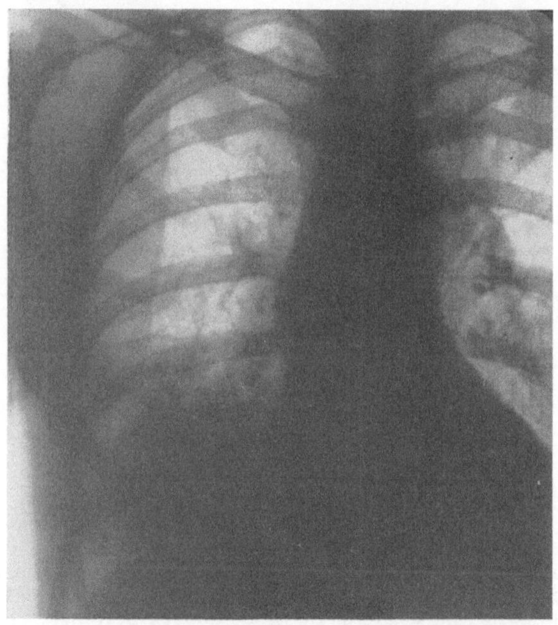

Abb. 104 a. Übersichtsaufnahme der rechten Thoraxhälfte: Dichte Verschattung des rechten Unterfeldes mit einem scharf begrenzten, runden Kernschatten.

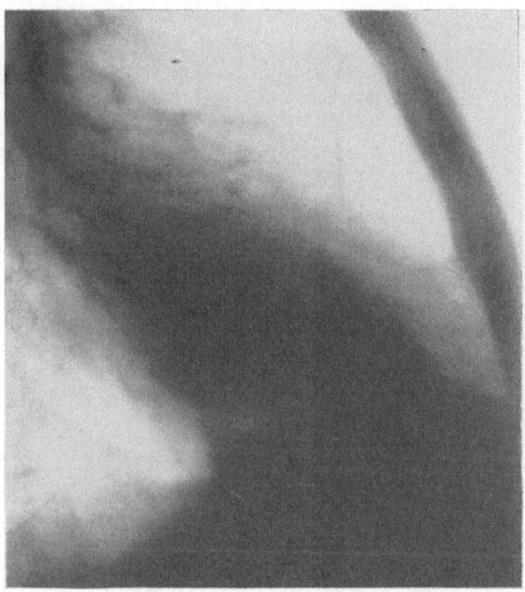

Abb. 104 b. Seitenbild: Die Verschattung betrifft den rechten Mittellappen. Die kugelig-scharf begrenzte Verschattung wölbt sich nach caudal zu konvex vor.

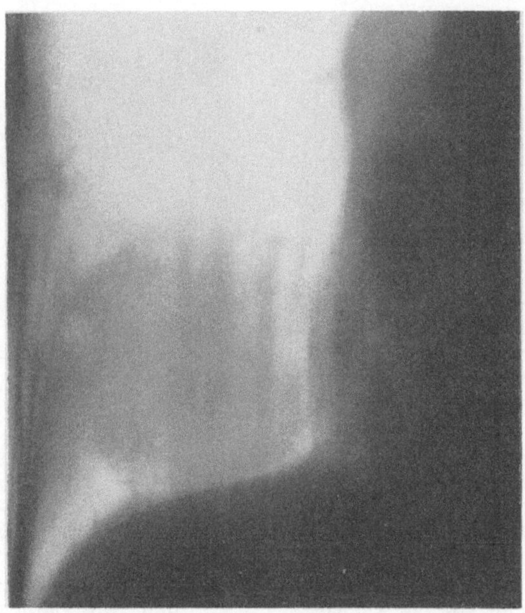

Abb. 104 c. Schichtaufnahme: Apfelgroße, runde, vollkommen scharf begrenzte Verschattung rechts im Unterfeld vorne. Erbsgroßer Aufhellungsherd in den lateralen Anteilen der Verschattung.

## Differentialdiagnose zwischen spezifischen Lungenprozessen und Bronchuscarcinomen.

Abb. 105 a und 105 b. 64jähriger Mann. Röntgendiagnose: Zentrales Carcinom des rechten Oberlappens. Thorakotomie am 28. Juli 1949. Histologischer Befund: Undifferenziertes Carcinom.

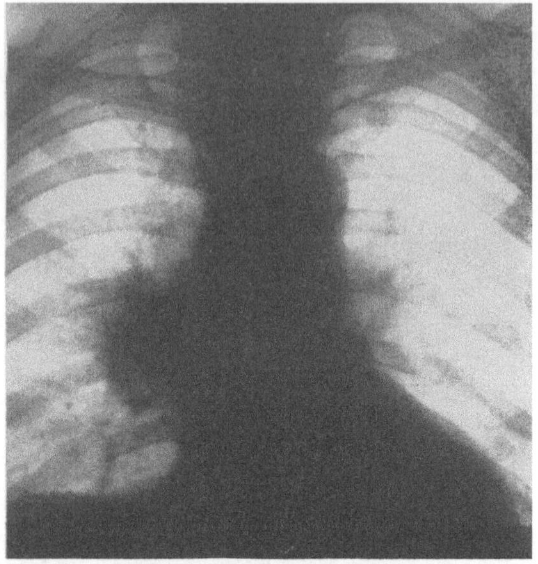

Abb. 105 a. Übersichtsaufnahme: Hühnereigroßer, dichter Verschattungsbezirk im rechten Hilus, nach lateral ziemlich scharf und konvex begrenzt.

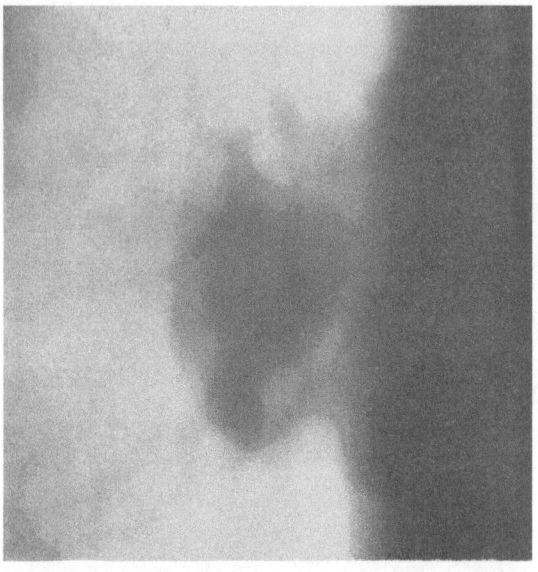

Abb. 105 b. Schichtaufnahme: In der Gabel zwischen Ober- und Unterlappenstammbronchus ist eine dichte, homogene, nach lateral zu scharf konvex begrenzte Verschattung sichtbar. Eine Veränderung am Bronchialbaum ist nicht zu erkennen. Ob die Verschattung dem Primärtumor oder Drüsenmetastasen entspricht, bleibt offen.

Abb. 106 a und 106 b. 39jähriger Mann. Röntgendiagnose: Verdacht auf Bronchuscarcinom des rechten Oberlappens. Thorakotomie am 21. Mai 1948. Histologischer Befund einer Drüse aus dem Mediastinum: Verkäsende Lymphdrüsentuberkulose.

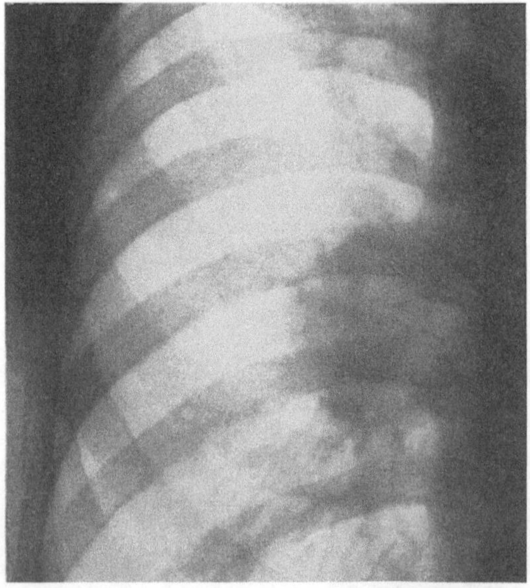

Abb. 106 a. Übersichtsaufnahme der rechten Thoraxhälfte: Dichte, homogene, fast hühnereigroße Verschattung im rechten Hilus, nach lateral zu scharf konvex begrenzt. In der Lunge selbst keine pathologische Verschattung.

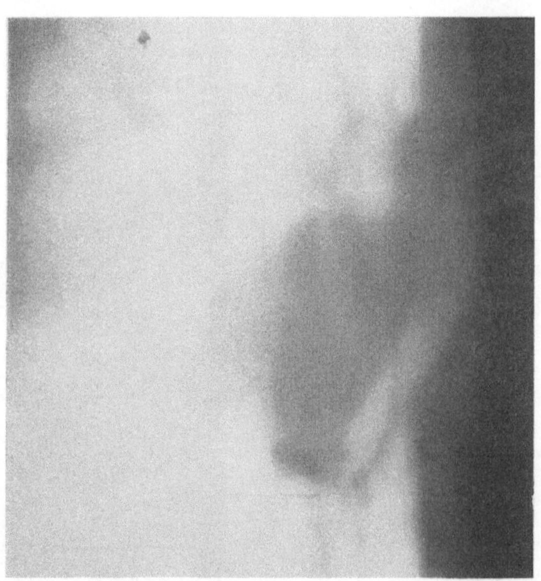

Abb. 106 b. Schichtaufnahme: In der Gabel zwischen Ober- und Unterlappenstammbronchus besteht eine dichte, nach lateral zu polizyklisch begrenzte Verschattung. Die sichtbaren großen Bronchien frei.

Abb. 107 a und 107 b. 50jähriger Mann. Röntgendiagnose: Peripheres Carcinom im vorderen Segment des rechten Oberlappens. Thorakotomie am 15. September 1950. Histologischer Befund: Undifferenziertes Carcinom. Wegen zahlreicher Drüsen im Mediastinum war eine Radikaloperation nicht möglich.

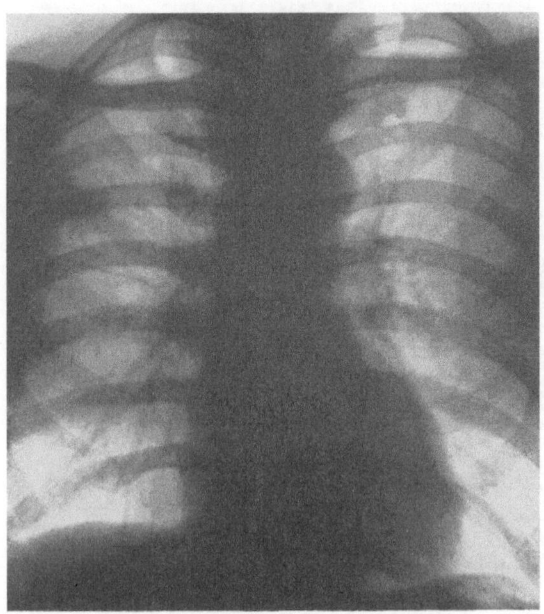

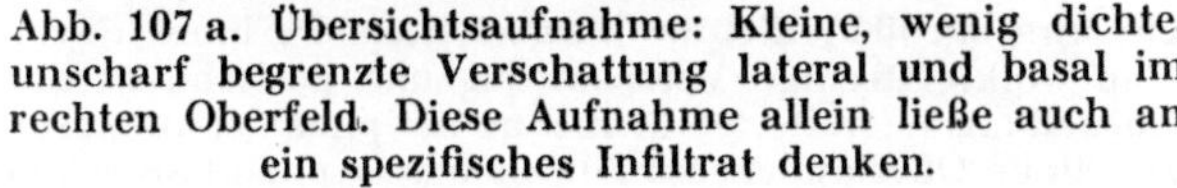

Abb. 107 a. Übersichtsaufnahme: Kleine, wenig dichte, unscharf begrenzte Verschattung lateral und basal im rechten Oberfeld. Diese Aufnahme allein ließe auch an ein spezifisches Infiltrat denken.

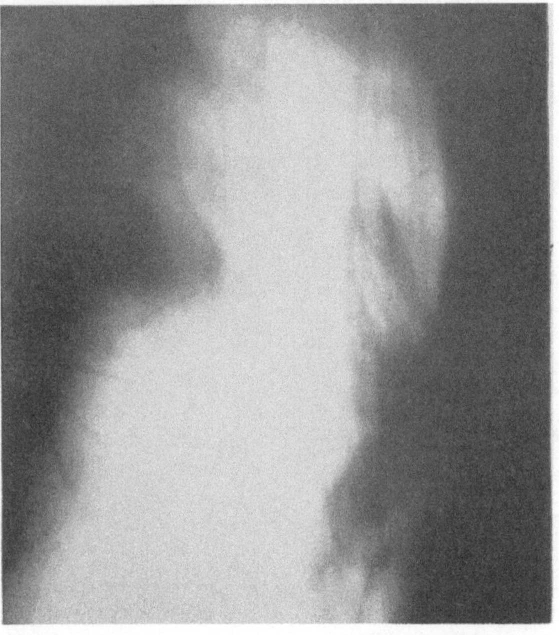

Abb. 107 b. Schichtaufnahme: Auf dieser kommt in den lateralen Teilen des rechten Oberfeldes eine etwa kirschgroße, homogene und ziemlich scharf begrenzte Verschattung zur Darstellung, die für einen Tumor spricht.

Abb. 108 a und 108 b. 47jähriger Mann. Röntgendiagnose: Rundherd im vorderen Segment des linken Oberlappens. Es dürfte sich am ehesten um einen spezifischen Rundherd (Tuberkulom) handeln. Da ein maligner Prozeß nicht auszuschließen ist, wurden durch ein Jahr kurzfristige Kontrollen durchgeführt, die den Rundherd immer stationär zeigten.

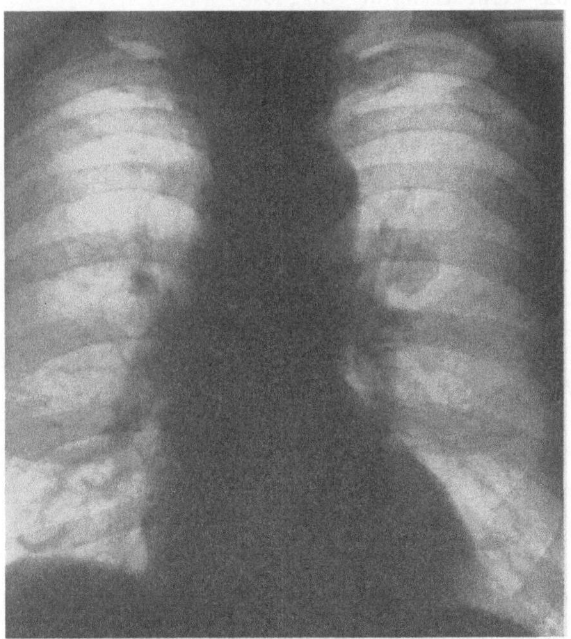

Abb. 108 a. Übersichtsaufnahme: Lateral vom oberen Hiluspol links ein kirschgroßer, homogener, scharf begrenzter Rundschatten. In beiden Lungen sonst kein Zeichen eines spezifischen Prozesses.

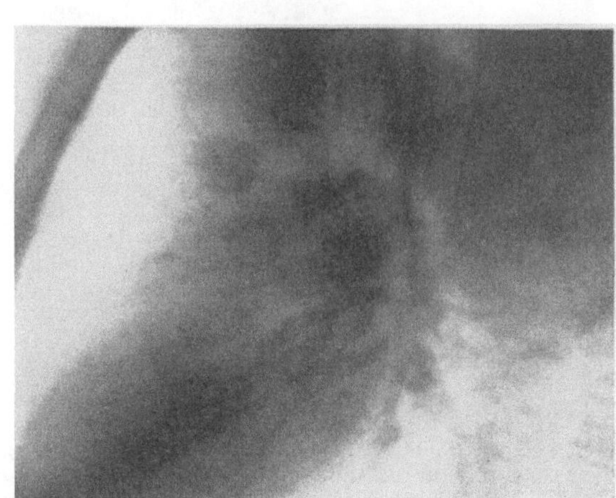

Abb. 108 b. Seitenbild: Der Rundherd projiziert sich vor den oberen Hiluspol und ist auch auf dieser Aufnahme scharf begrenzt. Kein Zeichen von Kalkeinlagerungen.

Abb. 109 a und 109 b. 60jährige Frau. Röntgendiagnose: Zentrales Carcinom des linken Oberlappenstammbronchus. Pneumonektomie am 13. März 1950. Histologischer Befund: Interstitielle Pneumonie des linken Oberlappens mit vorwiegend peribronchial angeordneten Tuberkeln. Gleichzeitig hypertrophische Bronchitis mit Pflasterepithelmetaplasien. Oberlappenbronchus stark eingeengt, die Wand des Bronchus mehrere Millimeter dick.

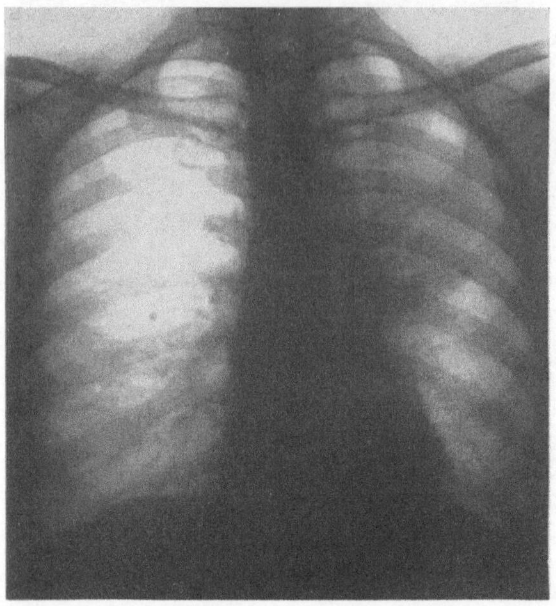

Abb. 109 a. Übersichtsaufnahme: Dichte, fast homogene Verschattung zentral im linken Oberlappen, die sich gegen die Peripherie etwas aufhellt und unscharf begrenzt ist.

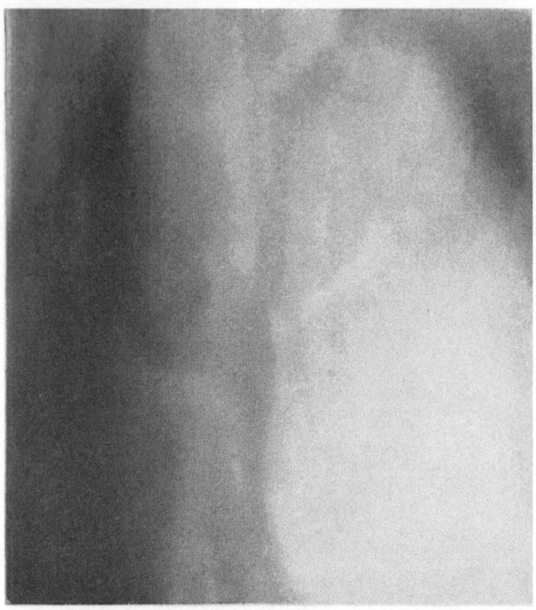

Abb. 109 b. Schichtaufnahme: Am oberen Hiluspol links ein kirschgroßer, dichter Kernschatten. Peripher davon eine wolkig streifige Verschattung und perlschnurartige Aufhellung (erweiterter Bronchus peripher der Stenose). Der linke Oberlappenstammbronchus erscheint an seiner Abgangsstelle verschlossen.

Abb. 110 a und 110 b. 65jährige Frau. Röntgendiagnose: Verdacht auf Bronchialverschluß durch spezifische Drüse links mit partieller Atelektase des apikalen Segmentes. Ein zentrales Carcinom ist nicht auszuschließen. Kurzfristige Kontrollen. Patientin lehnte jeden operativen Eingriff ab. Die Kontrollen durch mehrere Monate zeigten einen langsamen Rückgang der Verschattung. Keine Verifizierung der Diagnose.

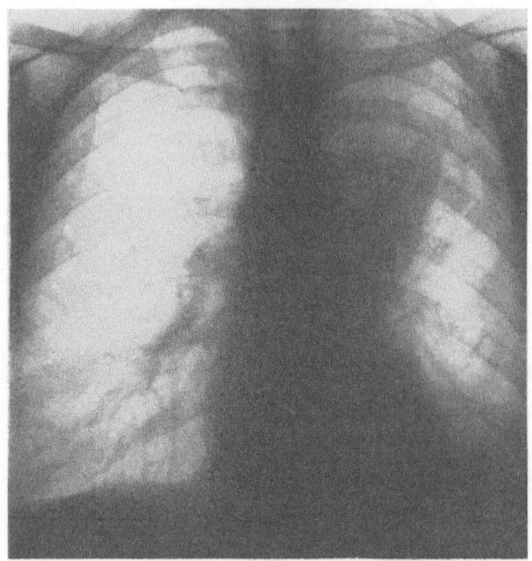

Abb. 110 a. Übersichtsaufnahme: Dichte segmentförmige Verschattung medial im linken Oberfeld, mit dem Hilus in dichter Verbindung. Links basal zwei Querfinger hohe Verschattung (Erguß).

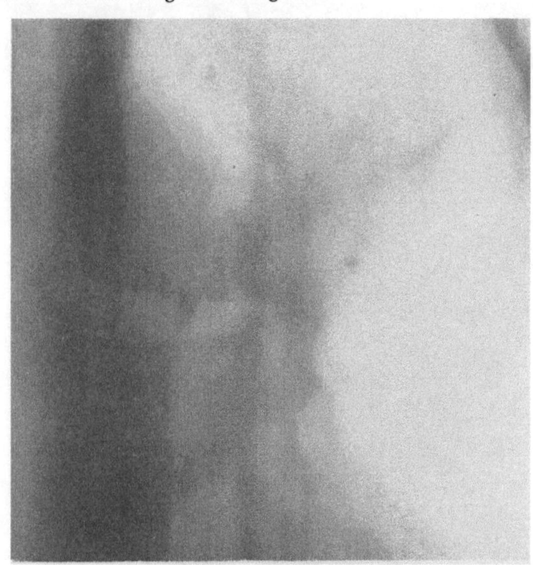

Abb. 110 b. Schichtaufnahme: Dichte Verschattung am oberen Hiluspol links, die sich gegen die Peripherie zu aufhellt und unscharf abgrenzt. Der apikale Ast weist an seiner Abgangsstelle vom Oberlappenstammbronchus einen sehr dichten, kleinen Herd auf, der eventuell einer kalkhaltigen Drüse entsprechen könnte. Medial davon projiziert sich in den linken Hauptbronchus ein reiskorngroßer Kalkherd.

Abb. 111 a bis 111 c. 54jähriger Mann. Abb. 111 a und 111 b Januar 1950, Abb. 111 c November 1950. Ursprüngliche Röntgendiagnose im Januar 1950: Wahrscheinlich alter spezifischer Hilusprozeß links. Kurzfristige Kontrollen zum Ausschluß eines Tumors wurden anfangs alle 14 Tage, später monatlich durchgeführt. Der Prozeß immer stationär bis November 1950. Zu dieser Zeit innerhalb von vier Wochen Recurrenslähmung, Phrenicuslähmung, inkomplette Atelektase des linken Oberlappens und Erguß links. Patient starb am 5. April 1951.

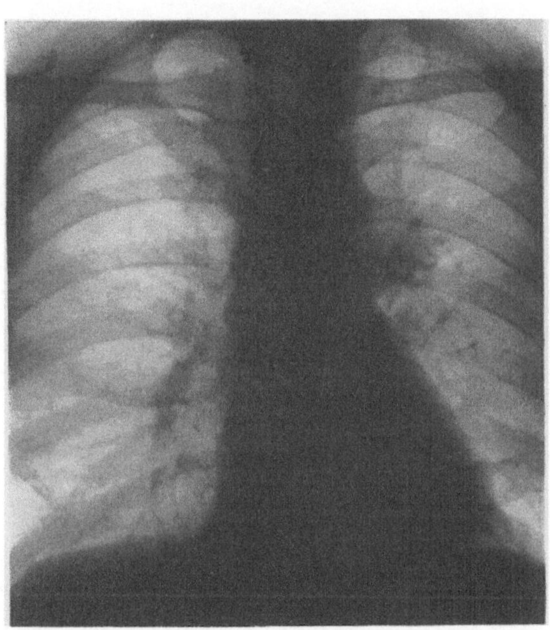

Abb. 111 a. Übersichtsaufnahme: Der linke obere Hiluspol ist stark verbreitert, inhomogen, unscharf und stark unregelmäßig begrenzt. Diese Aufnahme allein spricht in erster Linie für einen Tumor.

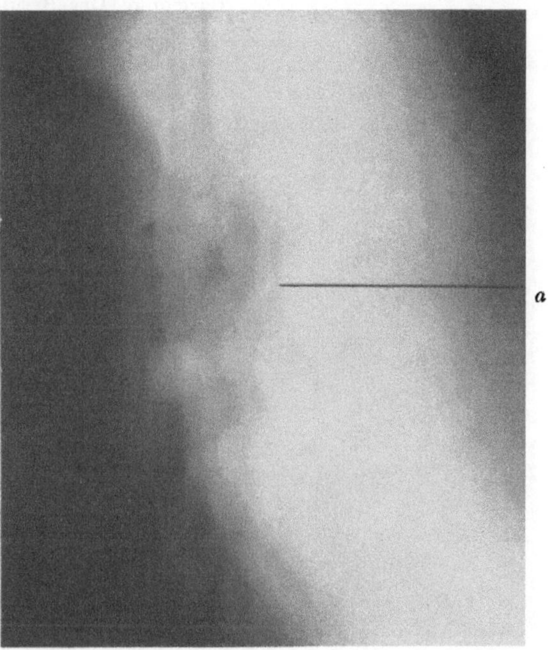


Abb. 111 b. Schichtaufnahme: Hier zeigt sich, daß die Verschattung zum größten Teil medial vom apikalen Bronchus *a* liegt und daß dieser frei durchgängig ist. Innerhalb der Verschattung ist eine erbsgroße, kalkdichte Verschattung sichtbar. Der frei durchgängige Bronchus und der Kalkherd ließen uns eher an einen alten spezifischen Hilusprozeß denken.

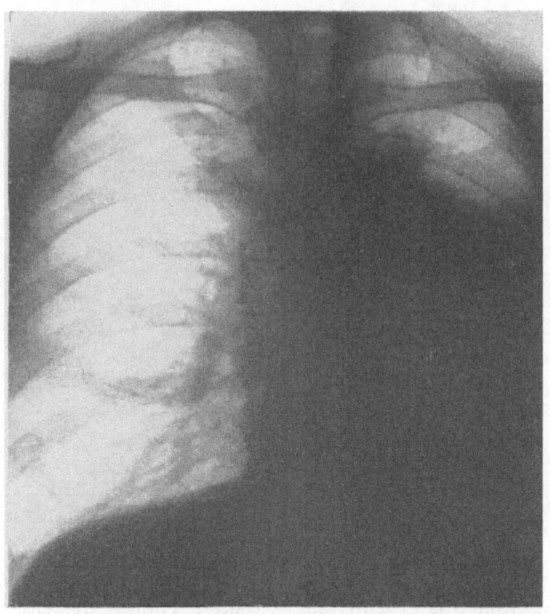

Abb. 111 c. Übersichtsaufnahme: Dichte, homogene Verschattung des linken Mittel- und Unterfeldes. Im Oberfeld medial grenzt sich die Verschattung leicht konvex nach cranial zu ab. Die Progredienz des Prozesses und der klinische Verlauf sprachen für ein Carcinom des Oberlappens.

## Differentialdiagnose zwischen Metastasen und primärem Carcinom.

Abb. 112 a bis 112 d. 61jährige Frau. Kraske 1942. Röntgendiagnose: Zentrales Carcinom des linken Oberlappens, vorderes Segment. Lobektomie am 16. Juni 1951. Histologischer Befund: Drüsig papilläres, polymorphzelliges Carcinom. Der Befund spricht für eine Metastase.

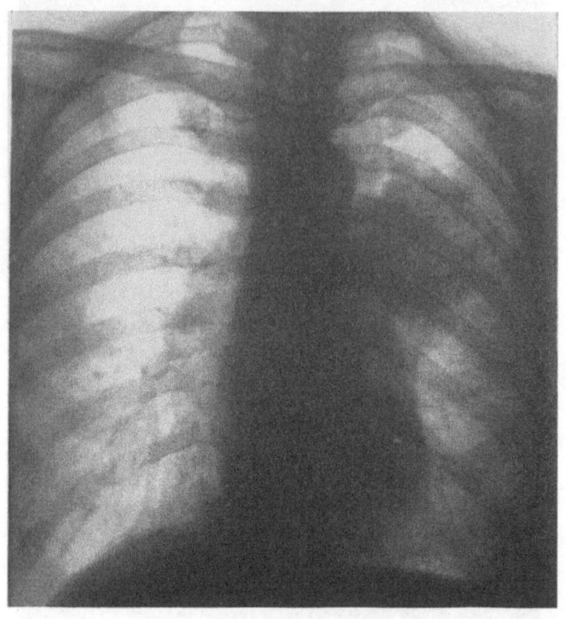

Abb. 112 a. Übersichtsaufnahme: Dichte, ziemlich homogene, leicht unregelmäßig begrenzte Verschattung medial im linken Oberfeld, mit dem oberen Hiluspol in Verbindung stehend.

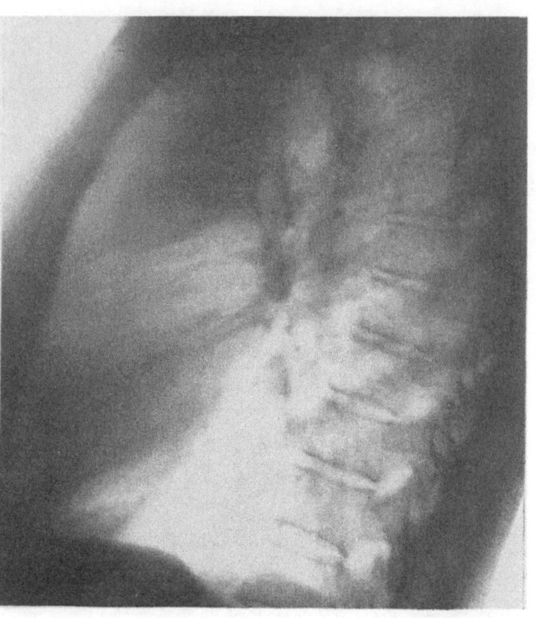

Abb. 112 b. Seitenbild: Segmentförmige Verschattung des vorderen Oberlappensegmentes.

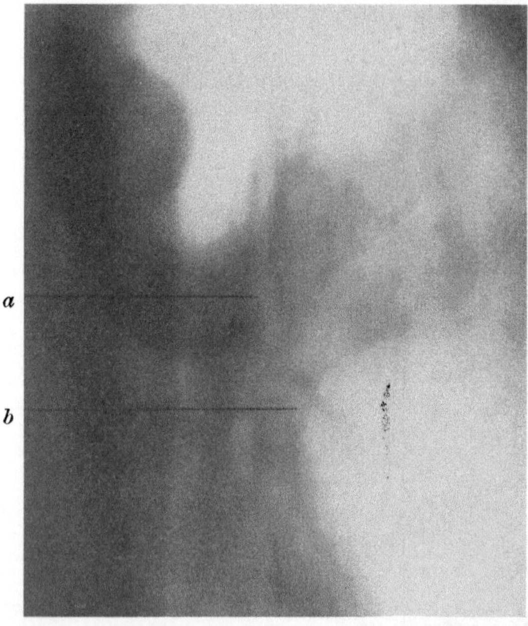


Abb. 112 c. Schichtaufnahme: Inhomogene, wolkige Verschattung, die vom oberen Hiluspol nach lateral bis zur Thoraxwand zieht. Der apikale Ast *a* frei, ebenso der Lingulabronchus *b*. Der vordere Ast ist in seinen Anfangsteilen nur andeutungsweise zu erkennen und verliert sich in der Verschattung.

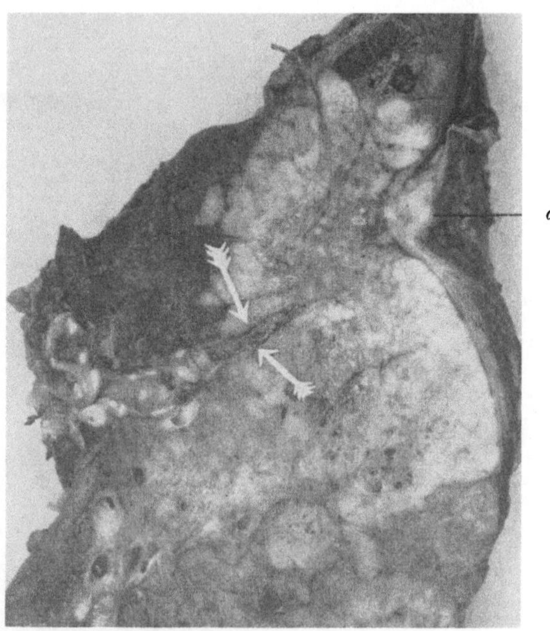


Abb. 112 d. Präparat: Unscharf abgegrenzter, infiltrierender Tumor, der bis an die Pleura reicht und bei *a* auch die verdickte Pleura parietalis infiltriert. Der vordere Segmentbronchus (gefiederte Pfeile) mikroskopisch von außen infiltriert (ungewöhnliche Form einer Metastasenbildung).

Abb. 113 a und 113 b. 44jähriger Mann. Röntgendiagnose: Peripheres Carcinom im linken Unterlappen apikal. Pneumonektomie am 5. September 1950. Histologischer Befund: Hypernephrommetastase.

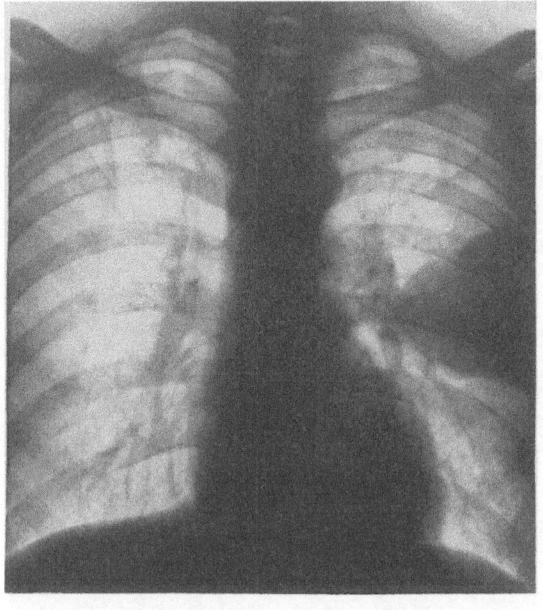

Abb. 113 a. Übersichtsaufnahme: Buckeliger, scharf begrenzter, faustgroßer Tumorschatten im linken Lungenmittelfeld.

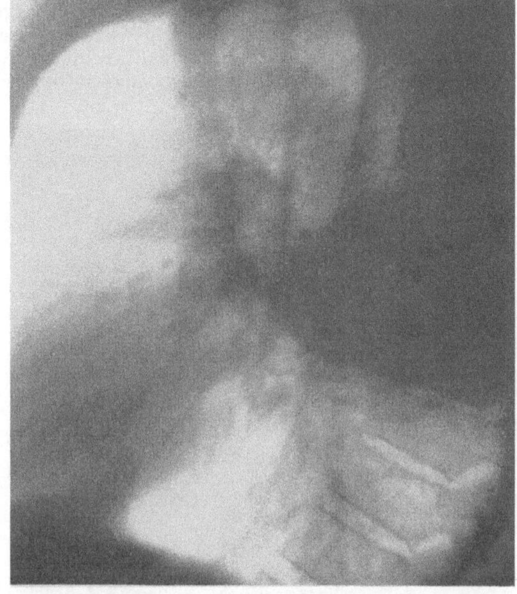

Abb. 113 b. Seitenbild: Der Tumorschatten liegt dorsal hinter dem Hilus in der Unterlappenspitze.

Abb. 114 a und 114 b. 63jähriger Mann. Röntgendiagnose: Peripheres Carcinom im rechten Unterlappen basal und dorsal mit Zerfall (Abb. 114 a). Pneumonektomie rechts am 18. November 1948. Histologischer Befund: Undifferenziertes Carcinom. Abb. 114 b vom Dezember 1949. Status nach Pneumonektomie rechts. Die pathologische Verschattung im linken Oberlappen wurde als Metastasierung (Lymphangitis carc.) gedeutet. Obduktionsbefund: Undifferenziertes Carcinom, vom pathologischen Anatomen als zweites Carcinom bezeichnet.

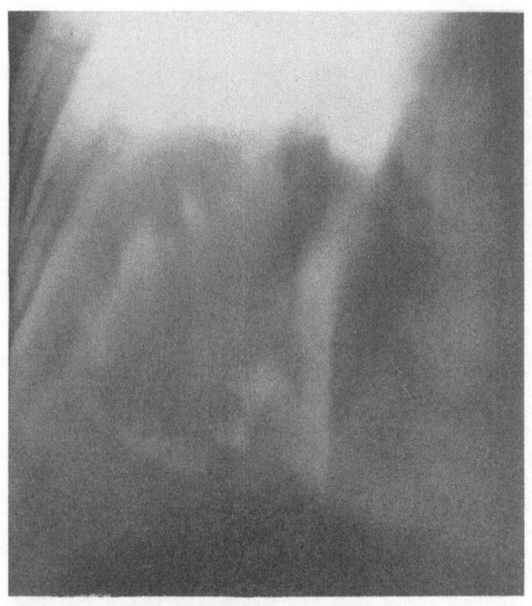

Abb. 114 a. Schichtaufnahme: Kugelige, dichte Verschattung rechts basal mit mehreren rundlichen Zerfallsherden.

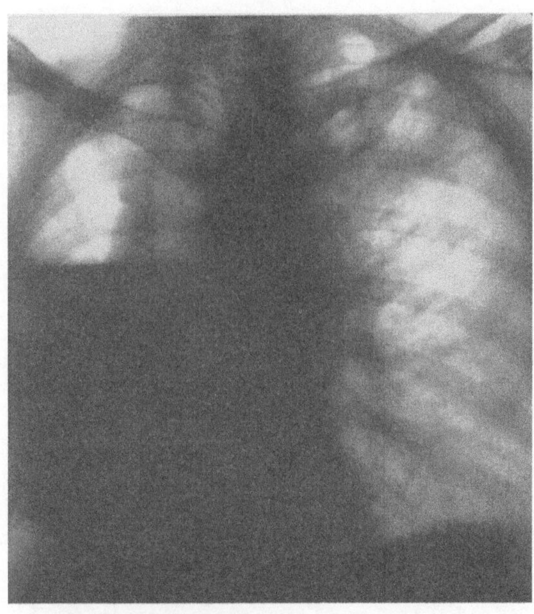

Abb. 114 b. Übersichtsaufnahme: Erguß im rechten Pleuraraum mit Niveau in der Höhe des oberen Hiluspols. Starke Verziehung von Cor und Mediastinum nach rechts. Inhomogene, streifige Verschattung im linken Oberfeld medial.

## Gutartiger Tumor und Carcinom in einer Lunge.

Abb. 115 a bis 115 h. 52jähriger Mann. Patient stand vom August 1948 an in unserer ständigen Kontrolle wegen eines gutartigen Lungentumors rechts, den wir als Chondrom im rechten Unterlappen deuteten (Abb. 115 a bis 115 d). Im April 1951 „Pneumonie". Die Röntgenuntersuchung ergab eine pathologische Verschattung im vorderen Segment des rechten Oberlappens. Diagnose: Zentrales Carcinom. Pneumonektomie am 23. April 1951. Histologischer Befund: Undifferenziertes Carcinom. Der von uns als Chondrom gedeutete Tumor im rechten Unterlappen wurde vom pathologischen Anatomen als Adenom mit hyalinen Einlagerungen bezeichnet.

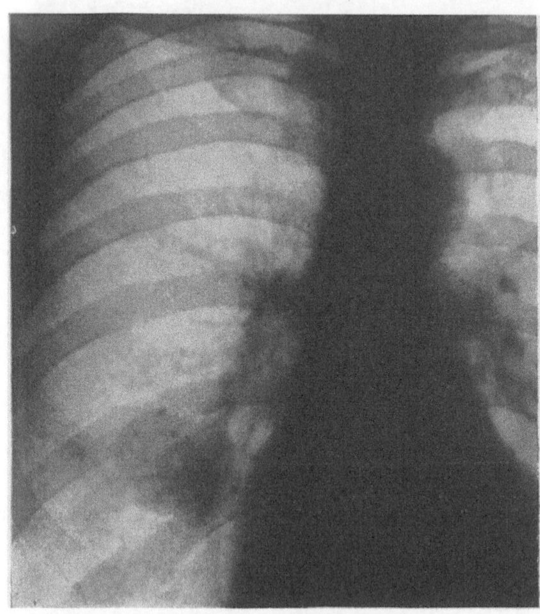

Abb. 115 a. Übersichtsaufnahme der rechten Thoraxhälfte: Im Anschluß an den unteren Hiluspol rechts besteht eine mandarinengroße, dichte, scharf kugelig begrenzte Verschattung mit Kalkeinlagerungen zentral. (August 1948.)

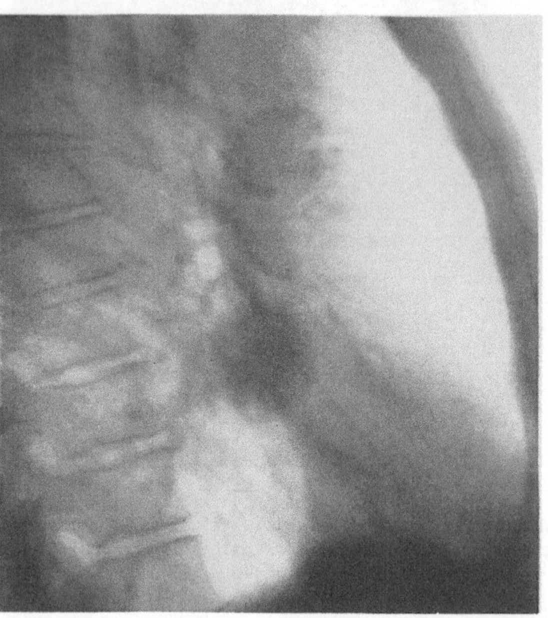

Abb. 115 b. Seitenbild: Die Verschattung liegt unter dem unteren Hiluspol zentral im Unterlappen. (August 1948.)

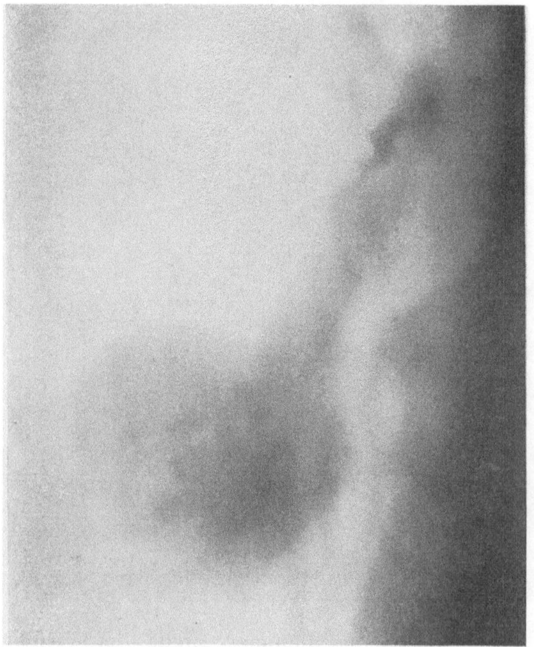

Abb. 115 c. Schichtaufnahme: Der scharf begrenzte Tumorschatten ist mit den krümeligen Kalkeinlagerungen deutlich sichtbar. (August 1948.)

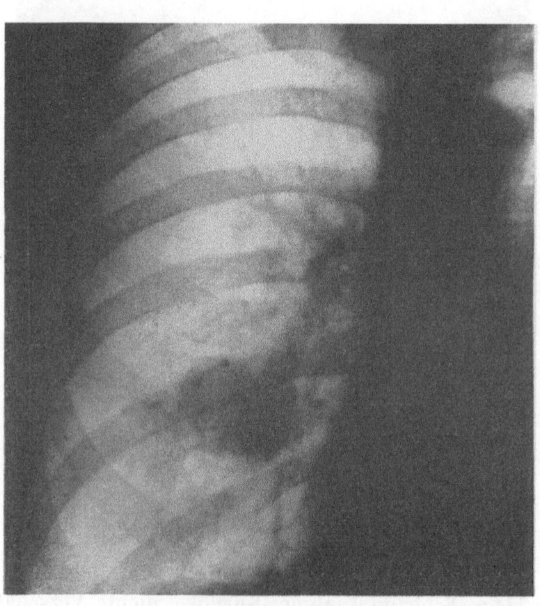

Abb. 115 d. Kontrollbild, 26. April 1950. Der Befund vollkommen unverändert.

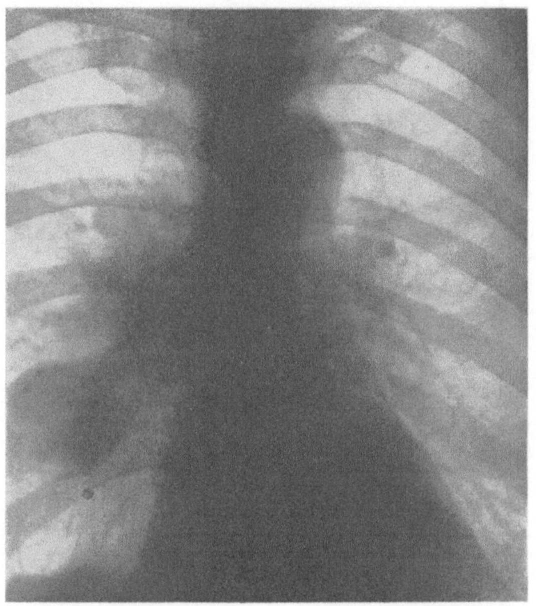

Abb. 115 e. Kontrolle, 19. April 1951. Übersichtsaufnahme: Der Tumorschatten im rechten Unterlappen unverändert. Außerdem jedoch unscharf begrenzte Verschattung am oberen Hiluspol rechts.

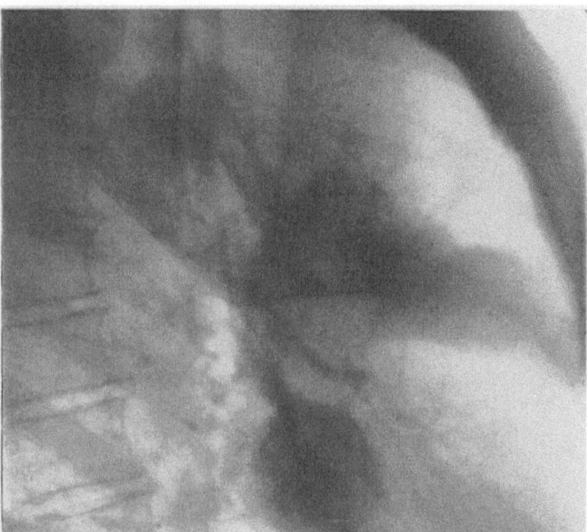

Abb. 115 f. Seitenbild: Die Verschattung liegt im vorderen Segment des Oberlappens und zeigt zentral eine buckelig-konvexe Begrenzung nach cranial zu. Zarte, homogene Verschattung an der Basis des dorsalen Segmentes.

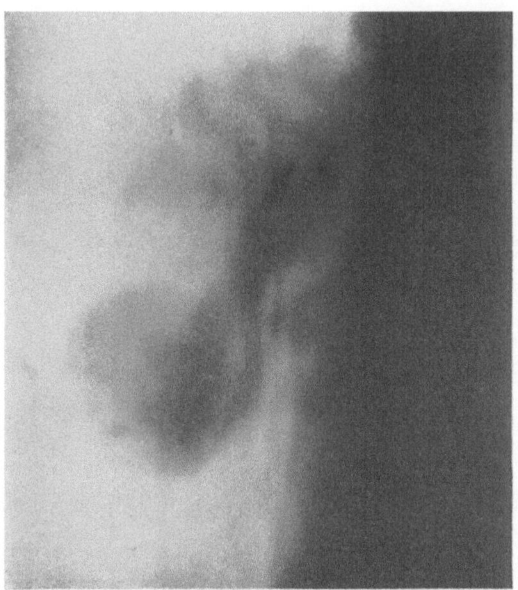

Abb. 115 g. Sagittale Schichtaufnahme: Inhomogene, unscharf begrenzte Verschattung am oberen Hiluspol. Der kugelige Tumorschatten im rechten Unterlappen gegenüber 1948 unverändert.

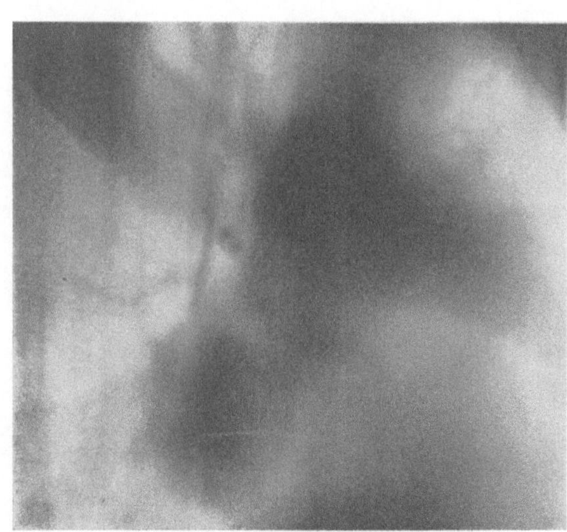

Abb. 115 h. Frontale Schichtaufnahme: Das vordere Oberlappensegment dicht verschattet. Zentral konvexe Begrenzung nach cranial. Der vordere Bronchus nicht sichtbar. Der Mittellappenbronchus deutlich zu erkennen.

# RÖNTGENTHERAPIE

## BILDTEIL

Abb. 116 a bis 116 d. 52jähriger Mann. Atelektase des rechten Oberlappens. Bronchoskopie und P. E. ergeben Carcinom. Operation abgelehnt. Abb. 116 a und 116 b vom 30. März 1950, Abb. 116 c und 116 d vom 15. Mai 1951 nach intensiver Röntgenbestrahlung. Patient ist völlig symptomfrei und arbeitet.

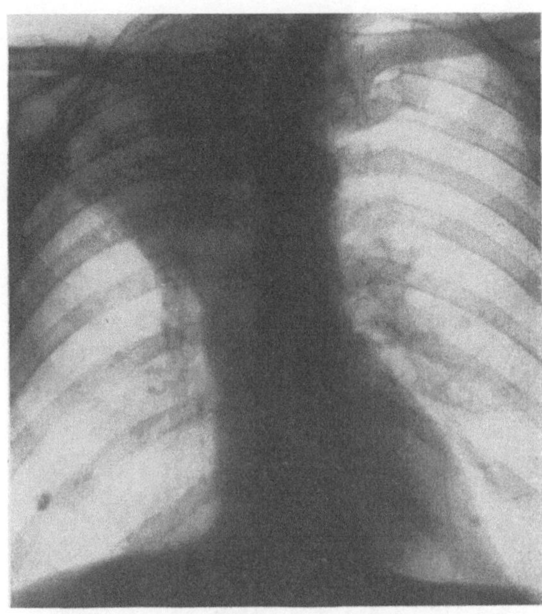

Abb. 116 a. P. a. Übersichtsaufnahme: Dichte, homogene Verschattung des rechten Oberlappens mit deutlicher Schrumpfung.

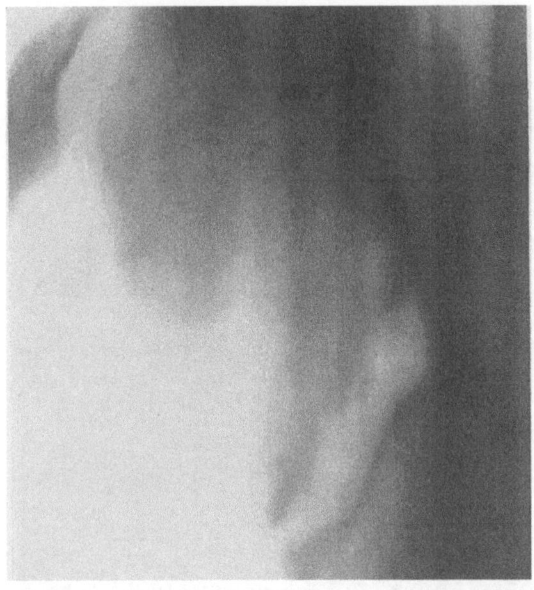

Abb. 116 b. Schichtaufnahme: Kompletter Verschluß des rechten Oberlappenstammbronchus. Aus seinem Ostium wölbt sich in das Lumen des Hauptbronchus eine buckelig begrenzte, dichte Verschattung vor, die dem Tumor entspricht.

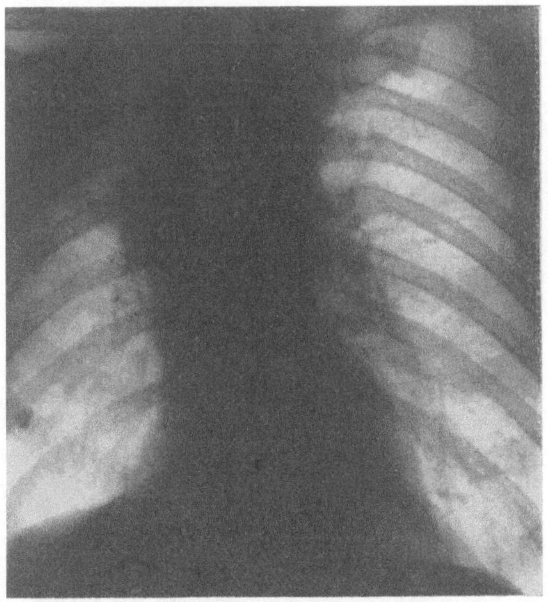

Abb. 116 c. P. a. Übersichtsaufnahme: Die Schrumpfung des rechten Oberlappens hat noch weiter zugenommen, starke Verziehung des Mediastinums nach rechts, geringer Zwerchfellhochstand rechts.

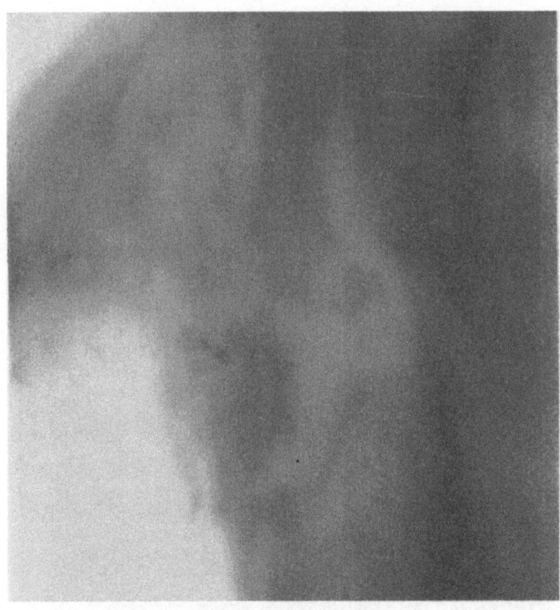

Abb. 116 d. Schichtaufnahme: Starke Schrumpfung des rechten Oberlappens mit ausgedehnten zylindrischen Bronchiektasien. Auch der Oberlappenstammbronchus zeigt ein stark erweitertes Lumen mit scharfer Begrenzung. Ein Tumorschatten ist nicht sichtbar. Starke Verziehung der Trachea und des rechten Hauptbronchus.

Abb. 117 a bis 117 d. 66jähriger Mann. Röntgendiagnose: Zentrales Carcinom des rechten Oberlappenstammbronchus mit großen Drüsen im Hilus und im Mediastinum. Keine Histologie. Wegen der großen mediastinalen Drüsen keine Operation, sondern Röntgenbestrahlung. Der gute Bestrahlungserfolg und die später einsetzende rasche Metastasierung sprechen für ein kleinzelliges Carcinom. Abb. 117 a und 117 b vor Bestrahlung am 15. November 1950, Abb. 117 c und 117 d nach der Bestrahlung am 10. Januar 1951. Exitus Mai 1951.

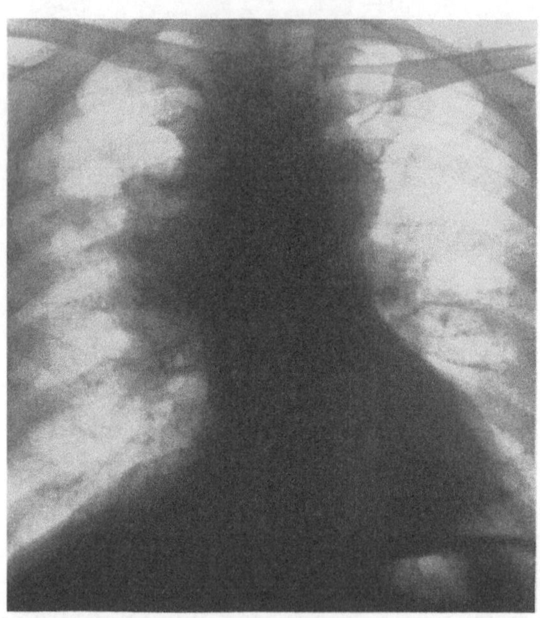

Abb. 117 a. P. a. Übersichtsaufnahme: Stark verbreiterter Hilus rechts, dichte Verschattung im Anschluß an den oberen Hiluspol rechts, starke Verbreiterung des Mediastinums nach rechts. Geringer Zwerchfellhochstand rechts, keine Paradoxie.

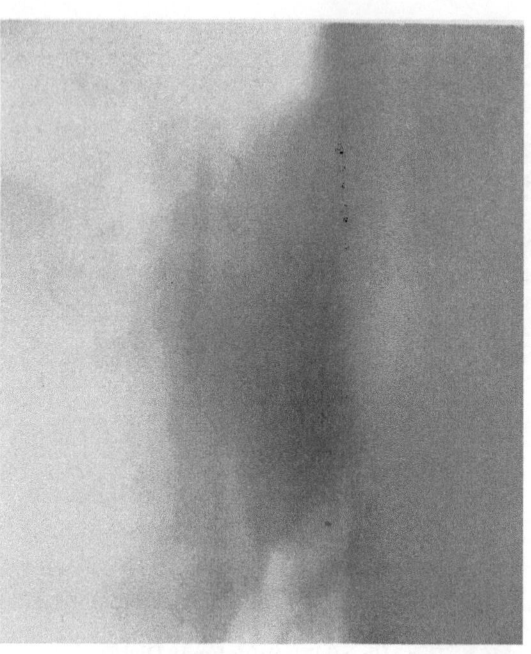

Abb. 117 b. Schichtaufnahme: Starke Verbreiterung des Hilus. Polizyklisch begrenzte Drüsenschatten im Tracheobronchialwinkel. Der Oberlappenstammbronchus nicht sichtbar. Der untere Teil des rechten Hauptbronchus nach medial verdrängt.

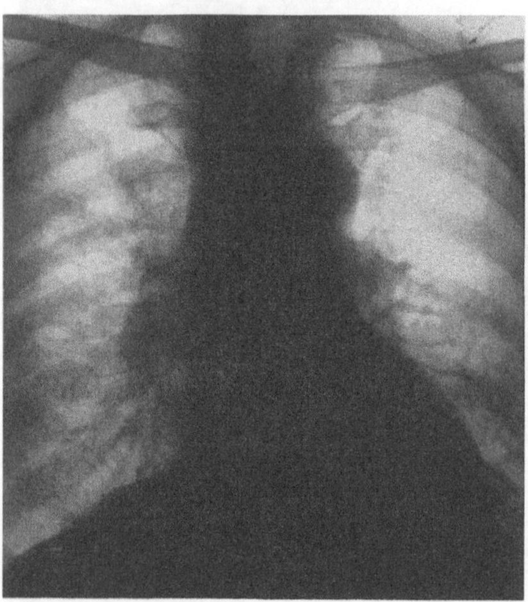

Abb. 117 c. Übersichtsaufnahme: Der rechte Hilus nur gering verdichtet, der Mediastinalschatten nach rechts zu scharf linear begrenzt.

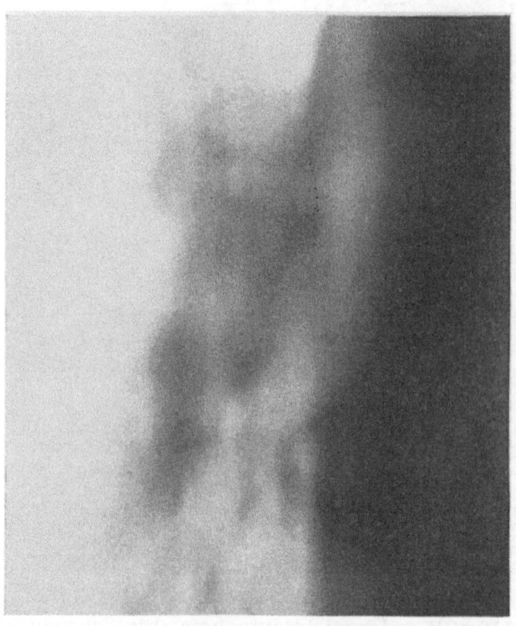

Abb. 117 d. Schichtaufnahme: Im Hilus und im Tracheobronchialwinkel keine Drüsenschatten mehr sichtbar. Die Bronchien, insbesondere der Oberlappenstammbronchus, frei durchgängig. Kein sicherer Tumorkernschatten zu erkennen.

Abb. 118 a bis 118 d. 59jähriger Mann. Röntgendiagnose: Zentrales Carcinom des rechten Unterlappenstammbronchus. Histologischer Befund: Kleinzelliges Carcinom. Thorakotomie am 19. Oktober 1949. Wegen ausgedehnter mediastinaler Drüsen und Übergreifen des Tumors auf das Pericard inoperabel. Abb. 118 a und 118 b vor der Bestrahlung und vor der Thorakotomie am 14. September 1949. Abb. 118 c und 118 d nach der Bestrahlung am 8. Februar 1950. Exitus April 1950. Keine Obduktion.

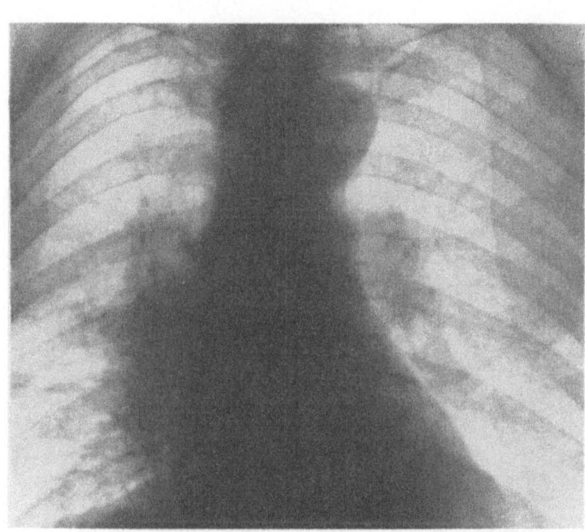

Abb. 118 a. P. a. Übersichtsaufnahme: Im Anschluß an den unteren Hiluspol rechts dichte, unscharf begrenzte Verschattung, die bis ans Zwerchfell reicht.

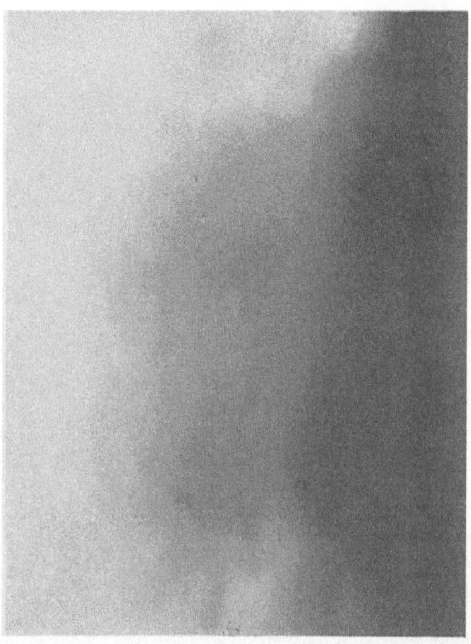

Abb. 118 b. Schichtaufnahme: Große, dichte, polyzyklisch scharf begrenzte Drüsenschatten im Hilusbereich. Der untere Teil des Hauptbronchus stark nach medial verdrängt, der rechte Oberlappenstammbronchus etwas nach cranial verdrängt. Der Unterlappenstammbronchus nicht sichtbar.

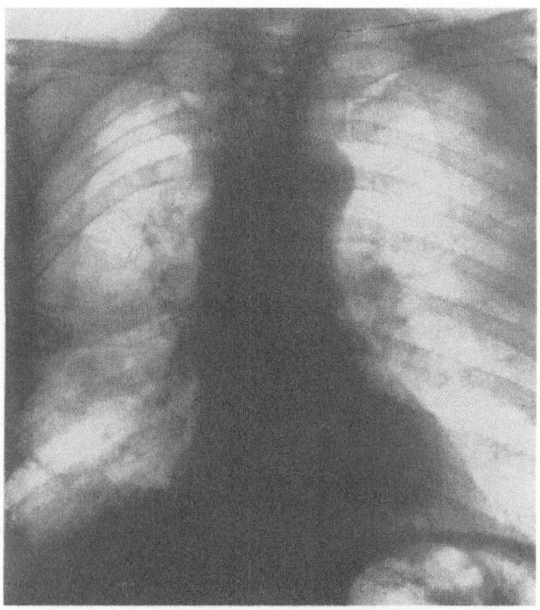

Abb. 118 c. P. a. Übersichtsaufnahme: Stark vermehrte Streifenzeichnung im rechten Lungenmittelfeld sowie medial im Unterfeld. Der Hilus normal breit, die Verschattung im Anschluß an den unteren Hiluspol wesentlich zurückgegangen.

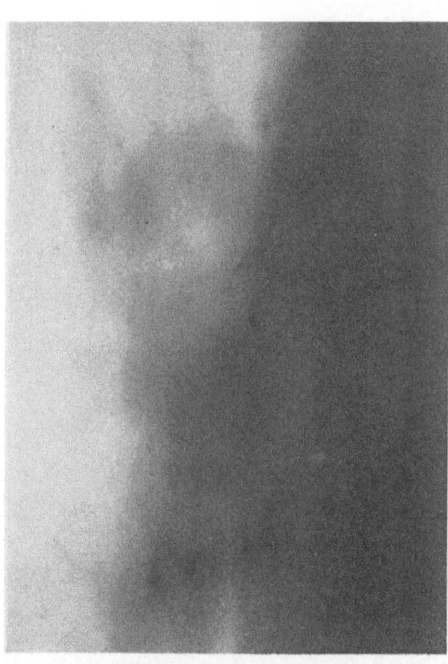

Abb. 118 d. Schichtaufnahme: Der Hilus ist noch verdichtet, der untere Teil des Hauptbronchus noch etwas eingeengt, der Abgang des Unterlappenstammbronchus noch deutlich verengt.

Abb. 119 a bis 119 e. 43jährige Frau. Röntgendiagnose: Zentrales Carcinom des linken Oberlappenstammbronchus mit Drüsen im Hilus. Inkomplette Atelektase des Oberlappens. Histologischer Befund: Kleinzelliges, solides Carcinom. Thorakotomie: 23. August 1949. Wegen Drüsen im Mediastinum inoperabel. Abb. 119 a und 119 b vor der Operation und vor der Bestrahlung am 2. August 1949. Abb. 119 c und 119 d nach der Bestrahlung am 19. Oktober 1949, Abb. 119 e vom 9. Februar 1950. Exitus 26. Februar 1950. Obduktion: Am linken Oberlappenstammbronchus eine Narbe. Ein Tumorgewebe nicht nachweisbar. Multiple Metastasen in Leber, Nebennieren, Gehirn, Skelett und im Mediastinum.

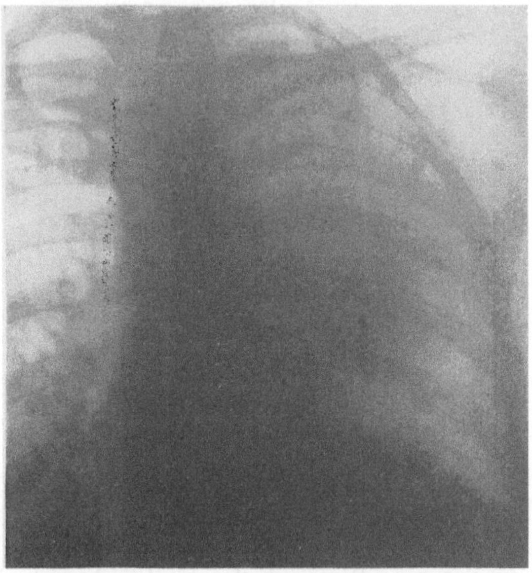

Abb. 119 a. P. a. Aufnahme der linken Thoraxhälfte: Transparente Verschattung des linken Lungenfeldes mit dichtem, apfelgroßem, unscharf begrenztem Kernschatten im Hilusbereich.

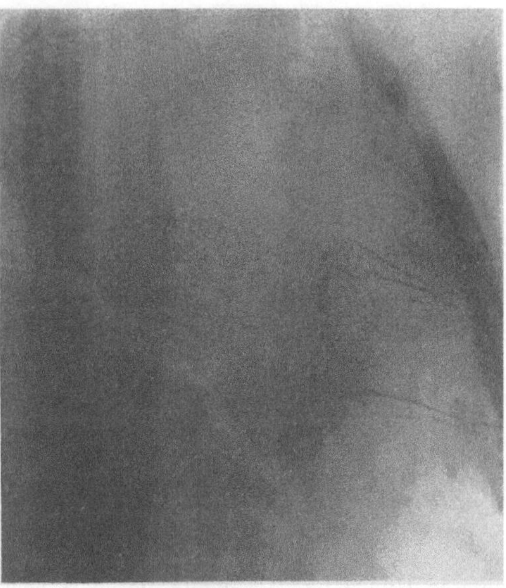

Abb. 119 b. Schichtaufnahme: Dichter, apfelgroßer Tumorkernschatten am oberen Hiluspol. Verschluß des Oberlappenstammbronchus. Der Unterlappenstammbronchus bogig nach medial verdrängt und eingeengt.

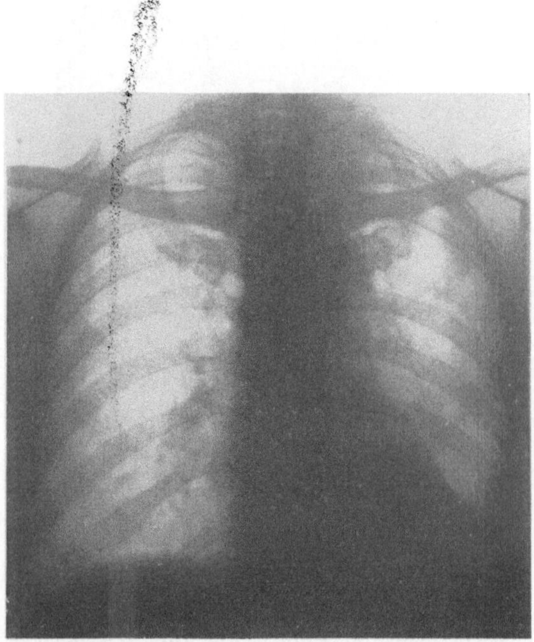

Abb. 119 c. Übersichtsaufnahme: Der Oberlappen ist wieder normal lufthaltig. Im Unterfeld links mäßig dichte, fast homogene Verschattung (kleiner Erguß?).

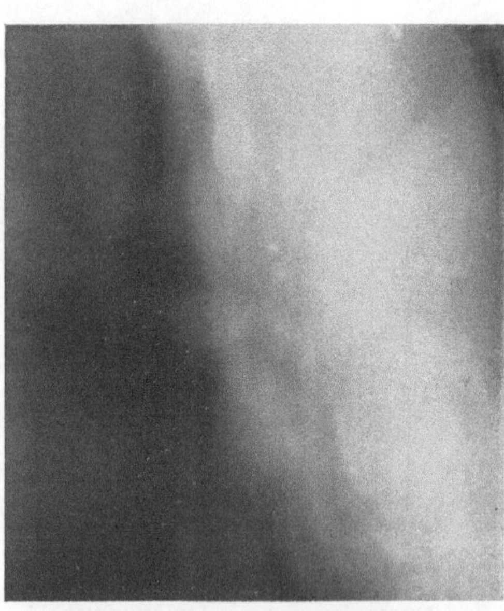

Abb. 119 d. Schichtaufnahme: Kein Tumorschatten und kein Atelektaseschatten zu erkennen. Die Oberlappenbronchien sind frei durchgängig.

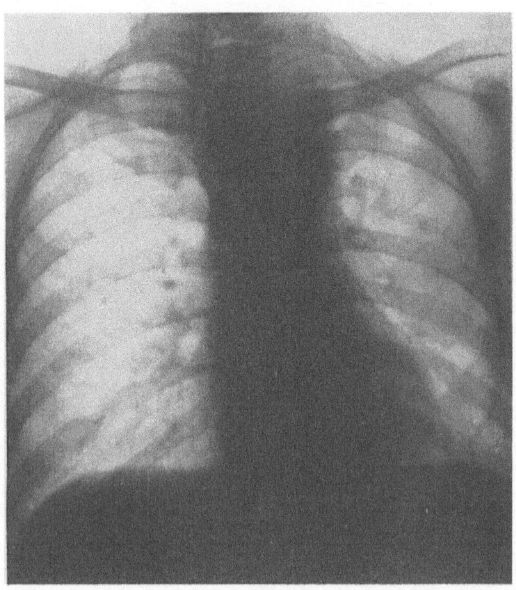

Abb. 119 e. Die Übersichtsaufnahme vier Monate nach Beendigung der Bestrahlung zeigt wieder eine Verbreiterung des Mediastinums nach links durch Drüsen. Die linke Lunge ist ohne pathologische Verschattung.

Abb. 120 a und 120 b. 57jähriger Mann. Röntgendiagnose: Zentrales Carcinom des rechten Oberlappens, apikaler Ast. Sogenannte mediastinale Form. Klinisch Einflußstauung, deshalb keine Operation. Histologischer Befund: Kleinzelliges solides Carcinom. Beginn der Bestrahlung April 1950. In drei Serien wurde eine Gesamtdosis von 22.000 r/o gegeben. Einflußstauung und Tumorschatten gingen zurück. Exitus März 1951. Obduktion: Multiple Metastasen.

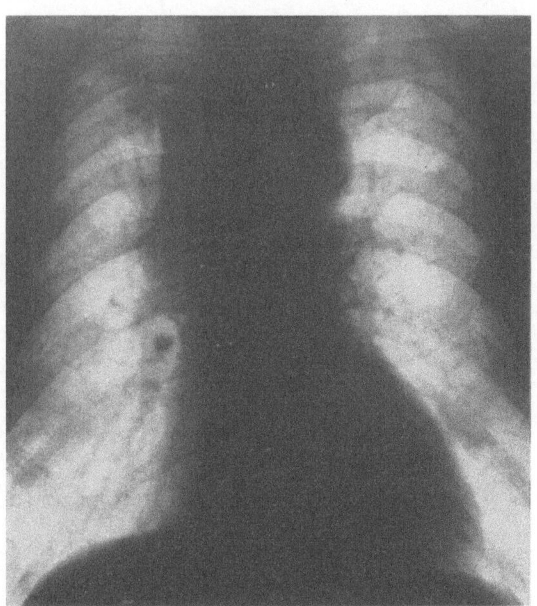

Abb. 120 a. Übersichtsaufnahme: Anschließend an den oberen Hiluspol und vom Mediastinum nicht abgrenzbar besteht eine dichte, homogene Verschattung, die sich gegen das Oberfeld konvex und scharf abgrenzt. Die Schichtaufnahme ergab einen Verschluß des apikalen Astes und Drüsen im Mediastinum.

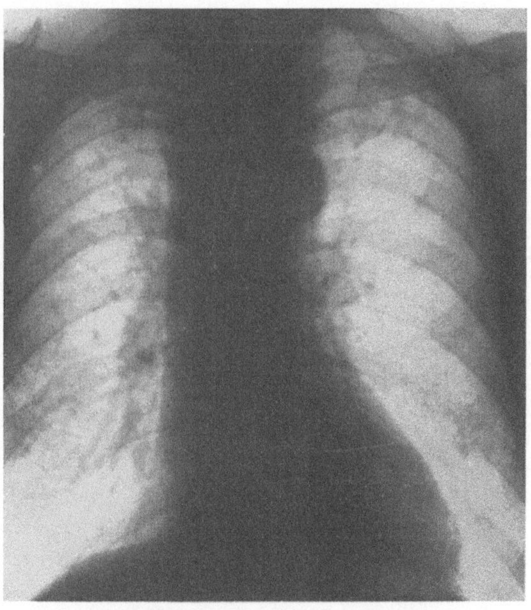

Abb. 120 b. Die Kontrollaufnahme nach der Bestrahlung zeigt einen deutlichen Rückgang der Verschattung. Klinisch keine Einflußstauung.